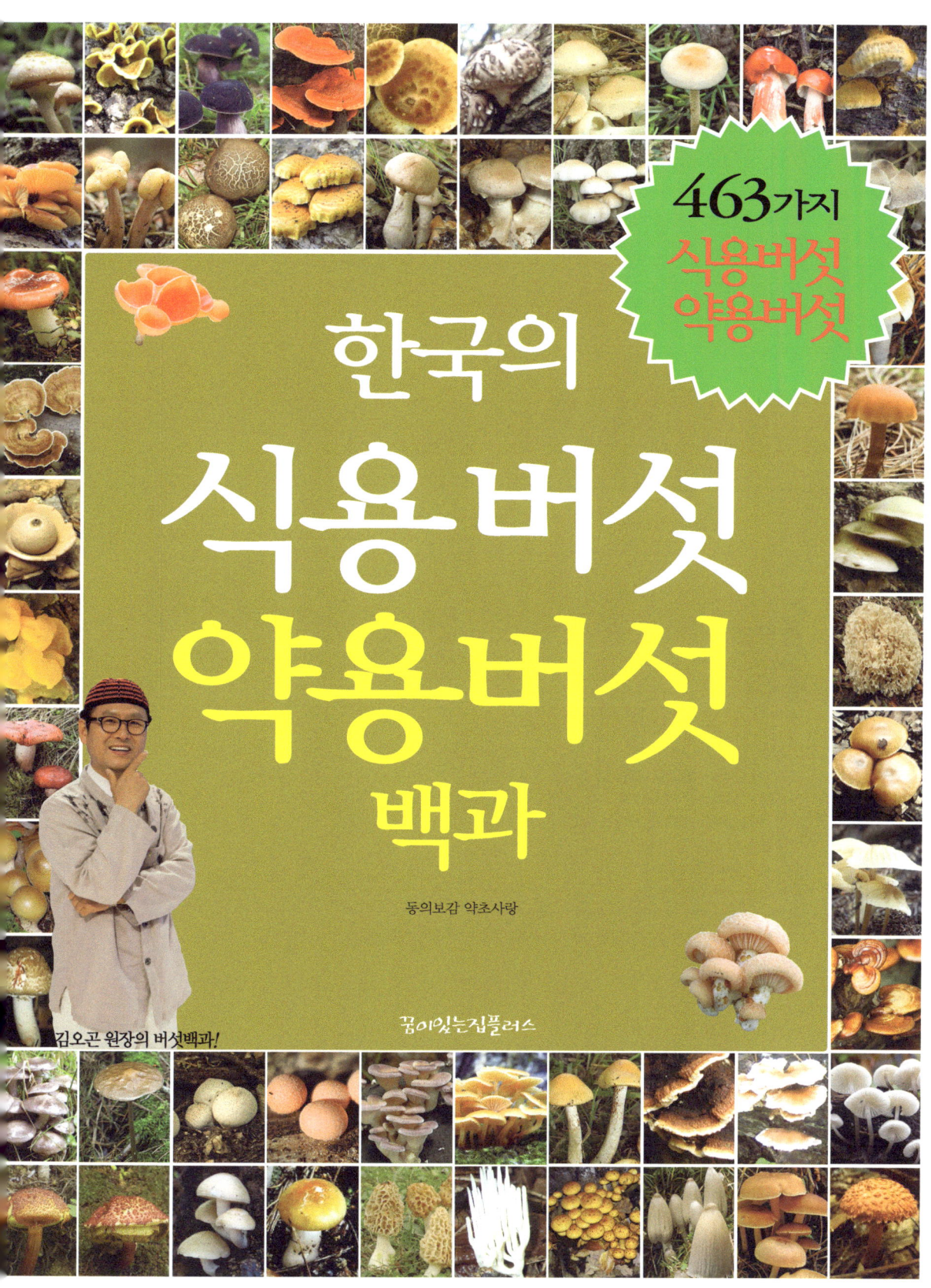

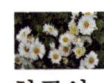
한국의
식용버섯 약용버섯 백과

초판 1쇄 인쇄 - 2022년 01월 25일
지은이 - 동의보감 약초사랑
편집 제작 출판 - **행복을 만드는 세상**
발행인 - 이영달
발행처 - **꿈이있는집플러스**
출판등록 - 제2018-14호
서울시 도봉구 해등로 12길 44 (205-1214)
마켓팅부 - 경기도 파주시 맥금동 557-24 (상골길 339)(반품처 고려물류)
전화 - 02) 902-2073
Fax - 02) 902-2074

ISBN 979-11-973405-2-9 (03480)

* 이책에 대한 무단 전재 및 복사를 금합니다.
* 잘못된 책은 구입하신 서점에서 교환하여 드립니다.

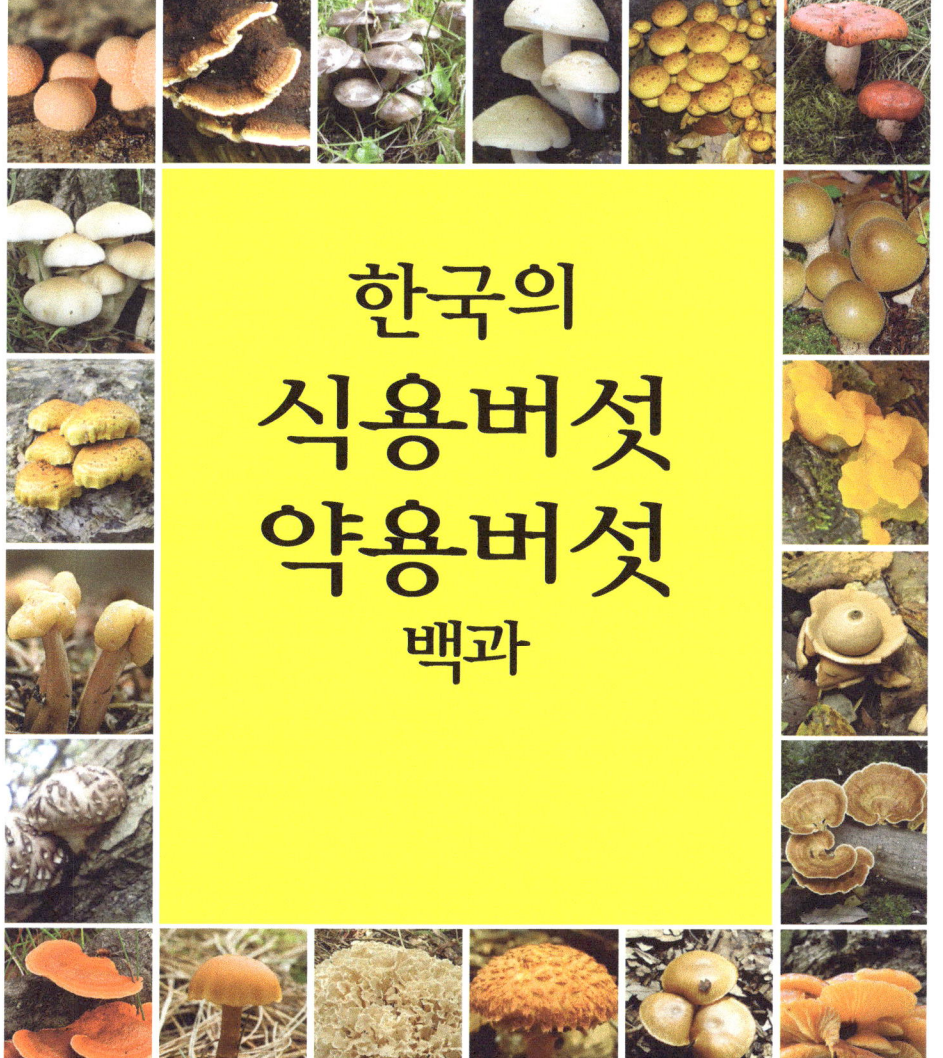

한국의 식용버섯 약용버섯 백과

프롤로그

  우리나라의 산과 들에 자생하는 버섯은 약 1,100여종이 분포되어 있다. 이런 식용이나 약용버섯들은 현대인들에게 부족하기 쉬운 각종 비타민과 영양소, 다양한 무기질과 섬유질들이 풍부하게 들어 있다. 우리가 오래전부터 사용해 온 버섯의 종류는 그리 많지 않고 30여 가지가 사용해 왔다.
  예를 들어 약용버섯 중에서 스테로이드성분은 암세포를 직접 공격해 소멸시켜준다. D-프랑크션이란 다당류에는 강한 암 억제효과가 있는데, 32종의 버섯 가운데 말굽버섯이 최고였다고 한다.
  생물류 도감 중에 동식물의 도감이 절대다수를 차지하고 있다. 버섯류 도감 특히 버섯류에 대한 읽을 만한 것은 너무 적어서 흔히 접할 수 있는 버섯들을 모아 보았다.
  독버섯은 한 두 개만 먹어도 치사량에 도달하는 것도 있어서 각별히 주의해야 하고 약용으로 사용하는 것들도 충분한 법제를 거쳐서 사용하는 것이 좋다.
  여기에 실린 버섯들은 각종 임상실험과 민간요법의 체험을 통해서 효과가 있다고 밝혀진 것들이지만 이미 서양에서는 임상실험을 거쳐서 실용화되어 가고 있는 것들도 있다. 버섯도 약초와 같이 사람마다 다른 체질에 따라 효과를 보는 사람과 효과가 없는 사람이 있겠지만 자기 체질에 맞는 버섯을 선택하는 것도 중요한 과정 중에 하나일 것이다. 분명한 것은 버섯의 약효에 의지하지 말고 필히 병원에서 치료를 받아야 하는 것은 물론이고 치료과정에서의 보조요법으로 사용하는 것이 옳은 판단이라 여겨진다.

 요즘 들어 버섯에 대한 연구가 세계적으로 많이 이어져 오고 있으며 우리나라의 연구 결과 발표한 것을 보면 약용버섯 중 차가버섯과 상황버섯의 항산화 효과는 78%와 90%로 상황버섯이 가장 우수하였다. AGS 위암세포, HCT-116 결장암세포, HepG2 간암세포에 대한 억제효과는 식용버섯인 아가리쿠스버섯과 표고버섯 추출물은 5~40%, 약용버섯인 영지버섯과 동충하초 추출물은 28~79%, 상황버섯과 차가버섯 추출물은 75~91%로 나타났다.

 이 책은 독버섯 구별법과 식용버섯 285가지, 식용약용버섯 81가지와 약용버섯 97가지로 구성되어 있어 누구나 손쉽게 볼 수 있게 하였다.

한국의 식용버섯 약용버섯 백과

중독증상을 일으키는 독버섯의 종류 • 19
독버섯 식용버섯 구별법 • 21
약용버섯과 항암버섯 • 26
버섯에 함유되어 있는 13가지 효능 • 28
항암 효과 • 29
항바이러스, 항염증, 항 돌연변이 효과 • 29

제1장 식용버섯

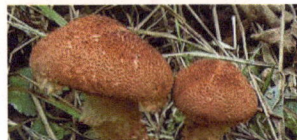
■ 가루낭피버섯 • 32

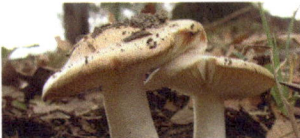
■ 가마벚꽃버섯 • 33

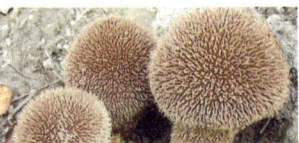
■ 가시말불버섯 • 34

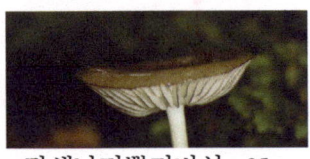
■ 갈색난민뿌리버섯 • 35

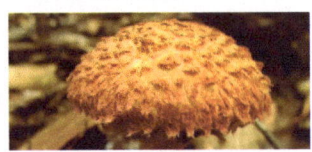
■ 가죽밤그물버섯 • 36

■ 가지색끈적버섯 • 37
■ 가지색끈적버섯아재비 • 38
■ 곰보버섯 • 39
■ 갈색날긴뿌리버섯 • 40
■ 갈색비늘난버섯 • 41
■ 갈색솔방울버섯 • 42
■ 갈색쥐눈물버섯 • 42
■ 갈색털느타리버섯 • 43
■ 개암다발버섯(개암버섯) • 43
■ 거친껄껄이그물버섯 • 44
■ 검은덩이버섯 • 44

■ 고깔쥐눈물버섯 • 45
■ 고무버섯 • 45
■ 검은머리그물버섯 • 46
■ 검정그물버섯(회색망그물버섯) • 47
■ 결절구멍장이버섯 • 48
■ 광릉자주방망이버섯 • 49
■ 광릉젖버섯 • 50
■ 구리빛그물버섯 • 51
■ 구리빛무당버섯 • 52
■ 국수버섯(흰국수버섯) • 53
■ 굵은대곰보버섯 • 54

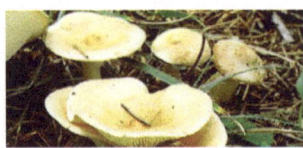
■ 깔대기버섯 • 54

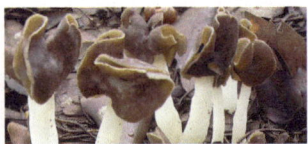
■ 긴대안장버섯 • 55

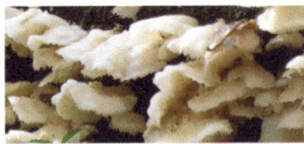
■ 긴수염버섯 • 55

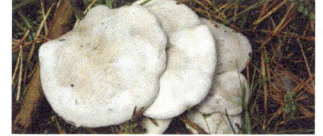 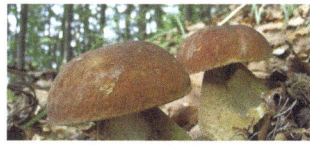 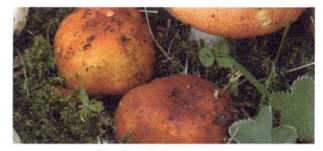

■ 그늘버섯 • 56　　■ 그물버섯아재비 • 57　　■ 금무당버섯 • 58

■ 금빛비늘버섯 • 59
■ 금색긴뿌리버섯(털긴뿌리버섯) • 60
■ 긴다리다발버섯(긴다리방패버섯) • 61
■ 까치버섯(먹버섯, 검은춤버섯) • 62
■ 굴낭피버섯 • 63
■ 깔때기꾀꼬리버섯 • 64
■ 껄껄이그물버섯 • 65
■ 꽃흰목이버섯 • 66
■ 꽈리비늘버섯 • 67
■ 꾀꼬리그물버섯 • 68
■ 꾀꼬리버섯 • 69
■ 끈적긴뿌리버섯 • 70
■ 끈적긴뿌리버섯아재비 • 71
■ 끈적버섯 • 72
■ 끈적비단그물버섯 • 73
■ 나도팽나무버섯(맛버섯) • 74
■ 나팔버섯 • 75
■ 나도느타리버섯 • 75
■ 낙엽송주름버섯 • 76
■ 난버섯 • 77
■ 낭피버섯(참낭피버섯, 주름우산버섯) • 78
■ 넓은갓젖버섯 • 79
■ 노란구름벚꽃버섯 • 80
■ 노란갓벚꽃버섯(노란비늘꽃갓버섯) • 81
■ 노란갓비늘버섯 • 82
■ 넓은옆버섯 • 82
■ 노란길민그물버섯 • 83
■ 노란대껄껄이그물버섯 • 83
■ 노란대쓴맛그물버섯 • 84
■ 노란망태버섯(분홍망태버섯) • 85
■ 노란분말그물버섯 • 86
■ 노랑끈적버섯 • 87
■ 노란소름그물버섯 • 88
■ 노란털돌버섯 • 88
■ 노랑먹물버섯 • 89
■ 노루버섯 • 89
■ 노랑쥐눈물버섯 • 90
■ 노루궁뎅이버섯 • 91
■ 노랑난버섯 • 92
■ 노랑느타리버섯(노란버섯) • 93
■ 녹슬은비단그물버섯 • 94
■ 누룩젖버섯 • 95
■ 눈빛꽃버섯(눈빛처녀버섯) • 96
■ 느타리버섯 • 97
■ 느티만가닥버섯 • 98
■ 다람쥐눈물버섯 • 99

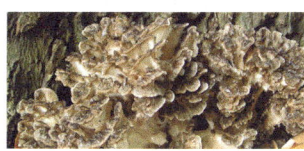 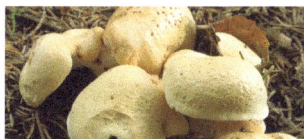 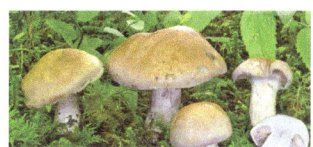

■ 다박잎새버섯 • 100　　■ 다발방패버섯 • 101　　■ 다색끈적버섯 • 102

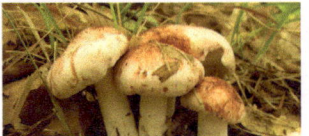
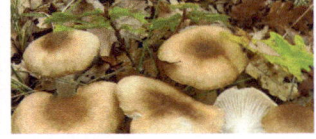
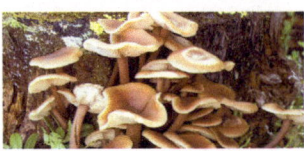

- 다색벚꽃버섯 • 103
- 단심벚꽃버섯 • 104
- 단풍애기버섯 • 105
- 달걀버섯(닭알버섯) • 106
- 먹물버섯 • 125
- 달맞이꽃갓버섯 • 107
- 명아주개떡버섯 • 125
- 대형흰우단버섯 • 107
- 목이버섯 • 126
- 덧술잔안장버섯 • 108
- 무리벚꽃버섯 • 126
- 덕다리버섯 • 109
- 모래꽃만가닥버섯 • 127
- 독젖버섯 • 109
- 모래배꼽버섯(혹얼룩배꼽버섯) • 128
- 두엄흙물버섯(두엄먹물버섯) • 110
- 못버섯 • 129
- 땅비늘버섯 • 110
- 무당버섯 • 130
- 둘레그물버섯(남빛둘레그물버섯) • 111
- 무리송이 • 131
- 등색주름버섯 • 112
- 미역흰목이버섯 • 131
- 마른산그물버섯(거북그물버섯) • 113
- 바다말미잘버섯(꽃바구니버섯) • 132
- 땅송이버섯 • 114
- 반구독청버섯 • 132
- 땅지만가닥버섯(땅지버섯) • 115
- 민맛젖버섯 • 133
- 떡버섯 • 116
- 민자주방망이버섯 • 134
- 마개버섯 • 117
- 밀버섯(밀애기버섯) • 135
- 만가닥버섯(포기무리버섯) • 118
- 밀졸각버섯 • 136
- 마귀곰보버섯 • 119
- 바늘싸리버섯(나도갈색꽃싸리버섯) • 137
- 말징버섯 • 119
- 반투명만가닥버섯 • 138
- 맛광대버섯 • 120
- 밤꽃그물버섯(색깔이그물버섯) • 139
- 맛비늘버섯(진득기름갓버섯) • 121
- 밤버섯 • 140
- 맛솔방울버섯 • 122
- 밤색갓그물버섯 • 141
- 망태버섯 • 123
- 방망이황금그물버섯 • 142
- 매운그물버섯 • 124
- 방추광대버섯 • 143

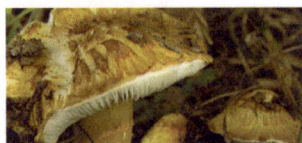
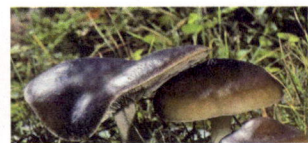
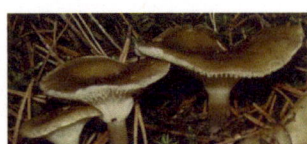

- 방패비늘광대버섯 • 144
- 배꼽버섯 • 145
- 배불뚝이연기버섯 • 146

- 배젖버섯 • 146
- 버터애기버섯(애기버터버섯) • 147
- 볏싸리버섯 • 147
- 볏짚버섯 • 148
- 보라끈적버섯 • 149
- 보라빗꽃버섯 • 150
- 보라싸리버섯(연기싸리버섯) • 151
- 보리볏짚버섯 • 152
- 부속그물버섯 • 153
- 분홍느타리버섯 • 154
- 붉은갓주름버섯 • 155
- 붉은꾀꼬리버섯 • 156
- 붉은무명버섯 • 157
- 붉은방망이싸리버섯 • 157

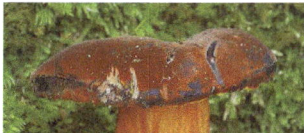
- 빨간구멍그물버섯 • 158

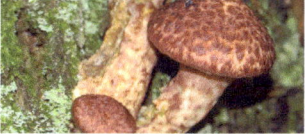
- 붉은비단그물버섯 • 159

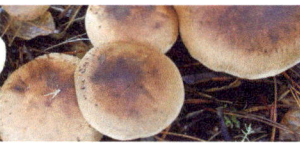
- 붉은송이버섯 • 160

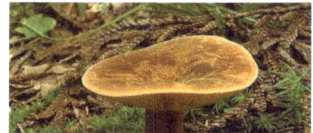
- 붉은젖버섯 • 161

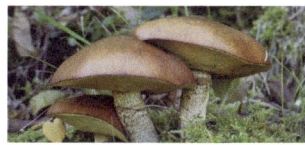
- 비단그물버섯 • 162

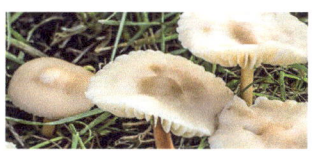
- 선녀낙엽버섯 • 163

- 솔버섯 • 163
- 산느타리버섯 • 164
- 살구버섯 • 165
- 새벽꽃버섯(연분홍고깔버섯) • 166
- 색시졸각버섯 • 167
- 서리벗꽃버섯 • 168
- 솔비단그물버섯 • 169
- 세발버섯 • 170
- 솔방울버섯(갈색솔방울버섯) • 171
- 솜끈적버섯 • 172
- 솜털갈매못버섯 • 173
- 솜귀신그물버섯(귀신그물버섯) • 174
- 솜털못버섯(솜털갈매못버섯) • 174
- 송이버섯 • 175
- 수실노루궁뎅이 • 175
- 송이아재비(나도송이버섯) • 176
- 수원그물버섯 • 177
- 수원무당버섯 • 178
- 숲주름버섯 • 179
- 술잔버섯 • 180
- 숲긴대들버섯 • 181
- 실비듬주름버섯(왕자버섯) • 181

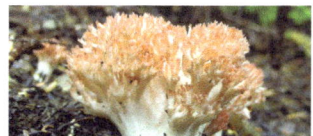
- 싸리버섯 • 181

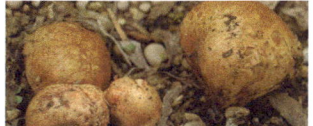
- 알버섯(송로버섯) • 182

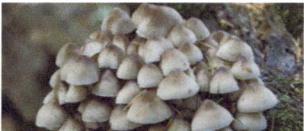
- 애기무리버섯 • 183

- 애기젖버섯 184
- 애주름버섯(큰긴대줄갓버섯) • 185
- 애기꾀꼬리버섯 • 186
- 애기버터버섯 • 187
- 애잣버섯 • 188
- 연잎낙엽버섯 • 189
- 왕그물버섯 • 190
- 양송이버섯 • 190
- 잎새버섯 • 191
- 양털다발버섯(양털방패버섯) • 192
- 얼룩긴뿌리버섯(얼룩민뿌리버섯) • 193
- 연기색만가닥버섯 • 194
- 예쁜털버섯아재비 • 195
- 오렌지밀버섯 • 196

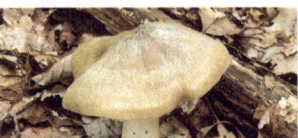
외대덧버섯 • 197

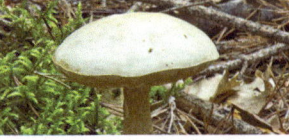
으뜸껄껄이그물버섯 • 198

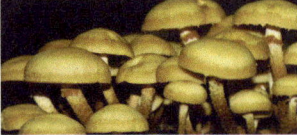
자루비늘버섯 • 199

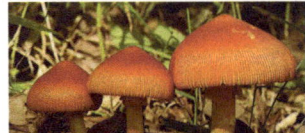
자바달걀버섯 • 200

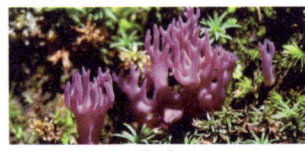
자주국수버섯 • 201

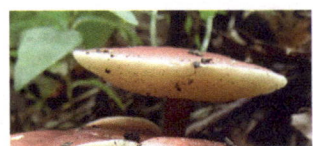
자주둘레그물버섯 • 202

- 잣버섯(솔잣버섯) • 203
- 재비늘버섯 • 203
- 자주졸각버섯 • 204
- 잿빛만가닥버섯 • 205
- 잣뽕나무버섯 • 206
- 점박이광대버섯 • 207
- 장식솔버섯 • 208
- 재먹물버섯 • 209
- 절구버섯 • 210
- 장미마개버섯 • 210
- 잿빛송이(검은비늘송이버섯) • 211
- 잿빛젖버섯 • 212
- 적갈색끈적버섯 • 213
- 적색신그물버섯 • 214
- 전나무버섯 • 215
- 점마개버섯 • 216
- 점박이버터버섯(점박이애기버섯) • 217
- 접시껄껄이그물버섯 • 218
- 젖비단그물버섯 • 219
- 제주비단털버섯 • 219
- 제주쓴맛그물버섯 • 220
- 좀목이버섯 • 221

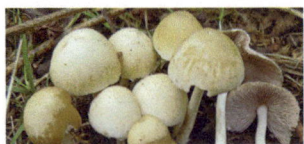
족제비눈물버섯 • 222

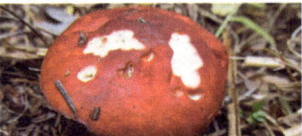
졸각무당버섯 • 222

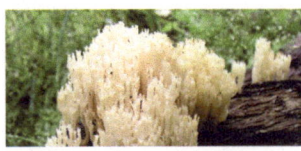
좀나무싸리버섯 • 223

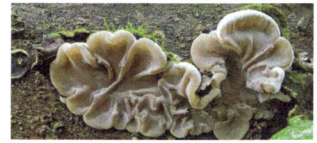
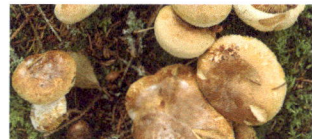
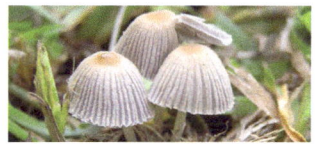

- 주름목이버섯 • 224
- 주름우단버섯 • 225
- 좀밀먹물버섯 • 226
- 주름우단버섯 • 227
- 팽나무버섯(팽이버섯) • 248
- 주발버섯 • 227
- 풀버섯 • 249
- 진빨간꽃버섯 • 228
- 표고버섯 • 250
- 좀밀먹물버섯 • 229
- 풍선끈적버섯 • 250
- 처녀버섯(귤빛갓버섯) • 230
- 피젖버섯 • 251
- 참무당버섯(보라갓버섯) • 231
- 하늘색깔때기버섯 • 252
- 차양풍선끈적버섯 • 232
- 혈색무당버섯 • 253
- 청머루무당버섯 • 233
- 혓바늘목이버섯 • 254
- 치마버섯 • 234
- 황갈색송이버섯 • 255
- 침비늘버섯 • 235
- 황금흰목이버섯 • 256
- 큰비단그물버섯 • 236
- 흰목이버섯 • 257
- 큰갓버섯 • 236
- 흰비늘버섯 • 258
- 큰갓버섯아재비 • 237
- 흰주름버섯 • 259
- 큰눈물버섯 • 238
- 헤진풍선끈적버섯 • 260
- 큰느타리버섯(새송이) • 239
- 호박젖버섯(붉은젖버섯) • 261
- 큰마개버섯 • 240
- 화병벚꽃버섯 • 262
- 큰우산버섯 • 241
- 황갈낭피버섯 • 263
- 큰살색깔때기버섯 • 242
- 황갈색그물버섯(분홍그물버섯) • 264
- 키다리끈적버섯 • 243
- 회갈색눈물버섯 • 265
- 키다리곰보버섯 • 244
- 황금꾀꼬리버섯 • 266
- 털목이버섯 • 245
- 황토싸리버섯 • 267
- 팥배꽃버섯 • 246
- 회색달걀버섯 • 268
- 포도주비단그물버섯 • 247
- 흑자색그물버섯 • 269

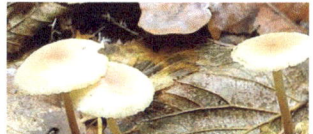
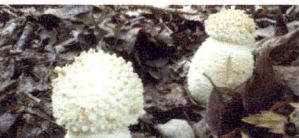
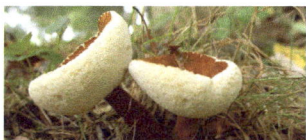

- 흰낙엽버섯 • 270
- 흰돌기광대버섯 • 271
- 흰둘레그물버섯 • 272

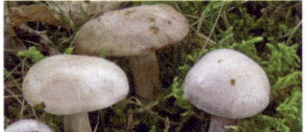
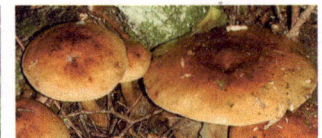
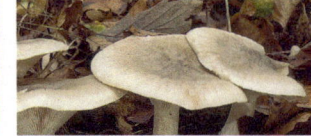

- 흰보라끈적버섯 • 273
- 황갈색송이버섯 • 274
- 회색깔때기버섯 • 274
- 흰분말낭피버섯 • 275
- 흰색처녀버섯(흰꽃갓버섯) • 276
- 흰비단털버섯(노란주머니버섯) • 275
- 흰조각광대버섯 • 277
- 흰턱수염버섯 • 278

제2장 약용버섯

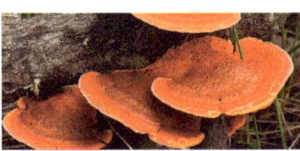
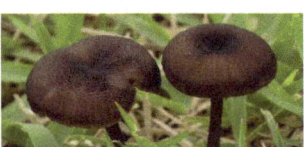

- 간버섯 • 280
- 검은외대버섯 • 281
- 겹푸른구멍장이버섯 • 282
- 노란조개버섯 • 293
- 고목끈적버섯 • 283
- 눈꽃동충하초 • 293
- 구름버섯(운지버섯, 기와버섯) • 284
- 단색구름버섯 • 294
- 구멍장이버섯(개덕다리버섯) • 285
- 뇌환 • 294
- 균핵동충하초 • 286
- 대합송편버섯 • 295
- 금빛흰구멍버섯 • 287
- 동충하초(번데기버섯) • 296
- 기계충버섯 • 288
- 등갈색미로버섯 • 297
- 기와옷솔버섯 • 289
- 마른진흙버섯(상황버섯의 종류) • 298
- 기와층버섯 • 290
- 말똥진흙버섯(상황버섯의 종류) • 299
- 꽃구름버섯 • 291
- 찰진흙버섯(상황버섯의 종류) • 300
- 노란대겨울우산버섯 • 292
- 말굽버섯 • 301

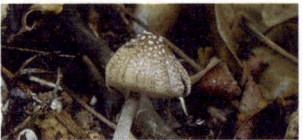
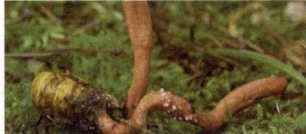
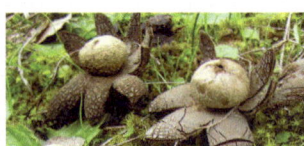

- 말똥먹물버섯 • 302
- 매미동충하초 • 303
- 먼지버섯 • 304

- 메꽃버섯부치 • 305
- 목도리방귀버섯 • 306
- 목질진흙버섯(상황버섯 종류) • 307
- 무리쓴맛그물버섯 • 308
- 밤갈색조개버섯 • 309
- 백강균(백강잠) • 310
- 벌집버섯(벌집구멍장이버섯) • 311
- 벼깜부기(벼맥각) • 312
- 변색무당버섯 • 313
- 별빛균핵버섯 • 314
- 보리깜부기 • 314
- 병꽃나무진흙버섯 • 315
- 붉은목이(손바닥붉은목이) • 316
- 비단고리버섯 • 316

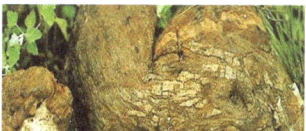
- 복령(솔뿌리혹버섯) • 317

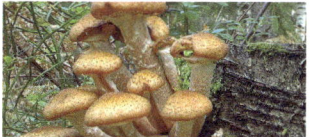
- 뽕나무버섯 • 318

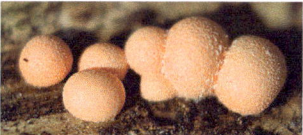
- 분홍콩점균 • 318

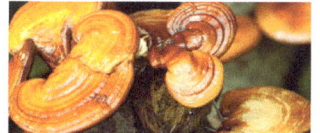
- 불로초(영지버섯) • 319

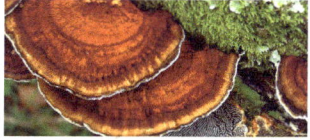
- 삼색도장버섯 • 320

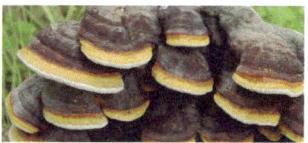
- 소나무잔나비버섯 • 321

- 송곳니구름버섯 • 322
- 살송편버섯 • 323
- 송편버섯 • 323
- 숯만가닥버섯 • 324
- 시루송편버섯 • 325
- 아교버섯 • 326
- 아까시재목버섯(장수버섯) • 327
- 악취애주름버섯 • 328
- 애기낙엽버섯 • 329
- 애기말불버섯 • 330
- 애잣버섯 • 331
- 연지버섯 • 332
- 이끼살이버섯 • 333
- 자작나무버섯(차가버섯) • 334
- 자흑색불로초(일본불로초) • 335
- 작은조개버섯 • 336
- 저령 • 336
- 잔나비걸상(넓적떡다리버섯) • 337
- 잔나비불로초 • 338
- 적갈색유관버섯 • 338
- 젖색손등버섯 • 339
- 젤리귀버섯 • 340

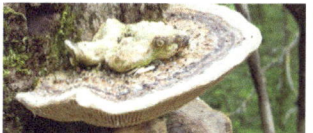
- 조개껍질버섯 • 341

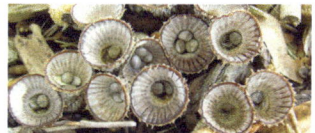
- 주름찻잔버섯 • 341

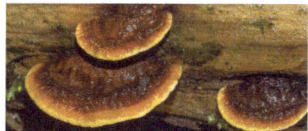
- 조개버섯 • 342

- 좀주름찻잔버섯 • 343
- 주걱간버섯 • 344
- 진흙버섯(상황버섯, 나무혹버섯) • 345
- 죽복령(대나무뿌리 혹) • 346
- 줄버섯 • 347
- 찔레버섯(찔레상황버섯, 찔레영지버섯) • 348
- 큰낙엽버섯 • 349
- 털가죽버섯 • 350
- 큰말징버섯 • 351
- 큰번데기동충하초 • 352
- 털참버섯 • 352
- 테두리방귀버섯 • 353
- 테옷솔버섯 • 354
- 토끼털송편버섯 • 355

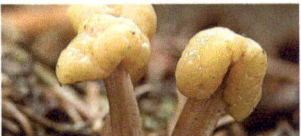
■ 투구버섯 • 356

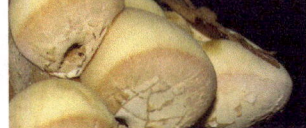
■ 한입버섯 • 356

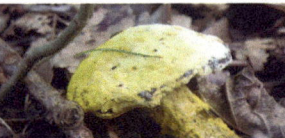
■ 황분균 • 357

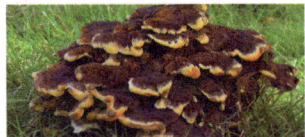
■ 해면버섯 • 358

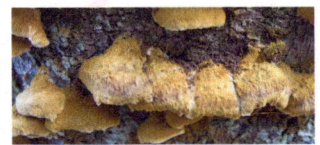
■ 황갈색시루뻔버섯 • 359

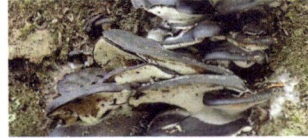
■ 회청색방패버섯 • 360

- 흰구름버섯 • 361
- 회갈색무당버섯 • 362
- 흰그물송편버섯 • 362
- 흰둘레줄버섯 • 363
- 흰융털구름버섯 • 364

제3장 약용식용 버섯

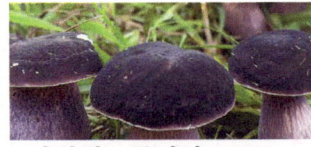
■ 가지색그물버섯 • 366

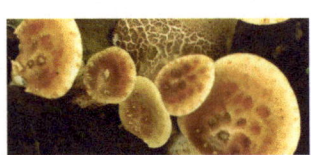
■ 개덕다리벌집버섯 • 367

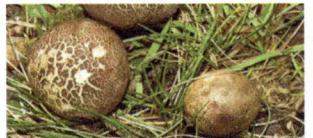
■ 갯어리알버섯 • 368

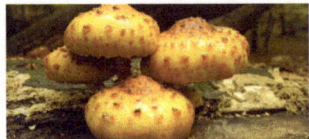
■ 검은비늘버섯 • 369

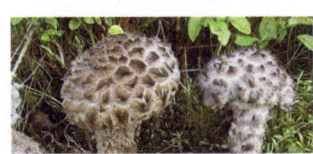
■ 귀신그물버섯 • 370

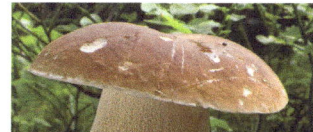 ■그물버섯(왕그물버섯) • 370
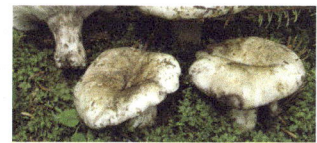 ■검은무당버섯 • 371
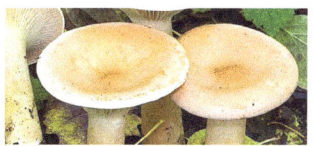 ■굽다리깔대기버섯 • 371

■기와무당버섯 • 372
■기와버섯 • 373
■꽃송이버섯 • 374
■꽈리비늘버섯 • 375
■너도말불버섯 • 376
■노란띠버섯(주름띠버섯) • 377
■노란망태버섯 • 377
■노루털버섯(수능이버섯) • 378
■능이버섯 • 378
■노루궁뎅이버섯 • 379
■댕구알버섯 • 380
■독청버섯아재비 • 381
■마늘낙엽버섯 • 382
■말뚝버섯 • 383
■말불버섯 • 384
■모래밭버섯 • 385
■목이버섯 • 386
■민긴뿌리버섯(긴뿌리버섯) • 387
■방망이싸리버섯 • 388
■버들볏짚버섯 • 389
■변색그물버섯 • 390
■볏짚버섯(가락지밭버섯) • 390
■붉은그물버섯 • 391

■비늘송이버섯 • 391
■산호침버섯 • 392
■새주둥이버섯 • 393
■소혀버섯(간버섯) • 393
■송이버섯 • 394
■솜귀신그물버섯 • 395
■실끈적버섯 • 395
■쓴맛끈적버섯 • 396
■연보라무당버섯 • 396
■옥수수깜부기 • 397
■이끼볏짚버섯 • 397
■잎새버섯 • 398
■자주졸각버섯 • 399
■장미무당버섯(졸각무당버섯) • 400
장미주걱목이(주름목이) • 400
■젖버섯아재비(붉은물젖버섯) • 401
■제주쓴맛그물버섯 • 401
■잿빛만가닥버섯 • 402
■저령 • 403
■조각무당버섯 404
■좀말불버섯 404
■졸각버섯(살색깔대기버섯) • 405
■주름목이버섯 • 406

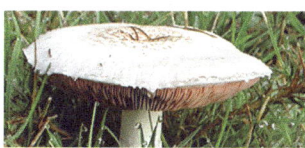 ■주름버섯(들버섯) • 407
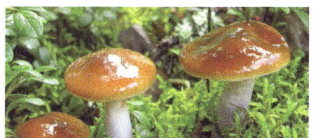 ■진흙끈적버섯 • 408
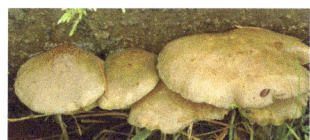 ■참부채버섯(참버섯) • 409

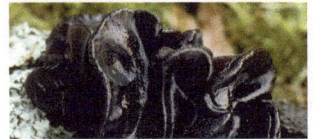
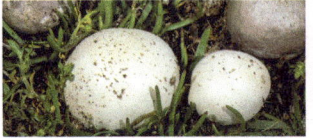
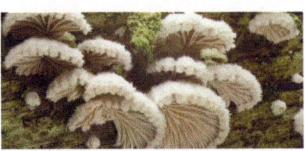

- 좀목이버섯 • 410
- 찹쌀떡버섯 410
- 치마버섯 • 411
- 콩나물애주름버섯 • 412
- 키다리끈적버섯(기름풍선버섯) • 412
- 큰비단그물버섯 • 413
- 큰졸각버섯 • 414
- 털목이버섯(분홍목이) • 415
- 포도무당버섯 • 416
- 풀버섯 • 417
- 팽나무버섯(팽이버섯) • 417
- 푸른끈적버섯 • 418
- 푸른주름무당버섯 • 419
- 표고버섯 • 420
- 혈색무당버섯 • 421
- 황금그물버섯 • 422
- 황금무당버섯 • 422
- 황소끈적버섯 • 423
- 황소비단그물버섯 • 423
- 흰굴뚝버섯(검은가죽버섯) • 424
- 흰비늘버섯 • 425
- 흰주름버섯(큰들버섯) • 426
- 황토볏짚버섯 • 427
- 흑갈색무당버섯 • 427

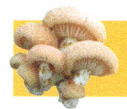
중독증상을 일으키는 독버섯의 종류

뇌증형(환각)을 일으키는 버섯
중독시에 심한 복통과 구토에 이어 환각현상이 4~5시간 지속되다가 깊은 잠에 빠져 든다.
- 솔미치광이버섯
- 갈황색미치광이버섯

알코올과 함께 섭취하면 중독되는 버섯
술이나 알코올이 함유된 음료수와 함께 먹으면 구토와 두통이 일어난다.
- 배불뚝이깔때기버섯
- 두엄먹물버섯
- 비늘버섯

소화기와 신경계 장해를 일으키는 버섯
환각, 착란, 근육경련 및 구토와 설사 혼수상태를 일으키며 먹은 량에 따라 위험도가 높아진다.
- 삿갓땀버섯
- 솔땀버섯
- 마귀광대버섯

콜레라 중독과 사망으로 이어지는 버섯
출혈성 위염과 급성신부전 및 간부전을 초래하고 심하면 사망을 하게 된다.
- 알광대버섯
- 독우산광대버섯
- 흰알광대버섯
- 개나리광대버섯

- 큰주머니광대버섯

위장에 장해를 주는 버섯
심한 설사와 소화장해를 유발한다. 중독된 뒤 대부분은 3~4시간 후에 호전되는데 많은 량을 섭취할 경우 생명이 위험할 수도 있다.
- 노란다발
- 삿갓외대버섯
- 화경버섯
- 붉은싸리버섯
- 흰독큰갓버섯

- 독버섯을 섭취시 증상 및 응급조치 방법

보통 30분에서 12시간 안에 두통, 구토, 발진, 메스꺼움 등의 중독 증상이 있을 경우 즉시 보건소나 119에 신고하고 병원에서 치료한다.

환자가 의식은 있으나 경련이 없다면 물을 마시고 손가락을 입안에 넣어 코하게 한다.

섭취하고 남은 독버섯은 치료에 도움이 될 수 있으므로 병원에 가지고 간다.

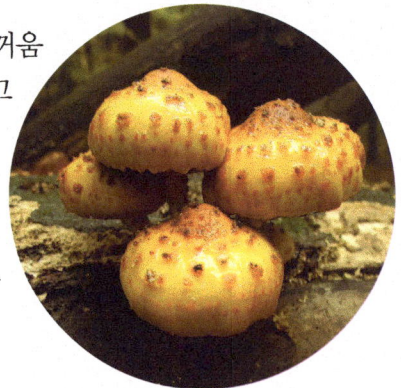

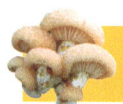
독버섯 식용버섯 구별법

독우산광대버섯(독버섯)

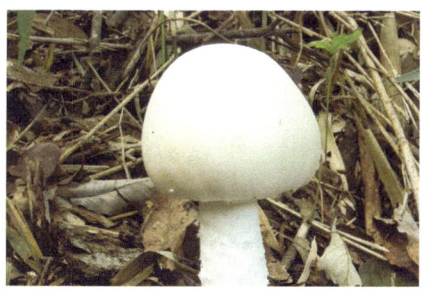

대는 표면에 인편이 있고 위에는 턱받이, 밑종에는 큰 대주머니가 있다.
여름, 가을에 자란다.
소나무 등의 침엽수림이나 활엽수림
한라산, 지리산, 오대산, 속리산, 가야산 등에 분포한다.

흰주름버섯(식용)

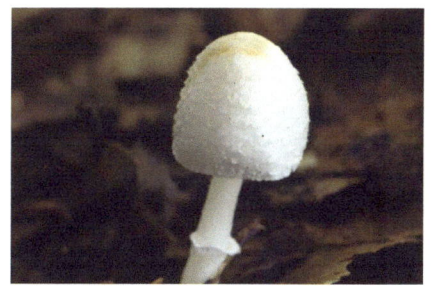

갓은 흰색에서 유백색으로 손에 닿는 부분이 노란색으로 변색이 된다. 대나 갓 가장자리에 턱받이가 남는다.
여름과 가을에 자란다.
대나무 밭 등의 흙에서 단생 또는 군생한다. 지리산, 발왕산, 어래산, 가야산 등에 한다.

화경버섯(독버섯)

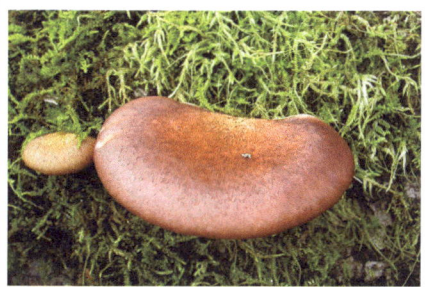

주름살과 대의 경계에 고리 모양의 턱받이가 있다.
자르면 갓과 대 사이에 검은 얼룩이 있고 어둠속에서는 푸르스름하게 빛난다.
여름, 가을에 자란다. 활엽수의 고목에 겹쳐서 군생한다.
지리산, 광릉 등에 분포 한다.

느타리(식용버섯)

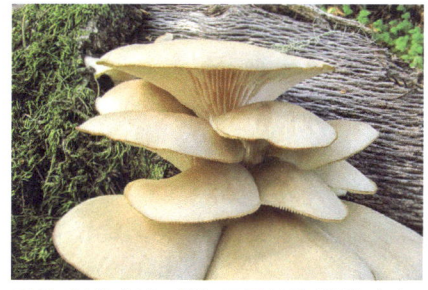

갓은 회색에서 갈색, 주름살은 백색이며 약간 빽빽하며 대는 흰색으로 갓 한쪽에 붙어있다.
늦가을부터 겨울, 봄까지 자란다.
활엽수의 고목, 쓰러진 나무, 그루터기에 중생한다.
속리산, 한라산 등 전국에 분포 한다.

흰독큰갓버섯(독버섯)

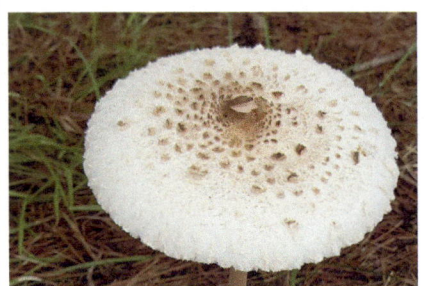

갓의 크기가 작고 갓 위에 사마귀 점이 없거나 불규칙 하고 대에는 뱀 껍질 모양의 무늬가 없다. 버섯에 상처를 내면 적갈색으로 변한 후에 암갈색으로 변한다. 여름과 가을에 자란다. 숲속이나 대나무 숲, 풀밭에 자란다. 소백산, 한라산 등에 분포 한다.

큰갓버섯(식용버섯)

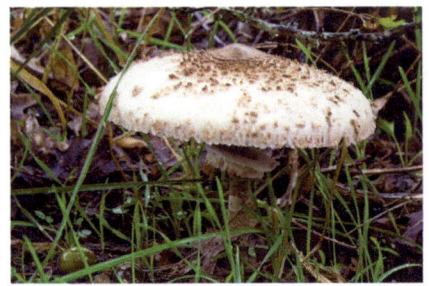

갓이 피면서 큰 인편이 생기고 대에는 고리모양의 턱받이가 있다.
뱀껍질 모양의 무늬가 있다.
여름과 가을에 자란다.
숲속, 대나무숲, 풀밭에 있다.
소백산, 한라산 등에 분포 한다.

노란다발(독버섯)

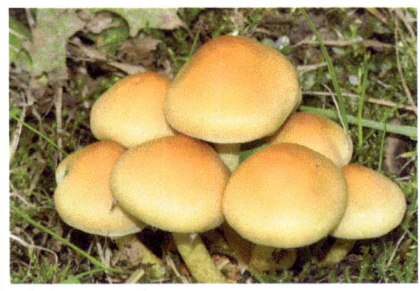

노란색을 띄는 옅은 갈색이다.
주름살은 자라면 파란색이 띈다.
봄, 여름, 가을까지 자란다.
고목나무, 대나무의 그루터기에 있다.
지리산, 가야산 등에 분포 한다.

개암버섯(식용버섯)

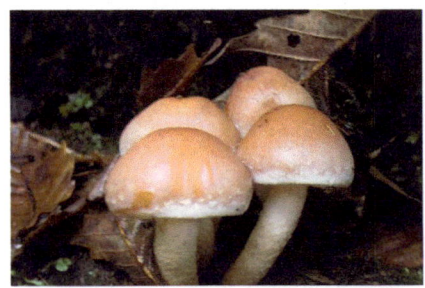

갓은 적갈색으로 찐빵모양에서 거의 평평하게 자란다.
주름살은 유백색에서 자갈색이 된다.
가을에 자란다.
활엽수의 쓰러진 나무, 그루터기 등에 속생한다.
한라산, 모악산, 가야산 등에 분포 한다.

두엄먹물버섯(독버섯)

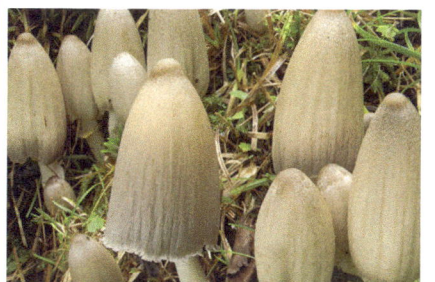

갓은 옅은 회갈색으로 자라면 가장자리부터 녹아 없어진다.
봄, 여름, 가을에 자란다.
밭과 썩은 나무 근처에서 군생한다.
한라산, 지리산 등에 분포 한다.

갈색먹물버섯(식용버섯)

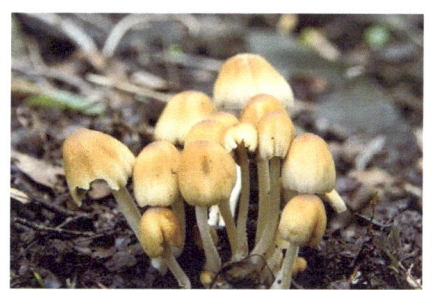

표면은 연한 황갈색을 띠고 주름살은 흰색에서 검은색으로 변한다. 큰 것은 독성분이 있어서 어린것만 식용이 가능하다.
봄, 여름, 가을까지 자란다.
활엽수의 그루터기나 땅에 묻힌 나무에서 군생한다.
가야산, 발왕산 등에 분포 한다.

개나리광대버섯(독버섯)

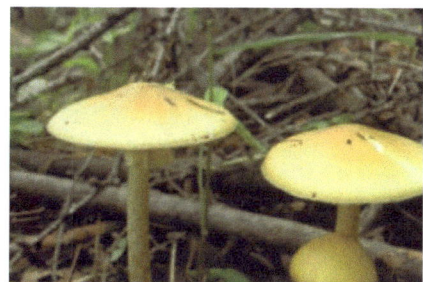

표면은 거무스름한 노란색이고 주름살은 흰색이다. 대에는 작은 인편이 있고 흰색 턱받이와 대주머니가 있다.
여름과 가을까지 자란다.
침엽수, 활엽수림 등의 흙에 단생 또는 군생 한다.
지리산, 오대산, 소백산 등에 분포 한다.

달걀버섯(식용버섯)

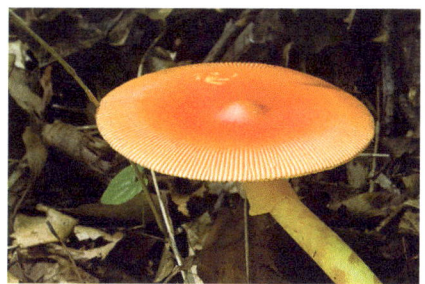

갓은 빨간색으로 가장자리에는 방사상의 홈선이 있다. 밑동에는 큰 대주머니와 대에는 턱받이가 있다.
여름과 가을에 자란다.
활엽수, 전나무의 흙에 군생한다.
한라산, 속리산, 지리산, 소백산 등에 분포 한다.

붉은싸리버섯(독버섯)

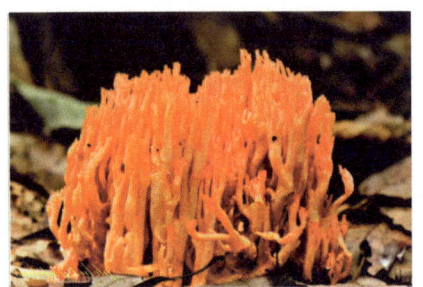

버섯 전체가 퇴색한 주홍색 또는 분홍색이며 가지 끝은 황색이다. 상처를 입으면 자갈색에서 검은색으로 변한다. 가을에 자란다.
활엽수림의 따에 군생한다.
한라산, 지리산, 속리산 등에 분포 한다.

싸리버섯(식용버섯)

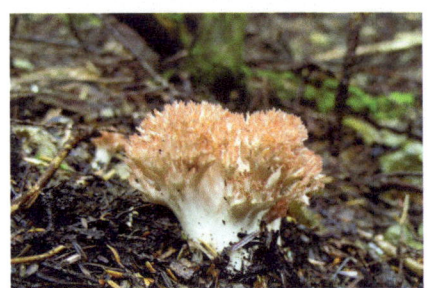

대는 가늘게 갈라져서 나뭇가지 모양이 되고 끝은 옅은 빨간색이고 잘 부러진다. 여름과 가을에 자란다.
활엽수림의 따에 군생한다.
만덕산, 가야산 등에 분포 한다.

담갈색송이(독버섯)

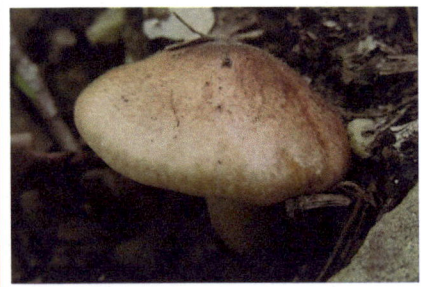

갓은 습한 환경에서는 점액이 나오고 마르면 광택이 난다.
가을에 자란다.
소나무 숲이나 혼합림의 땅위에 자란다.
지리산, 광릉 등에 분포 한다.

송이버섯(식용버섯)

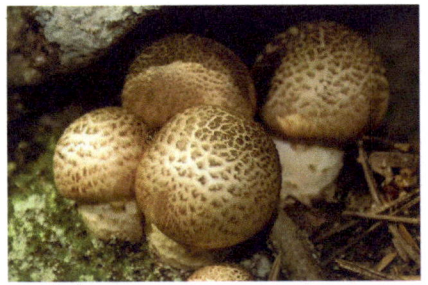

갓 표면은 다갈색으로 갈색 섬유상의 가느다란 인피로 덮여 있다.
가을에 자란다.
소나무 숲의 땅에 군생한다.
지리산, 주왕산, 강원도 등에 분포 한다.

마귀곰보버섯(독버섯)

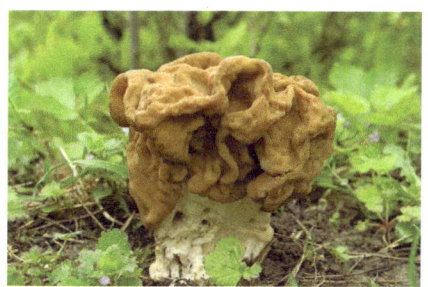

갓은 불규칙한 둥근모양과 주름진 뇌모양이며 표면은 매끈하고 황토색 또는 적갈색이다.
봄과 초여름에 자란다.
침엽수의 땅에 단생 또는 군생 한다.
지리산 등에 분포 한다.

곰보버섯(식용버섯)

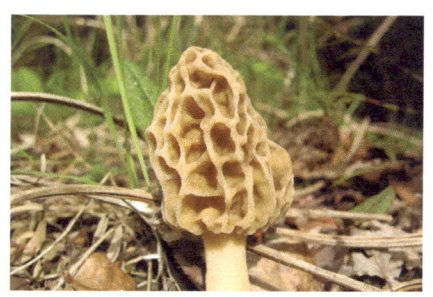

갓은 달걀모양이며 성긴 그물모양으로 패여 있고 파인곳은 비어 있다.
봄에 자란다.
숲속이나 전나무, 가문비나무 등에 단생 한다.
지리산 등에 분포 한다.

약용버섯과 항암버섯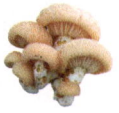

약용버섯에 대한 맹신은 생사를 위협한다.

의약품이 발달한 현대에서도 사람들은 버섯과 산야초에 함유된 약성에 대한 관심이 날로 고조되고 있다. 그렇지만 '약용버섯(medicinal mushroom)'에 대해 진정 100% '약용'이라고 단정 지을 수 있는 사람이 과연 몇 명이나 있을까? 더구나 버섯 자체를 약으로 생각하거나 믿는 사람도 몇이나 될까? 이에 대한 정확한 정의나 믿는 사람은 전문가들 외엔 거의 없을 것이다. 하지만 넓은 의미에서 모든 식품들이 약(보약)이 될 수 있다는 것을 전제로 할 때, 약용버섯도 적절하게 섭취할 수만 있다면 약처럼 좋은 효과를 가져 올 수가 있는 것이다.

다시 말해 자연이 인간들에게 던져주는 선물을 적절하게 활용한다며 건강에 더없이 좋은 효과가 있겠지만, 지나친 활용에 대해서는 다시 한 번 신중하게 생각해볼 필요가 있다. 지금까지 약용버섯의 약성이나 작용에 대한 연구는 꾸준하게 이뤄지고 있다. 그렇지만 동물실험으로 얻어진 결과가 거의 대분이다. 물론 예외적으로 버섯에서 추출한 물질을 사람에게 실시한 임상실험도 종종 있지만, 실험결과를 보편화시키기엔 아직까지 자료가 너무나 부족하다. 따라서 약용버섯에 대한 지나친 믿음으로 검증된 현대의학을 배제한다면 도리어 더 큰 부작용을 초래할 수 있기 때문에 신중해야만 한다.

특히 지금까지 방송에서 다뤄지는 약용버섯 이야기에 현혹되지 말아야 할 것이다. 시청할 때 주의할 점은 약초만 전문적으로 채취하는 약초꾼들이 출연해 주장하는 검증되지 않은 버섯에 대한 약효이다. 물론 한의사나 버섯 전문가 또는 한의(또는 양의)학 박사들이 이들 약초꾼들과 함께 출연해 나름대로 검증하기도 한다. 하지만 약초꾼들의 추측성 의견에 대해서는 오해의 소지가 많음에도 불구하고 이에 대한 시정이나 주의가 없는 것이 매우 안타깝다.

이런 프로그램으로 인해 많은 사람들이 호기심을 가지면서 무분별하게 너도나도 할 것 없이 마구잡이로 산야초나 약용버섯을 채취하는 웃지 못 할 해프닝까지 벌어지고 있는 실정이다.

예를 들어 미국에서 벌어진 해프닝인데, 재미동포들이 국립공원에서 채취가 금지된 산야초나 버섯을 채취하다가 적발되어 페널티를 받는 일이 부지기수였다. 더구나 이로 인해 재미동포들이 단속대상 1위에 올랐다고 한다.

약용버섯은 어떤 질병이건 상관없이 좋은 효과를 나타나는가? 절대로 그렇지 않다가 정답이다. 그 이유는 다른 약물에 거부반응을 나타내는 부작용이 따르기 때문이다. 예를 들어 혈액을 묽게 해주는 혈전치료제를 복용할 때 목이버섯의 섭취는 매우 좋지 않다. 즉 목이버섯에는 혈액을 묽게 해주는 성분이 함유되어 있는데, 월경과다를 통해 여성들이 알 수가 있다.

구멍장이버섯인 붉은덕다리버섯, 덕다리버섯, 잎새버섯 등에는 티라민(tyramine) 성분이 함유되어 있다. 그래서 혈압강하제나 항우울제를 복용할 때는 먹지 말아야 한다. 티라민은 혈관수축과 혈압상승작용을 하는데, 맥주, 맥각, 숙성치즈, 초콜릿, 붉은 포도주 등에도 함유되어 있다.

잎새버섯은 혈전증치료제 와파린(wafarin)이나 피를 묽게 하는 약을 복용할 때는 먹지 말아야 한다. 그 이유는 상처가 생겼을 때 지혈이 되지 않을 수도 있기 때문이다.

결론적으로 약초나 약용버섯을 섭취하거나 사용할 때는 성분이나 부작용 등에 대한 정확한 지식을 숙지해야만 한다. 그래야만 더 좋은 효과를 얻을 수 있고 안전하게 사용할 수가 있다.

버섯에 함유되어 있는 13가지 효능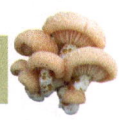

1. 식물섬유효과
2. 혈당승하작용
3. 비만억제작용
4. 콜레스테롤 강하
5. 항종양활성
6. 항혈전작용
7. 골다공증 예방
8. 면역증강, 항염증작용
9. 치매증 개선작용
10. 강심작용
11. 혈압승하작용
12. 항바이러스작용
13. 섭식억제효과

지구상에 존재하는 모든 버섯의 균사체에는 암 예방이나 생활 습관병 등에 좋은 효능이 있다.

항암 효과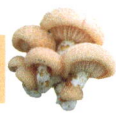

다당체(베타 크루칸)성분은 암 발생과 성장을 억제해주는 효과가 있지만, 안타깝게도 다른 버섯들보다 다당체의 함유가 많다는 근거가 없다.

스테로이드성분은 암세포를 직접 공격해 소멸시켜준다.

D-프랑크션이란 다당류에는 강한 암 억제효과가 있는데, 32종의 버섯 가운데 말굽버섯이 최고였다고 한다.(경희대학교 약학대학 이경태교수가 항암효과에 가장 좋다는 상황버섯과 비교했는데, 항암, 항염증에는 말굽버섯이 효과가 월등히 높은 것으로 분석했다)

항바이러스, 항염증, 항 돌연변이 효과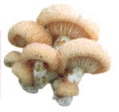

여러 가지 버섯 추출물에 대한 돌연변이 억제효과는 2.5mg/plate에서 말굽버섯 42%, 표고버섯 17%, 영지버섯 13%, 상황버섯 12% 등의 저해효과를 확인했다.(부산대 생활환경대학 식품영양학과 박건영교수)

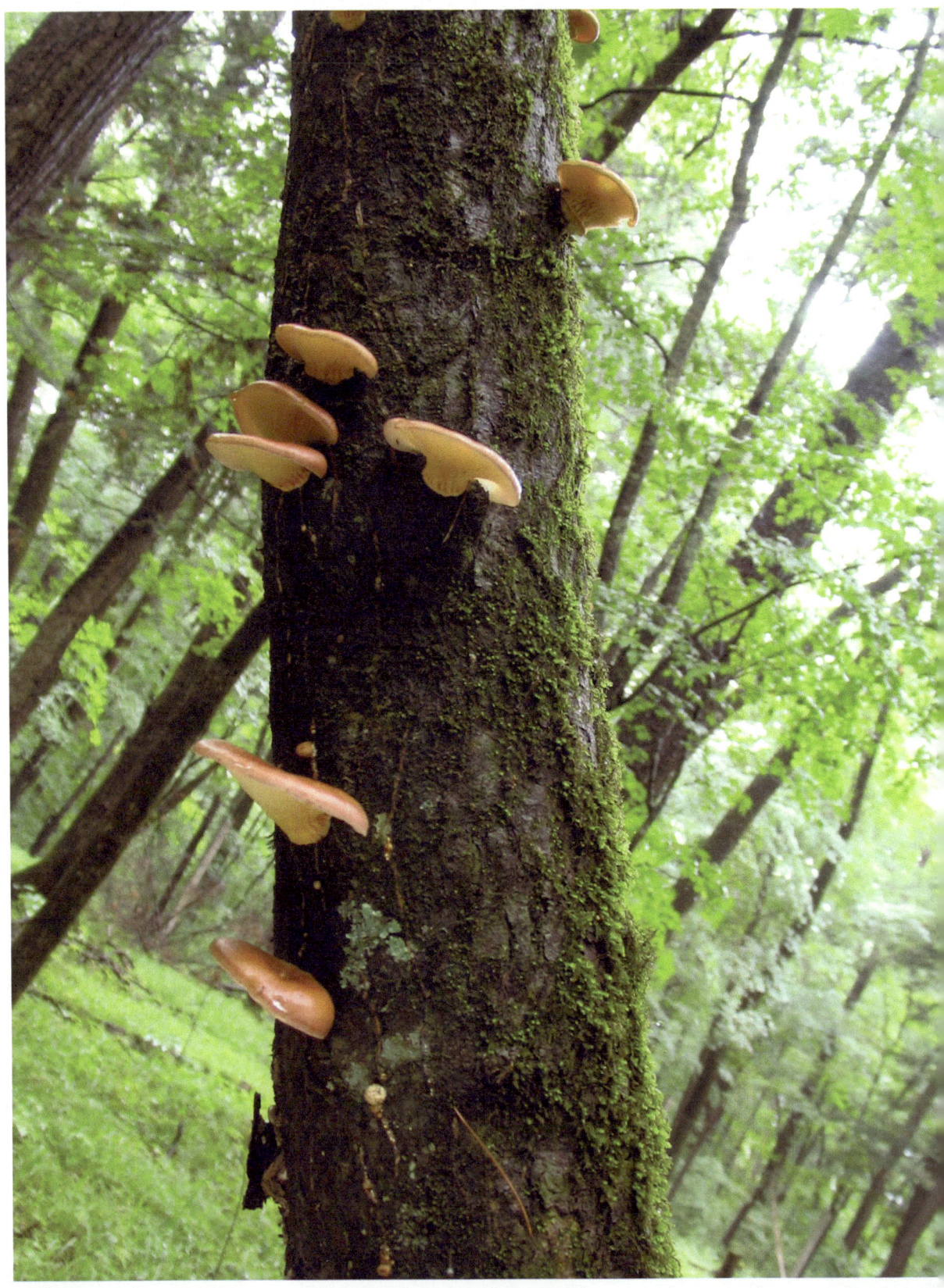

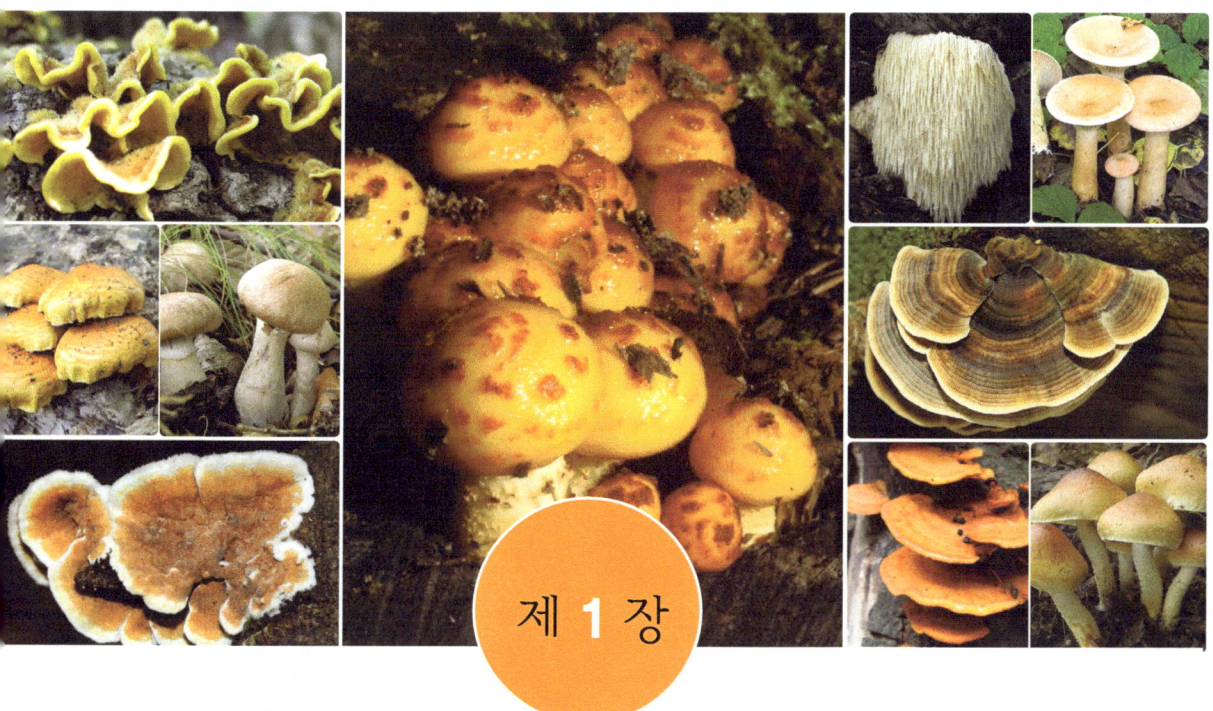

제 1 장

식용버섯

가루낭피버섯

Cystoderma granulosum (Fr.) Fayod
담자균문 주름버섯목 주름버섯과 가루낭피버섯속의 버섯

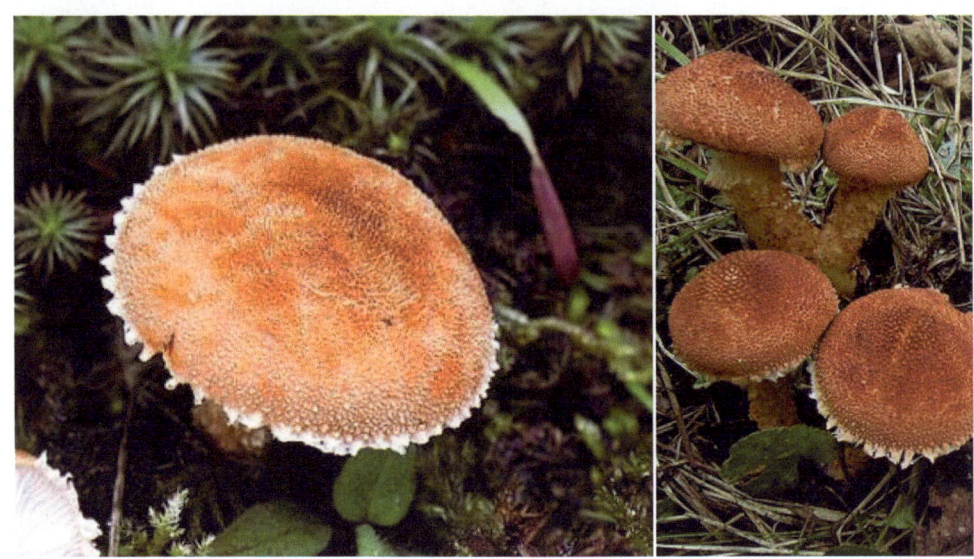

분포지역
한국, 중국, 일본, 유럽, 북아메리카

서식장소/자생지
여름에서 가을 사이에 숲속의 땅에 무리지어 나며 부생생활을 한다.

크기
지름 2~5cm, 높이 0.5~9cm, 굵기 0.2~0.9cm

생태와 특징
균모의 지름은 2~5cm이고, 둥근 산 모양에서 가운데가 볼록한 편평한 모양으로 된다. 표면은 가루같은 알갱이로 덮여 있고, 계피색 또는 다갈색이며 가장자리에 피막이 부착되어 있다. 살은 백색이다. 주름살은 바른주름살 또는 올린주름살로 백색 또는 크림색이다. 자루의 길이는 0.5~9cm, 굵기는 0.2~0.9cm로 위쪽에 턱받이가 있고, 백색 또는 갈색이며, 아래는 작은 알갱이로 덮여있다. 턱받이는 곧 부서져 탈락하며 균모와 같은 색이다. 단내가 나고 조직은 백색이고 두터워 육질감이 있다.

약용, 식용여부
식용버섯이다.
식용 버섯이나 쉽게 볼 수 없고 작아서 이용가치는 없다.

가마벚꽃버섯

Hygropborus leucopbaeus (Scop.) Fr.
담자균류 주름버섯목 벚꽃버섯과 벚꽃버섯속의 버섯

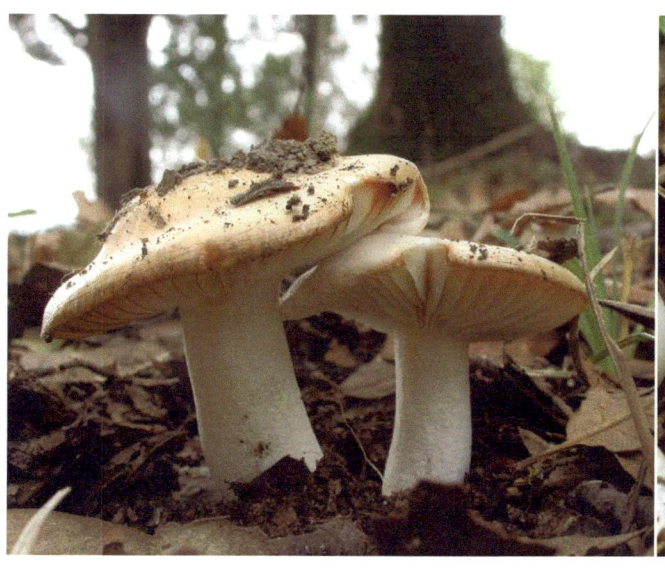
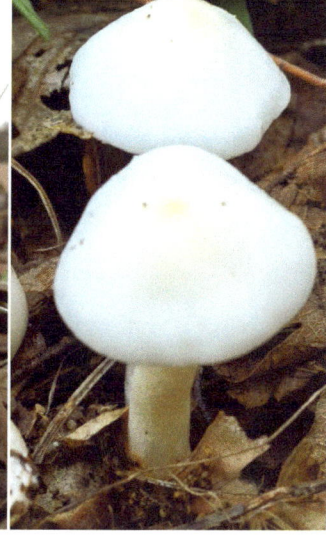

분포지역
한국, 북반구 온대 지역에 분포한다.

서식장소/자생지
자작나무숲 속 땅 위에 난다

크기
지름 3~4.5cm, 높이 4.5~10cm×4~7mm

생태와 특징
호빵형이다가 후에 중앙이 높은 편평형이 된다. 표면은 점성이 많아서 낙엽 등이 부착되기도 하고, 담등황색 또는 담등갈색으로 중앙부는 진한 황갈색이다. 살은 균모보다 연한색이다. 주름살은 띠주름살이나 오래되면 내린주름살이 되고, 거의 백색으로 성기다.

약용, 식용여부
식용버섯이다.
식용버섯이나 맛이나 냄새가 없다.

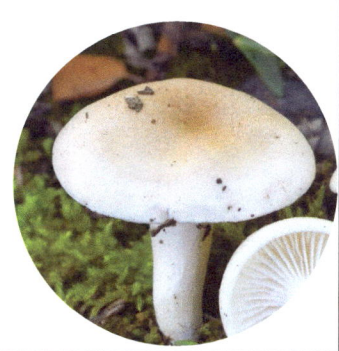

가시말불버섯

Lycoperdon echinatum Pers.
담자균문 주름균아문 주름균강 주름버섯목 주름버섯과 말불버섯속

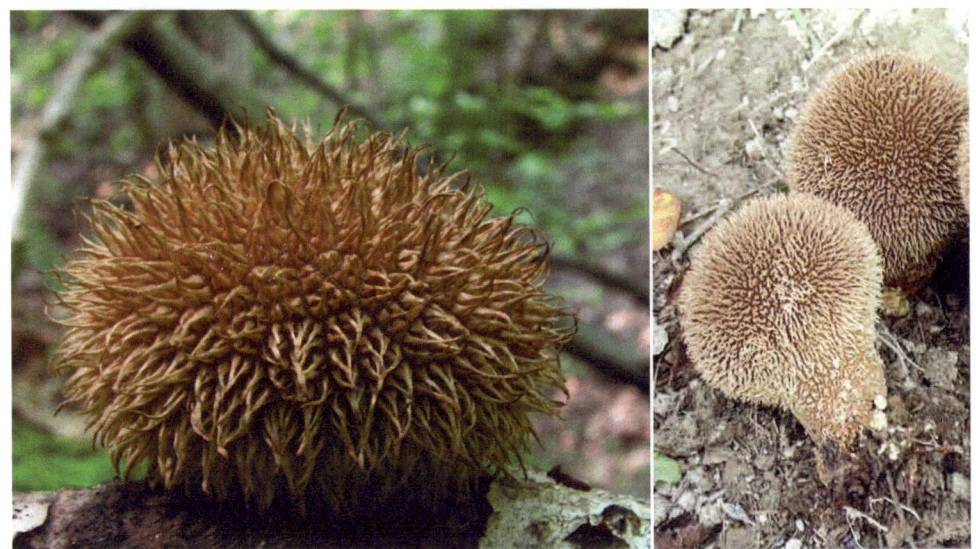

분포지역
한국, 일본, 중국, 유럽, 북아메리카

서식장소 / 자생지
숲 속 땅 위

크기
자실체 지름 2~5cm

생태와 특징
여름부터 가을에 걸쳐서 숲 속 땅 위에 난다. 자실체는 지름 2~5cm로 공 모양 또는 서양 배 모양이고, 포자가 생기지 않는 기부는 잘록하여 원기둥 모양이고 밑 둥은 흰색 균사속이 있다. 각피 표면은 흰빛을 띤 황갈색 또는 갈색이고 3~5mm의 가시가 촘촘히 나 있다. 가시는 3~4개가 집합한 것인데 성숙하면 탈락하기 쉽고, 내피에 그물눈의 흔적을 남긴다. 내피는 적갈색으로 종이 질이다. 기본체는 자갈색의 가루 모양 포자덩어리이고 포자가 생기지 않으며 지름 0.5mm인 작은 방이 있다.

약용, 식용여부
식용버섯이다.
어린 것만 식용할 수 있다.

갈색난민뿌리버섯

Oudemansiella brunneomarginata Lj.N. Vassiljeva
담자균문 주름균아문 주름균강 주름버섯목 뽕나무버섯과 민뿌리버섯속

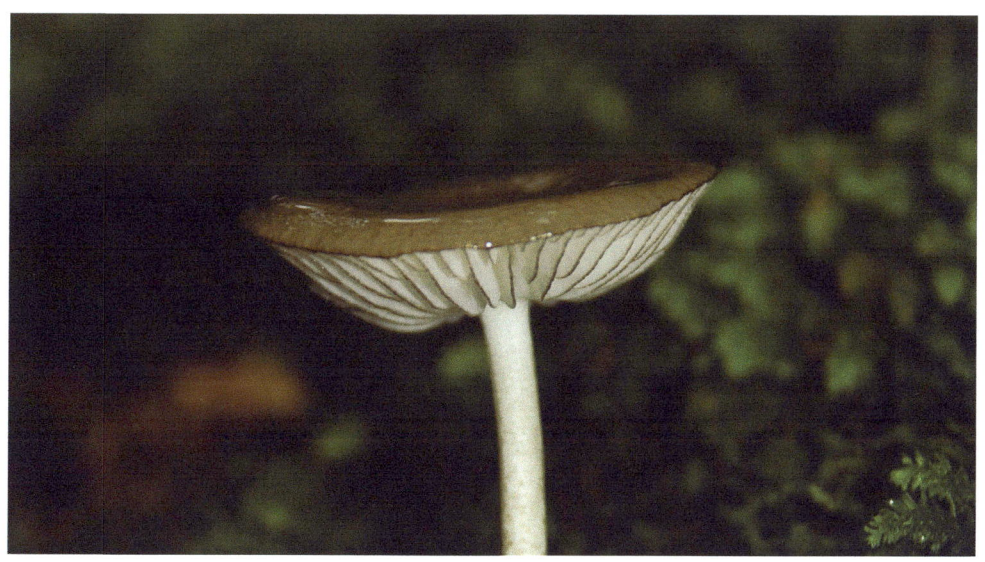

분포지역
한국, 일본, 러시아 연해주

서식장소/ 자생지
활엽수의 고목

크기
갓 크기 3~15cm, 자루 크기 4~10 x 0.4~1cm

생태와 특징
가을에 활엽수의 고목에서 발생한다. 갓은 크기 3~15cm로 둥근산모양에서 편평하게 된다. 갓 표면은 처음은 자갈색에서 회갈색, 황백색으로 된다. 습기가 있을때 심한 끈적기가 있고 때때로 방사상의 주름이 있다. 가장자리에 약간 줄무늬선이 나타난다. 살은 백색이다. 주름살은 백색~황백색이며 약간 성기고 바른 주름살이다. 자루는 크기는 4~10 x 0.4~1cm ,원통형이고 연골질이며 표면에 자갈색의 인편이 있고 인편 위쪽은 담색으로되고 속은 비어 있다.

약용, 식용여부
식용버섯이다.
단내가 나고 조직은 백색이고 두터워 육질감이 있다.
대가 다소 딱딱하나 씹는 맛이 좋다.

가죽밤그물버섯

Boletellus emodensis (Berk.) Sing.
담자균문 주름균아문 주름균강 그물버섯목 그물버섯과 밤그물버섯속

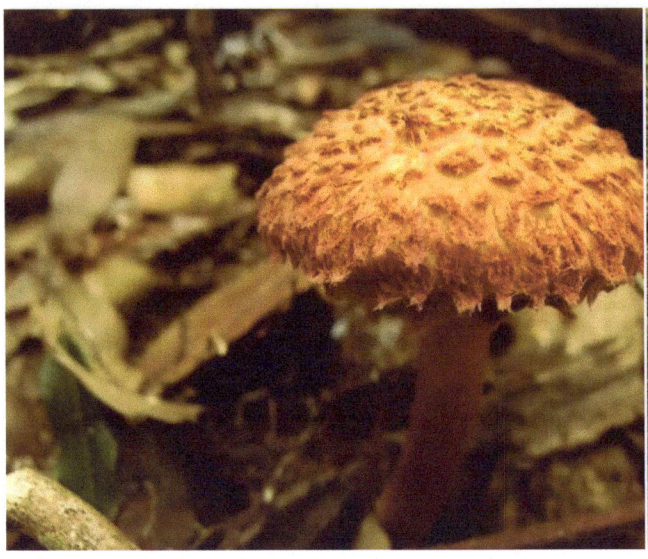
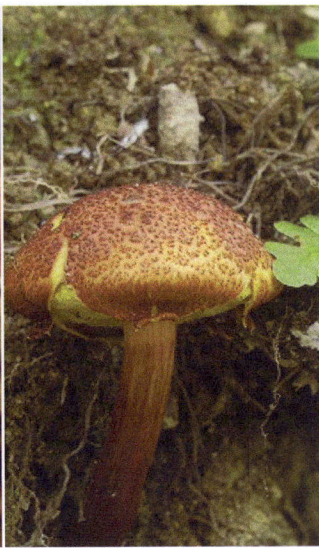

분포지역
한국, 일본

서식장소/자생지
숲속의 땅에 난다.

크기
지름 5~10cm, 높이 7~10cm, 굵기 1~1.5cm

생태와 특징
둥근산 모양이다. 표면은 건조하고 오래된 장미색 바탕에 암갈색 또는 흑갈색의 큰 인편이 있어서 국화꽃모양을 한다. 주변에는 막질의 내피막 흔적이 붙어 있다. 살은 연한 황색인데 공기에 닿으면 청색으로 변한다. 관은 올린 또는 내린 주름살로 두께 1.5~2.5cm이고 황색이나 손으로 만지면 청색으로 변한다. 속은 차 있고 흑갈색이나 상부는 홍자색이며 기부는 굵다. 포자의 크기는 20~24×8.5~12.5㎛로 세로로 달린 골과 옆줄이 있다.

약용, 식용여부
식용버섯이다. 어린 것은 식용할 수 있다. 볶아서 먹으면 아삭아삭함을 느낄 수 있다.

가지색끈적버섯

Cortinarius largus Fr.
담자균문 주름균아문 주름균강 주름버섯목 끈적버섯과 끈적버섯속

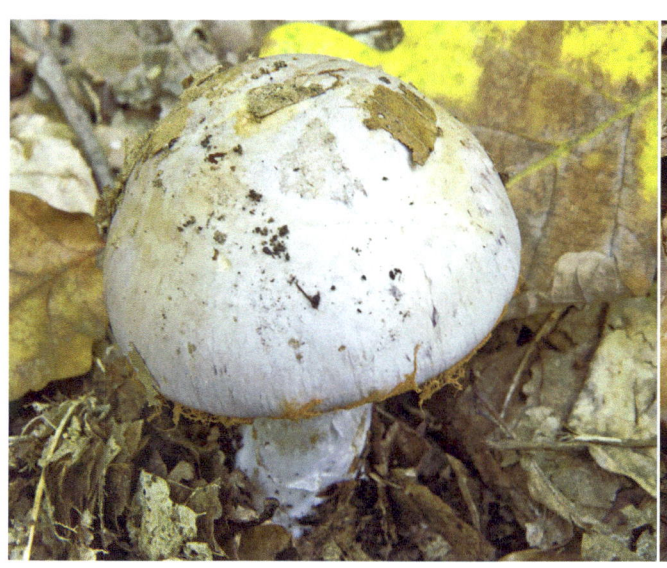
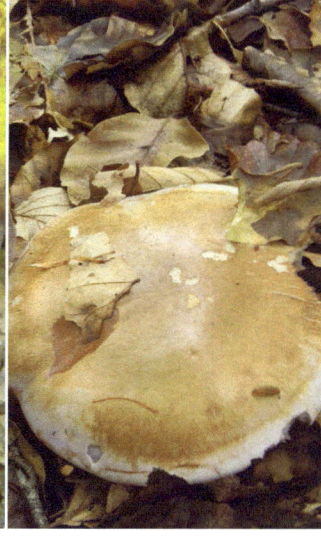

분포지역
한국, 일본, 유럽

서식장소/자생지
여름부터 가을까지 숲 속의 땅 위에 홀로 나거나 흩어져 난다.

크기
지름 7~12cm, 높이 8~12cm

생태와 특징
갓은 지름 7~12cm로 반구형, 둥근 산 모양을 거쳐 편평형으로 되며 가운데는 높은 언덕 모양이다. 갓 표면은 습하면 끈기가 있고 매끄러우며 자주색, 황색 후에 갈색이 되고 주름이 생긴다. 살은 백색이다. 주름살은 자루에서 바로 붙은 주름살로 청자색이나 후에 육계색이 되며, 가장자리에 톱니가 있다. 거미집막은 백색 비단모양인데 균모 주변부와 자루위에 남는다.

약용, 식용여부
식용버섯이다.
식용버섯으로 오돌오돌 씹히는 맛이 있으며 다양한 요리에 이용할 수 있다. 국이나 볶음으로 먹는다.

가지색끈적버섯아재비

Cortinarius stillatitius Fr.
담자균문 주름균아문 주름균강 주름버섯목 끈적버섯과 끈적버섯속

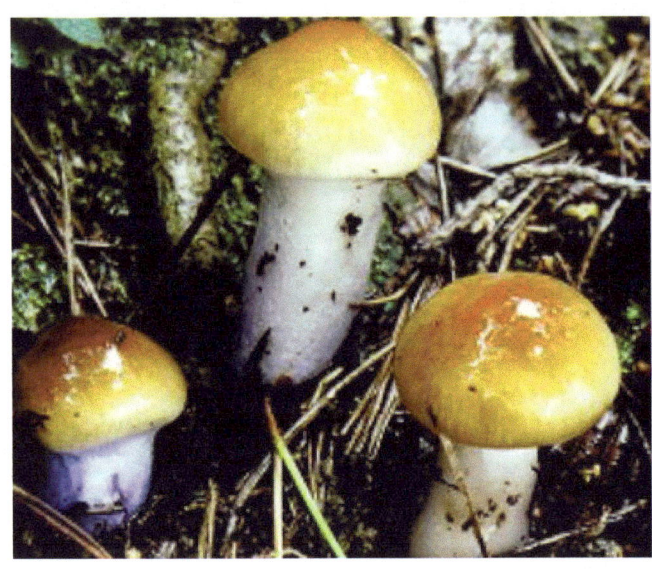
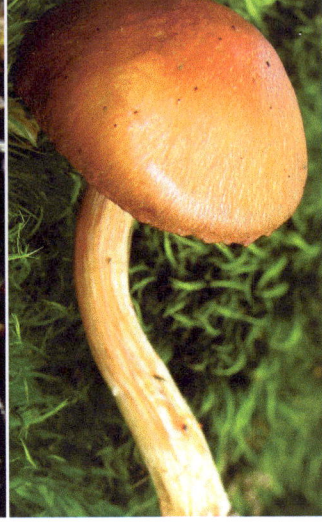

분포지역
한국, 일본, 유럽 등

서식장소/자생지
각종 숲 속의 땅 위

크기
지름 3~8cm, 높이 6~12cm, 굵기 10~12mm

생태와 특징
반구형이다가 호빵형을 거쳐 편평하게 된다. 표면은 강한 점액으로 덮이며 올리브갈색~회갈색, 주변부는 청자색을 띈다. 살은 살색이다. 주름살은 자주색이다가 진 흙색에서 녹슨색이 된다. 자루는 길이 6~12cm로 담청자색의 원주형, 끈기가 있는 거미집막이 있고 하부는 점액으로 덮여 있다.

약용, 식용여부
식용 버섯으로 맛이 매우 좋다.

요리법
스테이크처럼 두껍게 잘라서 데리야끼처럼 버터를 발라 굽거나 그릴에서 바베큐를 하면 좋다.
한국식으로 볶음이나 조림, 또는 된장찌개에 넣어 먹어도 맛있고 닭볶음탕 등 다양한 곳에 잘 어울린다.

곰보버섯

Morhcella esculenta (L.) Pers.
자낭균문 주발버섯아문 주발버섯강 주발버섯목 곰보버섯과 곰보버섯속

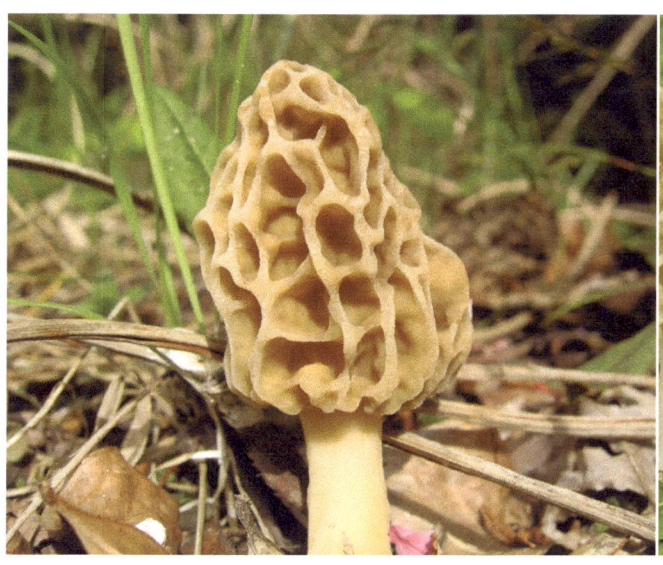
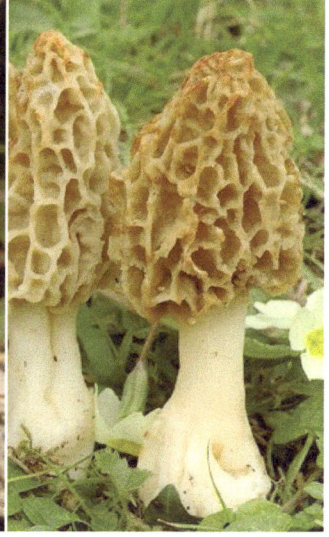

분포지역
한국, 북반구 온대 지역

서식장소 / 자생지
숲, 정원수 밑

크기
자실체 높이 6~12cm

생태와 특징
3~5월에 숲이나 정원수 밑에서 무리를 지어 자란다. 자실체의 갓 부분에 자낭포자와 측사가 들어 있다. 몸은 갓과 자루로 되어 있으며 높이 6~12cm이다. 갓은 연한 노란색이고 넓은 달걀 모양이며 바구니 눈 모양의 홈이 있고 무른 육질이다. 자루는 길이 4~5.5cm, 나비 3~2.6cm로 거의 원기둥 모양이고 흰색 또는 연한 노란빛을 띤 흰색이며 속은 비어 있다. 자낭은 갓의 밑 부분에 있는 홈의 안쪽에 형성되고 그 속에 8개씩 무색 타원형의 포자가 만들어진다.

약용, 식용여부
식용버섯이다.
유럽에서는 식용한다.

갈색날긴뿌리버섯

Oudemansiella brunneomarginata L. Vassilieva
담자균문 주름버섯목 뽕나무버섯과 민뿌리버섯속의 버섯

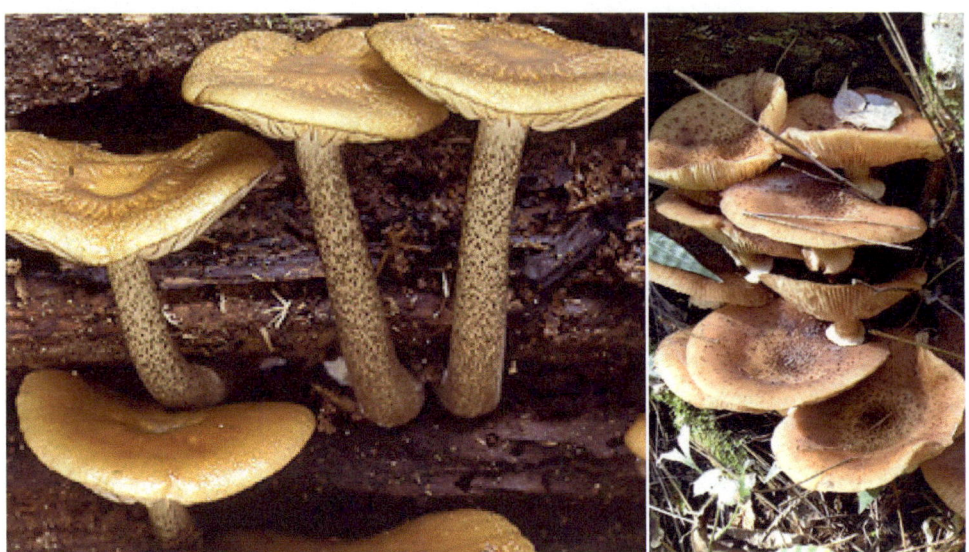

분포지역
한국, 일본

서식장소/자생지
늦여름에서 가을에 활엽수의 고목에 소수군생 또는 산생한다.

크기
지름 3cm~15cm,

생태와 특징
갓 표면은 중앙 부분에 방사상의 주름이 있고, 처음에는 자갈색 계통이나 성숙하면 옅은 갈색에서 엷은 황색으로 변화한다. 주름살은 흰색에서 황백색이나 날의 가장자리는 짙은 자갈색을 나타내고 나루에는 가로로 자갈색의 얼룩덜룩 한 무늬가 있다. 포자는 지름 14.5~21.2×9.2~11.7㎛로, 타원형~ 아몬드 형이다.

약용, 식용여부
식용버섯이다.
단내가 나고 조직은 백색으로 두터워 육질감이 있다. 대가 다소 딱딱하나 씹는 맛이 좋다.

갈색비늘난버섯

Pluteus petasatus (Fr.) Gill.P. patricius (S. Schulz.) Boud.
담자균문 주름균아문 주름균강 주름버섯목 난버섯과 난버섯속

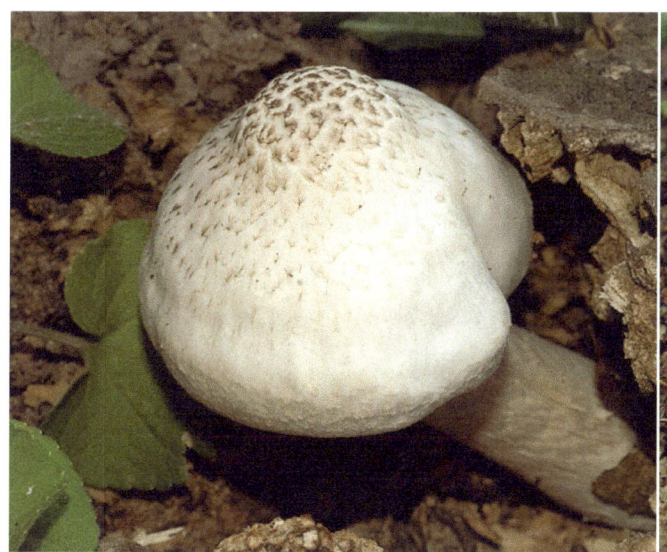
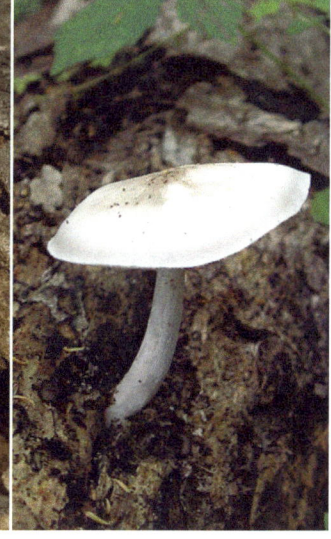

분포지역
한국 등 북반구 온대 지역

서식장소/자생지
튤립나무의 그루터기

크기
갓 지름 5~15cm, 자루 6~8.2cm×10~20mm

생태와 특징
봄부터 가을까지 튤립나무의 그루터기에 난다. 갓은 지름 5~ 15cm로 처음에 호빵 모양이다가 편평해진다. 갓 표면은 흰색 또는 크림색 바탕에 갈색 비늘조각이 있으나 주변부는 연한 색이다. 주름살은 처음에 흰색이다가 살색으로 변한다. 자루는 6~8.2cm×10~20mm의 흰색 섬유처럼 생겼으며 기부에 갈색의 비늘조각이 있다. 특유의 냄새가 있다. 포자는 6~7.6×4~5㎛로 넓은 타원형이다. 옆낭상체는 두꺼운 막인데 끝에 고리가 있다.

약용, 식용여부
식용할 수 있다.

갈색솔방울버섯

Baeospora myosura
담자균문 주름균강 주름버섯목 낙엽버섯과 솔방울버섯속

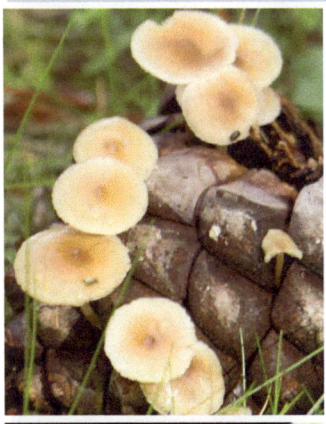

분포지역 한국 등 북반구 온대 이북

서식장소 / 자생지 숲 속의 땅속에 묻힌 솔방울

생태와 특징

늦가을에서 겨울 사이에 숲 속의 땅속에 묻힌 솔방울에서 자란다. 갓은 지름 8~23mm로 처음에 약간 둥근산 모양이다가 편평해지고 나중에 중앙이 조금 볼록해진다. 갓 표면은 매끄럽고 연한 황갈색 또는 갈색인데 마르면 연한 색이 된다. 주름살은 올린주름살로 흰색이며 촘촘히 나 있다.

자루는 길이 2.5~5cm, 굵기 1~2.5mm로 갓보다 연한 흰색이며 흰색 가루 같은 것으로 덮여 있고 뿌리 부근에 흰색의 긴 털이 있다.

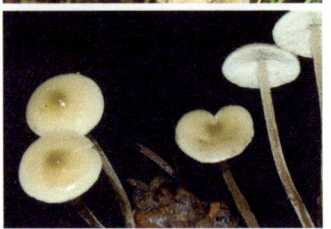

약용, 식용여부

부후균으로 이용되며 식용할 수 있다.

갈색쥐눈물버섯

Coprinellus micaceus (Bull.) Vilgalys, Hopple & Jacq. Johnson
담자균문 주름균아문 주름균강 주름버섯목 눈물버섯과 쥐눈물버섯속

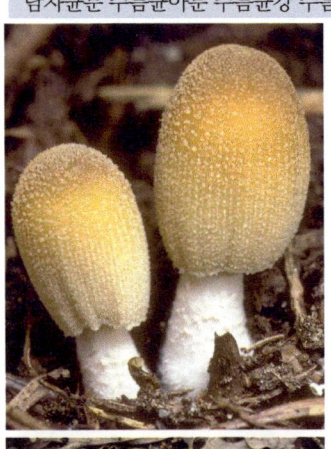

분포지역 전세계

서식장소/ 자생지 활엽수의 그루터기나 땅에 묻힌 나무 위

크기 균모 지름 1~4cm, 자루 높이 3~8cm

생태와 특징

여름에서 가을에 활엽수의 그루터기나 땅에 묻힌 나무 위에 군생 또는 속생한다. 균모는 지름 1~4cm로 난형 후 종형~원주형으로 되며, 더 펴지면 주변부는 뒤집힌다. 표면은 담황갈색이고 가는 운모상의 가루로 덮였으나, 후에 떨어져 매끄러워지며 주변부에 방사상의 홈선이 있다. 주름살은 백색 후 흑색으로 되어 액화하지 않아 두엄먹물버섯이나 먹물버섯처럼 심하지 않다.

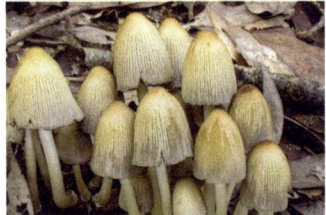

약용, 식용여부

어릴 때는 식용한다고 알려져 있으나 최근에 독성분이 미량 확인되었다.

갈색털느타리버섯

Lentinellus ursinus (Fr.) Kuhner
담자균문 주름균아문 주름균강 무당버섯목 솔방울털버섯과 털느타리속

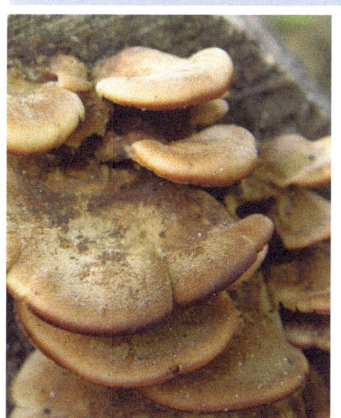

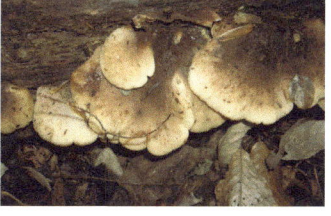

분포지역
한국, 중국, 일본, 동남아시아, 북아메키라, 유럽 등
서식장소/자생지
여름에서 가을까지 활엽수의 썩는 고목, 가끔 살아 있는 나무의 껍질에 군생하며 목재부후균을 형성한다.
생태와 특징
균모의 지름은 3~10cm로 암갈색, 계피색, 홍갈색 등 다양하며 약간 육질이고 질기다. 가장자리는 얇고 연한 갈색에서 연한 황갈색으로 되며 가끔 핑크색을 나타내기도 하며 털이 없으며 갈라지기도 한다. 살은 얇지만 강한 탄력성이 있는 육질로 백색 또는 핑크색을 띤다. 건조하면 단단해지고 매운맛이다.
약용, 식용여부
어릴 때 식용한다.

개암다발버섯(개암버섯)

Hypholoma lateritium (Schaeff.) P. Kumm.
담자균문 주름균아문 주름균강 주름버섯목 배주름버섯과 다발버섯속

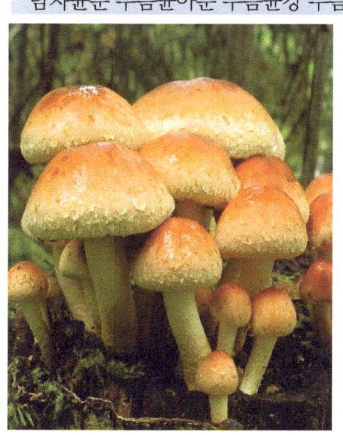

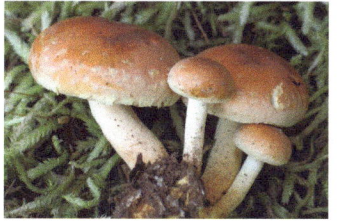

분포지역 한국, 동아시아, 유럽, 북아메리카
서식장소/ 자생지 졸참나무, 참나무, 밤나무 등 활엽수의 벤 그루터기나 넘어진 나무 또는 흙에 묻혀 있는 나무
생태와 특징
북한명은 밤버섯이다. 졸참나무, 참나무, 밤나무 등 활엽수의 그루터기나 넘어진 나무 또는 흙에 묻혀 있는 나무에서 뭉쳐난다. 갓은 지름 3~8cm로 처음에 반구 모양 또는 둥근 산 모양에서 나중에 편평해진다. 표면은 밝은 다갈색이며 가장자리에 흰 외피막이 있다. 갓주름은 빽빽하고 처음에는 노란빛을 띤 흰색이나 포자가 익으면 연한 자줏빛을 띤 갈색으로 된다.
약용, 식용여부
맛있는 버섯으로 널리 식용하며 목재부후균으로도 이용된다.

거친껄껄이그물버섯

Leccinum scabrum (Bull.) Gray
담자균문 주름균아문 주름균강 그물버섯목 그물버섯과 껄껄이그물버섯속

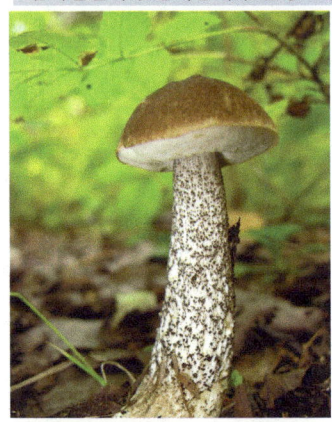

분포지역 한국, 아시아, 유럽, 북아메리카

서식장소 / 자생지 낮은 지대에서부터 해발고도 2,000m 이상의 높은 지대에 이르는 지역의 수림 내 땅 위

생태와 특징

여름에서 가을까지 낮은 지대에서부터 해발고도 2,000m 이상의 높은 지대에 이르는 지역의 수림 내 땅 위에 돋는다. 버섯 갓은 지름이 5~15㎝이며 처음에는 반구 모양이다가 점차 평평하게 펴진다. 갓의 표면은 회백색, 연한 황갈색, 진한 밤색, 회색 등이며 습기가 있을 때에는 약간 점성이 있다. 버섯 살은 두껍고 치밀하며 보통 흰색이다.

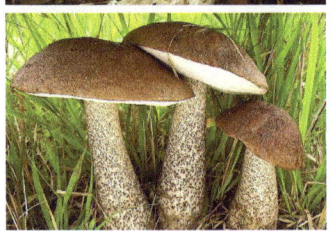

약용, 식용여부
식용버섯이긴 하지만, 생식하면 중독된다.

검은덩이버섯

Tuber indicum Cooke
자낭균문 주발버섯아문 주발버섯강 주발버섯목 덩이버섯과 덩이버섯속

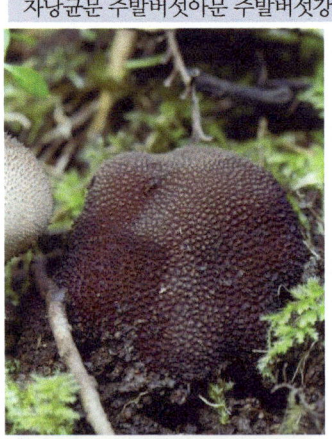

분포지역 한국, 일본, 유럽

서식장소 / 자생지 활엽수림 내 땅 위

크기
자낭과 지름 1.5~4㎝

생태와 특징

여름에서 가을까지 활엽수림 내 땅 위에 난다. 자낭과는 지름 1.5~4㎝의 덩어리 또는 공처럼 생겼으며 흑갈색이고 길이 약 1㎜의 사마귀처럼 생긴 돌기를 표면에서 볼 수 있다. 자낭의 모양은 공 또는 타원 모양이며, 2~4개의 자낭포자가 있다. 자낭포자에 있는 돌기는 바늘처럼 생겼다.

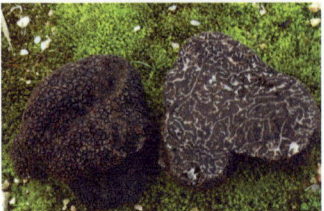

약용, 식용여부
식용버섯이다.

고깔쥐눈물버섯

Coprinellus disseminatus (Pers.) J. E. Lange
담자균문 주름균강 주름버섯목 눈물버섯과 쥐눈물버섯속

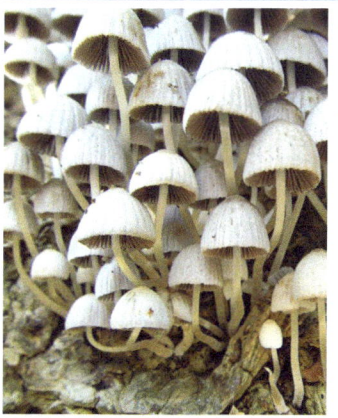

분포지역 한국, 일본, 유럽, 북아메리카.
서식장소/ 자생지 썩은 짚더미 위나 썩은 고목
크기
갓 지름 1.5~2.5cm, 높이 2~3cm

생태와 특징
봄에서 가을에 썩은 짚더미 위나 썩은 고목에 군생 또는 속생한다. 갓은 지름 1.5~2.5cm, 높이 2~3cm로 난형 또는 원주형 후에 종형이 되고, 가장자리는 째져서 뒤집힌다. 처음에는 백색 솜털모양의 피막으로 덮였으나 후에 인편이 되어 떨어진다. 갓 표면은 회갈색이 되고 방사상의 줄선을 나타낸다. 주름살은 떨어진주름살로 흑색이나 곧 액화한다.

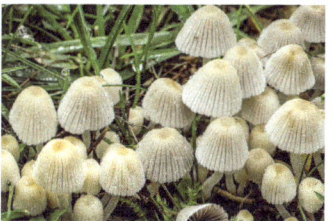

약용, 식용여부
식용할 수 있다.

고무버섯

Bulgaria inquinans (Pers.) Fr.
자낭균문 주발버섯아문 두건버섯강 두건버섯목 고무버섯과 고무버섯속

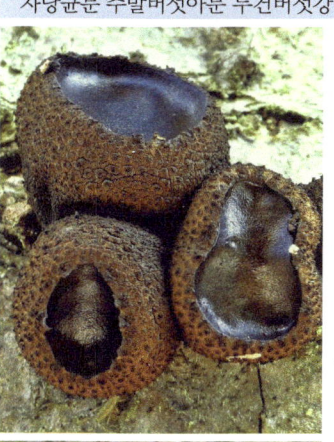

분포지역 한국, 중국, 일본, 유럽, 북아메리카, 러시아 시베리아
서식장소 / 자생지 활엽수의 그루터기나 통나무 등의 나무껍질 틈
크기 자실체 지름 1~4cm, 높이 1~2.5cm

생태와 특징
여름부터 가을에 섞은 활엽수의 그루터기나 통나무 등의 나무껍질 틈에 무리를 지어 난다. 자실체는 지름 1~4cm, 높이 1~2.5cm로 처음에는 둥근 모양이나 자라면서 차츰 오므라져 얕은 접시 모양이 된다. 윗면은 처음에는 갈색이며 완전히 자라면 흑갈색이 되고 아랫면은 진한 갈색이다.

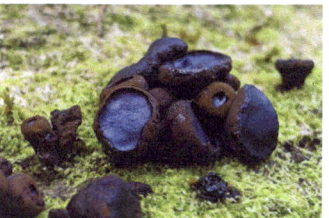

약용, 식용여부
맛과 냄새는 거의 없다. 식용버섯이다.

검은머리그물버섯

Boletus griseus. var. fuscus Hongo
담자균문 주름균아문 주름균강 그물버섯목 그물버섯과 망그물버섯속

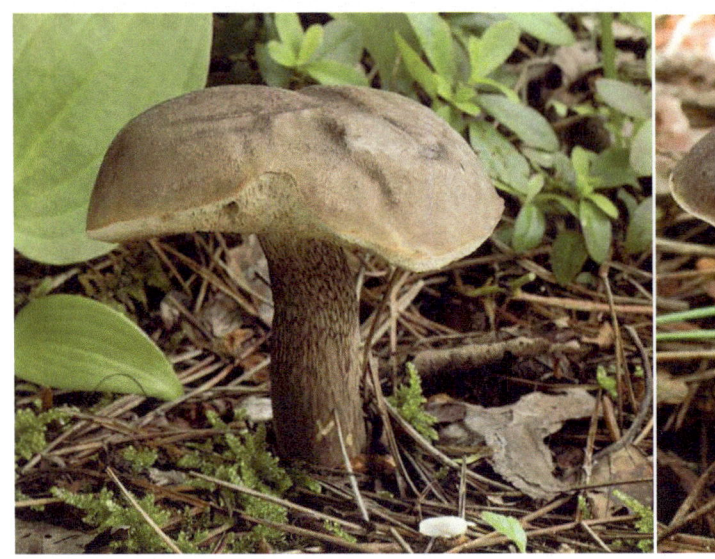
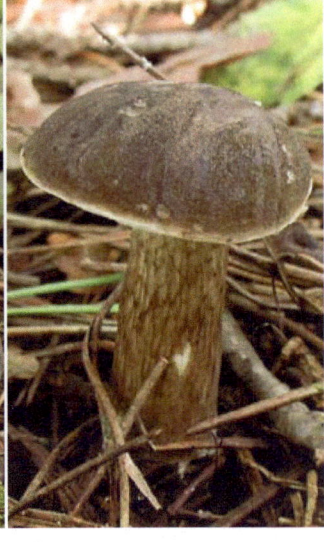

분포지역
한국, 일본, 중국, 유럽 전세계

서식장소/자생지
침엽수림 내의 땅 위에 무리를 이루어 난다

크기
지름 5~10cm, 높이 5cm~10cm

생태와 특징
갓은 크기 5~10cm로 반구형에서 둥근산모양으로 된다. 갓 표면은 매끄럽고 가루모양이고 연한 가죽같은 촉감있고 진한 흑갈색~진한 흑색이다. 살은 두껍고 치밀하며 백색이다. 주름살은 바른 관공이고 노란 재목색이다. 자루는 길이 5~10cm 이고~위아래로 가늘고 진한 흑색이고 가는 암색의 그물무늬가 있고 속은 차 있다. 포자는 타원형이고 11~16 x 4~5.5㎛이다.

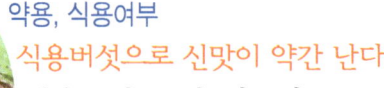

약용, 식용여부
식용버섯으로 신맛이 약간 난다.
볶음요리, 조림, 샤브샤브로 먹을 수 있다.

검정그물버섯(회색망그물버섯)

Retiboletus griseus (Frost) Manfr. Binder & Bresinsky
담자균문 주름균아문 주름균강 그물버섯목 그물버섯과 망그물버섯속

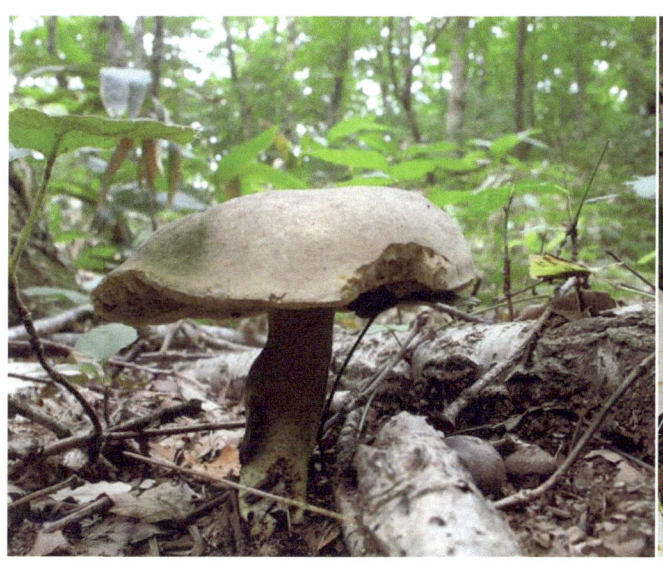
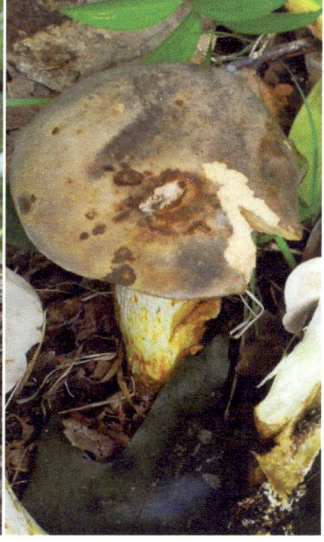

분포지역
한국, 일본, 북아메리카

서식장소/자생지
여름부터 가을 사이에 숲속의 땅에 무리지어 나며 부생생활을 한다.

크기
지름 5cm~10cm, 높이 5cm~10cm, 버섯대 굵기 1~2cm

생태와 특징
북한명 검은비로드그물버섯이다.
균모의 지름은 5~10cm이며 반구형을 거쳐 둥근 산 모양으로 된다. 표면은 매끄럽고 가루같은 것이 분포한다. 연한 가죽 같은 촉감이 있고 흑갈색 또는 흑색이다. 살은 두껍고 치밀하며 백색이다. 칼로 자른 면은 연한 갈색의 얼룩을 나타낸다. 관공은 바른관공으로 길이는 약 0.5cm이고, 구멍은 백색 또는 백황색이다.

약용, 식용여부
식용버섯이다.
식용버섯으로 데쳤을 때 갓은 쓴맛이 남아있다.

결절구멍장이버섯

Polyporus tuberaster (Jacq. ex Pers.) Fr.
담자균문 주름균아문 주름균강 구멍장이버섯목 구멍장이버섯과 구멍장이버섯속

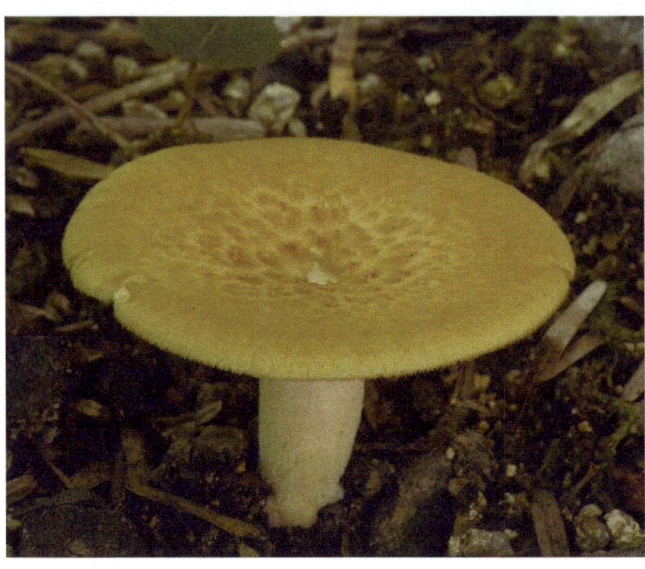
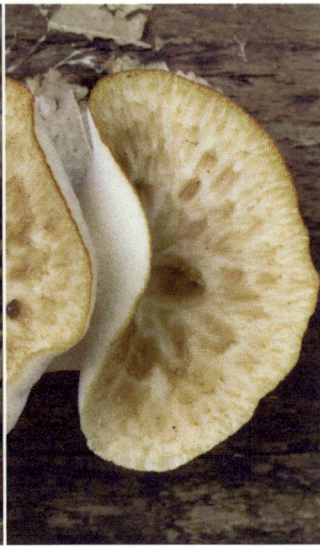

분포지역
한국

서식장소/자생지
활엽수림 내의 땅위, 죽은 나무 위에 단생 군생한다.

크기
지름 3cm~10cm, 높이 2~7cm, 굵기 0.5cm~1.2cm

생태와 특징
갓의 크기는 3~10cm로 편평형 얇은 깔대기형 부채형이다. 갓표면은 담황갈색 바탕에 짙은 색의 납작한 인편이 약간 동심원상으로 있으며, 가장자리에는 가는 털이 있고 파형이다. 살은 백색으로 주름살은 길게 내린 형으로 백색~담황색이며 관공구는 크고, 타원형이다. 자루는 길이 2~7cm, 굵기 0.5cm~1.2cm로 자루표면은 담황색이고, 원통형 중심생 또는 편심생이며, 기부에는 때때로 매운 큰 괴근상 균핵이 있다. 포자는 크기 12~15×5㎛이다. 장타원형이며, 표면은 평활하고, 무색이며 포자문은 백색이다.

약용, 식용여부
어린 것을 채취해 식용한다.

광릉자주방망이버섯

Lepista irina (Fr.) H.E. Bigelow
담자균문 주름균아문 주름균강 주름버섯목 송이버섯과 자주방망이버섯속

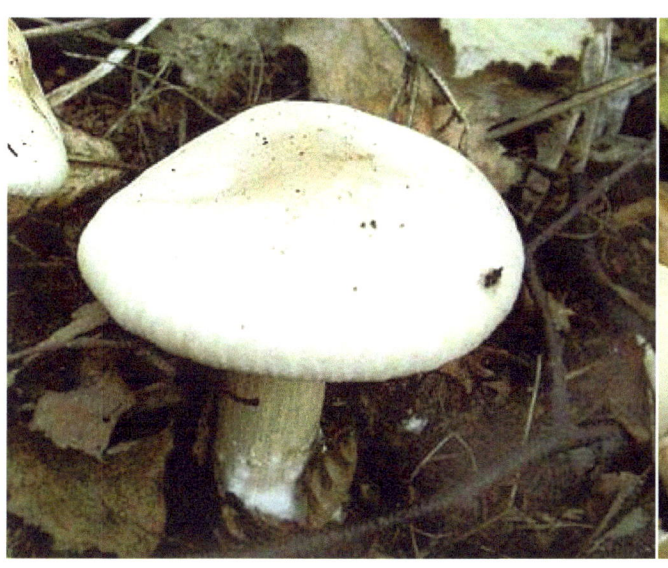
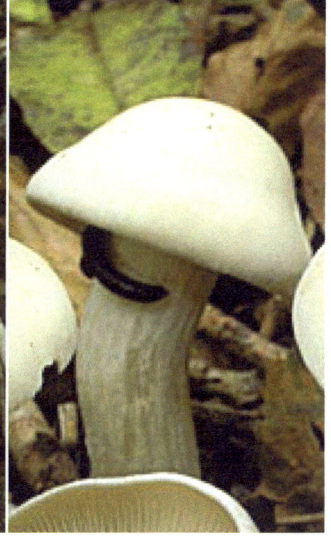

분포지역
한국. 일본. 유럽

서식장소/ 자생지
밭, 과수원, 목장, 숲 속의 땅위

크기
갓 지름 5~12cm, 자루 길이 6~12cm

생태와 특징
가을에 밭, 과수원, 목장, 숲 속의 땅위에 산생 또는 군생한다. 균환을 이루기도 한다. 갓은 지름 5~12cm로 호빵형에서 중앙이 높은 편평형으로 된다. 갓 표면은 매끄럽고 살색~자주색이나 마르면 백색이 되며, 주변부는 처음에는 안쪽으로 감긴다. 살은 갓의 표면과 같은 색이다. 주름살은 갓과 같은 색이고 밀생하며 바른주름살 또는 내린주름살이다. 자루는 길이 6~12cm로 표면은 섬유상, 상부는 가루모양이고 갓과 같은 색이며 속이 차 있다.

약용, 식용여부
식용버섯이다.

광릉젖버섯

Lactarius subdulcis (Pers.) Gray
담자균문 주름균아문 주름균강 무당버섯목 무당버섯과 젖버섯속

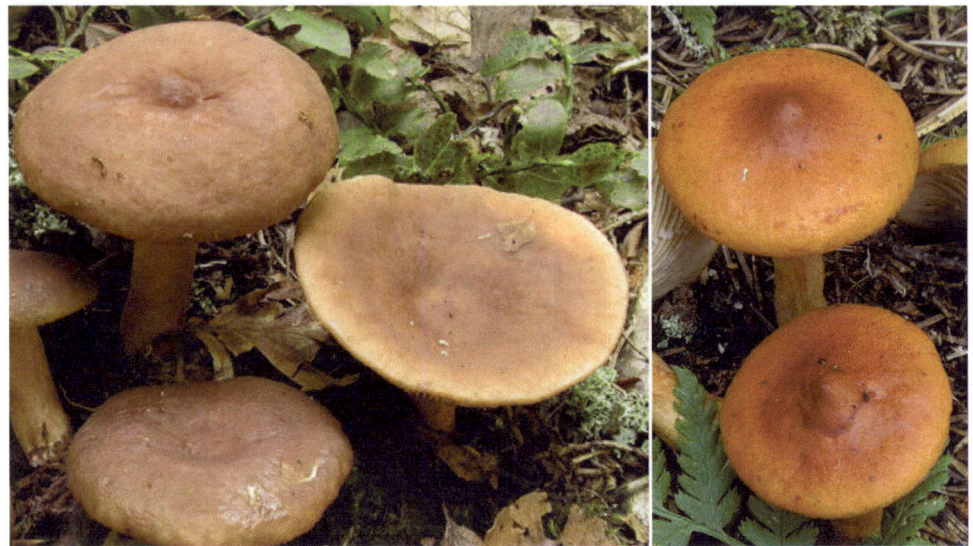

분포지역
한국, 중국, 일본

서식장소/자생지
사스래나무 숲, 분비나무, 가문비나무 숲 또는 잣나무, 활엽수, 혼효림의 땅에 산생, 군생하며 개암나무, 소나무나 신갈나무와 외생균근을 형성한다.

크기
지름 1~7cm, 높이 1.5~6(8)cm, 굵기 0.3~1cm

생태와 특징
균모의 지름은 1~7cm이며 반구형에서 낮은 깔때기형으로 되며 중앙부는 배꼽모양으로 돌출한다. 표면은 마르고 털이 없으며 매끄럽고 광택이 나며 주름무늬가 있으며 홍갈색 또는 황토색이며 중앙부는 연한 색이다. 가장자리는 처음에 아래로 감기며 나중에 펴지고 위로 들리며 때로는 물결모양이다. 살은 백색의 가루상의 또는 살색으로 부서지기 쉽다. 젖은 백색으로 변색하지 않으며 맛은 조금 쓰고 맵다. 주름살은 자루에 대하여 내린주름살로 약간 밀생하며 길이가 같지 않으며 탁한 백색 또는 황백색이다.

약용, 식용여부
식용한다.

구리빛그물버섯

Boletus aereus Bull.
담자균문 주름균강 그물버섯목 그물버섯과 그물버섯속

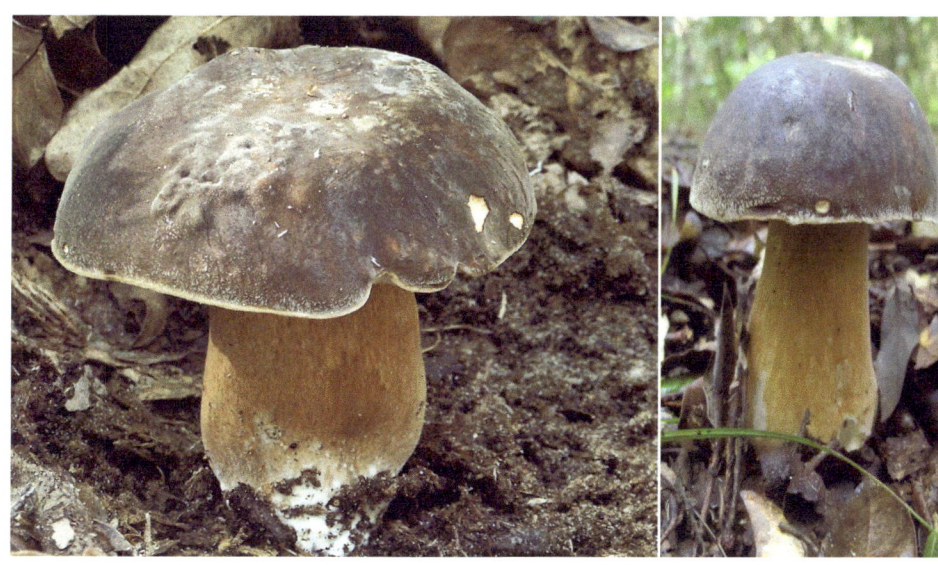

분포지역
한국, 일본, 중국, 유럽, 오스트레일리아

서식장소/자생지
숲 속의 땅

크기
지름 7~18cm, 높이 10cm

생태와 특징
북한명은 꼬스름왕그물버섯이다. 여름에서 가을까지 숲 속의 땅에 자란다. 버섯갓은 지름 7~15cm로 더 큰 것도 있으며 처음에 반구처럼 생겼다가 나중에 납작한 만두처럼 변한다. 갓 가장자리는 약간 예리하다. 갓 표면은 컴컴한 밤색으로 짧고 부드러운 털로 촘촘하게 덮여 있어서 벨벳같은 느낌이 든다. 살은 흰색으로 단단하다. 겉껍질 밑은 약간 연한 붉은색이고 공기에 노출되어도 색이 변하지 않는다.

약용, 식용여부
식용버섯으로 자루를 씹을 때 느낌이 좋다.
조금 쓴맛이 있어, 소금을 조금 넣고 삶아서 찬물에 반나절 담그고 요리하면 좋다. 조직이 약하니 약간만 삶는다. 찌개에도 어울리며 샐러드로도 사용한다.

구리빛무당버섯

Russula aeruginea Fr.
담자균문 주름균강 무당버섯목 무당버섯과 무당버섯속

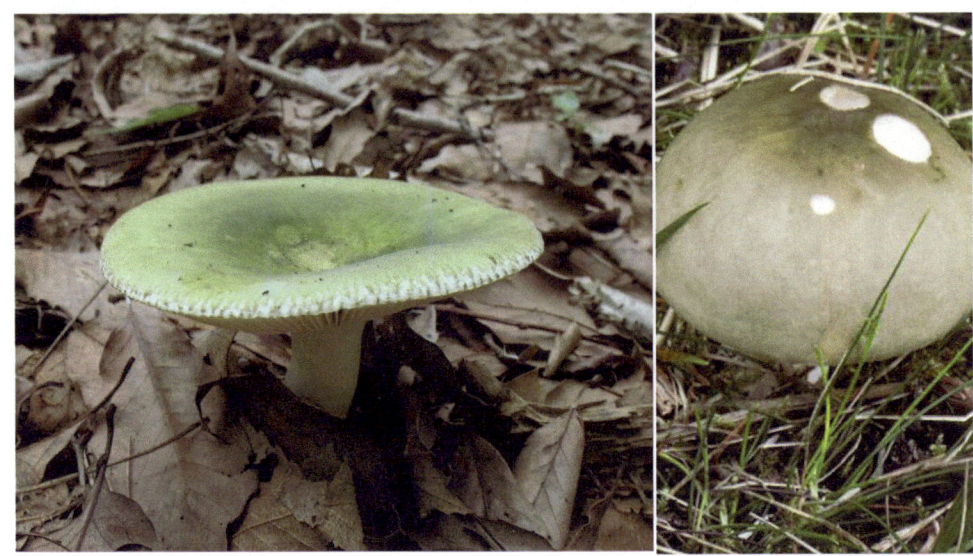

분포지역
한국, 북한 중국, 북아메리카

서식장소/자생지
숲 속의 땅 위

크기
갓 지름 5~8cm, 자루 길이 4~6cm

생태와 특징
여름에서 가을까지 숲 속의 땅 위에 자란다. 갓은 지름 5~8cm이고 어릴 때는 방석 모양이고 차차 원뿔 모양이 되었다가 편평해지는데 가운데는 오목하다. 갓 가장자리는 부서지기 쉬우며 방사상의 줄이 있다. 갓 표면은 처음에 회색빛을 띤 올리브색이다가 노란빛을 띤 푸른색으로 변하며 노란색의 얼룩이 있다. 또한 갓 표면은 끈적거리는 것도 있으나 벨벳처럼 부드럽거나 매끄러운 것도 있으며 갈라지기도 한다. 주름은 황백색 내린주름으로 촘촘히 나 있다. 살은 흰색이고 부서지기 쉽다. 포자무늬는 오렌지빛을 띤 노란색이다.

약용, 식용여부
식용버섯으로 이용된다.

국수버섯(흰국수버섯)

Clavaria fragilis Holmsk. Clavaria vermicularis Sw.
담자균문 주름균아문 주름균강 주름버섯목 국수버섯과 국수버섯속

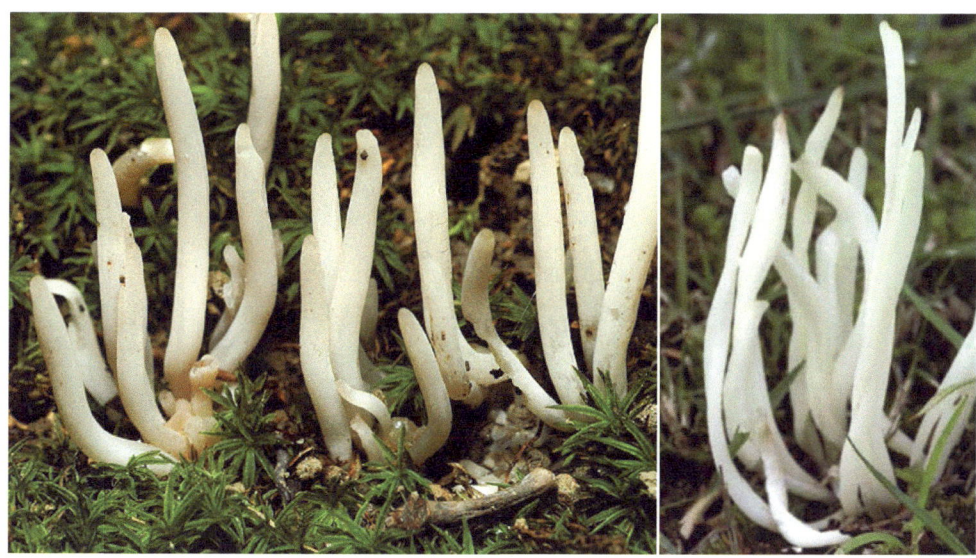

분포지역
전세계

서식장소/자생지
숲 속의 흙, 부식물 많은 야외

크기
자실체 높이 3~12cm, 나비 3~5mm

생태와 특징
가을에 숲속의 흙이나 부식물이 많은 야외에서 자란다. 자실체는 높이 3~12cm로 고립 자실체이고, 때로는 군생을 하며 3~6개체가 서로 달라붙어서 나기도 한다. 표면은 흰색이나 나중에 연한 노란색으로 되고 편평하나 홈으로 된 줄이 있다. 살은 연하여 쉽게 부서진다. 나비는 3~5mm이고 원통형이나 성숙하면서 양끝이 뾰족한 원기둥 모양으로 변한다. 자루는 짧아서 잘 구별되지 않으며, 약간의 흔적이 있을 정도이다. 포자는 타원형 또는 가지 모양이며 작은 주둥이가 있다. 표면은 빛깔이 없고 편평하며 포자무늬는 흰색이다.

약용, 식용여부
식용할 수 있다.

굵은대곰보버섯

Morchella crassipes (Vent.) Pers.
자낭균문 주발버섯아문 주발버섯강 주발버섯목 곰보버섯과 곰보버섯속

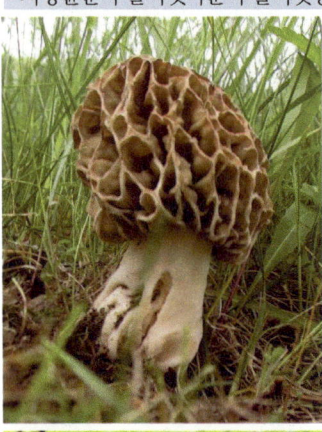

분포지역
한국, 중국 등
서식장소/ 자생지 숲 속 땅 위
크기 자실체 길이 약 6cm~15cm, 지름 5cm정도
생태와 특징
여름에 숲속땅 위에서 발생한다. 자실체 길이는 약 6cm~15cm, 지름은 5cm정도이다. 봄에 발생하며, 대는 백색, 갓은 엷은 노란색을 띄고 있다. 홀씨 크기는 230-260µm×18-21µm이다.

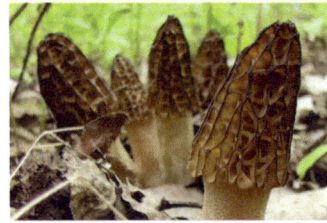

약용, 식용여부
식용할 수 있으나, 독이 있다.
소화불량과 가래가 많은데 좋다.

깔대기버섯

Clitocybe nebularis (Batsch) P. Kumm.
담자균문 주름균아문 주름균강 주름버섯목 송이버섯과 깔때기버섯속

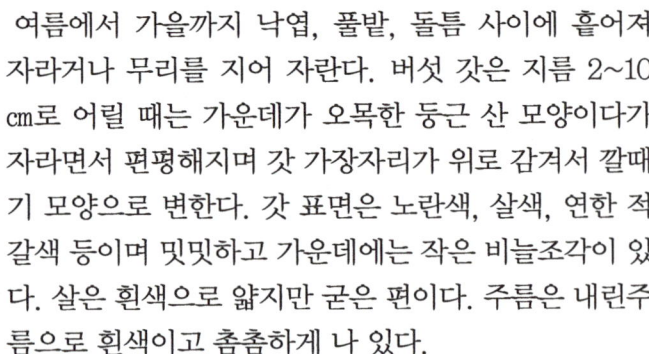

분포지역 한국, 일본, 중국 등 북반구 일대
서식장소 / 자생지 낙엽, 풀밭, 돌틈 사이
크기 지름 2~10cm, 버섯대 굵기 5~12cm, 길이 2.5~5cm
생태와 특징
여름에서 가을까지 낙엽, 풀밭, 돌틈 사이에 흩어져 자라거나 무리를 지어 자란다. 버섯 갓은 지름 2~10cm로 어릴 때는 가운데가 오목한 둥근 산 모양이다가 자라면서 편평해지며 갓 가장자리가 위로 감겨서 깔때기 모양으로 변한다. 갓 표면은 노란색, 살색, 연한 적갈색 등이며 밋밋하고 가운데에는 작은 비늘조각이 있다. 살은 흰색으로 얇지만 굳은 편이다. 주름은 내린주름으로 흰색이고 촘촘하게 나 있다.

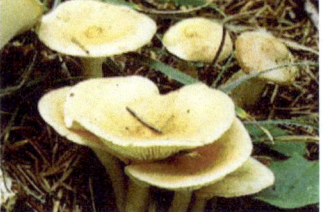

약용, 식용여부
식용할 수 있지만 실제로 먹는 경우는 드물다.

긴대안장버섯

Helvella elastica Bull.Leptopodia elastica (Bull.) Boud.
자낭균문 주발버섯아문 주발버섯강 주발버섯목 안장버섯과 안장버섯속

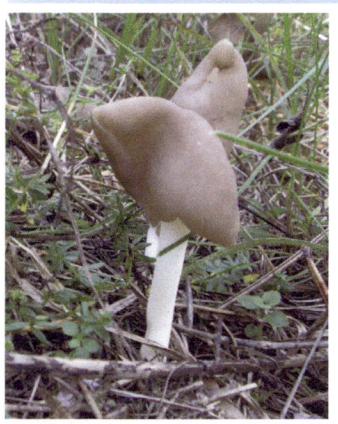

분포지역
한국, 북한, 일본, 유럽, 북아메리카

서식장소 / 자생지 숲 속의 땅 위

크기 자실체 지름 2~4cm, 높이 4~10cm

생태와 특징
여름에서 가을까지 숲 속의 땅 위에 한 개씩 자란다. 자실체는 지름 2~4cm, 높이 4~10cm로 머리 부분은 말안장 모양인데, 자루의 윗부분을 양쪽에 끼고 그 표면에 자실층이 발달한다. 자실층은 연한 노란빛을 띤 회백색이다. 자루는 너비 약 5mm인 원기둥 모양이며 가늘고 길다. 포자는 19~22×10~12μm이고 무색의 타원형이다. 측사는 실 모양이다.

약용, 식용여부
식용할 수 있다.

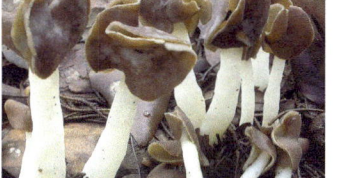

긴수염버섯

Mycoleptodonoides aitchisonii (Berk.) Mass Geest.
담자균문 주름균아문 주름균강 구멍장이버섯목 구멍장이버섯과 침버섯속

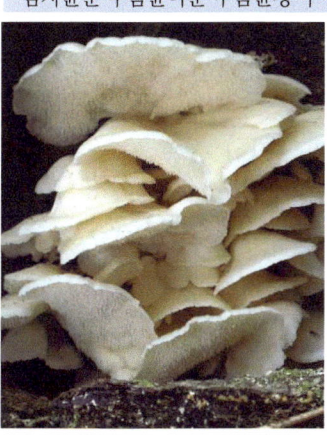

분포지역 한국, 일본

서식장소 / 자생지 죽은 활엽수

크기 갓 3~8×3~10cm

생태와 특징
여름에서 가을까지 죽은 활엽수에 자란다. 자실체는 자루가 없고 살이 부드럽지만 건조하면 단단해진다. 갓은 3~8×3~10cm로 부채 또는 주걱 모양을 하고 있다. 갓 표면은 흰색이거나 연한 노란색이며 밋밋하고 가장자리는 이빨 모양이다. 살은 두께 2~5mm이며 흰색이고 특유의 향기가 있지만 건조하면 향기는 사라진다. 갓 아랫면의 자실층막은 바늘 모양이며 바늘은 길이 3~10mm로 날카롭고 건조하면 등황색으로 변한다.

약용, 식용여부
식용할 수 있다.

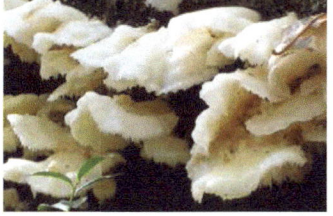

그늘버섯

Clitopilus prunulus (Scop.) P. Kumm.
담자균문 주름균아문 주름균강 주름버섯목 외대버섯과 그늘버섯속

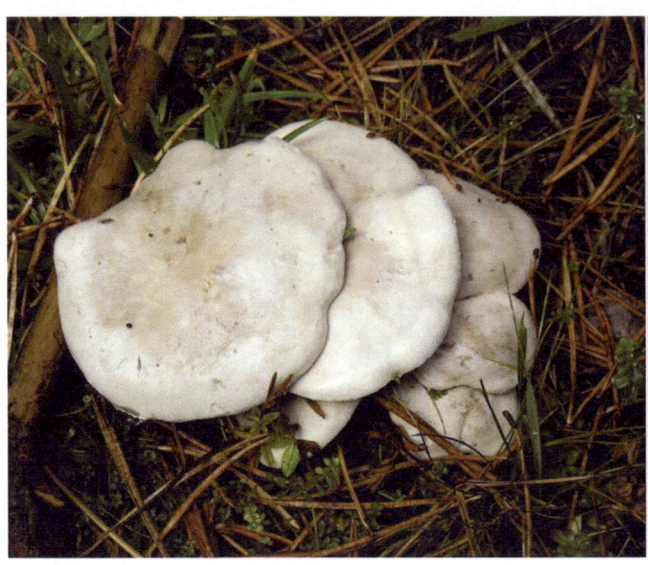
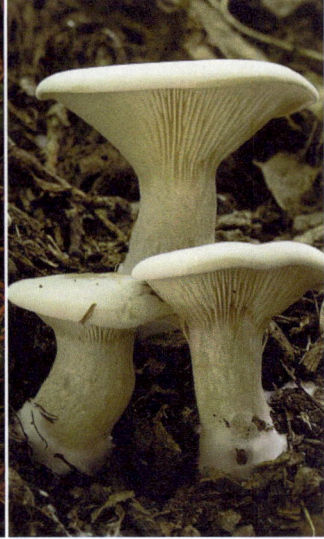

분포지역
한국 등 북반구 일대

서식장소/자생지
활엽수림의 흙

크기
갓 지름 3.5~9cm, 자루 굵기 3~15mm, 길이 2~5cm

생태와 특징
여름부터 가을까지 활엽수림의 흙에서 무리를 지어 자라거나 홀로 자란다. 갓은 지름 3.5~9cm이고 처음에 둥근 산 모양이다가 편평해지며 더 자라면 접시 모양으로 변한다. 갓 표면은 회백색으로 축축하면 끈적이고 작은 가루로 덮여 있으며 갓 가장자리는 안쪽으로 감긴다. 살은 흰색으로 밀가루 같은 맛과 냄새가 난다. 주름살은 내린주름살이고 흰색에서 연한 살색으로 변한다. 자루는 굵기 3~15mm, 길이 2~5cm이며 흰색 또는 회백색이고 자루의 속은 차 있다. 포자는 10~13×5.5~6㎛의 타원 모양 방추형으로 6개의 세로줄이 있고 횡단면은 6각형이다.

약용, 식용여부
식용할 수 있다.

그물버섯아재비

Boletus reticulatus Schaeff.
담자균문 주름균아문 주름균강 그물버섯목 그물버섯과 그물버섯속

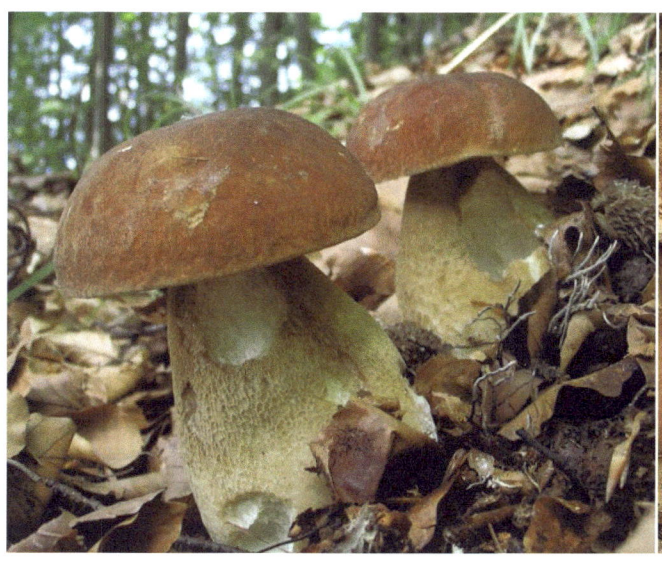 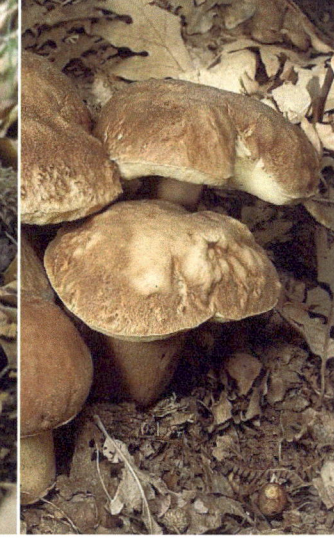

분포지역
한국, 중국, 일본

서식장소/자생지
숲 속의 땅

크기
갓 지름 10~20cm, 자루 굵기 3~6cm, 길이 10~15cm

생태와 특징
여름부터 가을까지 숲 속의 땅에서 무리를 지어 자란다. 갓은 지름이 10~20cm에 이르며 처음에 공 모양이다가 둥근 산 모양으로 변하고 가운데는 편평하게 된다. 갓 표면은 축축할 때 밋밋하면서 점성이 있고 황갈색, 황토색, 갈색, 적갈색이다. 살은 두꺼운 편으로 흰색이고 겉껍질의 아래는 붉은색이며 공기에 노출되어도 푸른색으로 변하지 않는다. 관은 처음에 흰색이다가 노란색으로 변하고 나중에 어두운 녹색으로 변한다. 구멍은 작은 원 모양이다.

약용, 식용여부
식용버섯으로 이용된다.

금무당버섯(감빛노란갓버섯)

Russula aurea Pers. Russula aurata (With.) Fr.
담자균문 주름균아문 주름균강 무당버섯목 무당버섯과 무당버섯속

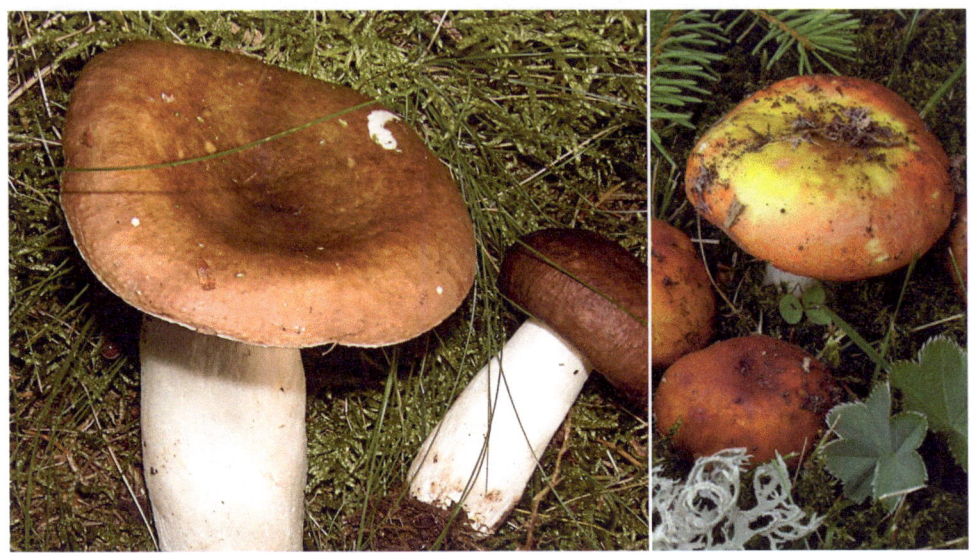

분포지역
한국의 소백산 가야산, 다도해해상국립공원, 일본, 중국, 유럽 등

서식장소/자생지
활엽수, 침엽수림의 땅.

크기
지름 6~7cm, 높이 5~9cm, 굵기 1~20mm

생태와 특징
균모는 지름 5~9cm로 호빵형에서 편평형이 되며 중앙부가 오목해진다. 표면은 혈적색 또는 황적색, 등황색 등이 섞이고, 습하면 끈기가 있으며 주변부에 알맹이모양으로 된 선이 있고 표피는 주변부로부터 잘 벗겨진다. 살은 백색이다. 주름살은 끝붙은주름살로 백색 후 담황색, 가장자리는 진한 황색이며 맥으로 연결되어 있다. 자루는 길이 6~9cm로 표면은 주름모양의 세로선이 있으며, 백색 후 레몬색으로 된다. 포자의 지름은 8~9.5×6.5~8㎛이고 구형이고 표면에 거친 그물눈이 있으며, 포자문은 황토색이다.

약용, 식용여부
식용한다

금빛비늘버섯

Pholiota aurivella (Batsch) P. Kumm.
담자균문 주름균아문 주름균강 주름버섯목 독청버섯과 비늘버섯속

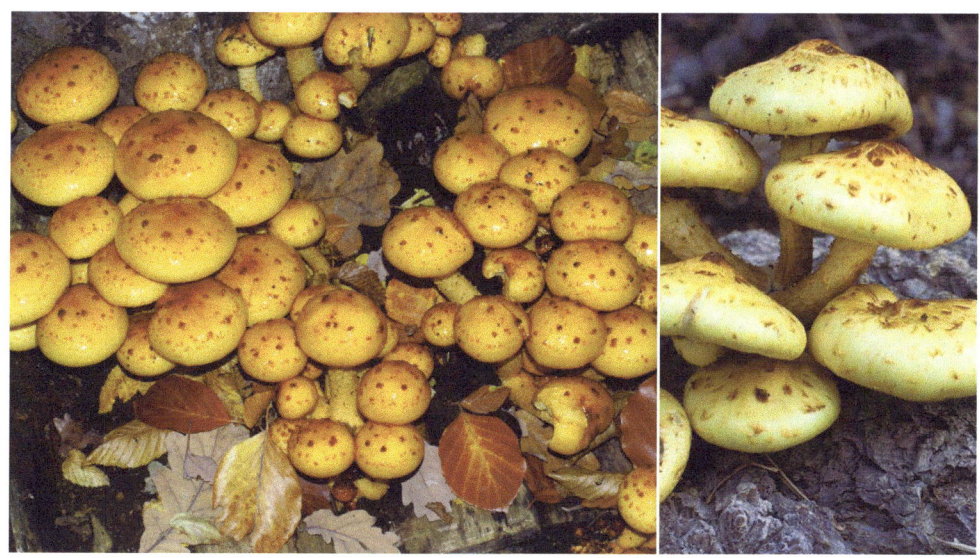

분포지역
한국, 일본, 중국, 유럽, 북아메리카

서식장소/자생지
죽은 활엽수

크기
갓 4.0~8.0㎝, 자루 길이 3.5~10㎝, 너비 4~8㎜

생태와 특징
봄에서 가을까지 죽은 활엽수에 무리를 지어 자란다. 갓은 4.0~8.0㎝이고 어릴 때는 둥글다가 자라면서 점차 편평해지며 가운데는 조금 솟아 오른다. 갓 표면은 노란색이나 황갈색으로 변하고 다양한 크기의 삼각형 갈색 비늘조각이 있으며 가운데는 촘촘히 나 있으나 떨어지기 쉽다. 살은 노란색이고 두껍다. 주름은 바른주름 또는 올린주름으로 촘촘히 나 있으며 어릴 때는 백황색 또는 올리브색이고 다 자라면 갈색으로 변한다.

약용, 식용여부
식용할 수 있으나, 위장장애를 일으키는 경우가 많다.

금색긴뿌리버섯 (털긴뿌리버섯)

Oudemansiella pudens (Pers.) Pegler
담자균문 주름버섯목 뽕나무버섯과 긴뿌리버섯속의 버섯

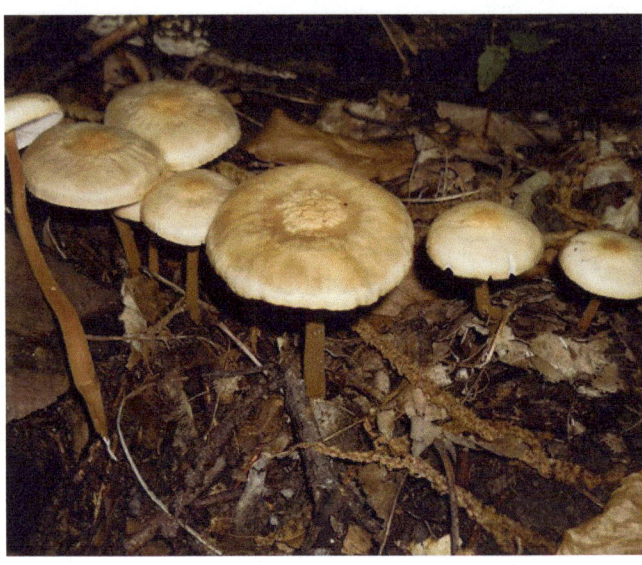
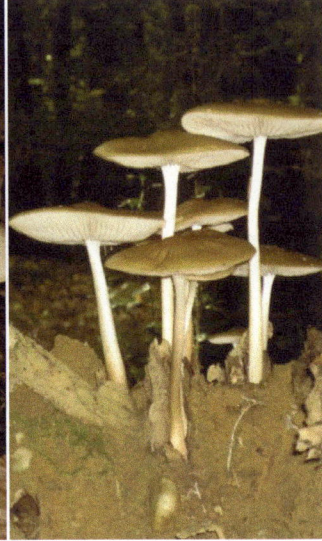

분포지역
한국

서식장소/자생지
활엽수림의 땅에 산생

크기
지름 4~10cm, 길이 5~12cm

생태와 특징
갓은 처음에는 만두모양이고 점차 편평하게 펴지며 가운데부분은 약간 두드러지며 때로는 늙은것에서 오무라들때도 있다. 갓의 크기는 4~10cm이고 겉면은 연한 밤색 혹은 재빛밤색이며, 습할때에는 점성이 있다.
가운데부분에는 부채살모양 혹은 그물모양의 줄이 있고 모서리는 약간 안쪽으로 구불고 쪼글쪼글하거나 평탄하다. 살은 흰색이고 맛과 냄새는 온화하다. 주름은 성기고 폭이 넓으며 흰색 혹은 연한 노란색이며(때로는 작은 주름이 있다)대는 길이 5~12cm, 직경 0.4~0.9cm이고 거의 바른주름으로 붙는다.

약용, 식용여부
식용버섯이다.

긴다리다발버섯(긴다리방패버섯)

Albatrellus pes-caprae (Pers. Fr.) Pouz
담자균류 주름균아문 주름균강 무당버섯목 방패버섯과의 방패버섯속의 버섯

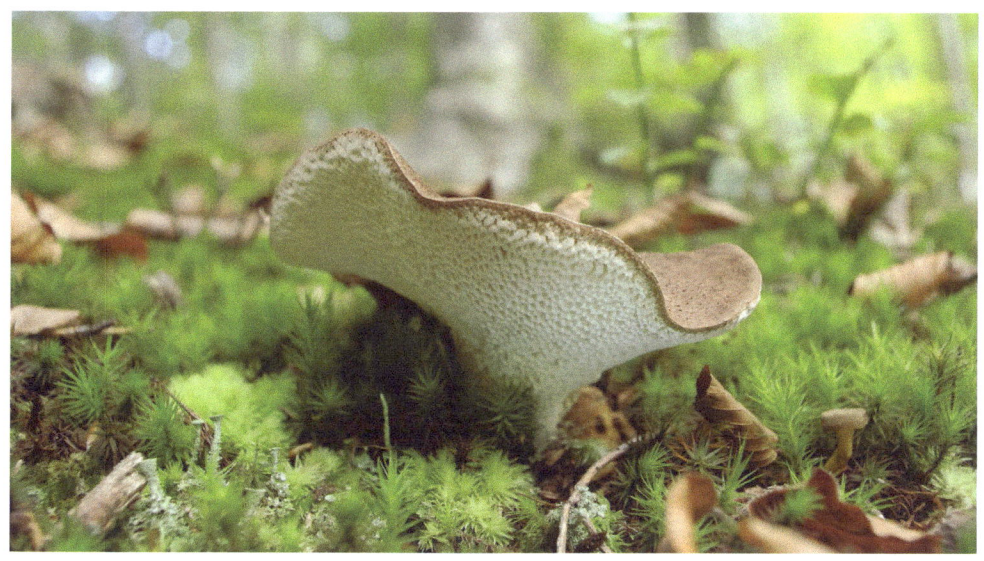

분포지역
한국, 중국, 일본, 유럽

서식장소/자생지
여름부터 가을까지 침엽수림에 발생한다.

크기
지름 5~15cm, 높이 2~5cm

생태와 특징
균모는 반원형-신장형으로 짧은 자루가 있다. 균모는 폭 5~15cm, 두께는 1~1.5cm로 처음에 약간 둥근산모양에서 평평하게 펴진다. 표면은 암황녹색에서 녹갈색 또는 연한 복숭아자색을 나타내다가 회갈색으로 되며 불규칙한 균열을 만들고 땅색을 나타낸다. 표피는 약간 털 같은 불규칙한 인편으로 된다. 가장자리는 얇고 물결형이다. 육질의 두께는 1cm 정도로 거의 백색 또는 약간 황색이다. 균모 하면의 관공은 백색 또는 약간 황색이다. 밋밋하다.

약용, 식용여부
식용버섯이다.

까치버섯(먹버섯, 검은춤버섯)

Polyozellus multiplex (Underw.) Murrill
담자균문 주름균아문 주름균강 사마귀버섯목 사마귀버섯과 까치버섯속

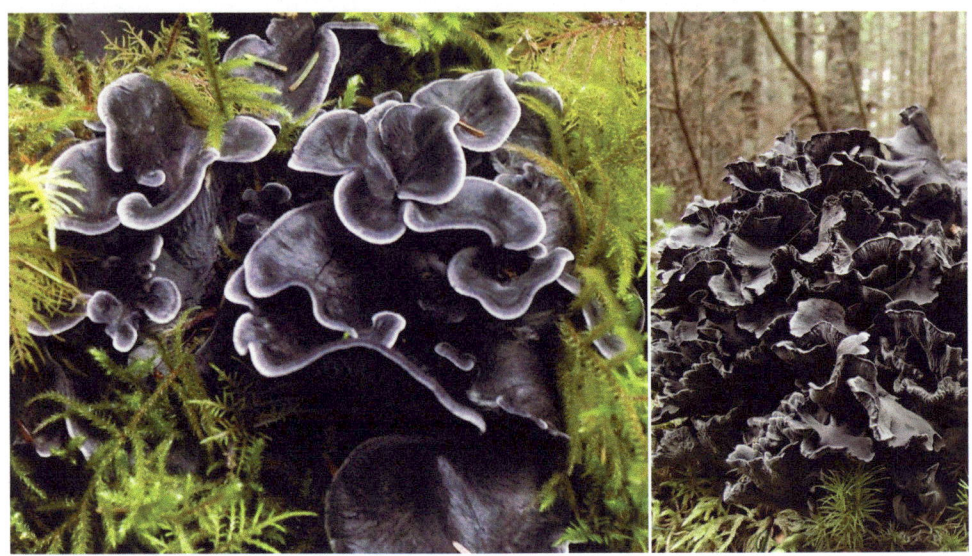

분포지역
한국, 동아시아, 북미

서식장소/자생지
가을에 침엽수림, 활엽수림 에 무리지어 나거나 홀로 발생한다.

크기 지름 10~30㎝, 높이 10~40㎝

생태와 특징
까치버섯은 높이 5~15cm, 너비 5~30cm 정도이며, 하부의 대는 하나이지만 분지하여 여러 개의 갓이 된다. 조직은 얇고 육질이나 약간 질기다. 자실층은 내린형이며, 회백색 또는 회청색이고, 백색의 분질물로 덮여 있다. 강원도 일부지역에서는 '먹버섯' 이라고도 하고, 양양지역에서는 '고무버섯', '곰버섯' 이라고도 한다. 냄새와 비슷한 향기가 나며, 쫄깃하고 씹는 맛이 좋다.
효능 까치버섯은 유리아미노산 2종과 항균성분이 포함되어 있어 위암예방 및 항암효능과 치매를 예방하는 효능이 있는 것으로 알려져 있다.

약용, 식용여부
향기와 맛이 좋은 식용버섯이다.
독이 없기 때문에 끓는 물에 데쳐서 들기름 장이나 초장에 찍어 먹거나 무쳐 먹는다.

굴낭피버섯

Cystoderma fallax A.H. Sm. & Singer
담자균문 주름균아문 주름균강 주름버섯목 주름버섯과 낭피버섯속

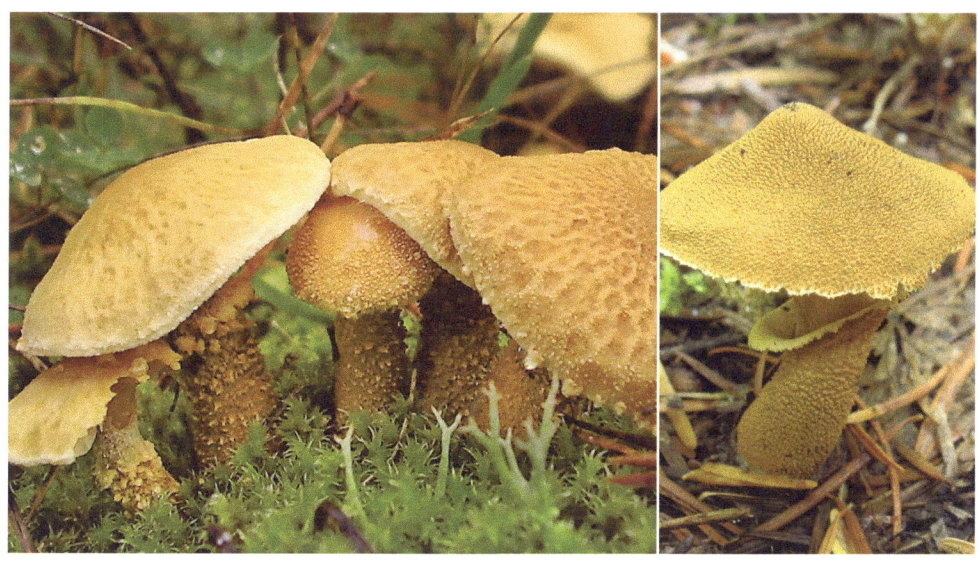

분포지역
한국, 북아메리카

서식장소/자생지
침엽수림의 낙엽 또는 이끼 위

크기
갓 지름 3~5cm, 자루 길이 2.5~7.5cm, 굵기 3~10mm

생태와 특징
가을철 침엽수림의 낙엽 또는 이끼 위에 무리를 지어 자란다. 갓은 지름 3~5cm이고 처음에 원뿔 모양이다가 자라면서 편평해진다. 갓 표면은 처음에 갈색이다가 황갈색으로 변하고 많은 알맹이가 붙어 있다. 주름은 흰색의 바른주름으로 촘촘히 나며 간격은 좁다. 자루 표면은 밋밋하고 턱받이 윗부분은 흐린 흰색으로 피막이 자루를 칼집처럼 싸고 있다. 자루 표면은 붉은빛을 띤 갈색이며 알맹이가 붙어 있다.

약용, 식용여부
식용가능하다.

깔때기꾀꼬리버섯

Cantharellus infundibuliformis (Scop.) Fr.
담자균문 주름균강 꾀꼬리버섯목 꾀꼬리버섯과 꾀꼬리버섯속

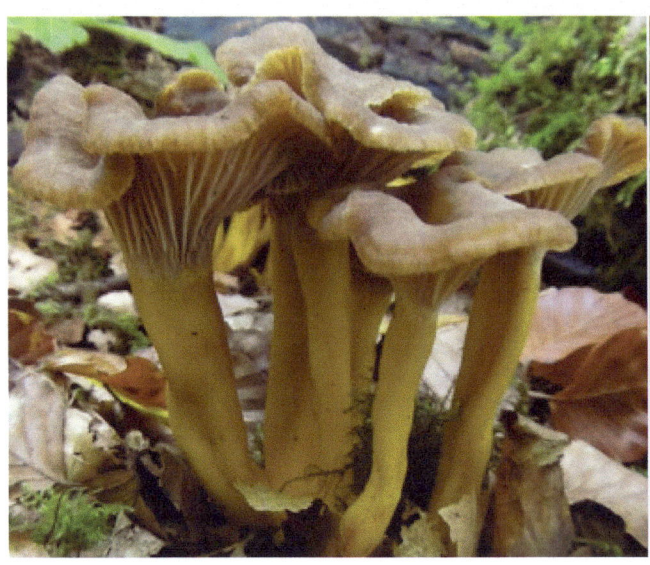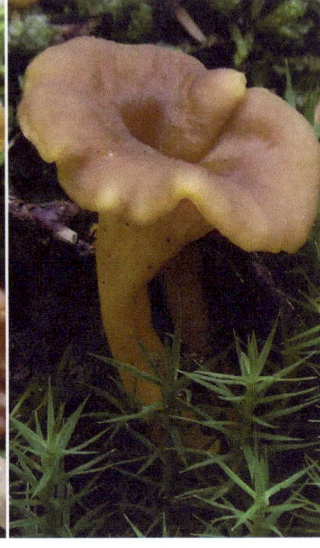

분포지역
한국, 일본, 중국, 북아메리카, 유럽 등

서식장소/자생지
여름에서 가을에 혼합일의 지표면에 군생 또는 단생한다.

크기
지름 1.3~3.5cm

생태와 특징
갓은 지름 1.5~3.5cm로 빗살 모양의 주름이 있으며 갓의 색깔은 옅은 밤색이다. 자루의 아래가 흰색이다. 대는 둥근 기둥 모양으로 표면이 매끈하고 갓과 거의 같은 색이나 아래끝 부분은 흰색이고 속은 비어있다.

약용, 식용여부
향기와 맛이 좋은 식용버섯이다.
데쳐서 스파게티에 사용하거나 각종 찌개에 넣어 먹으면 좋다.

껄껄이그물버섯

Leccinum aurantiacum (Bull.) Gray
담자균문 균심아강 주름버섯목 그물버섯과 껄껄이그물버섯속

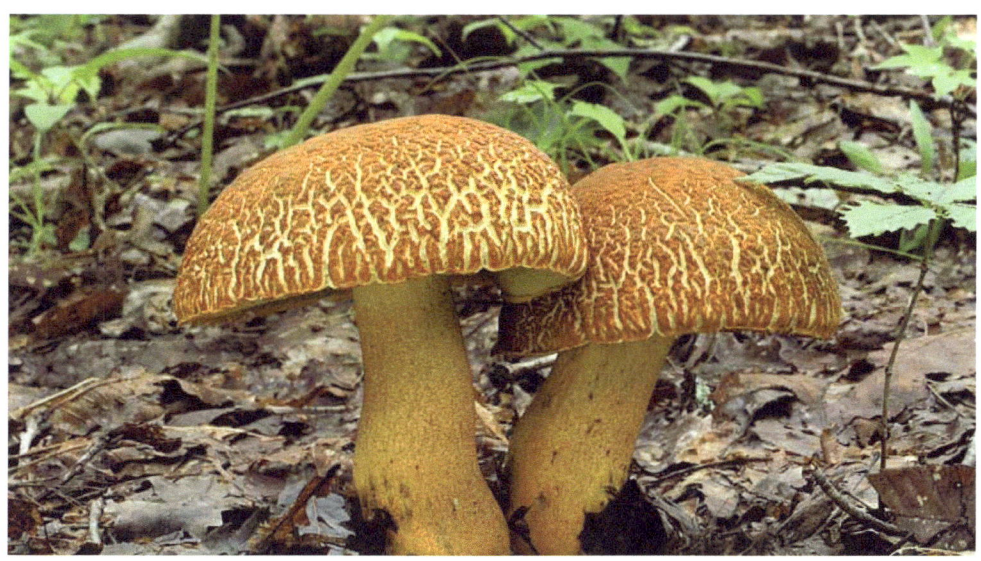

분포지역
한국

서식장소/ 자생지
활엽수가 섞인 소나무숲의 땅

크기
지름 7~20cm, 버섯대 굵기 2.5~5.5cm, 길이 5~13cm

생태와 특징
갓 표면은 황토색 또는 갈색이며, 융단형의 털이 있으며, 주름져 있고, 건조하거나 성숙하면 갈라져 연한 황색의 조직이 보이고, 습하면 약간 점성이 있다. 조직은 두껍고 치밀하며, 백색 또는 황색이다. 관공은 끝붙은관공형이며, 황색 또는 황록색이 되고, 관공구는 작은 원형이다. 아래쪽 또는 가운데가 굵고, 황색 바탕에 황갈색의 미세한 반점이 있다. 포자문은 황록갈색이며, 포자 모양은 긴 방추형이다.

약용, 식용여부
식용버섯이다.
대형의 버섯으로, 갓 표면이 갈라져 있어서 쉽게 확인할 수 있다.

꽃흰목이버섯

Tremella foliacea Pers.
담자균문 이형담자균강 흰목이목 흰목이과 흰목이속

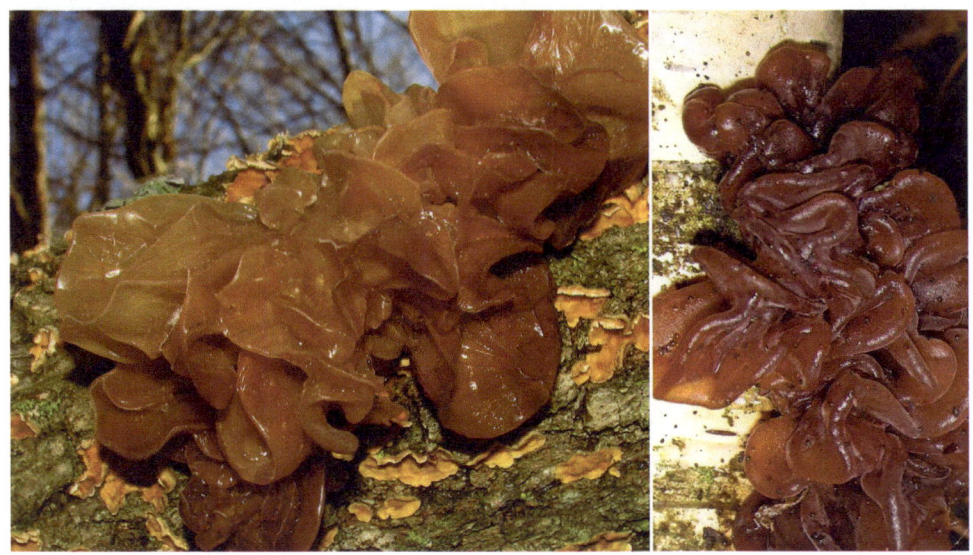

분포지역
한국(속리산, 오대산, 변산반도국립공원, 방태산, 어래산, 만덕산, 지리산) 등 전세계

서식장소/자생지
활엽수의 죽은 가지

크기
지름 6~12cm, 높이 3~6cm

생태와 특징
여름부터 가을까지 활엽수의 죽은 가지에 뭉쳐서 자란다. 버섯 갓은 지름 6~12 cm, 높이 3~6cm이고 꽃잎 모양으로 갈라져 있다. 각각의 조각은 흰목이보다 크고 물결처럼 굽이쳐서 겹꽃 모양을 이룬다. 갓 표면은 연한 분홍색 또는 연한 자갈색으로 반투명하고 부드럽다. 표면이 마르면 검은색에 가깝게 변한다. 홀씨는 공 모양으로 색이 없고 지름이 7×6㎛이다. 담자세포는 지름 9~10㎛의 공 모양으로 흰목이와 비슷하다.

약용, 식용여부
식용할 수 있다.

꽈리비늘버섯

Pholiota lubrica (Pers.) Sing.
담자균문 주름균아문 주름균강 주름버섯목 독청버섯과 비늘버섯속

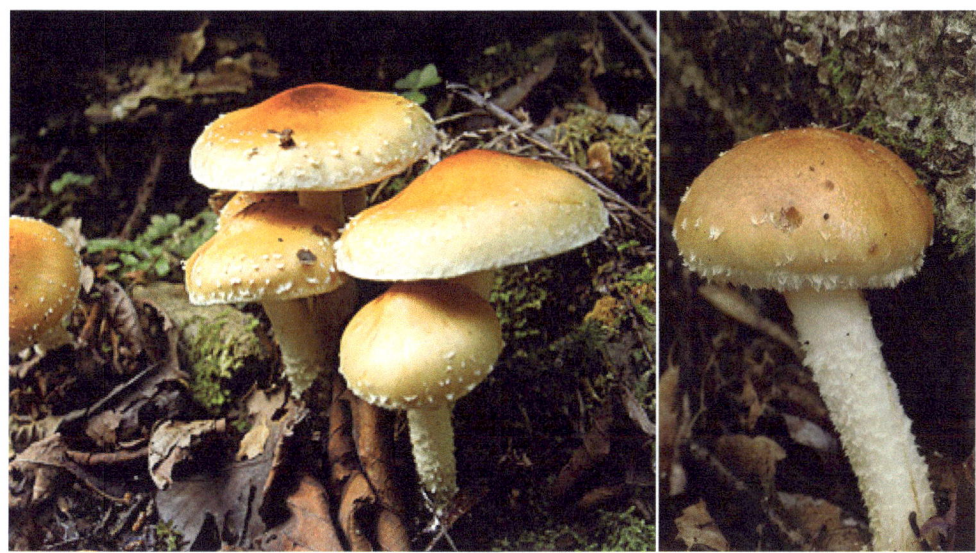

분포지역
한국, 일본, 유럽, 북미

서식장소/ 자생지
숲속의 부엽토, 썩은 그루터기, 나무토막 위

크기
갓 크기 5~10cm, 자루 길이 5~10cm, 굵기 0.6~1cm

생태와 특징
가을에 숲속의 부엽토, 썩은 그루터기, 나무토막 위에 단생~산생한다. 전체가 약간 파형이 된다. 갓 표면은 습할 때는 강한 점서이 있으며 평활하고, 담황갈색~담적갈색이 된다. 중앙부는 짙은색이며 가장자리는 엷은색이고. 황백색의 작은 인편이 산재한다. 살은 백색이다. 주름살은 바른주름살~홈파진주름살이 되고 밀생하며 백색에서 갈색이 된다.

약용, 식용여부
식용버섯이다.

식용버섯으로 맛이 좋으며, 콜레스테롤 감소 작용이 있다.

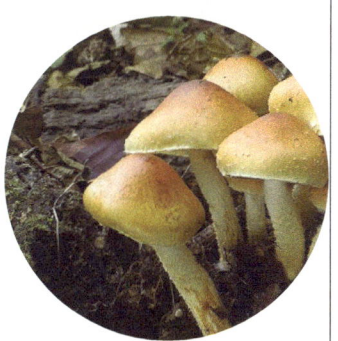

꾀꼬리그물버섯

Boletus laetissimus Hongo
담자균문 주름균강 그물버섯목 그물버섯과 산그물버섯속

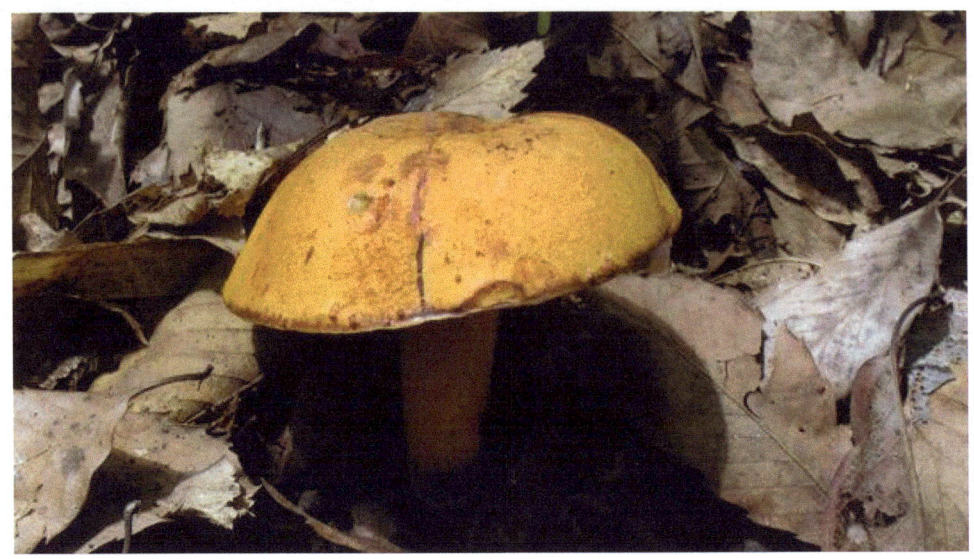

분포지역
한국, 일본, 동남아시아

서식장소/자생지
활엽수림의 땅

크기
지름 3~8cm, 굵기 1.3~1.7cm, 높이 5~7cm

생태와 특징
버섯갓은 지름이 3~8cm에 이르며 표면은 오렌지색으로 밋밋하다. 살은 흠집이 생기면 푸른색으로 변색한다. 버섯대는 지름 1.3~1.7cm, 길이 5~7cm이며 길이에 비해서 굵기가 굵은 편이고 선명한 오렌지색이다. 관은 버섯갓과 색이 같으며 구멍이 작다. 홀씨는 9.5~12.5×4~5㎛로 방추형에 가깝다. 홀씨 무늬는 올리브색 또는 올리브빛 갈색이다.

약용, 식용여부
식용한다. 각종 야채와 함께 익혀 간장이나 소금으로 무쳐 맛을 낸다. 향을 유지하기 위하여 마늘을 쓰지 않고 들기름, 국간장, 소금 등으로 무치는 것이 좋다.

꾀꼬리버섯

Cantharellus cibarius Fr.
담자균문 주름균아문 주름균강 꾀꼬리버섯목 수염버섯과 꾀꼬리버섯속

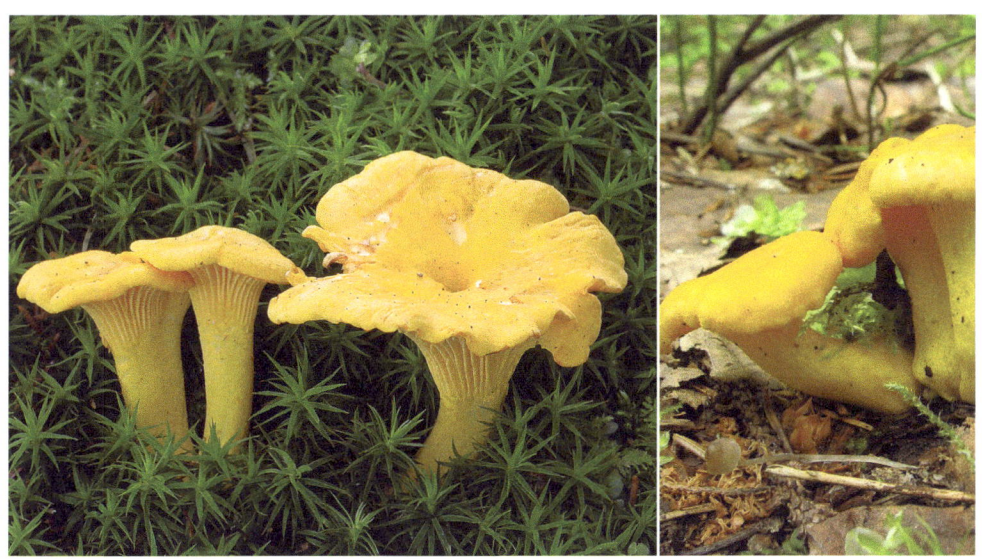

분포지역
한국
서식장소/자생지
활엽수림과 침엽수림의 숲 속 땅
크기 자실체 높이 3~18cm, 갓 지름 3~8cm, 버섯 대의 길이가 3~8cm이다.
생태와 특징
여름에서 가을까지 활엽수림과 침엽수림의 숲 속 땅에 무리를 지어 자란다.
성분
꾀꼬리버섯은 단백질의 구성 성분인 아미노산이 19종류나 들어 있다. 암 종양을 억제하는 약리작용이 있음도 보고됐다.
약용, 식용여부
살구와 비슷한 향기가 나고 맛이 좋아 유럽, 미국에서는 인기 있는 식용버섯의 하나로 통조림으로 가공해 시판도 하고 있다.
먹는 방법
노란 색깔에 은은한 살구향이 나고, 약간 단맛이 있어 진귀하게 쓰여왔다. 날로 먹으면 설사를 하므로 소금물에 삶아서 완전히 익혀 먹어야 하며, 삶은 물은 버리는 것이 좋다.

한국의 식용버섯

끈적긴뿌리버섯

Oudemansiella mucida (Schrad.:Fr.) Hohn.
담자균문 진정담자균강 주름버섯목 송이버섯과 긴뿌리버섯속

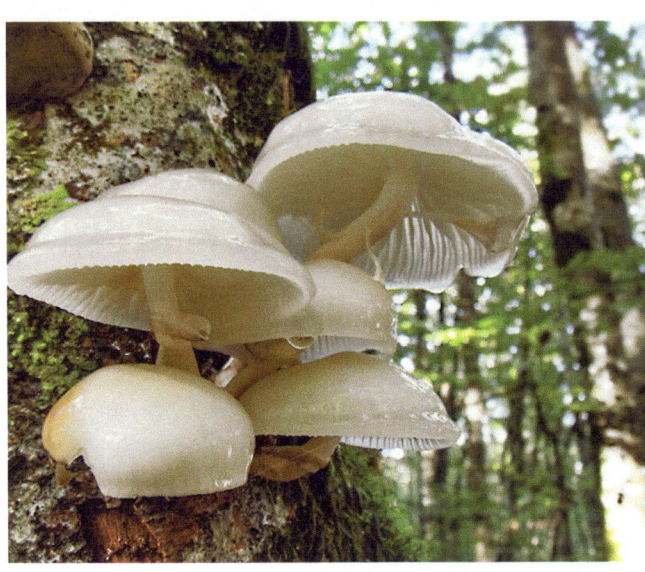
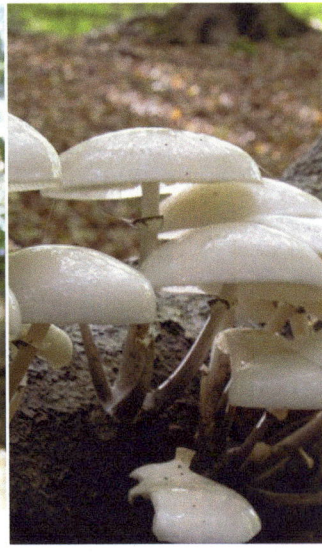

분포지역
한국 등 북반구 온대 지방

서식장소/자생지
숲 속의 죽은 나무

크기
버섯 갓 지름 3~8cm, 버섯 대 굵기 3~7mm, 길이 3~7cm

생태와 특징
여름부터 가을까지 숲 속의 죽은 나무에 뭉쳐서 자라거나 무리를 지어 자란다. 버섯 갓은 지름 3~8cm로 처음에 둥근 산 모양이다가 편평해진다. 갓 표면은 흰색이고 가운뎃부분은 회갈색 또는 살색이며 축축하면 점성이 많고 줄무늬가 조금 나타난다. 살은 흰색으로 부드럽다. 주름살은 바른주름살이며 흰색으로 반투명하고 촘촘히 나 있다. 버섯 대는 굵기 3~7mm, 길이 3~7cm이고 연골질로서 단단하다. 버섯 대의 속은 차 있고 상부에 흰색 막질의 턱받이가 있다. 홀씨는 16~23.5×15~21.5㎛의 타원이나 공 모양이다.

약용, 식용여부
식용버섯으로 이용된다.

끈적긴뿌리버섯아재비

Oudemansiella venosolamellata (Imaz. & Toki) Imaz & Hongo
담자균류 주름버섯목 송이버섯과 긴뿌리버섯속의 버섯

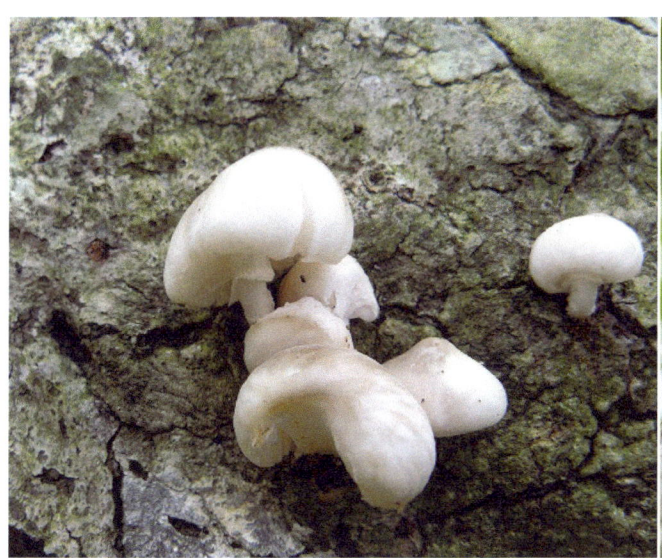
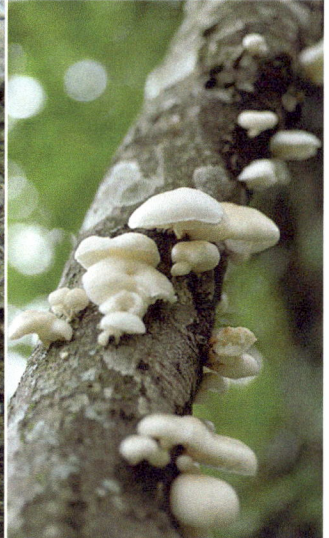

분포지역
한국 등 북반구 온대 등

서식장소/자생지
활엽수의 고목 또는 고사목, 그루터기 등에 소수 속생 및 군생

크기
버섯갓 지름 3~8cm, 높이 3~7cm, 굵기 3~7mm

생태와 특징
전체가 백색으로 갓표면은 습할 때 현저한 젤라틴 질 층이 있고, 다소 반투명선이 나타난다. 종종 중앙부위에 방사상으로 주름이 있다. 주름살은 성글고, 대 중앙부위에 백색의 막질 턱받이가 있다.

약용, 식용여부
식용버섯으로 이용된다.
대의 씹는 맛이 있으며, 볶음을 하면 물이 빠져 줄어 들어 보잘 것 없게 되기 때문에 탕, 찌개나 스프 등 국물이 있는 요리하기에 적합하다.

끈적버섯

Cortinarius violaceus (L.) Gray
담자균문 주름균아문 주름균강 주름버섯목 끈적버섯과 끈적버섯속

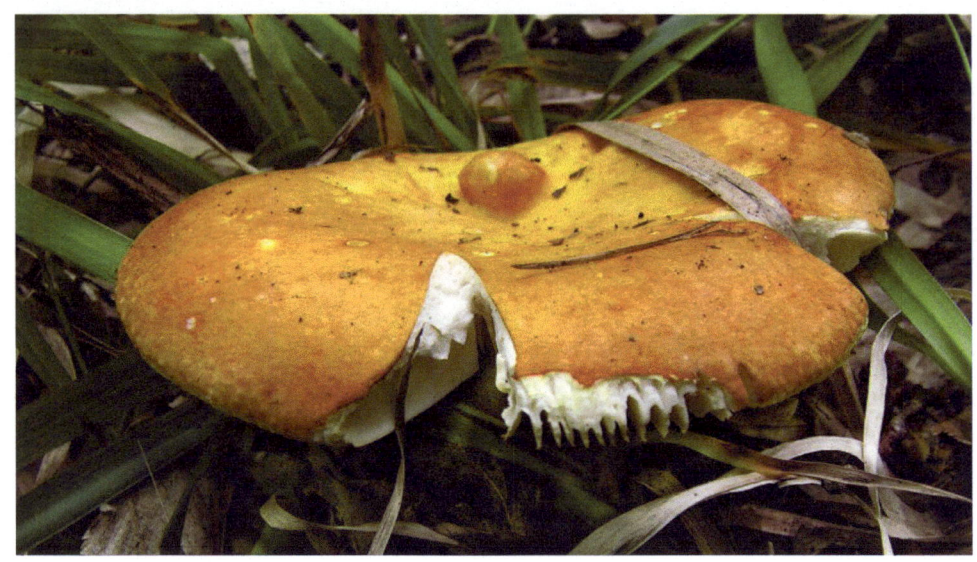

분포지역
한국, 중국, 유럽, 북아메리카

서식장소/자생지
활엽수와 소나무숲의 혼합림

크기
버섯 갓 지름 5~10cm, 버섯 대 6~10×0.7~1.5cm

생태와 특징
북한명은 보라비로도풍선버섯이다. 여름에 활엽수와 소나무 숲의 혼합림에 여기저기 흩어져 있거나 한 개씩 자란다. 버섯 갓은 지름 5~10cm로 처음에 반구 모양이다가 나중에 편평해진다. 버섯 대 표면은 짙은 자주색 또는 푸른빛이 나는 자주색 바탕에 거친 털이 촘촘하게 나 있다. 주름살은 바른주름살과 비슷하며 짙은 자주색이다. 버섯 대는 6~10×0.7~1.5cm로 아래쪽이 더 굵어지고 뿌리 부근은 둥근 뿌리처럼 되어 있는 것도 있다. 버섯 대 표면은 버섯 갓과 색이 같으며 살은 자주색이다.

약용, 식용여부
식용버섯이나 위장장애가 있기 때문에 주의가 필요하다.

끈적비단그물버섯

Suillus americanus (Peck) Snell
담자균류 주름버섯목 그물버섯과 그물버섯속의 버섯

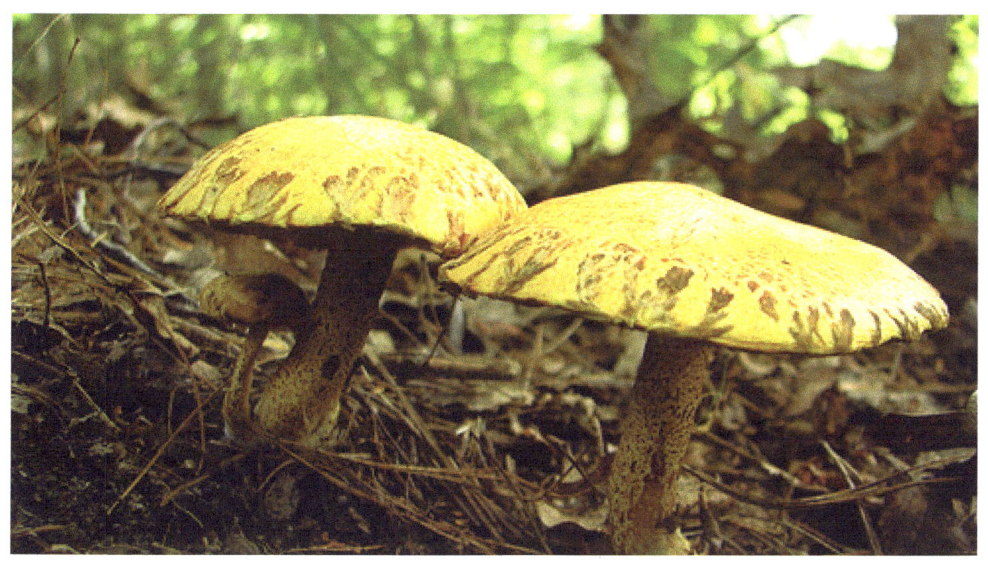

분포지역
한국, 중국, 북아메리카

서식장소/자생지
가문비나무 숲의 땅, 이끼류 사이에 군생

크기
지름 2.5~10cm, 높이 4~10cm, 굵기 1~1.5cm

생태와 특징
둥근산모양에서 차차 편평해지며 희미한 황토색 또는 연한 노란색이며 오래되면 갈색으로 된다. 어릴 때 약간 털이 있고 점성이 있어서 미끈거리고 나중에 매끈해진다. 살은 연하고 연한 노란색에서 황토색으로 상처 시 갈색으로 되며 과실 냄새가 나며 쓴 아몬드 맛이 나거나 온화하다. 관공은 자루에 대하여 바른관공 또는 약간 내린관공이며 회갈색에서 꿀색의 노란색으로 된다. 구멍은 성숙하면 둥근형에서 각진형으로 되며 갈색에서 꿀색 또는 황토노란색으로 되고 상처 시 변색하지 않는다.

약용, 식용여부
식용버섯이다.

나도팽나무버섯(맛버섯)

Pholiota nameko (T. Ito) S. Ito & S. Imai
담자균문 진정담자균강 주름버섯목 독청버섯과 비늘버섯속

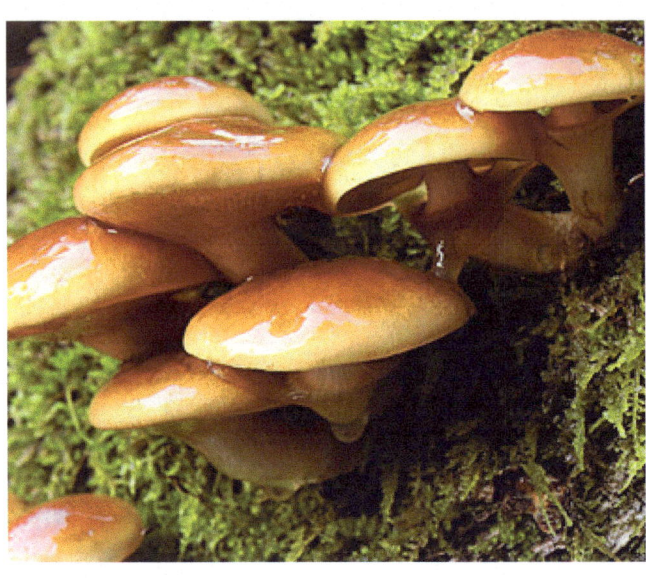
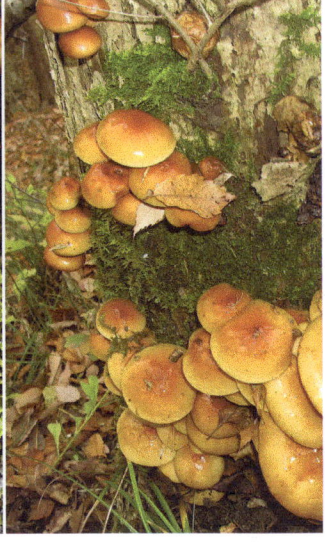

분포지역
한국, 일본, 중국, 타이완

서식장소/자생지
지상에 가로 누운 너도밤나무의 고목 가지나 자른 그루터기

크기
버섯 갓 지름 3~8cm, 버섯 대 길이 2~8cm, 굵기 3~13mm

생태와 특징
북한명은 진득기름갓버섯이다. 10월 하순에 자연에서는 주로 지상에 가로 누운 너도밤나무의 고목 가지나 자른 그루터기에서 무리를 지어 자란다. 갓 표면은 점액으로 덮여 있으며 가운데는 갈색, 가장자리는 누런 갈색이고 나중에 점액이 사라진다. 주름살은 바른주름살로 처음에 연한 노란색이지만 나중에 연한 갈색으로 변하고 촘촘하게 나 있다. 버섯 대는 길이 2~8cm, 굵기 3~13mm로 위쪽은 흰색이고 아랫부분은 연한 갈색이며 점액으로 덮여 있다.

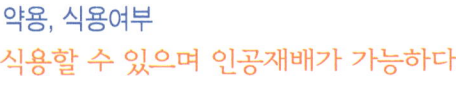

약용, 식용여부
식용할 수 있으며 인공재배가 가능하다.

나팔버섯

Craterellus tubaeformis (Fr.) Quel.
담자균문 주름균아문 주름균강 꾀꼬리버섯목 수염버섯과 뿔나팔버섯속

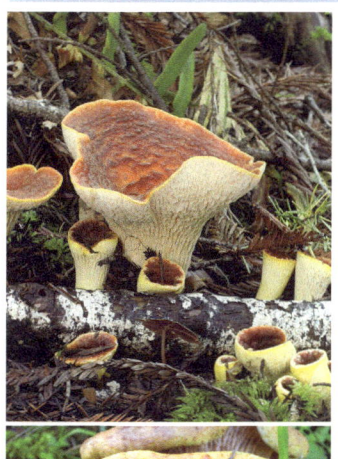

분포지역
한국, 일본, 동북아시아, 북아메리카
서식장소 / 자생지 침엽수림의 땅
크기 자실체 높이 10~20cm, 버섯 갓 지름 4~12cm
생태와 특징
여름부터 가을까지 침엽수림의 땅에 무리를 지어 자란다. 자실체의 높이는 10~20cm에 이르는데, 버섯 갓은 지름 4~12cm이고 처음에 뿔피리 모양이다가 자라면서 깊은 깔때기 또는 나팔 모양으로 변하며 가운데는 뿌리부근까지 파인다. 갓 표면은 황토색 바탕에 적홍색 반점이 있고 위로 뒤집힌 큰 비늘조각이 있다. 살은 흰색이다.
약용, 식용여부
식용할 수 있다.

나도느타리버섯

Pleurocybella porrigens (Pers.ex Fr.)Sing.
담자균문 담자균아문 진정담자균강 주름버섯목 송이버섯과 넓은옆버섯속

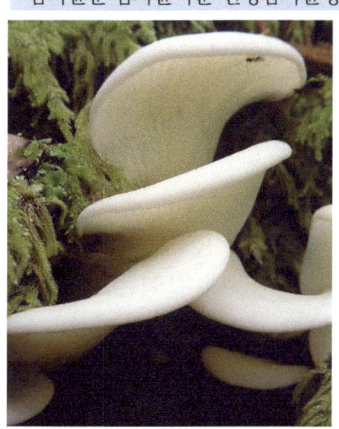

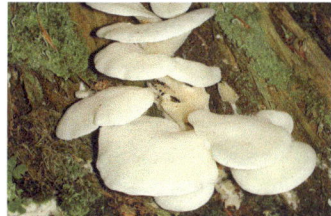

분포지역 북한, 일본, 중국, 유럽, 북아메리카
서식장소 / 자생지 숲 속에 있는 침엽수의 썩은 가지
크기 버섯 갓 지름 2~7cm
생태와 특징
여름에서 가을까지 숲 속에 있는 침엽수의 썩은 가지 등에 뭉쳐서 자란다. 자실체는 많이 겹쳐 나서 마치 기왓장을 쌓은 것처럼 보인다. 버섯 갓은 지름 2~7cm이며 어릴 때는 거의 둥글지만 자라면서 둥근 부채처럼 변한다. 갓 표면은 흰색으로 오래되면 약간 누런빛을 띠고, 밋밋한 편이며 아랫부분에는 털이 희게 난다. 갓 가장자리는 얇고 안쪽으로 감긴다. 맛과 냄새는 나지 않는다.
약용, 식용여부
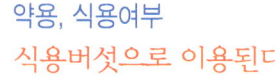
식용버섯으로 이용된다.

낙엽송주름버섯

Agaricus excellens (F.H. Møller) F.H. Møller
담자균문 주름균아문 주름균강 주름버섯목 주름버섯과 주름버섯속

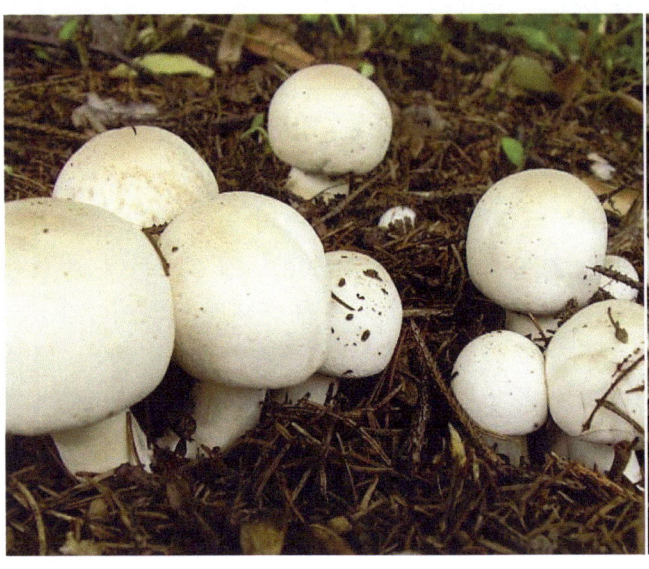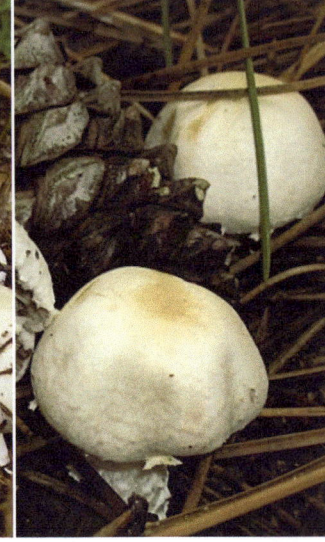

분포지역
한국(지리산), 유럽

서식장소/ 자생지
숲속의 땅에 군생

크기
자실체크기 10~15cm, 대길이 10~14cm

생태와 특징
여름에 숲속의 땅에 군생하며, 자실체형태는 둥근산 모양이다. 자실체크기 10~15cm로, 자실체조직은 백색이나 핑크색으로 되며, 두껍다.
자실체표면 백색이고 비단결이며 가운데에 약간 노란색이다. 미세한 섬유상 이편이 있다. 자실층은 회홍색이고 밀생하며 떨어진주름살이다. 대 길이는 10~14cm이고 백색이고 턱받이는 백색이다. 포자는 타원형이고 9~12 x 5~7㎛이다.

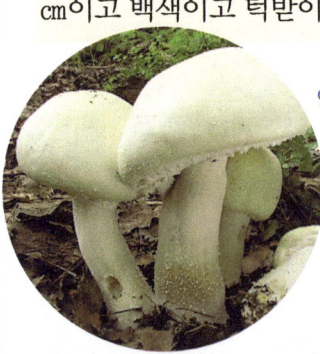

약용, 식용여부
식용가능하다.

난버섯

Pluteus cervinus P. Kumm. Pluteus atricapillus (Batsch) Fayod
담자균문 주름균아문 주름균강 주름버섯목 난버섯과 난버섯속

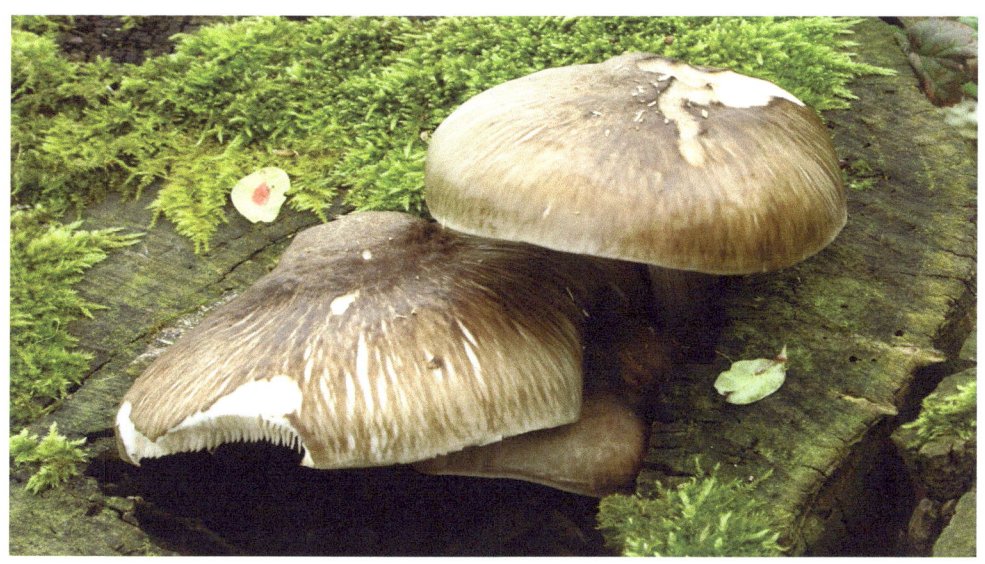

분포지역
전세계

서식장소/자생지
활엽수의 고목이나 그루터기 등에 대체로 홀로 나지만 큰 고목에서는 여러 개체가 발생하기도 한다.

크기
지름 5~9cm, 길이는 6~12cm

생태와 특징
초여름에서 초겨울에 걸쳐서 나며, 특히 한여름에 고목에 무리지어 목재를 썩히는 부생생활을 한다. 균모의 지름은 5~9cm이고 둥근 산 모양에서 차차 편평해지는데 가운데는 볼록하다. 회색 또는 회갈색이며 방사상의 섬유상 무늬또는 미세한 인편이 있다. 살은 백황색이다. 자루의 속은 살로 차 있다. 목재부후균으로 살아 있는 나무를 죽게 하지만 동시에 고목을 분해하여 자연에 환원시키기도 한다.

약용, 식용여부
식용버섯이다.
맛은 보통이나 즐기기에는 충분한 맛이다. 볶음요리, 데쳐서 차게하는 요리가 어울린다.

낭피버섯(참낭피버섯, 주름우산버섯)

Cystoderma amianthinum (Scop.) Fayod
담자균문 주름균아문 주름균강 주름버섯목 주름버섯과 낭피버섯속

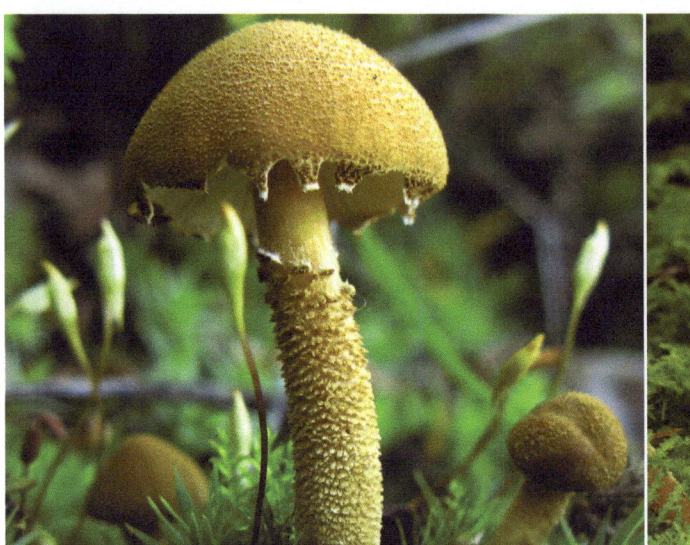 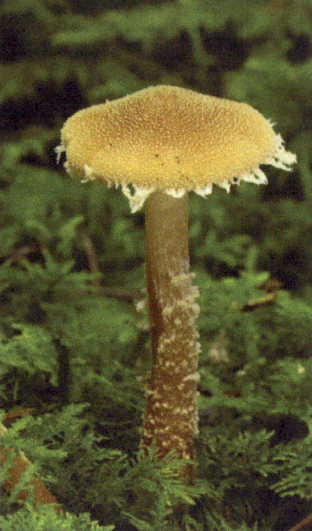

분포지역
한국, 유럽

서식장소/ 자생지
침엽수림의 땅

크기 균모 지름 2~5cm

생태와 특징
북한명은 주름우산버섯이다. 균모에 주름이 있고 턱받이가 쉽게 떨어진다. 여름부터 가을까지 침엽수림의 땅에 무리지어 나며 부생생활을 한다. 균모의 지름은 2~5cm이며 원추형에서 가운데가 볼록한 편평형으로 된다. 표면은 황토색인데 미세한 알갱이가 밀포하고 방사상의 주름이 있고 살은 황색이다. 주름살은 올린주름살로 백색이며 약간 밀생한다. 자루의 길이는 3~6cm, 굵기는 0.3~0.8cm이고 속은 비어 있다. 자루 위쪽에 턱받이가 있고 턱받이 아래는 색이 균모와 같으며, 위쪽에는 백색가루 같은 인편이 있다. 포자 크기는 5~6×2.8~3.5㎛이고 타원형이며 아미로이드 반응을 나타낸다.

약용, 식용여부
식용할 수 있다.

넓은갓젖버섯

Lactarius hygrophoroides Berk. & Curt.
담자균문 주름균아문 주름균강 무당버섯목 무당버섯속 무당버섯과 젖버섯속

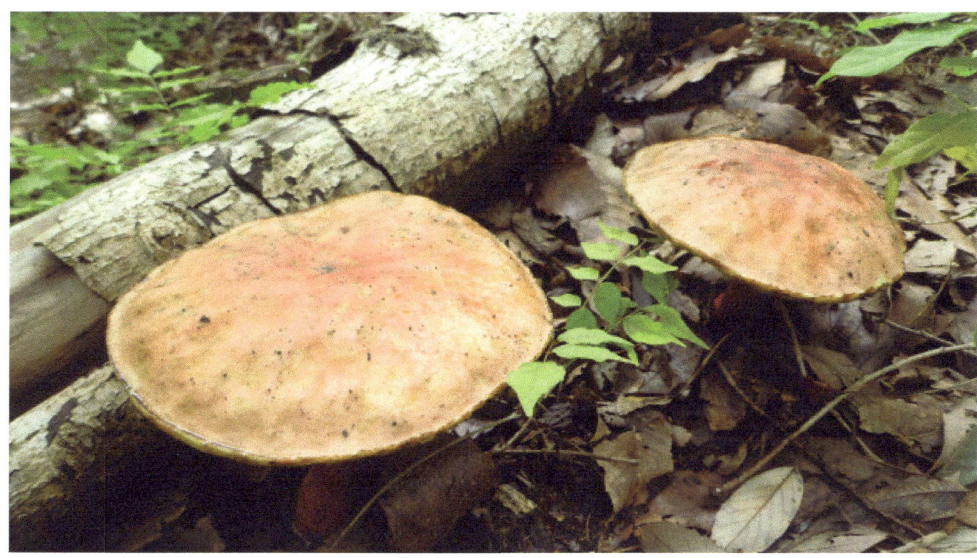

분포지역
한국

서식장소/자생지
활엽수림, 침엽수림 등 여러 숲 속의 땅

크기
지름 3~10cm, 높이 4~5cm

생태와 특징
북한명은 성긴주름버섯이다. 여름부터 가을까지 숲 속의 땅 위에 자란다. 버섯갓은 지름 3~10cm로 처음에 둥근 산 모양이다가 자라면서 깔때기 모양과 비슷하게 변한다. 갓 표면은 밋밋하거나 가루 같은 것이 있으며 벨벳 모양인 것도 있는데, 때로는 주름이 있기도 하다. 갓 표면의 색은 누런빛을 띤 갈색이다. 주름살은 성기며 처음에 흰색이다가 노란색으로 변하고 갈색 얼룩이 생기지 않는다.

약용, 식용여부
식용버섯이다.

식용 버섯으로 국물을 내는 요리에 어울린다. 양송이와 유사한 종류로 유럽에서는 식용으로 인기가 있으나, 어릴 때는 맹독버섯인 독우산광대버섯과 구별하기 어려우므로 주의해야 한다. 아몬드와 아니스 향기가 나는 식용버섯이나 위장장애를 일으키므로 주의를 요한다.

노란구름벚꽃버섯

Hygrophorus camarophyllus (Alb. & Schwein.) Dumee, Grandjean & Maire
담자균문 주름균아문 주름균강 주름버섯목 벚꽃버섯과 벚꽃버섯속

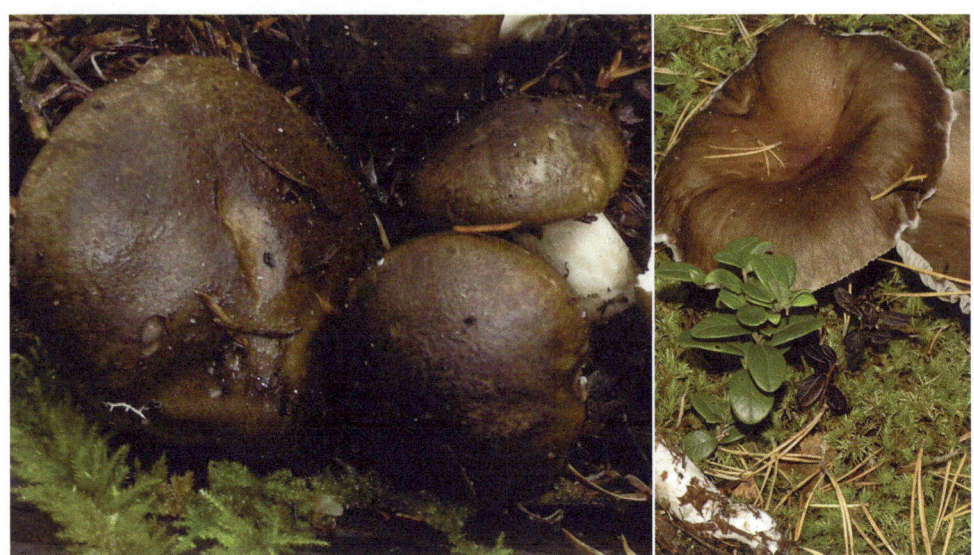

분포지역
한국, 중국, 일본, 러시아 연해주, 유럽, 북아메리카, 북반구 일대

서식장소/자생지
적송, 졸참나무, 너도밤나무, 졸참나무 숲 등의 땅에 군생

크기
지름 4~10cm, 높이 5~12cm, 굵기 1~2cm

생태와 특징
균모의 지름은 4~10cm로 둥근산모양에서 중앙부가 높은 편평형으로 되지만 간혹 중앙이 돌출하는 것도 있다. 표면은 회갈색–암회갈색이고 습기가 있을 때 점성이 조금 있으며 쉽게 마른다. 살은 백색이며 부서지기 쉽다. 주름살은 자루에 대하여 바른주름살의 내린주름살로 백색–연한 크림색이고 성기다. 자루의 길이는 5~12cm, 굵기는 1~2cm로 하부가 조금 가늘고 상부는 가루모양이다. 자루의 속은 차 있다. 표면은 섬유상으로 점성이 없고 균모보다 연한 색이다.

약용, 식용여부
식용한다.

노란갓벚꽃버섯(노란비늘꽃갓버섯)

Hygrophorus chrysodon (Batsch) Fr.
담자균문 주름균아문 주름균강 주름버섯목 벚꽃버섯과 벚꽃버섯속

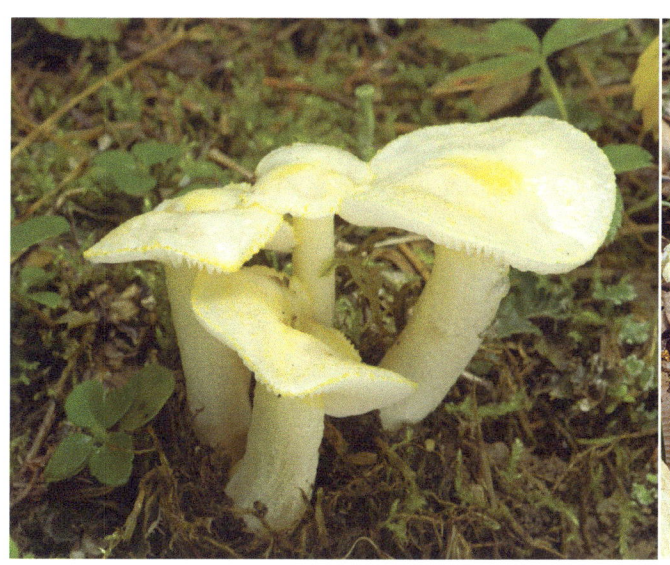
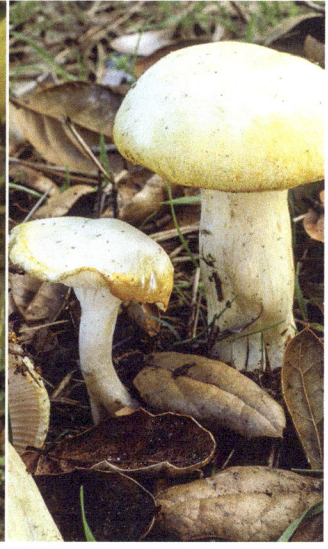

분포지역
한국, 중국, 일본, 유럽, 북아메리카, 북반구 일대

서식장소/자생지
분비나무, 가문비나무, 잣나무 숲의 땅에 군생

크기
지름 4.5~8cm, 높이 6~8.5cm, 굵기 0.5~2.1cm

생태와 특징
균모의 지름은 4.5~8cm로 둥근산모양에서 차차 편평하게 되며 중앙부는 돌출하거나 둔한 볼록이다. 표면은 습기가 있을 때 점성이 있고 광택이 나며 백색이고 난황색의 융털이 있다. 가장자리는 처음에 아래로 감기며 백색의 융털이 있다. 살은 두껍고 백색이며 맛과 향기가 온화하다. 주름살은 자루에 대하여 내린주름살이고 폭은 중앙부가 넓으며 백색이다. 가장자리는 황색이다.

약용, 식용여부
식용버섯이다.

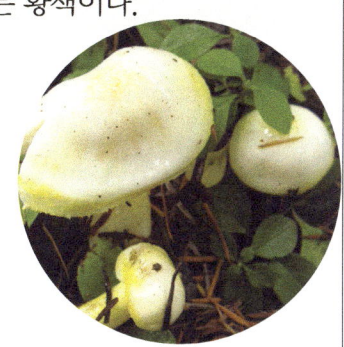

노란갓비늘버섯

Pholiota spumosa (Fr.) Singer
담자균문 주름균아문 주름균강 주름버섯목 독청버섯과 비늘버섯속

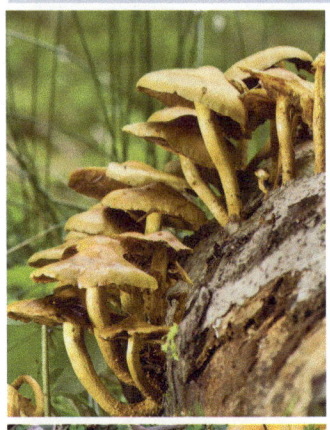

분포지역
한국, 일본, 소아시아, 북아메리카, 아프리카

서식장소/자생지
산과 들의 땅에 반쯤 묻혀 있는 침엽수의 죽은 나무

크기 지름 2~5㎝, 버섯 대 굵기 5~10㎜, 길이 3~7㎝

생태와 특징
북한명은 노란기름비늘갓버섯이다. 가을철 산과 들의 땅에 반쯤 묻혀 있는 침엽수의 죽은 나무에 뭉쳐서 자란다. 버섯 갓은 지름 2~5㎝로 둥근 산 모양이고 가운데는 황갈색, 가장자리는 노란색이며 축축하면 큰 점성이 생긴다. 갓 아랫면에는 섬유처럼 생긴 내피막이 있지만 나중에는 가장자리에 붙는다.

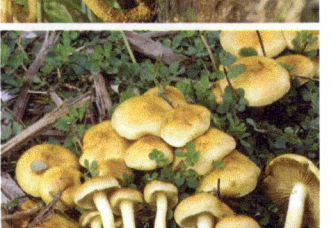

약용, 식용여부
식용할 수 있다.

넓은옆버섯

Pleurocybella porrigens (Pers.) Singer
담자균문 주름균아문 주름균강 주름버섯목 낙엽버섯과 넓은옆버섯속

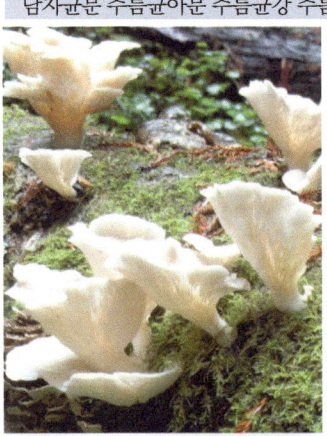

분포지역
한국 등 북반구 온대 이북

서식장소/자생지 삼나무와 같은 침엽수의 오래된 그루터기 또는 쓰러진 나무

크기 버섯 갓 지름 2~6㎝

생태와 특징
가을에 삼나무와 같은 침엽수의 오래된 그루터기 또는 쓰러진 나무 등에 많이 겹쳐서 난다. 버섯 갓은 지름이 2~6㎝이며 처음에 둥글다가 귀 모양, 부채 모양, 원 모양을 거쳐 나중에 귀 모양, 부채 모양, 주걱 모양으로 변한다. 갓 표면은 흰색으로 기부에 털이 있으며 가장자리는 안으로 말린다. 살은 흰색으로 얇다.

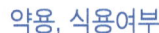

약용, 식용여부
식용할 수 있고 맛이 좋다.

노란길민그물버섯

Phylloporus bellus (Massee) Corner
담자균문 주름균아문 주름균강 그물버섯목 그물버섯과 민그물버섯속

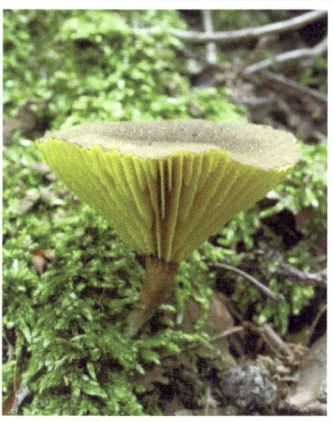

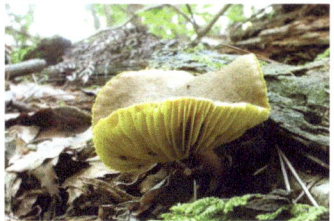

분포지역
한국, 일본, 중국, 유럽, 북아메리카
서식장소 / 자생지 숲 속이나 정원 나무 밑의 땅
크기 갓 지름 2.5~6cm, 대 굵기 5~ 10mm, 길이 3~5cm
생태와 특징
여름부터 가을까지 숲 속이나 정원 나무 밑의 땅에 자란다. 버섯 갓은 지름 2.5~6cm로 처음에 둥근 산 모양이다가 자라면서 편평해지고 나중에는 거꾸로 선 원뿔 모양으로 변한다. 갓 표면은 회갈색, 올리브빛 갈색이며 벨벳과 같은 느낌이 난다. 살은 두껍고 연한 노란색이다. 주름살은 내린주름살로 노란색이다.
약용, 식용여부
일부 지역에서는 식용하는 경우도 있으나 체질에 따라 중독될 수도 있다.

노란대껄껄이그물버섯

Tylopilus chromapes
담자균문 주름균아문 주름균강 그물버섯목 그물버섯과 껄껄이그물버섯속

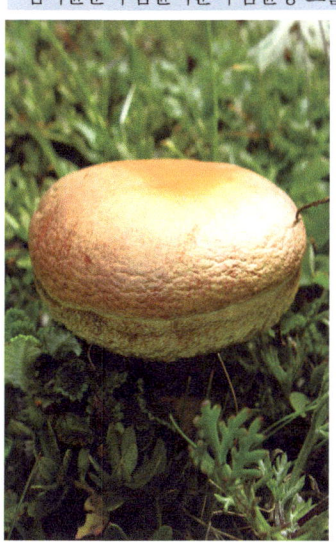

분포지역 한국, 일본, 북아메리카
서식장소/자생지 숲 속의 땅
크기 지름 5~10cm, 버섯 대 굵기 8~12mm, 길이 6~9cm
생태와 특징
여름부터 가을까지 숲 속의 땅에 자란다. 버섯 갓은 지름 5~10cm로 처음에 둥근 산 모양이다가 나중에 편평하게 펴진다. 갓 표면은 물기가 없이 건조하고 연한 홍색 또는 연한 포도주색으로 가운데로 갈수록 진하며 작은 털이 덮고 있다. 살은 흰색이고, 관은 끝붙은주름살 또는 올린주름살이며 처음에 흰색이다가 살색을 거쳐 나중에 갈색으로 변한다. 구멍은 둥글거나 각이 져 있다.
약용, 식용여부
식용할 수 있다.

노란대쓴맛그물버섯

Tylopilus cbromapes (Frost) A. H. Smith & Thiers
담자균류 주름균아문 주름균강 그물버섯목 그물버섯과 가루쓴맛그물버섯속의 버섯

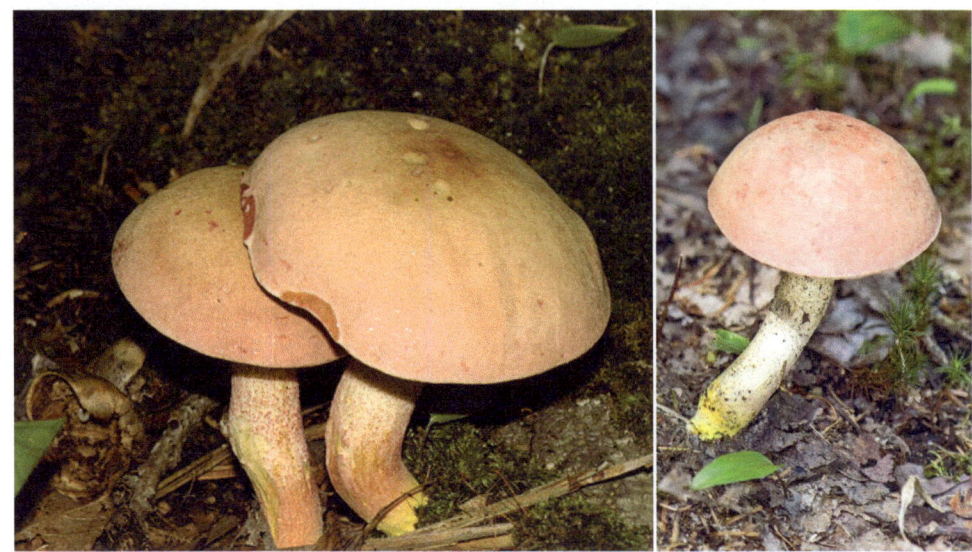

분포지역
한국, 일본, 북아메리카 등

서식장소/자생지
전나무, 가문비나무, 잣나무 등이 섞인 혼합림과 참나무류 숲 속의 땅

크기
지름 5~10cm, 높이 6~9cm

생태와 특징
갓은 지름 5~10cm로 반구형에서 편평형이 된다. 갓 표면은 미세한 털이 있고 건조하며 담홍색~담홍회색 또는 연한 포도주색이고 가운데는 진하다. 조직은 백색이다. 관공은 끝붙은형으로 백색으로 담홍색으로 되었다가 갈색으로 된다. 관공구는 원형~각형이다. 대는 6~9×0.8~1.2cm로 상하 크기가 같거나 상하부로 가늘며, 표면은 백색 바탕에 담홍색의 가는 인편이 있고, 기부는 선황색이며, 상부는 그물 눈모양이 있으며 속이 차 있다가 비게 된다. 포자는 11~14×4~5㎛로 장타원형이며, 표면은 평활하고 백색~담록색이다.

약용, 식용여부
식용한다

노란망태버섯(분홍망태버섯)

Dictyophora indusiata f. lutea Kobay.
담자균문 복균아강 말뚝버섯목 말뚝버섯과 망태버섯속의 버섯

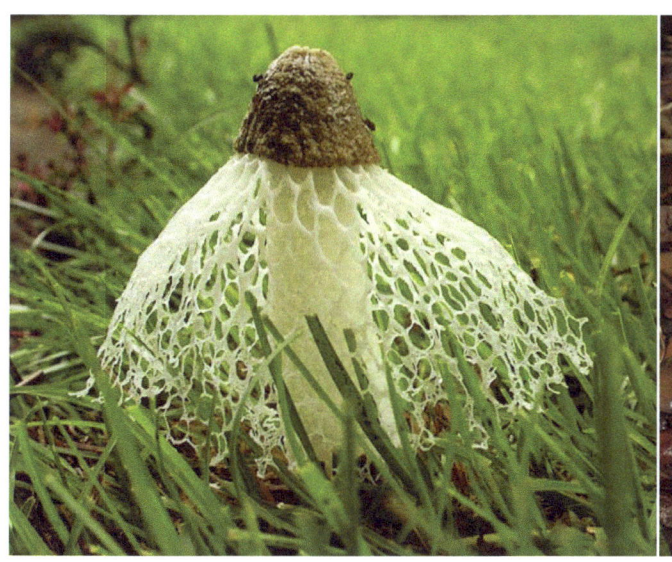
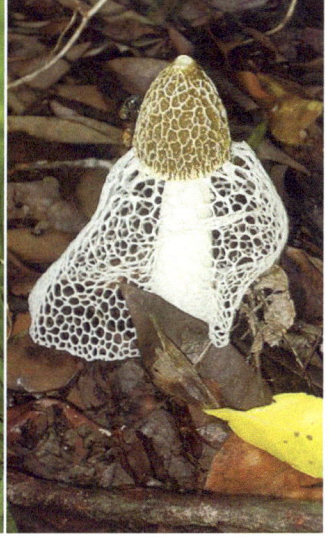

분포지역
한국, 일본, 대만, 수마트라

서식장소/자생지
혼효림의 풀밭이나 땅에 홀로 또는 무리지어 나며 부생생활을 한다.

크기
지름 10cm 이상, 높이 15~18cm, 굵기 2~3cm

생태와 특징
버섯의 크기는 망토의 자락을 넓게 펴면 지름이 10cm 이상, 길이도 10cm 정도로 땅까지 축 처진다. 버섯의 자루에 있는 종 모양의 균모 내부에서 노란색, 황적색, 연한 홍색을 띠는 그물 모양의 레이스와 비슷한 망토가 펼쳐진다. 자루의 길이는 15~18cm, 굵기는 2~3cm이며, 표면은 백황색이고 매끄럽지 않다. 밑부분에 덮여 있는 올리브색의 끈적이는 물질에서 고약한 냄새가 난다. 포자의 크기는 3.5~4.5×1.5~2㎛이고 타원형이다.

약용, 식용여부
식용한다고는 하나 불분명하다.

노란분말그물버섯

Pulveroboletus rabenelii (Rerk. et Curt.) Murr.
담자균문 균심아강 주름버섯목 그물버섯과 분말그물버섯속의 버섯

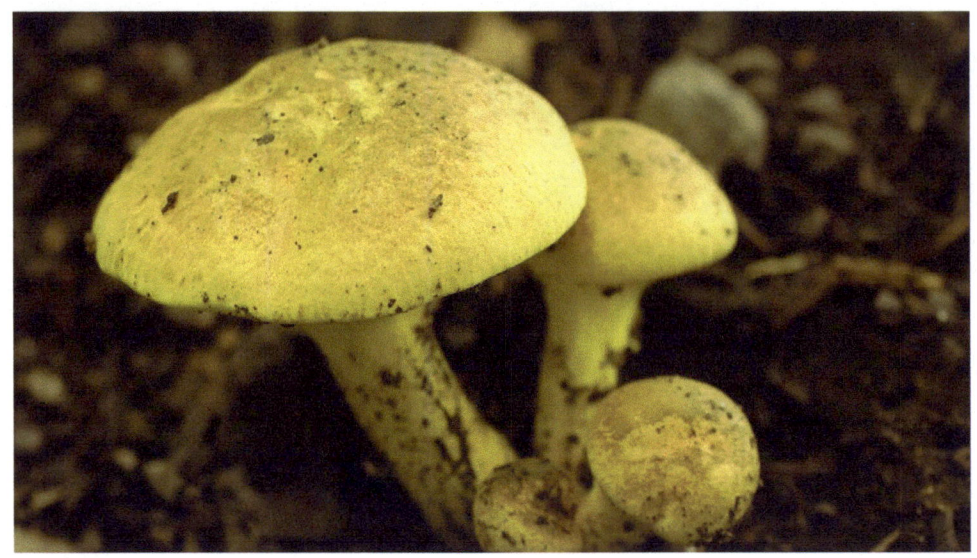

분포지역
한국, 일본, 중국, 북아메리카

서식장소/자생지
여름에서 가을사이에 활엽수림 또는 침엽수림의 땅에 단생 또는 군생한다

크기
지름 3~10cm, 높이 3~10cm

생태와 특징
노란분말그물버섯의 갓은 지름 3~10cm 정도로 둥근 산모양에서 성장하면서 편평한 모양으로 된다. 갓 표면은 조금 끈적거리며, 노란색의 분말 가루로 덮여 있고, 가운데는 약간 갈색을 띤다. 조직은 백색 또는 황색이나 상처를 입으면 청색으로 변한다. 관공은 끝붙은관공형으로 황색에서 검은 갈색으로 된다. 대의 길이는 3~10cm 정도이며, 속은 조직으로 차 있으며, 표면은 노란색의 가루로 덮여 있다. 노란색의 거미집 막으로 덮였다가 대 위쪽에 턱받이만 남고 나중에 없어진다. 포자문은 황록색이며, 포자모양은 긴 방추형이다.

약용, 식용여부
식용가능하다.

노랑끈적버섯

Cortinarius tenuipes (Hongo) Hongo
담자균문 주름균아문 주름균강 주름버섯목 끈적버섯과 끈적버섯속의 버섯

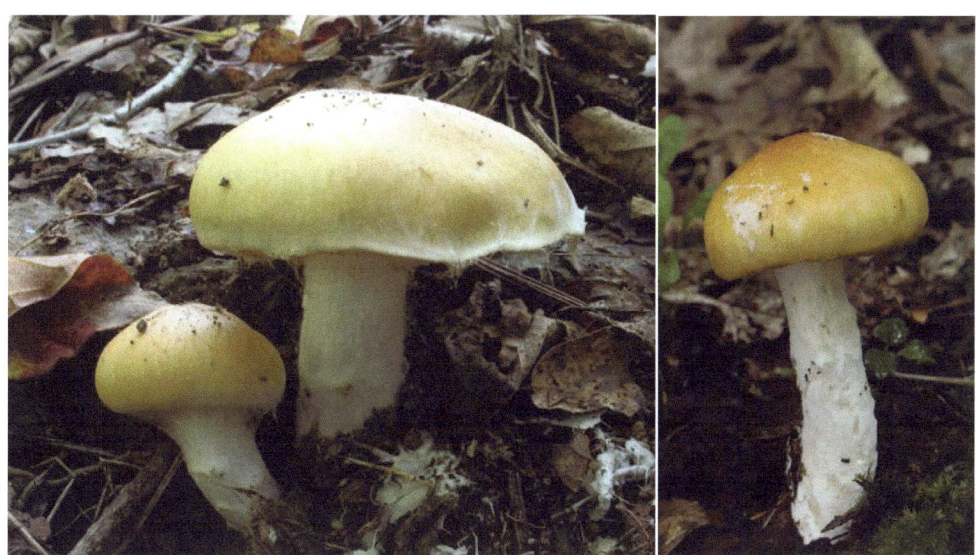

분포지역
한국, 북한, 중국, 유럽

서식장소/자생지
참나무류의 숲의 땅이나 소나무와의 혼효림에 군생

크기 지름 4~8cm, 높이 6~10cm, 굵기는 7~11mm

생태와 특징
균모의 지름은 4~8cm로 둥근산모양에서 차차 평평하게 펴지며 중앙이 약간 둔하게 돌출한다. 표면은 습기가 있을 때는 약간 점성이 있고 황토색을 띤 오렌지색-오렌지황색으로 중앙부는 갈색을 띤다. 가장자리는 흰색이며 비단 같은 피막의 파편을 부착하지만 소실되기 쉽다. 균모가 펴질 때 균모와 자루 사이에 갈색을 띤 거미집막 모양의 막질과 연결된다. 살은 흰색이다. 주름살은 자루에 대하여 바른주름살 또는 올린주름살로 유백색에서 연한 황갈색-계피색으로 되며 폭은 중간 정도이고 촘촘하다.

약용, 식용여부
식용버섯이며, 볶음 해 먹기에 적합하다.
각종 야채류와 함께 익혀 간장이나 소금으로 무쳐 맛을 낸다. 야채류와 함께 버터, 식용유로 볶아서 먹어도 좋다.

노란소름그물버섯

Leccinum aurantiacum (Bull.) S. F. Gray
담자균문 주름균아문 주름균강 그물버섯목 그물버섯과 껄껄이그물버섯속

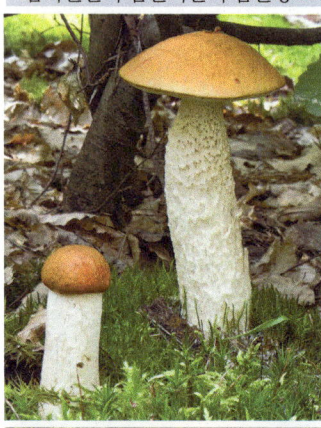

분포지역
북한, 일본, 중국, 유럽, 북아메리카

서식장소 / 자생지 사스래나무, 전나무, 가문비나무로 이루어진 숲과 잣나무 등으로 이루어진 활엽수림 속의 땅

크기 버섯 갓 지름 4~20㎝, 버섯 대 지름 1~5㎝, 길이 5~20㎝

생태와 특징
여름에서 가을까지 사스래나무, 전나무, 가문비나무로 이루어진 숲과 잣나무 등으로 이루어진 활엽수림 속의 땅에 여기저기 흩어져 자란다. 버섯 갓은 지름 4~20㎝로 반구 모양 또는 만두 모양이고 가운데가 약간 볼록하다.

약용, 식용여부
식용할 수 있다.

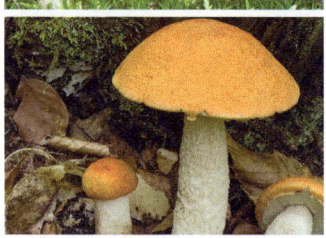

노란털돌버섯

Descolea flavoannulata (Lj.N. Vassiljeva) E. Horak
담자균문 주름균아문 주름균강 주름버섯목 소똥버섯과 돌버섯속

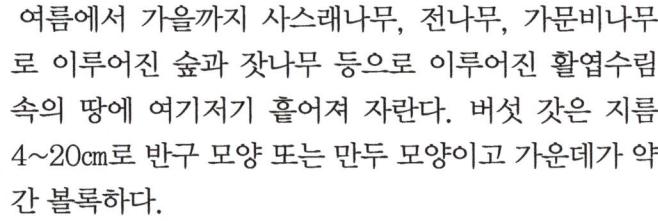

분포지역 한국, 일본, 소련
서식장소/ 자생지 침엽수림과 활엽수림의 땅
크기
갓 지름 5~8㎝, 버섯대 굵기 7~10㎜, 길이 6~10㎝

생태와 특징
가을철 침엽수림과 활엽수림의 땅에서 자란다. 버섯 갓은 지름 5~8㎝이며 처음에 공 모양이다가 둥근 산 모양으로 변하고 나중에 편평해지면서 가운데가 볼록해진다. 갓 표면은 황토색 또는 어두운 황갈색으로 노란색 솜털처럼 생긴 외피막의 잘린 조각들이 여기저기 흩어져 있으며 점성이 없고 방사상 주름이 있다. 살은 흰색 또는 연한 황갈색이다.

약용, 식용여부
식용할 수 있다.

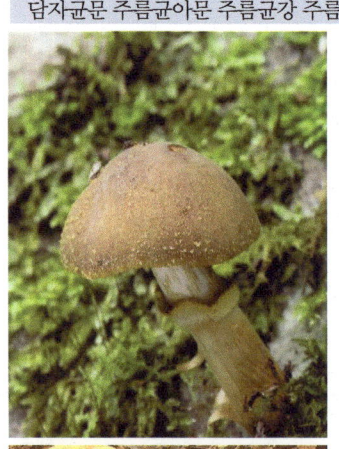
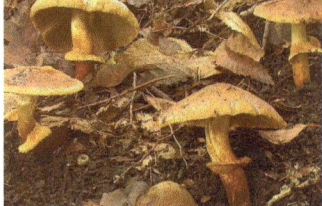

노랑먹물버섯

Coprinus radians (Desm.) Fr.
담자균문 진정담자균강 주름버섯목 먹물버섯과 먹물버섯속

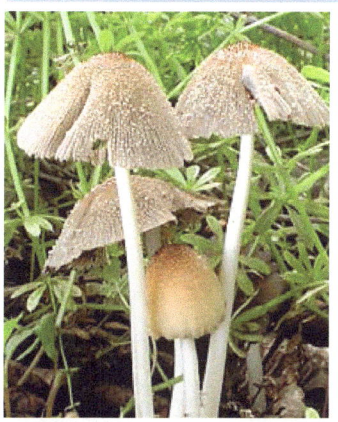

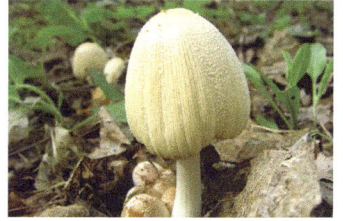

분포지역
한국 등 북반구 일대
서식장소/ 자생지 나무의 이끼류, 활엽수의 썩은 나무 위
크기 버섯갓 지름 2~3cm, 버섯대 굵기 3~4mm, 길이 2~5cm
생태와 특징
여름부터 가을까지 나무의 이끼류, 활엽수의 썩은 나무에 뭉쳐서 자라거나 무리를 지어 자란다. 버섯갓은 지름 2~3cm로 처음에 달걀 모양이다가 종 모양이나 원뿔 모양으로 변하고 나중에 편평해지며 가장자리는 위로 감긴다. 갓 표면은 황갈색이고 솜털 모양 또는 껍질 모양의 비늘조각으로 덮여 있으며 가장자리에는 방사상의 줄무늬 홈이 있다.
약용, 식용여부
어린 것은 식용 가능하지만 맛이 없다.

노루버섯

Pluteus cervinus (Schaeff. ex Fr.) Quel.
담자균문 담자균아문 진정담자균강 주름버섯목 닭알독버섯과 난버섯속

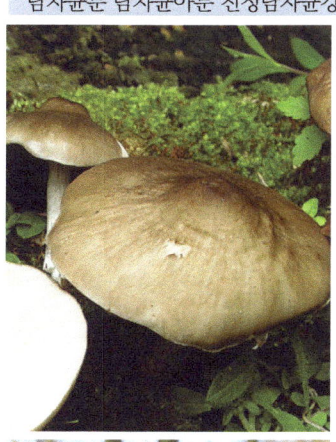

분포지역 북한, 일본, 중국, 유럽
서식장소 / 자생지
활엽수림 또는 혼합림 속의 땅이나 썩은 나무
크기 지름 5~9cm, 대 지름 0.4~1.2cm, 길이 5~10cm
생태와 특징
봄에서 가을까지 활엽수림 또는 혼합림 속의 땅이나 썩은 나무에 여기저기 흩어져 자라거나 한 개씩 자란다. 버섯 갓은 지름 5~9cm로 처음에 종 모양이다가 나중에 넓적한 둥근 산 모양을 거쳐 나중에는 거의 편평해지며 가운데가 약간 봉긋해진다. 갓 표면은 축축하면 약간의 점성을 띠고 잿빛 밤색으로 가운데로 갈수록 어두워지며 밋밋한 편이거나 부채 모양의 섬유 무늬 또는 작은 비늘로 덮여 있다.
약용, 식용여부 식용할 수 있다. 항종양 작용이 있다.

노랑쥐눈물버섯

Coprinus radians (Desm.) Fr.
담자균문 진정담자균강 주름버섯목 먹물버섯과 먹물버섯속

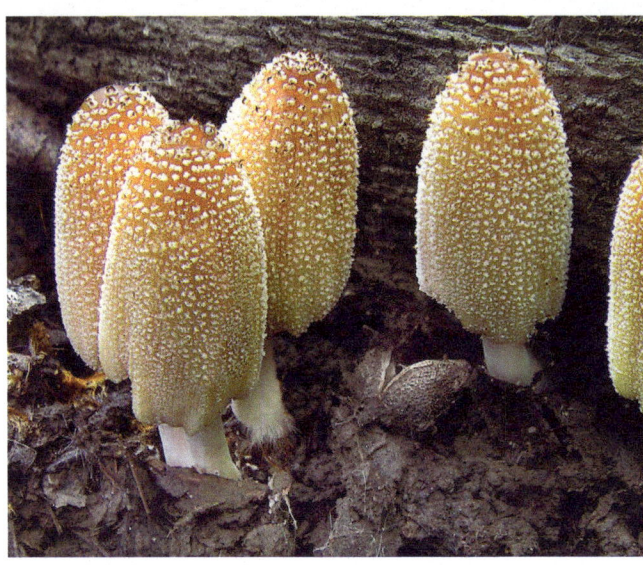
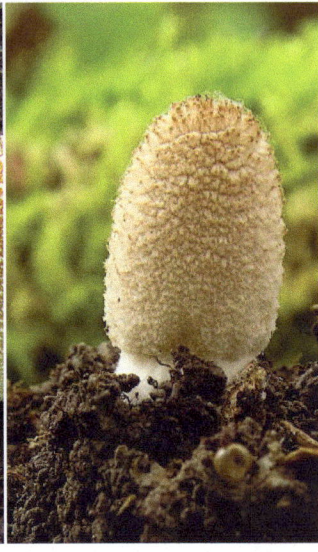

분포지역
한국 등 북반구 일대

서식장소/ 자생지
나무의 이끼류, 활엽수의 썩은 나무 위

크기
버섯갓 지름 2~3cm, 버섯대 굵기 3~4mm, 길이 2~5cm

생태와 특징
여름부터 가을까지 나무의 이끼류, 활엽수의 썩은 나무에 뭉쳐서 자라거나 무리를 지어 자란다. 버섯갓은 지름 2~3cm로 처음에 달걀 모양이다가 종 모양이나 원뿔 모양으로 변하고 나중에 편평해지며 가장자리는 위로 감긴다. 갓 표면은 황갈색이고 솜털 모양 또는 껍질 모양의 비늘조각으로 덮여 있으며 가장자리에는 방사상의 줄무늬 홈이 있다. 주름살은 흰색에서 자줏빛을 띤 검은색으로 변한다.

약용, 식용여부
식용버섯이다.
어린 것은 식용 가능하지만 맛이 없다.

노루궁뎅이버섯

Hericium erinaceus (Bull.) Pers. H. caput-medusae (Bull.) Quel.
담자균문 주름균아문 주름균강 무당버섯목 가시버섯과 노루궁뎅이속

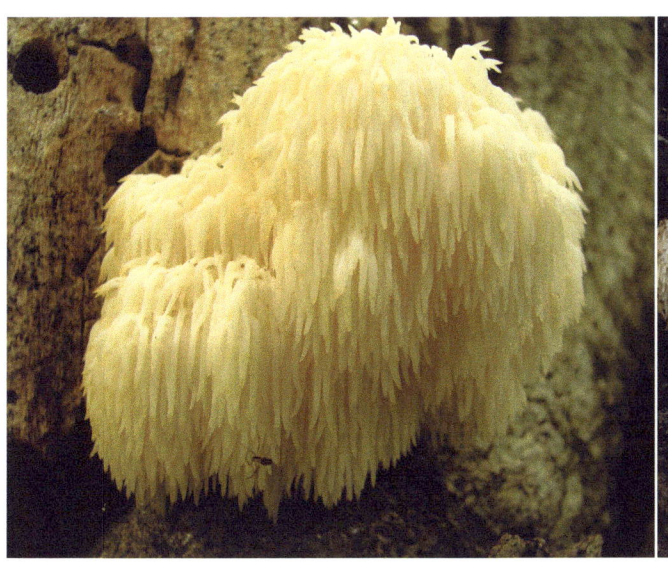
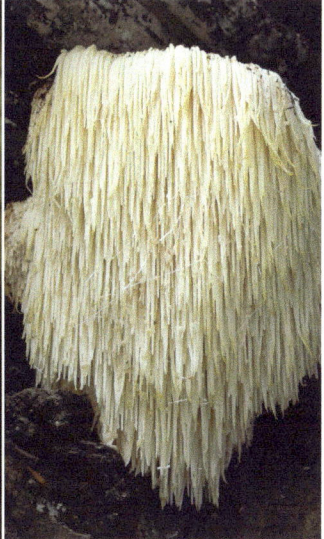

분포지역
한국, 북반구 온대 이북

서식장소/ 자생지
활엽수의 줄기

크기
지름 5~20cm

생태와 특징
여름에서 가을까지 활엽수의 줄기에 홀로 발생하며, 부생생활을 한다. 노루궁뎅이의 지름은 5~20cm 정도로 반구형이다. 윗면에는 짧은 털이 빽빽하게 나 있고, 전면에는 길이 1~5cm의 무수한 침이 나 있어 고슴도치와 비슷해 보인다. 처음에는 백색이나 성장하면서 황색 또는 연한 황색으로 된다. 조직은 백색이고, 스펀지상이며, 자실층은 침 표면에 있다. 포자문은 백색이며, 포자모양은 유구형이다.

약용, 식용여부
식용버섯이다.
식용과 약용이고 항암 버섯으로 이용하며, 농가에서 재배도 한다.

노랑난버섯

Pluteus leonius (Schaeff.) Kummer
담자균문 주름균아문 주름균강 주름버섯목 난버섯과 난버섯속

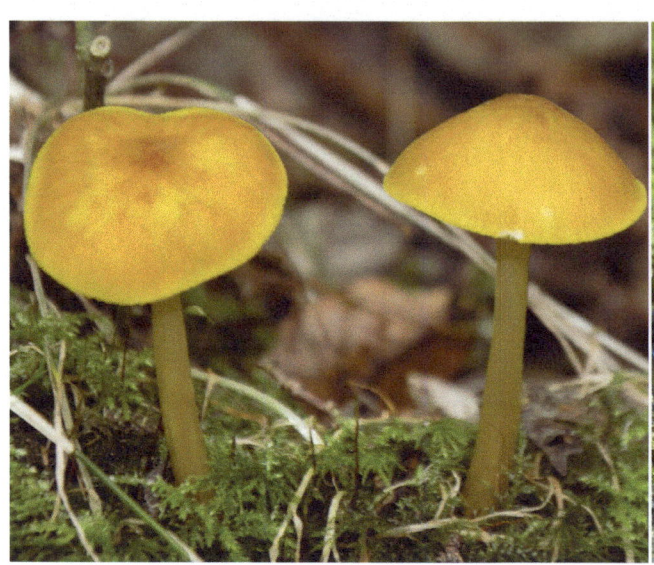
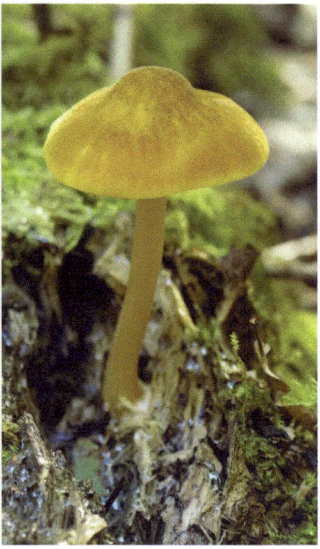

분포지역
한국, 동아시아, 유럽, 북미

서식장소/ 자생지
활엽수의 고목, 썩은 나무 등

크기
갓 지름 3~6cm, 대 길이 3~8cm

생태와 특징
봄부터 가을에 걸쳐 활엽수의 고목, 썩은 나무 등에 무리지어 나거나 홀로 발생한다. 노란난버섯의 갓은 지름이 3~6cm 정도이며, 처음에는 종형이나 성장하면서 중앙볼록편평형이 된다. 갓 표면은 밝은 황색이며, 습할 때 가장자리 쪽으로 방사상의 선이 보인다. 주름살은 떨어진주름살형이며, 빽빽하고, 처음에는 백색이나 성장하면서 연한 홍색이 된다. 대의 길이는 3~8cm 정도이며, 백색이고, 위 아래 굵기가 비슷하고, 아래쪽에 연한 갈색의 섬유상 인편이 있으며, 속은 처음에 차 있으나 성장하면서 빈다. 조직은 백색이다. 포자문은 연한 홍색이며, 포자모양은 유구형이다. 갓이 밝은 난황색 또는 황금색인 것도 있으며 잘 썩은 참나무류의 목재에서 발생하는 버섯이다.

약용, 식용여부
식용으로 맛은 보통이다.

노랑느타리버섯(노란버섯)

Pleurotus cornucopiae var. citrinopileatus (Singer) Ohira
담자균문 주름균아문 주름균강 주름버섯목 느타리과 느타리속

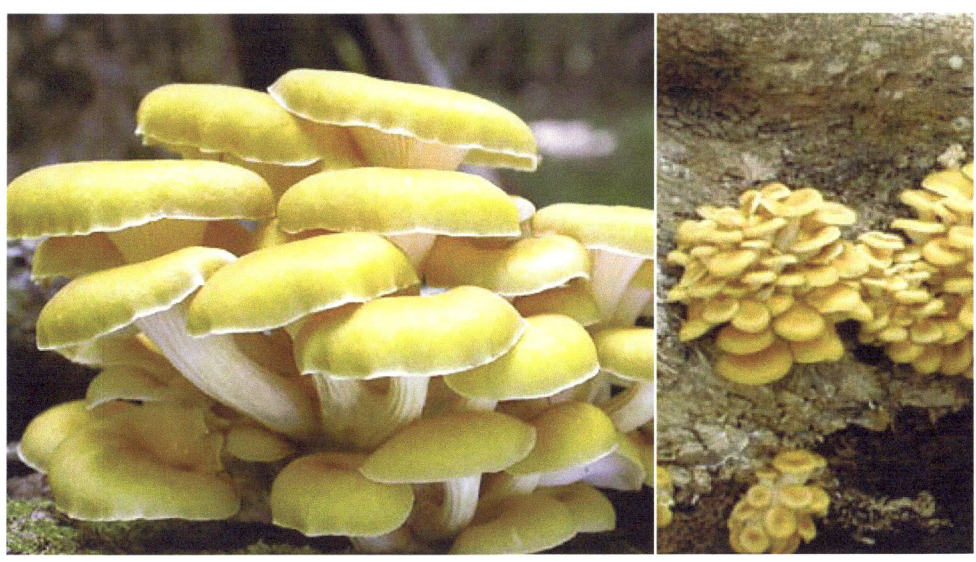

분포지역
한국, 일본

서식장소/자생지
활엽수의 넘어진 나무나 그루터기 또는 오래된 살아 있는 나무에 군생, 속생

크기
버섯갓 지름 2~9cm, 버섯대 높이 2~5cm

생태와 특징
여름부터 가을에 걸쳐 활엽수의 쓰러진 나무 또는 그루터기 등에 무리를 지어 자란다. 자실체는 한 그루에서 집단으로 발생하며 전체가 지름 15cm, 높이 10cm에 이른다. 갓 표면은 축축하고 밋밋하며 노란색 또는 연한 노란색으로 가운데 또는 가장자리에 흰색 섬유처럼 생긴 솜털 모양의 비늘조각이 붙어 있다. 살은 흰색이며 밀가루 냄새가 난다. 주름살은 내린주름살로 처음에 흰색이다가 노란색으로 변한다.

약용, 식용여부
식용버섯이다.
부드러운 맛과 향으로 여러 가지 요리에 사용되고 있다. 항고혈압, 항산화, 골질환 예방 등의 효능이 있어 기능성 버섯으로 주목받고 있다.

녹슬은비단그물버섯

Suillus laricinus (Berk. in Hook.) O. Kuntze
담자균류 주름버섯목 그물버섯과 비단그물버섯속의 버섯

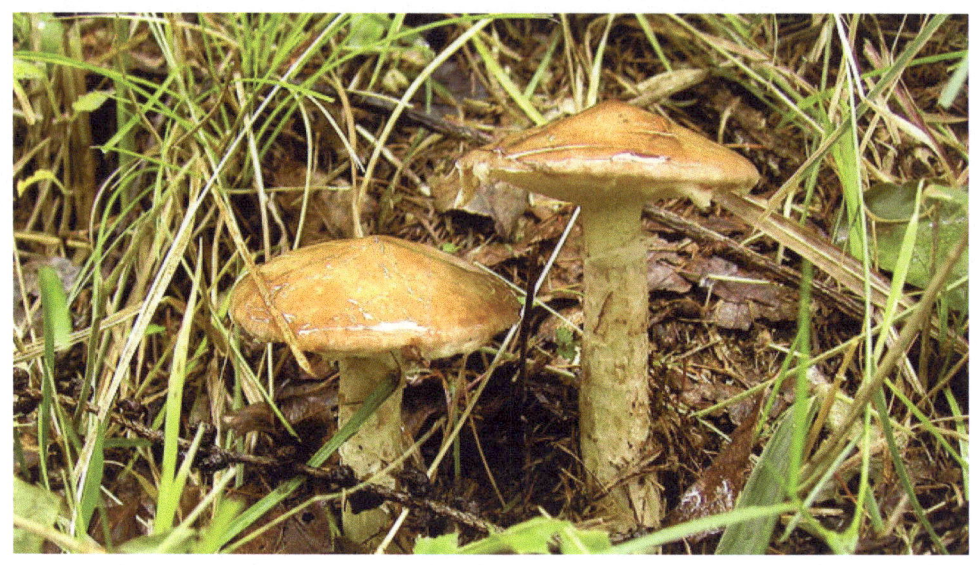

분포지역
한국, 일본, 중국, 시베리아, 유럽, 북아메리카 등

서식장소/자생지
여름에서 가을사이에 낙엽송림의 땅에 군생한다.

크기
지름 5~10cm, 길이5~9cm

생태와 특징
갓의 표면은 끈적기가 많고, 백색 또는 회색 바탕에 녹색 또는 황색을 띤 암갈색의 반점이 있으며, 가운데는 진하나 나중에 퇴색한다. 살은 백색인데 청색으로 변색하지 않는다. 관은 백색에서 회색을 거쳐 암녹색으로 된다. 구멍은 다각형이고 대형이다. 자루는 길이5~9cm이고 굵기는 1~2cm로 백색에서 연한 녹갈색으로 되며 끈적기가 있고, 상부는 그물눈무늬를 나타낸다. 턱받이는 백색 또는 갈색이다. 포자의 크기는 $10~13 \times 3.5~4 \mu m$이다.

약용, 식용여부
식용버섯이다.
쓴맛이 없고 육질이 단단하고 맛이 좋다.

누룩젖버섯

Lactarius flavidulus Imai
담자균문 무당버섯목 무당버섯과 젖버섯속의 버섯

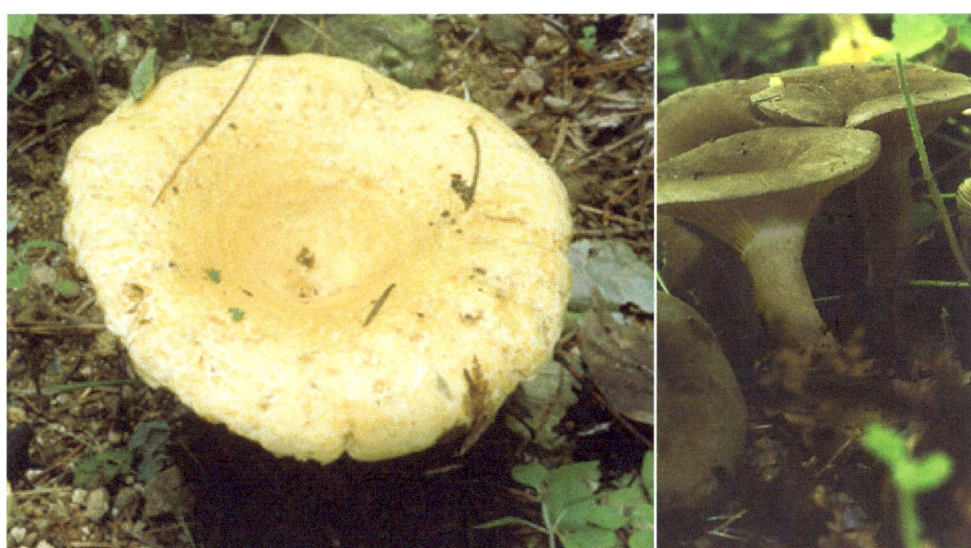

분포지역
한국, 일본

서식장소/자생지
전나무 등 침엽수림의 땅

크기 지름 6~15cm, 굵기 1.5~3cm, 높이 5~6 cm

생태와 특징
가을철 전나무 등 침엽수림의 땅에 무리를 지어 자란다. 버섯갓은 지름 6~15cm로 처음에 가운데가 파인 둥근 산 모양이다가 나중에 깔때기 모양으로 변한다. 갓 표면은 흰색 또는 연한 노란색으로 점섬이 있으며 가장자리에 털이 짧게 나 있다. 주름살은 내린주름살로 촘촘히 나며 처음에 흰색이다가 연한 노란색으로 변한다.

버섯대는 굵기 1.5~3cm, 길이 5~6cm로 아랫부분이 가늘고 짧으며 버섯갓과 색이 같다. 젖은 흰색이지만 점차 청록색으로 변하므로 주름살에 청록색 얼룩이 있다. 맛은 맵지 않다.

약용, 식용여부
식용버섯이다.
볶음, 구이, 국, 찜요리 등에 다 어울린다.

눈빛꽃버섯(눈빛처녀버섯)

Hygrocybe virginea(wulf.) ort.&watl.]
담자균류 주름버섯목 벚꽃버섯과 벚꽃버섯속의 버섯

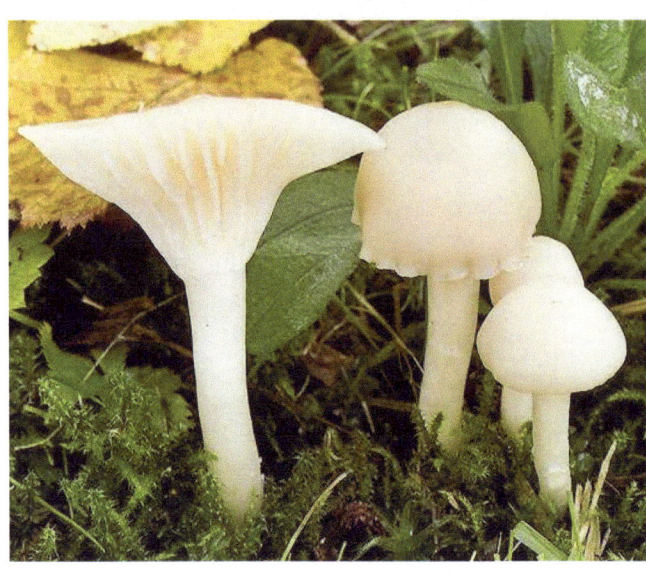
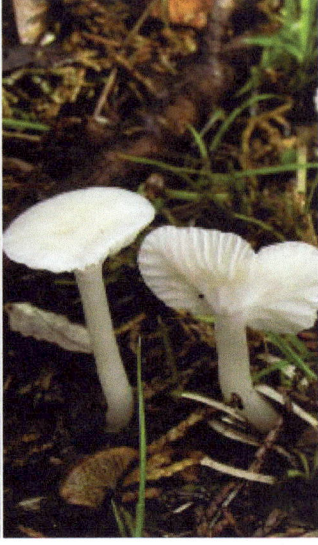

분포지역
한국, 일본, 유럽, 북아메리카에 분포한다.

서식장소/자생지
여름~겨울에 낙엽송(잎갈나무), 활엽수림, 목장, 풀밭 등에 군생한다.

크기
지름 2~5cm, 길이 3~4cm

생태와 특징
갓은 지름 2~5cm로 상부가 돌출하나 차차 편평해지며 한쪽으로 기운다. 표면은 가운데가 약간 회색이고 습기가 있을 때는 점성이 있으며 마르면 평활하고 가장자리는 직선상이다. 자실체 전체가 상아처럼 희고 조직은 백색이며 습기가 있으면 투명하다. 주름살은 백색의 활모양의 내린형이며 폭이 넓고 성기며 연락맥이 있다.

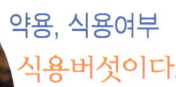

약용, 식용여부
식용버섯이다.
작은 버섯이나 담백하고 냄새가 없어 폭넓게 이용된다. 대 끝에 낙엽송 잎이나 흙이 묻어나므로 채취 시 대하부를 자르는 것이 좋다.

느타리버섯

Pleurotus ostreatus (Jacq.) P. Kumm.
담자균문 주름균아문 주름균강 주름버섯목 느타리과 느타리속

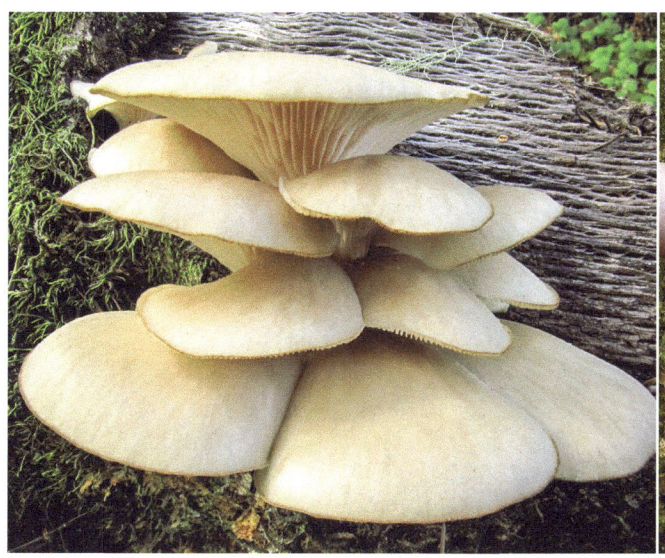
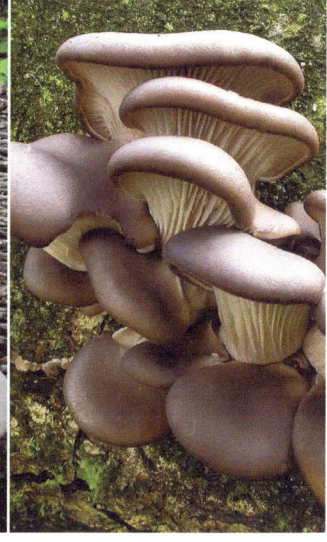

분포지역
전세계

서식장소/자생지
활엽수의 고목

크기 갓 나비 5~15cm

생태와 특징
활엽수의 고목에 군생하며, 특히 늦가을에 많이 발생한다. 갓은 나비 5~15cm로 반원형 또는 약간 부채꼴이며 가로로 짧은 줄기가 달린다. 표면은 어릴 때는 푸른빛을 띤 검은색이지만 차차 퇴색하여 잿빛에서 흰빛으로 되며 매끄럽고 습기가 있다. 살은 두텁고 탄력이 있으며 흰색이다. 주름은 흰색이고 줄기에 길게 늘어져 달린다.

약용, 식용여부
식용버섯이다.
국거리, 전골감 등으로 쓰거나 삶아서 나물로 먹는 식용버섯이며, 인공 재배도 많이 한다.
느타리버섯을 정제한 진액은 여러가지 효능을 발휘한다.

느티만가닥버섯

Hypsizygus marmoreus (Peck) H.E. Bigelow
담자균문 주름균아문 주름균강 주름버섯목 만가닥버섯과 느티만가닥버섯속

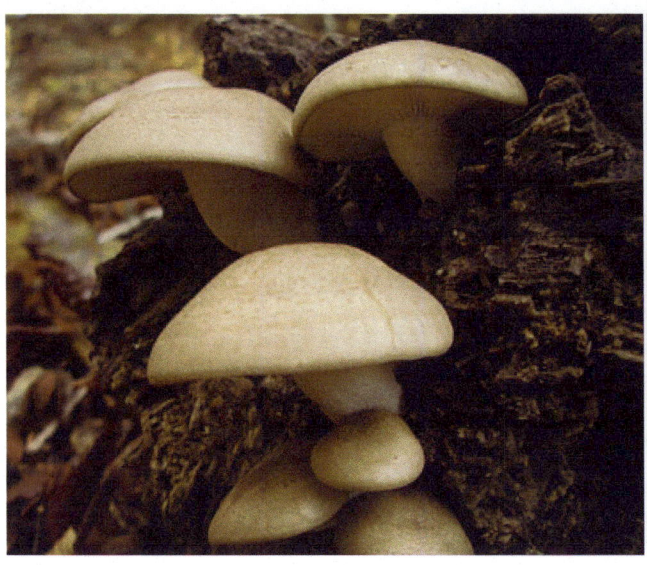 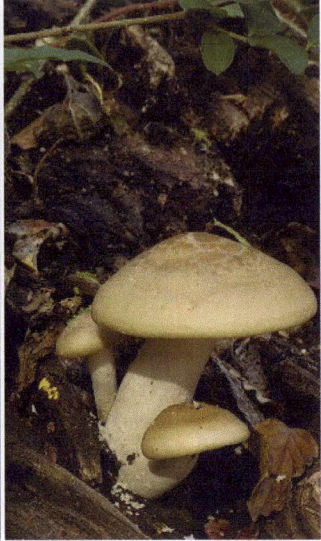

분포지역
한국, 동남아시아, 유럽

서식장소/자생지 느릅나무 등의 활엽수 고사목 그루터기

크기 버섯갓 지름 5~15cm

생태와 특징
가을에 느릅나무 등 말라 죽은 활엽수 고목이나 그루터기에서 무리지어 자생한다. 그래서 만가닥버섯으로 부른다. 버섯 갓의 지름은 5~15cm이고 어릴 때 둥근 단추모양 또는 반구 모양으로 자라다가 성숙해지면 펼쳐진다. 어릴 때의 갓 표면은 짙은 크림색이지만, 자라면서 점점 옅어진다. 건조해지면 갓 표면이 거북의 등처럼 갈라진다.

약용, 식용여부
식용버섯이다.
어린 것은 맛과 향이 좋다고 하지만 노균은 그 조직(살)이 다소 질긴 편이다. 조직이 연하고 담백해 깨끗한 물에 씻어서 버섯전골 요리로 이용한다. 소고기를 먹을 때, 만가닥버섯은 식이섬유가 풍부하여, 소고기 섭취로 인한 혈중 콜레스테롤을 없애는 작용을 한다.

다람쥐눈물버섯

Psathyrella piluliformis (Bull.) P.D. Orton
담자균문 주름균아문 주름균강 주름버섯목 눈물버섯과 눈물버섯속

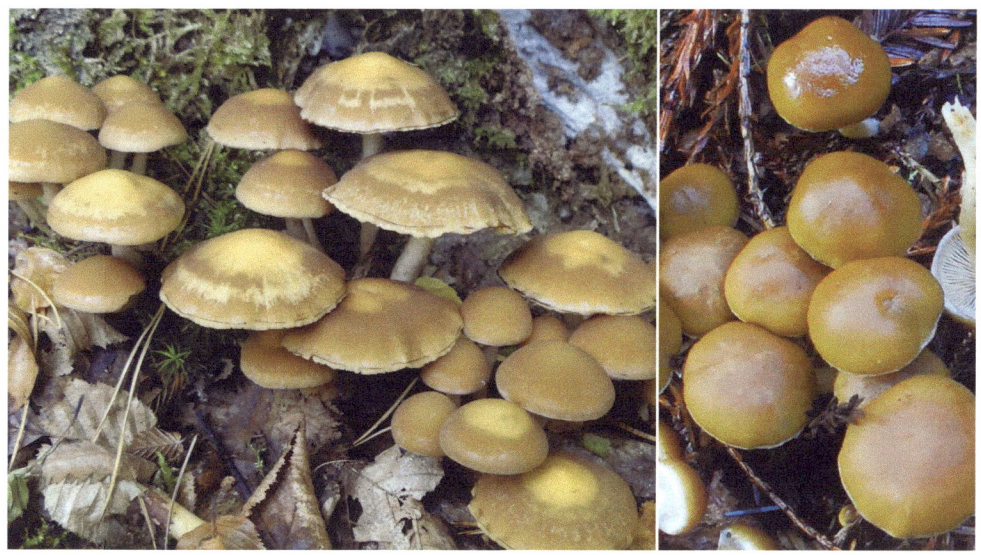

분포지역
한국(백두산), 중국, 일본, 유럽, 북아메리카

서식장소/자생지
활엽수의 썩은 나무 또는 그 부근에 무리를 짓거나 뭉쳐서 나며 부생생활을 한다.

크기
지름 2.5~5cm, 높이 3~6cm, 굵기는 0.3 ~ 0.5cm

생태와 특징
균모의 지름은 2.5~5cm이고, 반구형 또는 둥근 산 모양을 거쳐 편평한 모양으로 된다. 표면은 습기가 있을 때는 방사상의 주름이 있고 검은 갈색 또는 계피색이며, 마르면 연한 황토색으로 된다. 가장자리는 습기가 있을 때 줄무늬 선을 나타낸다. 주름살은 올린 주름살로 가끔 물방울을 분비하고 연한 회갈색에서 흑갈색으로 된다. 내피막은 백색이고 턱받이는 없다. 자갈색 또는 흑색을 띠며 발아공이 있다.

약용, 식용여부
식용버섯이다. 식용가치는 별로 없고 약한 환각성 독성분을 함유하고 있다.

다박잎새버섯

Grifola albicans Imazeki
담자균문 주름균아문 주름균강 구멍장이버섯목 왕잎새버섯과 잎새버섯속

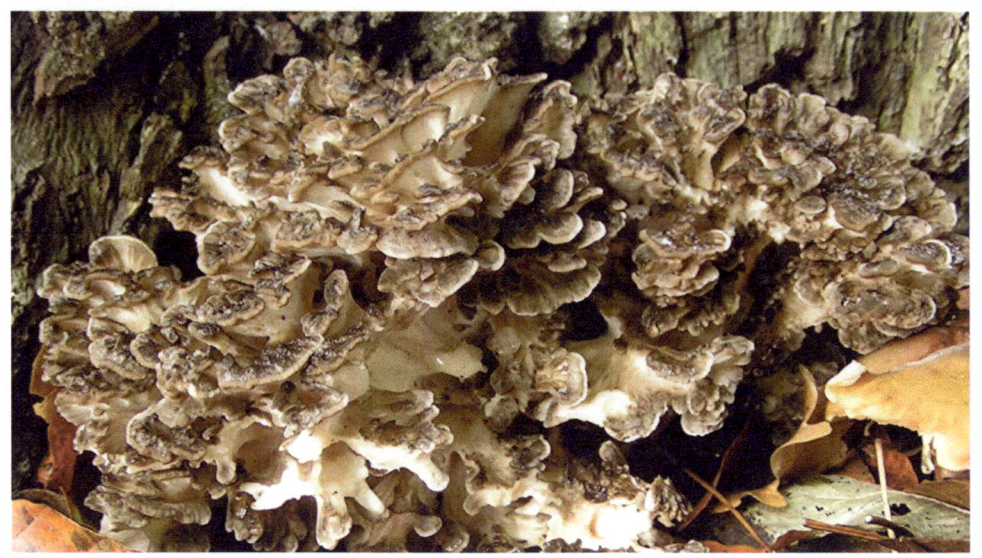

분포지역
한국, 북한, 일본, 중국

서식장소/자생지
가을에 참나무류 등 활엽수류 생입목, 고사목의 밑동부위에서 사물기생하여 다발로 발생한다.

크기
지름 2~5cm, 두께 2~4mm

생태와 특징
일 년 내내 참나무 등의 줄기와 가지 끝에 뭉쳐서 자란다. 버섯갓은 폭 2~5cm, 두께 2~4mm이며 부채 또는 주걱처럼 생겼고 여러 개가 집단을 이루고 있어 전체 크기가 30cm 정도이다. 갓 가장자리는 얇고 물결처럼 생겼다. 갓 표면은 흰색에 가깝지만 차차 연한 회색이나 밤색으로 변한다. 살은 흰색이고 물을 많이 머금어 무르며 쉽게 부서진다.

약용, 식용여부
맛과 향이 좋은 식용버섯이다.
항종양, 면역증강, 항산화, 항고혈압, 혈당조절 효과가 있고 자양강장에도 좋다.

다발방패버섯

Albatrellus confluens (Pers.) Antonin, Halling & Noordel.
담자균문 주름균아문 주름균강 무당버섯목 방패버섯과 방패버섯속

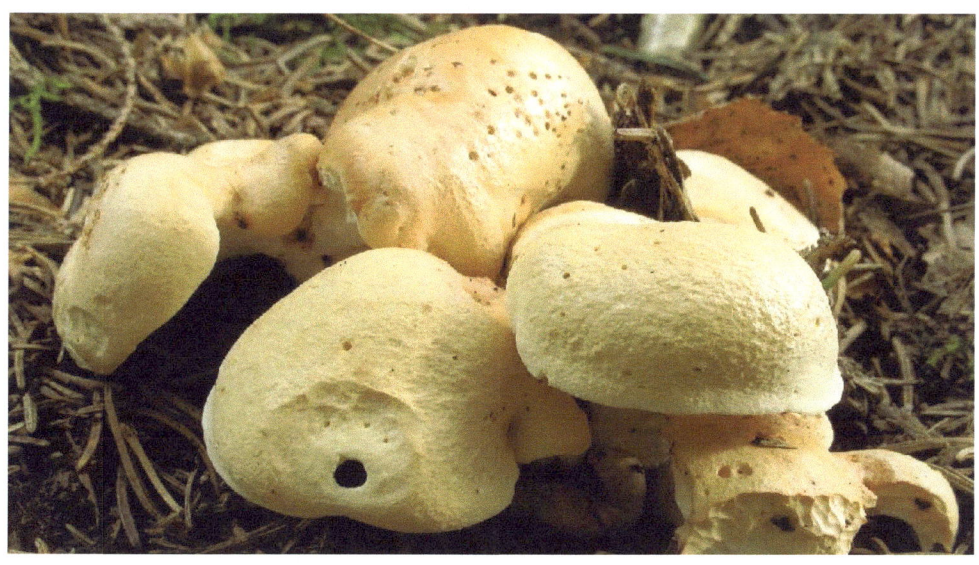

분포지역
한국, 중국, 일본, 유럽, 북아메리카

서식장소/자생지
소나무 숲이나 전나무, 독일가문비 등 침엽수림의 땅에 발생

크기
지름 5~10cm, 높이 3~10cm, 굵기 1~3cm

생태와 특징
자실체는 자루가 있다. 보통 관공의 밑동에서 여러 개가 엉켜서 자라며 직경 20cm 이상에 달하는 큰 집단이 되기도 한다. 균모는 부채꼴-혀모양인데 서로 눌려서 모양이 현저히 일그러지기도 한다. 개별적인 것은 균모의 폭은 5~10cm, 두께는 1~3cm로 표면은 털이 없고 밋밋하며 황백색-살갗색이다. 가장자리는 얇고 물결모양으로 꾸불꾸불해진다. 살은 흰색-크림색이다. 관공은 자루에 대하여 내린관공이며 길이 1~5mm로 흰색-크림색이다. 구멍은 원형 또는 다각형이고 2~4/mm개이다. 자루의 길이는 3~10cm, 굵기는 1~3cm로 균모의 가장자리 쪽에 붙는다.

약용, 식용여부
식용하는 경우도 있으나 두드러기 등 부작용이 있다.

다색끈적버섯

Cortinarius variecolor (Pers. Fr.) Fr.
담자균문 주름버섯목 끈적버섯과 끈적버섯속의 버섯

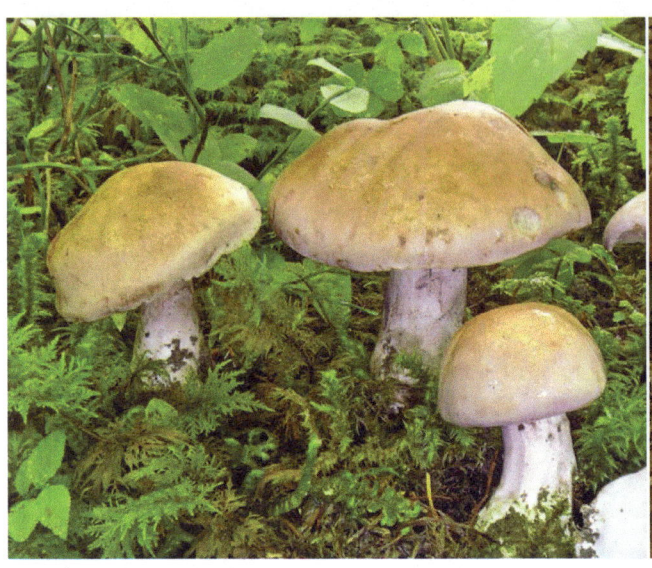
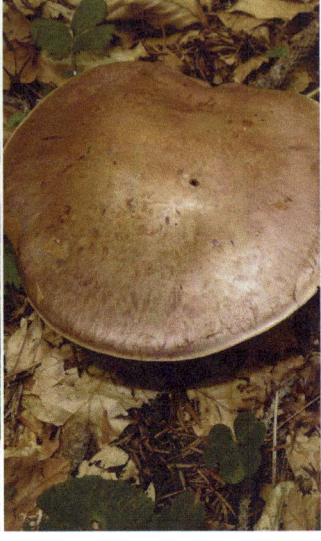

분포지역
한국, 중국, 유럽, 북반구 일대

서식장소/자생지
침엽수림 속의 땅 위

크기
지름 6~13cm, 높이 8~9cm 굵기 1.5~2cm

생태와 특징
가을철 침엽수림 속의 땅 위에 한 개씩 자란다. 버섯갓은 지름이 6~13cm이며 처음에 호빵 모양이다가 차차 편평해진다. 갓 표면은 갈색이고 가장자리로 갈수록 자주색이며, 축축하면 점성이 있고 건조하면 섬유처럼 변한다. 살은 두껍고 처음에 청자색이지만 나중에 색이 변한다. 주름살은 바른주름살로 촘촘하고 청자색에서 육계색으로 변하며, 가장자리는 물결 모양이다.

버섯대는 길이 8~9cm로 뿌리부근은 불룩하다. 버섯대 표면은 섬유처럼 보이고 연한 청자색에서 차차 갈색으로 변한다. 홀씨는 9~10.5×5~6㎛의 아몬드 모양이고 사마귀같은 돌기로 덮여 있다.

약용, 식용여부
식용할 수 있다.

다색벚꽃버섯(붉은무리버섯)

Hygrophorus russula (Schaeff.) Kauffman
담자균문 주름균아문 주름균강 주름버섯목 벚꽃버섯과 벚꽃버섯속

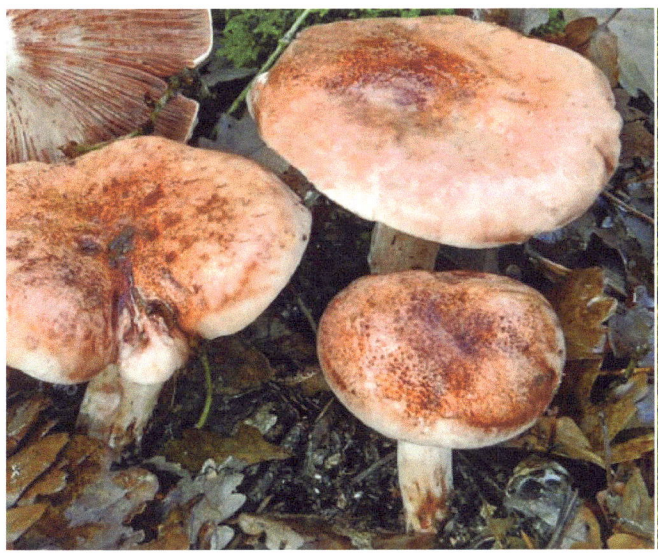
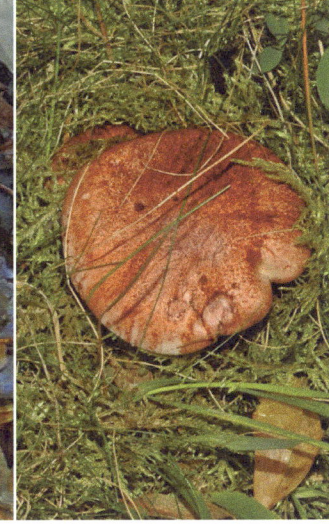

분포지역
한국, 북한 등 북반구 온대

서식장소/자생지
활엽수림의 흙

크기
버섯 갓 지름 5~12cm, 버섯 대 길이 3~8cm, 굵기 1~3cm

생태와 특징
벚꽃버섯이라고도 한다. 여름에서 가을까지 활엽수림의 흙에 무리를 지어 자란다. 버섯 갓은 지름 5~12cm로 처음에 둥근 산 모양이다가 나중에 편평해지지만 가운데가 봉긋하다. 갓 표면은 점성이 있지만 빨리 건조되는데, 가운데와 가장자리는 어두운 붉은색 또는 포도주색이고 약간 검은색의 작은 비늘조각이 있다. 살은 흰색으로 연한 홍색의 얼룩이 있다. 주름살은 바른주름살 또는 내린주름살로 약간 촘촘한 편이며 흰색 또는 연한 홍색이고 버섯갓과 같은 얼룩이 있다. 버섯 대는 길이 3~8cm, 굵기 1~3cm로 섬유처럼 보이며 처음에 흰색이다가 어두운 홍색으로 변하고 속이 차 있다.

약용, 식용여부
식용할 수 있다.

단심벚꽃버섯(포도벚꽃버섯)

Hygropborus arbustivus Fr.
담자균문 주름버섯목 벚꽃버섯과 벚꽃버섯속의 버섯

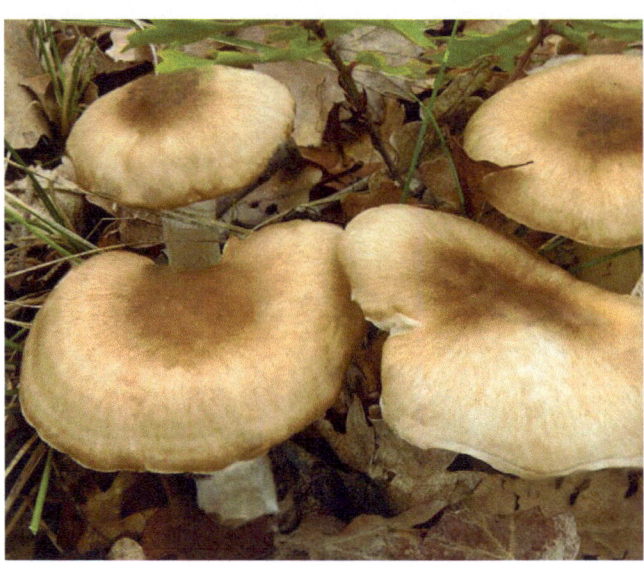
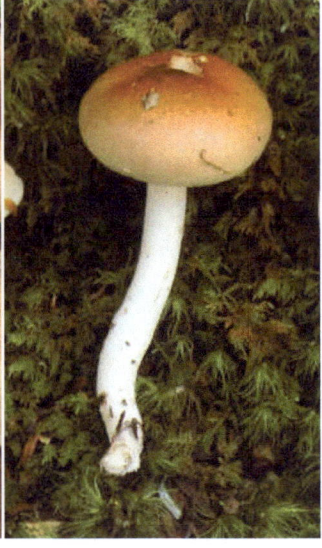

분포지역
한국, 일본, 중국, 러시아, 유럽, 아프리카

서식장소/자생지
활엽수림의 흙

크기
지름 3~7cm, 굵기 3~7mm, 높이 5~10cm

생태와 특징
여름철 활엽수림 속의 땅에 무리를 지어 자란다. 버섯갓은 지름 3~7cm이며 처음에 둥근 산 모양이다가 나중에 편평해지며 가운데가 봉긋하다. 갓 표면은 축축하면 점성이 있으며 부드러운 털로 덮여 있는 것처럼 보이고 가운데는 적갈색이지만 가장자리는 색이 연한다. 살은 흰색이지만 버섯갓 아래는 조금 갈색빛을 띤다. 주름살은 바른 주름살이거나 약간 내린 주름살이며 촘촘하고 흰색이다. 버섯대는 굵기 3~7mm, 길이 5~10cm이며 표면은 축축하면 점성이 있고 흰색 바탕에 윗부분이 잔 가루로 덮여 있다. 홀씨는 7~9×4.5㎛의 타원형이고 사마귀 점처럼 생긴 잔 돌기가 있는 것도 있다.

약용, 식용여부
식용버섯이다. 특별한 맛은 없다. 염장했다가 겨울에 먹는다.

단풍애기버섯

Collybia acervata (Fr.) P. Kumm.
담자균문 주름균아문 주름균강 주름버섯목 솔밭버섯과 꽃애기버섯속

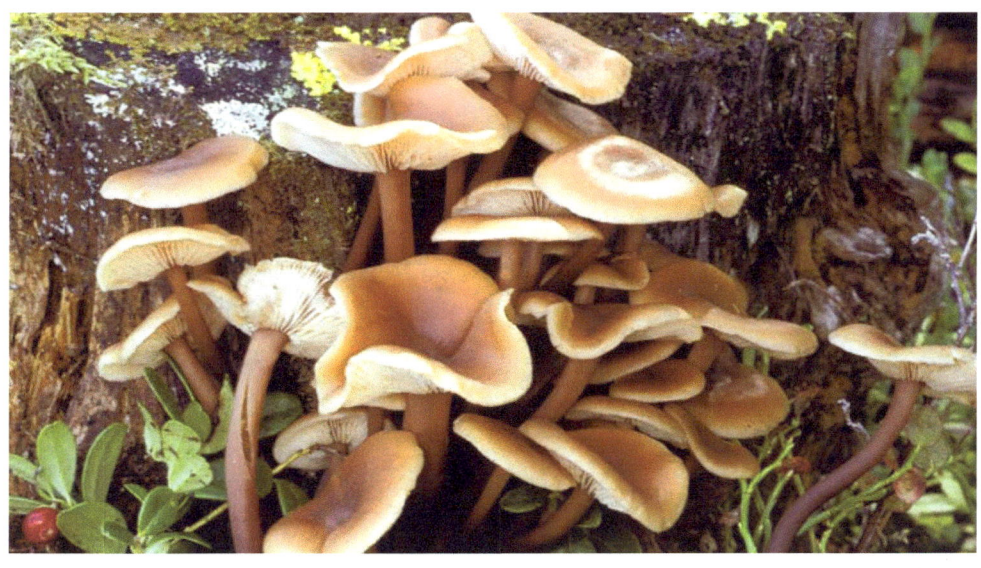

분포지역
한국

서식장소/자생지
숲속의 낙엽이 쌓인곳의 땅에 군생

크기
지름 1~5cm, 높이 3~8cm, 굵기 2~ 5mm

생태와 특징
자실체는 둥근산형에서 편평하여진다. 크기는 1~5cm 이고 조직은 얇고 백색이다.
표면을 적색의 백색이며 자실층을 밀생하고 백색이며 바른주름살이다.
대는 3~8cm x 2~5mm이고 원통형이고 백색이다 포자는 타원형이고 5~6.5 x 2~2.5㎛이다.

약용, 식용여부
식용한다.

달걀버섯(닭알버섯)

Amanita hemibapha (Berk. et Br.) Sacc. subsp.
담자균문 균심아강 주름버섯목 광대버섯과 광대버섯속의 버섯

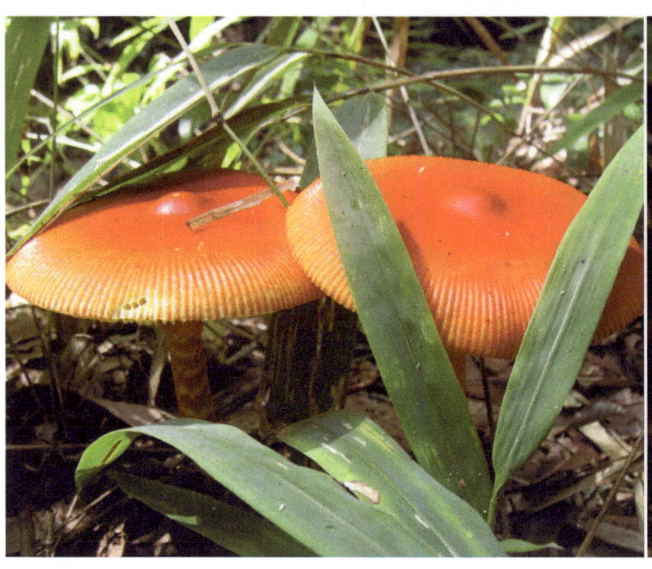
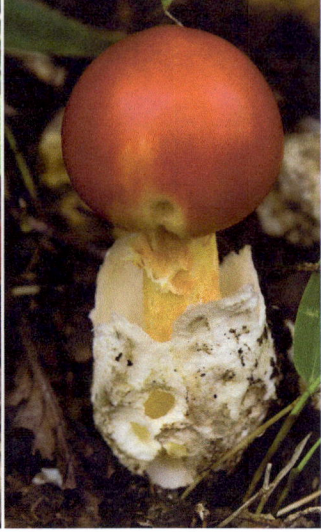

분포지역
한국

서식장소/자생지
여름부터 가을까지 활엽수림, 침엽수림, 혼합림 내 땅 위에 발생.

크기
지름 5.5~18cm, 높이 10~17cm

생태와 특징
달걀버섯의 어린 버섯은 백색의 알에 싸여 있으며, 성장하면서 정단부 위의 외피막이 파열되어 갓과 대가 나타난다. 표면은 적색 또는 적황색이고, 둘레에 방사상의 선이 있다. 주름살은 떨어진주름살형이며, 약간 빽빽하고, 황색이다. 대의 표면은 황색 또는 적황색의 섬유상 인편이 있고, 대의 위쪽에는 등황색의 턱받이가 있으며, 기부에는 두꺼운 백색 대주머니가 있다.

약용, 식용여부
식용버섯이다. 세계각지에서 분포하는데 특히 이탈리아 요리에서 높이 친다. 날로 먹으면 아삭아삭하고 신선한 흙 향미와 깊고 달콤하면서 짭짤한 풍미를 느낄 수 있다. 밤이나 밤가루를 넣어 만든 요리와 특히 잘 어울린다. 뿐만 아니라 항암효과에도 뛰어나다.

달맞이꽃갓버섯

Hygrocybe chlorophana
담자균류 주름버섯목 꽃갓버섯과 버섯

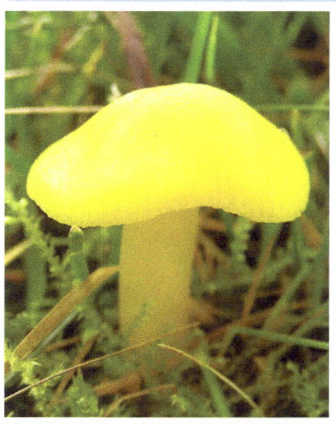

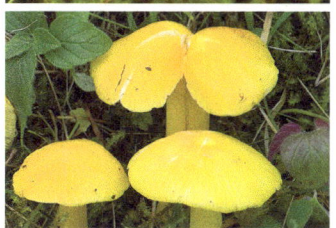

분포지역 북한, 일본, 중국, 유럽, 북아메리카
서식장소 / 자생지 숲 속의 땅
크기
지름 2~5cm, 버섯 대 지름 0.4~0.8cm, 길이 3~8cm
생태와 특징
여름철 숲 속의 땅에 무리를 지어 자란다. 버섯 갓은 지름 2~5cm로 처음에 만두 모양이다가 나중에 편평해진다. 갓 표면은 축축하면 끈적끈적한데, 노란색으로 털이 없으며 가장자리에 투명한 줄이 나타나고 일반적으로 깊게 찢어진다. 살은 얇고 쉽게 부스러지며 연한 노란색이다가 흠집이 나도 검은색으로 변하지 않는다.

약용, 식용여부
식용할 수 있다.

대형흰우단버섯

Leucopaxillus giganteus
담자균류 주름버섯목 송이과의 버섯

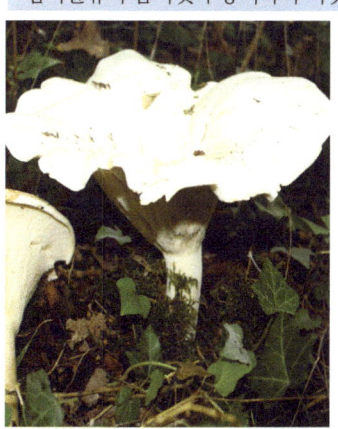

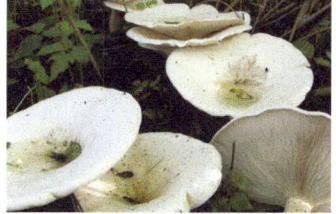

분포지역
한국 등 북반구 온대 이북
서식장소 / 자생지 숲, 정원, 대나무밭 속의 땅 위
크기 지름 7~25cm, 버섯 대 길이 5~12cm
생태와 특징
북한명은 큰은행버섯이다. 여름에서 가을까지 숲, 정원, 대나무밭 속의 땅 위에 한 개씩 자라거나 무리를 지어 자란다. 버섯 갓은 지름 7~25cm로 호빵 모양이다가 편평해지면서 가운데가 파이고 깔때기 모양으로 변한다. 갓 가장자리는 처음에 안쪽으로 말린다. 갓 표면은 흰색 또는 크림색으로 비단 광택이 있고 밋밋하지만 작은 비늘조각이 나타난다.

약용, 식용여부
식용할 수 있다.

덧술잔안장버섯

Helvella ephippium Lev.
자낭균문 주발버섯아문 주발버섯강 주발버섯목 안장버섯과 안장버섯속

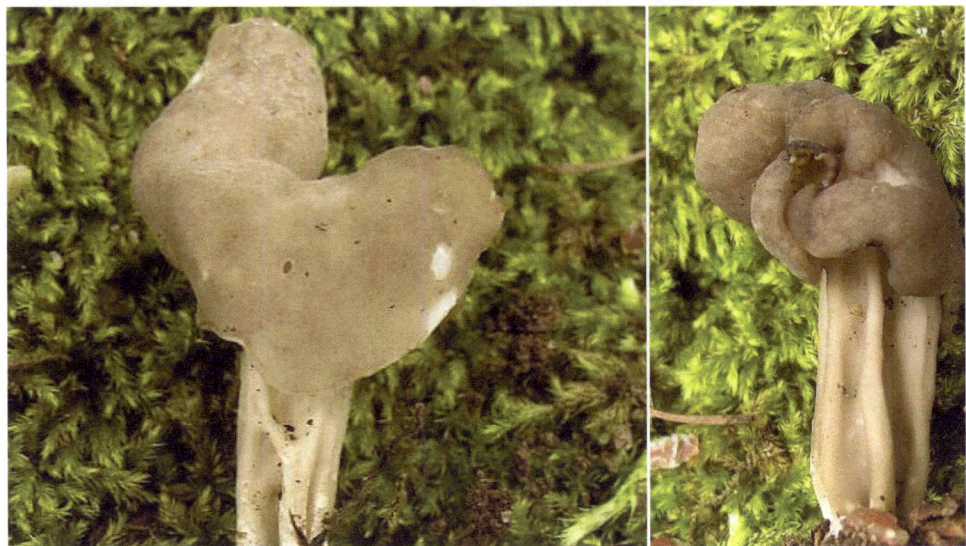

분포지역
한국, 일본, 유럽, 북아메리카
서식장소/자생지
숲 속의 땅
크기
지름 1.0~3.5cm, 높이 1.5~5.0cm, 굵기 0.2~0.4cm
생태와 특징
여름철 숲 속의 땅에 무리를 지어 자란다. 자실체는 지름 1.0~3.5cm로 어려서는 팥처럼 생겼다가 다 자라면서 뒤집어져 안장 모양으로 변한된다. 자실층면은 어두운 갈색 또는 검은 암회황색을 나타내지만 뒷면은 연한 회색이며, 촘촘한 털이 있다. 버섯대는 길이 1.5~5.0cm, 굵기 0.2~0.4cm로 원통 모양이며 때때로 납작한 모양을 가진 것도 있고 기부가 두껍다. 버섯대 표면은 흰색에 가깝고 가끔 골이 파여 있다.

홀씨는 14~19×9~13㎛로 긴 타원형이다. 홀씨주머니는 230~260×6.3~7.5 ㎛로 원통 모양이다. 측사는 200~250×2.5~5.0㎛의 필라멘트 모양으로 갈래가 갈라진다.

약용, 식용여부
식용한다.

덕다리버섯

Laetiporus sulphureus (Bull.) Murrill
담자균문 주름균아문 주름균강 구멍장이버섯목 덕다리버섯과 덕다리버섯속

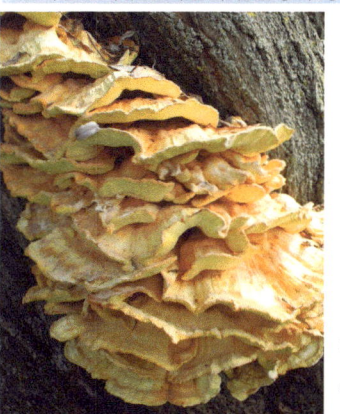

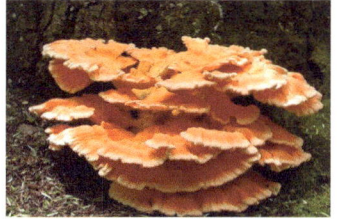

분포지역
한국, 일본 등 북반구 온대지역

서식장소 / 자생지
침엽수, 활엽수의 생목 또는 고목의 그루터기

크기 버섯 갓 나비 5~20cm, 두께 1~2cm

생태와 특징
북한명은 살조개버섯이다. 버섯 대는 거의 퇴화되어 침엽수, 활엽수의 생목 또는 고목의 그루터기 등에 붙어서 발생한다. 버섯 갓은 부채꼴 또는 반원형으로 여러 개 중첩되어 30cm 내외의 버섯덩어리로 된다. 갓의 모양은 반원형 또는 부채형이고 육질이다.

약용, 식용여부 어린 것을 식용하는데, 닭고기와 같은 맛이 나기 때문에 외국에서는 '닭고기버섯' 이라고도 부른다. 생식하면 중독된다.

독젖버섯

Lactarius necator (Bull.) Pers.
담자균문 주름균아문 주름균강 무당버섯목 무당버섯과 젖버섯속

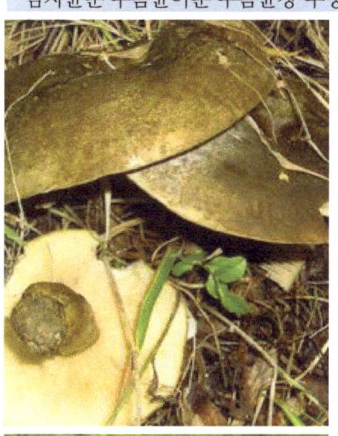

분포지역
한국, 일본 독일, 유럽

서식장소/ 자생지 자작나무 등 활엽수 밑

크기 갓 지름 5~12cm, 버섯 대 4~8×1~3cm

생태와 특징
여름부터 가을까지 자작나무 등의 활엽수 밑에 단생한다. 갓은 지름 5~12cm로 반구형이나 차차 깔때기형이 된다. 갓 표면은 녹황갈색이고 중앙부는 더 짙으며 점성이 있고, 잔털이 있으며 갓 끝은 말린형이다. 주름살은 끝붙은형이며 빽빽하고 담황백색이나, 상처가 나거나 늙으면 흑갈색으로 된다. 대는 4~8×1~3cm로 갓과 같은 색으로 점성이 있다.

약용, 식용여부 식용가능하나 미약한 독이 포함되어 있어, 생식을 하면 중독된다.

두엄흙물버섯(두엄먹물버섯)

Coprinus atramentarius (Bull.) Fr.
담자균문 균심아강 주름버섯목 먹물버섯과 먹물버섯속

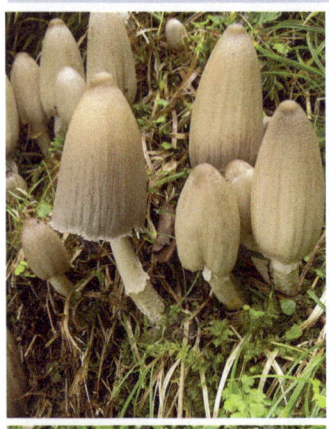

분포지역
전세계

서식장소 / 자생지 정원, 풀밭

크기 버섯 갓 지름 5~8cm, 버섯 대 길이 약 15cm

생태와 특징
봄부터 가을까지 정원, 풀밭 등에 뭉쳐서 자라거나 무리를 지어 자란다. 버섯 갓은 지름 5~8cm로 달걀 모양이다가 원뿔 모양이나 종 모양으로 변하며 가운데가 작은 비늘껍질로 덮여 있다가 후에 거의 평편하고 미끌미끌해진다. 갓 표면은 흰색에서 회색 또는 엷은 회색빛을 띤 갈색으로 변하며 가장자리에는 방사상의 홈으로 된 줄과 주름이 있다.

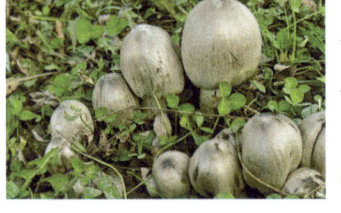

약용, 식용여부 식용버섯이지만 코프린 성분이 있어 술과 함께 먹으면 중독된다.

땅비늘버섯

Pholiota terrestris Overh.
담자균문 주름균아문 주름균강 주름버섯목 독청버섯과 비늘버섯속

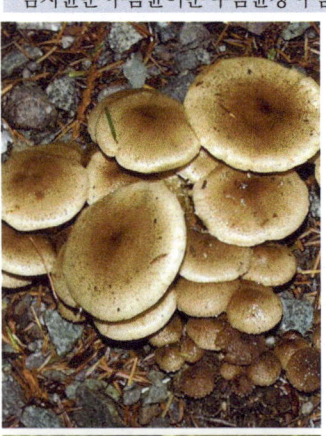

분포지역 한국, 일본, 북아메리카

서식장소 / 자생지 숲 속, 밭, 길가 등의 땅

크기
버섯 갓 지름 2~6cm, 버섯 대 굵기 3~13mm, 길이 3~7cm

생태와 특징
봄부터 가을까지 숲 속, 밭, 길가 등의 땅에 뭉쳐서 자라거나 무리를 지어 자란다. 버섯 갓은 지름 2~6cm로 처음에 둥근 산 모양이다가 나중에 편평해진다. 갓 표면은 축축하면 점성이 있으며 크림색, 육계색, 백갈색으로 어두운 갈색의 비늘조각이 있는 것도 있고 없는 것도 있다. 갓 가장자리는 안쪽으로 감기고 내피막의 비늘조각이 붙어 있다.

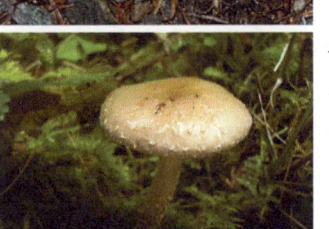

약용, 식용여부 식용할 수 있으나, 소량의 독성이 있다.
구토, 설사 등의 위장장애를 일으킬 수 있다.

둘레그물버섯(남빛둘레그물버섯)

Gyroporus cyanescens (Bull. Fr.) Quel.
담자균문 주름균아문 주름균강 그물버섯목 둘레그물버섯과 둘레그물버섯속의 버섯

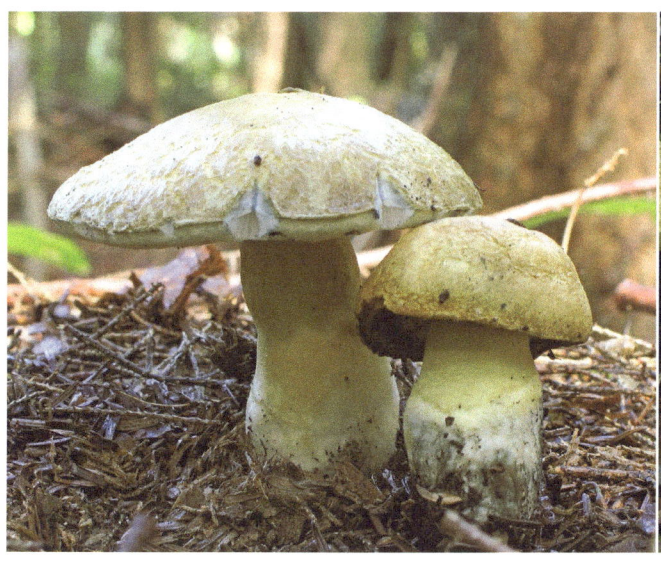
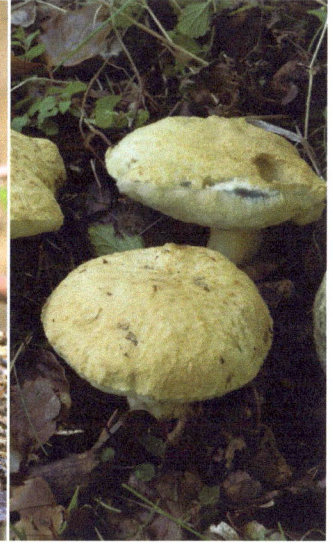

분포지역
한국, 중국, 일본, 시베리아, 유럽, 북아메리카

서식장소/자생지
침엽수 낙엽수림의 맨땅에 단생,군생

크기
지름 5~10cm 높이 8~11cm, 굵기 6~25mm

생태와 특징
균모의 지름은 5~10cm로 둥근산모양 또는 원추형에서 차차 편평하여 지거나 방석모양으로 된다. 표면은 건조성이고 가는 털 또는 거친 털로 덮인 비로도상 또는 섬유상이고 칙칙한 백색, 연한 황색, 밀짚색, 회황색 등 다양하며 손으로 만지거나 상처 시 암청색으로 변색된다. 살은 백색이고 공기에 노출되면 진한 청색으로 변색하며 냄새와 맛은 좋다. 관공은 자루에 대하여 홈파진관공 또는 떨어진 관공이다. 구멍은 백색에서 청황색으로 되고 상처를 입으면 청색으로 변색한다. 자루의 길이는 8~11cm, 굵기는 6~25mm로 원통-막대형이며 균모와 동색이고 속은 비거나 또는 방처럼 되며 부서지기 쉽다.

약용, 식용여부
식용한다.

등색주름버섯

Agaricus abruptibulbus Peck
담자균문 주름버섯목 주름버섯과 주름버섯속의 버섯

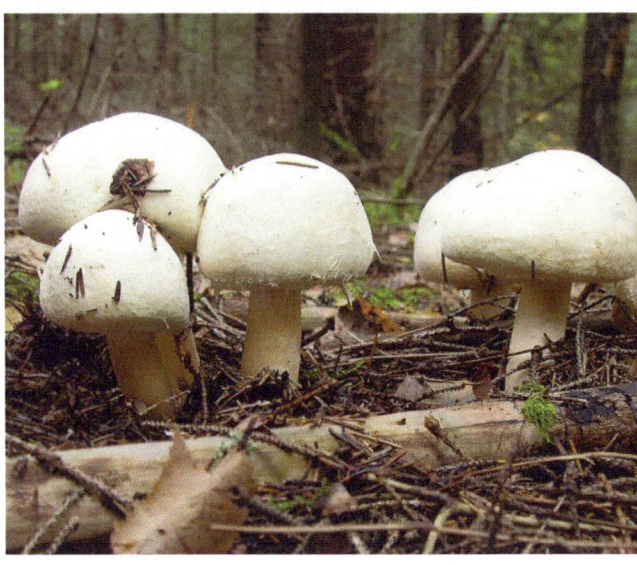
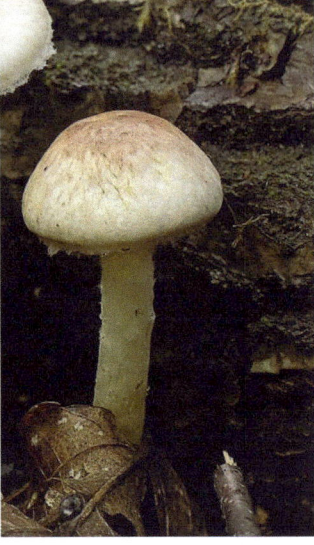

분포지역
한국, 중국, 일본, 유럽, 북아메리카

서식장소/자생지
활엽수림, 침엽수 · 활엽수의 혼효림, 죽림 등의 낙엽이 많은 땅에 군생

크기
지름 5~11cm, 높이 9~13cm, 굵기 1~1.5cm

생태와 특징
표면은 비단 같은 광택이 있으며 흰색-연한 황색이다. 손으로 강하게 만지면 탁한 황색의 얼룩이 진다. 살은 흰색이고 자루의 살은 공기에 접촉하면 약간 황색을 띤다. 주름살은 자루에 대하여 떨어진주름살(remote)로 백색에서 홍색으로 되었다가 자갈색으로 되며 폭이 넓고 촘촘하다. 밑동이 급격히 부풀어져 있고 표면은 약간 솜 같은 미세한 인편이 있다. 턱받이는 위쪽에 있고 흰색에서 연한 황색으로 되며 대형의 막질이며 아래쪽에는 솜찌꺼기모양의 부속물이 있다.

약용, 식용여부
식용버섯이다. 아가리틴 등의 히드라진계 화합물이 주름버섯속의 버섯에서 발견되므로 주의가 필요하다.

마른산그물버섯(거북그물버섯)

Xerocomus chrysenteron (Bull.) Quel
담자균류 주름버섯목 그물버섯과 산그물버섯속의 버섯

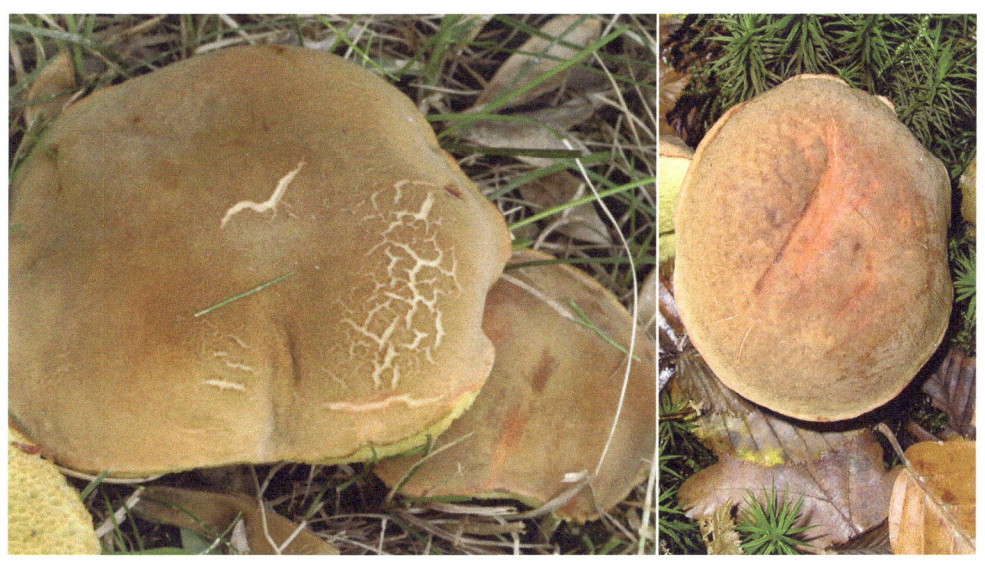

분포지역
한국, 일본, 중국, 북아메리카, 유럽, 오스트레일리아, 아프리카

서식장소/자생지
여름부터 가을까지 활엽수림의 땅에서 군생한다.

크기
지름 3~10cm, 버섯대 굵기 0.6~1.2cm, 길이 5~8cm

생태와 특징
균모의 지름은 3~10cm로 둥근산 모양에서 거의 편평하게 된다. 표면은 비로드 모양이며 진한 자갈색, 암갈색 또는 회갈색이고, 표피는 가끔 갈라져 연한 홍색의 자국이 나타난다. 살은 연한 황색이며 표피 아래는 연한 홍색, 상처를 입으면 조금 청색으로 변한다. 관은 올린 또는바른, 내린관공이며 황색 또는 녹황색이고 구멍은 크고 각형 또는 부정형이다. 자루의 길이는 5~8cm이고 굵기는 0.6~1.2cm로 혈적색 또는 암적색이며 세로의 섬유무늬가 있고 속은 차 있으며 내부는 황색 또는 적색이다.

약용, 식용여부
식용버섯이다.

땅송이버섯

Tricholoma terreum (Schaeff.) Kummer
담자균문 주름균아문 주름균강 주름버섯목 송이버섯과 송이버섯속

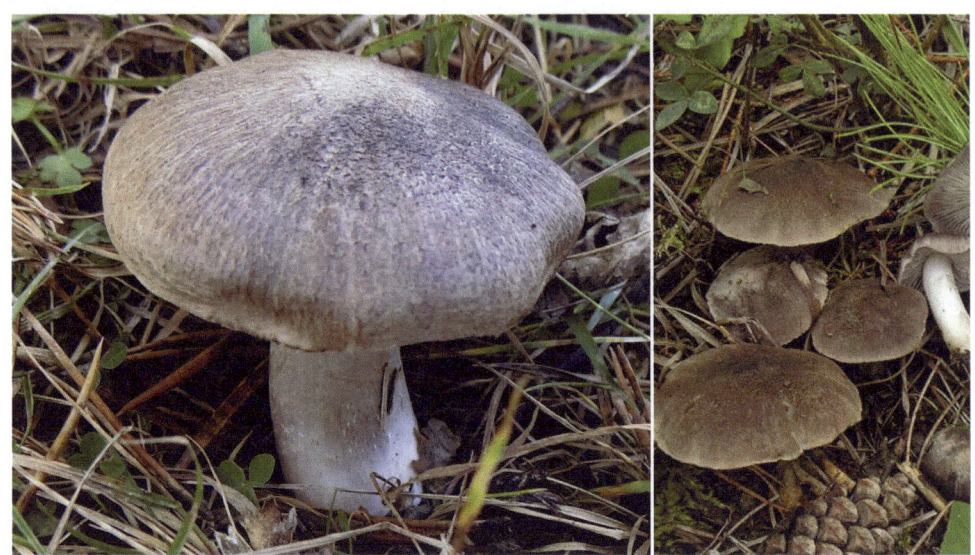

분포지역
한국, 북한

서식장소/ 자생지
숲 속의 땅

크기
버섯갓 지름 3~8㎝, 버섯대 지름 0.7~1.5㎝, 길이 4~8㎝

생태와 특징
여름에서 가을까지 숲 속의 땅에 무리를 지어 자란다. 버섯갓은 지름 3~8㎝로 어릴 때는 종처럼 생겼으나 자라면서 편평해지며 가운데는 약간 봉긋하다. 갓 표면은 말라 있으며 재색이나 잿빛을 띤 밤색으로 가운데는 검은색에 가깝고 섬유처럼 생긴 밤색 비늘이 있다. 살은 흰색이으로 겉껍질밑은 회색을 띠며 얇은 편이고 쉽게 부서진다. 맛이 부드럽다. 주름은 너비가 넓으며 약간 촘촘히 나고 흰색 또는 회색이다. 버섯대의 끝부분은 흰 가루로 덮여 있고 나머지 부분은 솜처럼 생긴 섬유가 있다. 버섯대의 속이 차 있거나 해면처럼 생겼다.

약용, 식용여부
식용할 수 있다.

땅지만가닥버섯(땅지버섯)

Lyophyllum shimeji (Kawam.) Hongo
담자균문 주름버섯목 송이과의 버섯

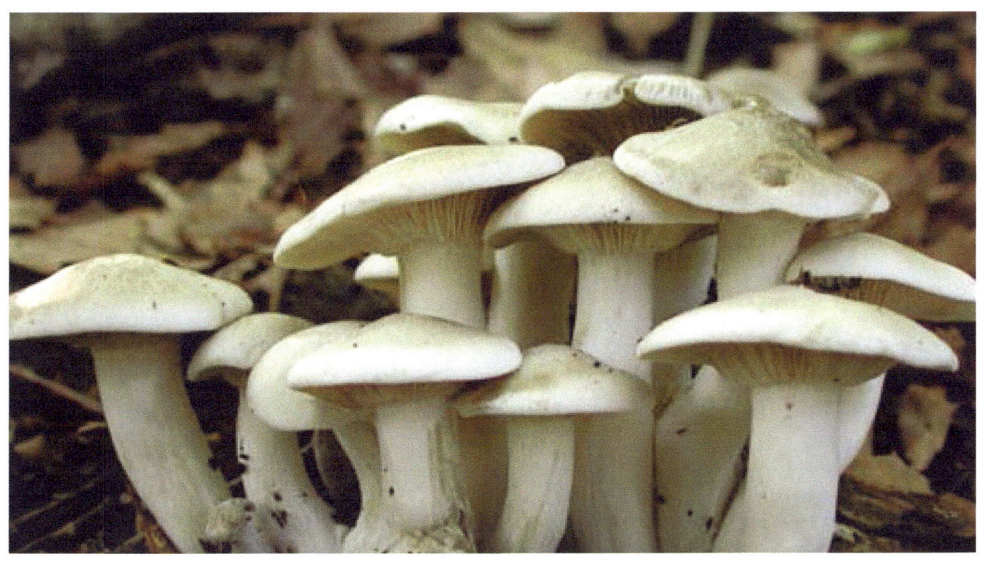

분포지역
한국, 일본, 동아시아 등

서식장소/자생지
효림내에 군생하고 이들과 외생균근을 만든다.

크기
지름 2~8.1cm, 높이 3~8cm

생태와 특징
균모는 지름 2~8.1cm로 반구형 또는 호빵형에서 편평형이 된다. 표면은 쥐색에서 회갈색이 된다. 살은 백색으로 치밀하다. 주름살은 홈파진주름살 또는 내린주름살로 백색 또는 크림색이다. 버섯자루는 높이 3~8cm로 아래가 부푸른다. 포자는 구형으로 4~6㎛이다.

약용, 식용여부
식용버섯이다.
땅지만가닥버섯은 데치면 맛과 향이 달아나니 깨끗하게 정리하고 간단히 씻은 다음 바로 조리해야 제맛을 느낄 수 있다. 건조 시켜 보관할 때에는 주름살을 위쪽으로 하여 말려서 보관한다.

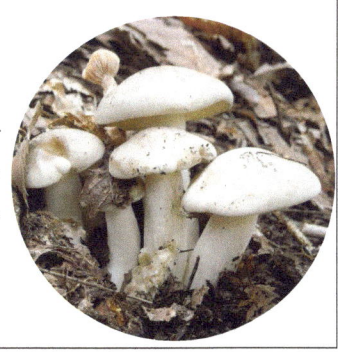

떡버섯

Ischnoderma resinosum (Schrad.) P. Karst.
담자균문 주름균아문 주름균강 구멍장이버섯목 떡버섯과 떡버섯속

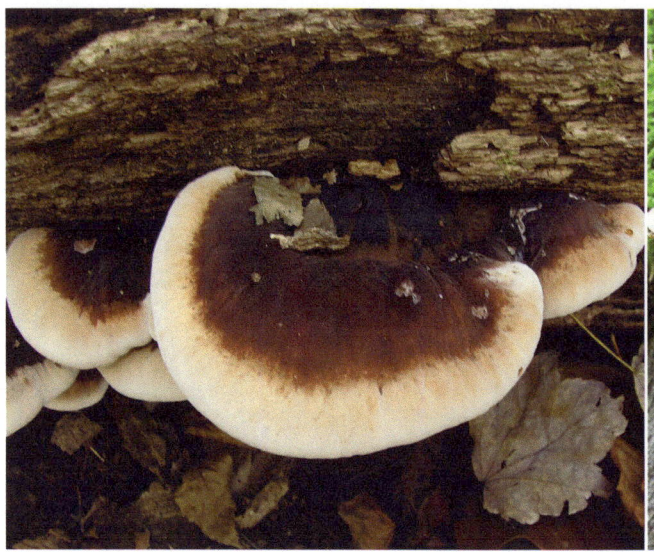
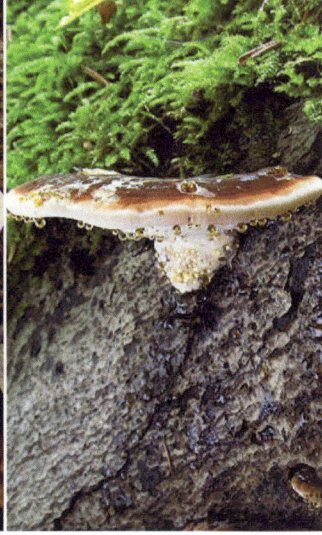

분포지역
북한, 일본, 중국, 필리핀, 유럽, 북아메리카

서식장소/자생지
죽은 참나무

크기 버섯 갓 5~15×6~20×0.5~2.5㎝

효능
맛이 좋은 식용버섯으로 항암과 기침 등에 좋은 약용버섯이기도 하다.

생태와 특징
갓의 모양은 반원형으로 너비가 5~20㎝, 두께가 1~2㎝로 대부분 중첩해서 자란다. 어릴 때는 부드러운 육질이지만 자라면서 코르크질로 변한다. 봄과 가을에 활엽수 고목에서 자생하며, 북반구에서 대부분 서식한다. 특히 늦가을에 자라며 대형 크기의 버섯으로 콩팥 모양이다. 어릴 때는 가장자리가 흰 갈색을 띠다가 점차 노균으로 변하면서 짙은 갈색이 되고 우단처럼 보인다.

약용, 식용여부
대체적으로 식용불명 또는 식용불가라고 되어 있다.
이 버섯은 덕다리버섯 또는 붉은덕다리버섯처럼 천천히 조리한다.

마개버섯

Gomphidius glutinous (Schaeff.) Fr.
담자균문 주름균아문 주름균강 그물버섯목 못버섯과 마개버섯속

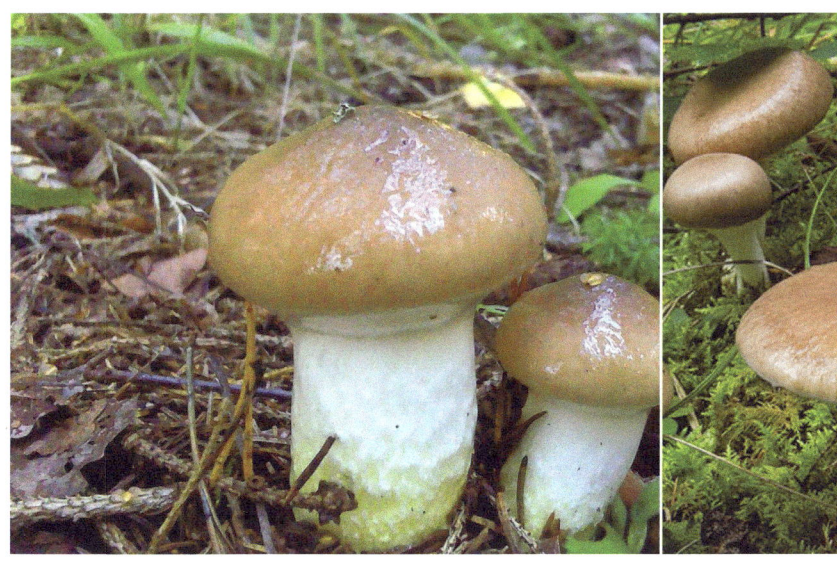

분포지역
한국, 중국, 일본, 유럽, 북아메리카

서식장소/자생지
침엽수의 땅에 군생

크기 지름 4~10cm, 높이 5~10cm, 굵기 6~20mm

생태와 특징
균모의 지름은 4~10cm로 어릴 때는 못모양 또는 도원추형으로 위가 편평하지만 나중에 낮은 둥근산모양을 거쳐 편평형으로 되며 간혹 중앙이 오목하게 들어가 낮은 깔때기형이 되기도 한다. 표면은 점액층으로 덮여 있어서 미끈거리며 회갈색, 회자색 또는 적색을 띤 갈색 등으로 흑색의 반점으로 얼룩이 생긴다. 살은 두껍고 유백색이며 표피 아래쪽은 갈색을 띠고 밑동은 레몬황색을 띤다. 주름살은 자루에 대하여 내린주름살로 회백색에서 퇴색하여 포도주회색으로 되며 폭이 약간 넓고 약간 성기다. 자루의 길이는 5~10cm, 굵기는 6~20mm로 원주상이나 때때로 꼭대기 또는 밑동 부분이 굵어진다.

약용, 식용여부
식용한다.

만가닥버섯(포기무리버섯)

Lyophyllum cinerascens (Bull. ex Konr.) Konr. et Maubl.
담자균문 주름버섯강 주름버섯목 만가닥버섯과 만가닥버섯속의 버섯

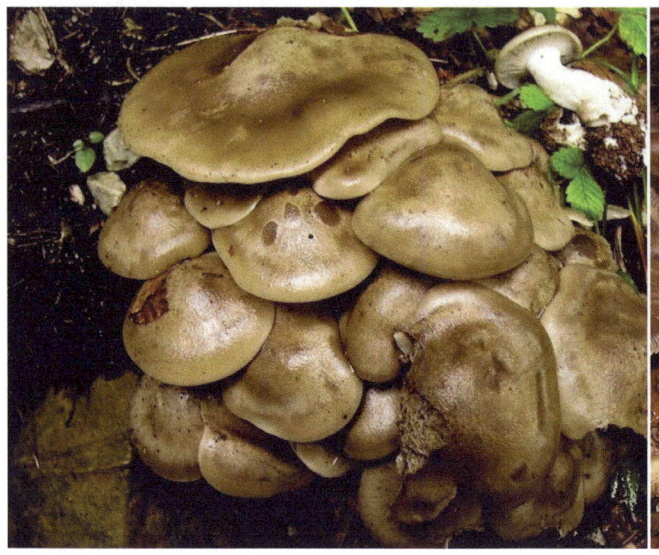
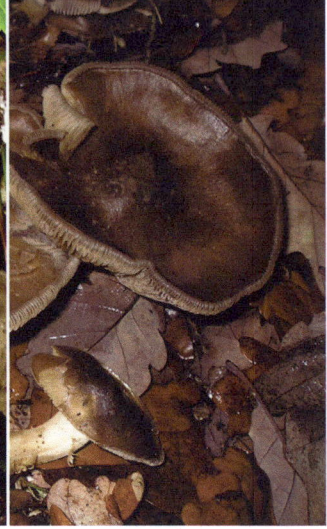

분포지역
북한, 일본, 중국, 유럽, 북아메리카

서식장소/자생지
여름에서 가을까지 혼효림에서 속생한다.

크기
지름 0.5~1.5㎝, 버섯대 지름 0.2~0.7㎝, 길이 1~2.5㎝

생태와 특징
버섯갓은 어릴때에는 둥근모양이다가 점차 편평하게 펴지고 가운데부분은 약간 둥실하게 도드라지며 직경은 0.5~1.5㎝정도이다. 변두리는 얇고 한쪽으로 밀린다. 겉면은 물기가 있을때에는 약간 껍진껍진하나 마르면 매끈하고 윤기난다. 색깔은 처음에 어두운 밤색이다가 점차 희스무레한 재색, 잿빛밤색을 띤다. 살은 희고 두껍다. 버섯주름은 빼빼하고 흰색 또는 연한재색이나 후에 흰젖빛으로 되며 보통 홈파진 주름, 바른 주름으로 붙으나 때로는 내린 주름으로 붙는 것도 있다.

약용, 식용여부
식용버섯이다. 조리시 잘 부서지기 때문에 밑둥을 잘라 씻어서 볶음, 찌개, 국 등에 이용한다.

마귀곰보버섯

Gyromitra esculenta (Pers.) Fr.
자낭균문 주발버섯아문 주발버섯강 주발버섯목 게딱지버섯과 마귀곰보버섯속

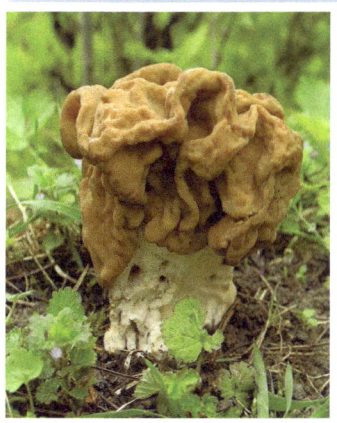

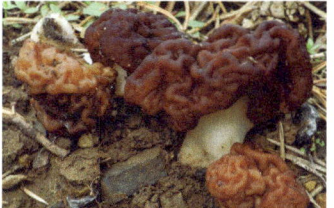

분포지역 한국, 일본, 유럽, 북아메리카

서식장소 / 자생지 침엽수의 그루터기나 톱밥더미 위

크기
지름 5~20㎝, 높이 5~12㎝, 버섯 대 길이 약 10㎝

생태와 특징
여름에서 가을까지 침엽수의 그루터기나 톱밥더미 위에 무리를 지어 자라거나 한 개씩 자란다. 자실체는 지름 5~20㎝, 높이 5~12㎝로 머리 부분은 갈색 또는 흑갈색이며 얕게 파인 주름이 있다. 버섯 대는 길이 약 10㎝이며 흰색이고 속이 비어 있다.

약용, 식용여부
유독성분인 지로미트린을 함유하고 있어 날로 먹으면 위험하다. 지로미트린은 말리거나 삶으면 유독성분이 없어지는데, 외국에서는 식용으로 하고 있다.

말징버섯

Calvatia craniiformis (Schwein.) Fr. ex De Toni
담자균문 주름균아문 주름균강 주름버섯목 주름버섯과 말징버섯속

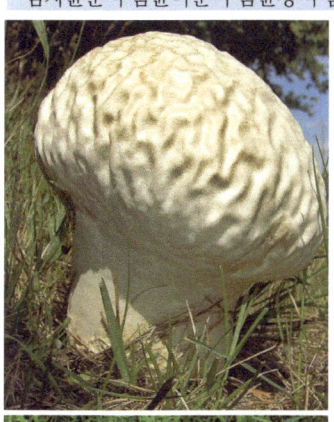

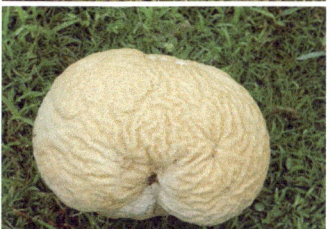

분포지역
한국, 일본, 유럽, 미국

서식장소/ 자생지 숲속의 썩은 낙엽이 많은 땅 위

크기 자실체 지름 10㎝, 높이 10㎝

생태와 특징
여름부터 가을에 걸쳐 낙엽 위나 부식질이 많은 땅 위에 홀로 나거나 무리지어 발생하며, 부생생활을 한다. 외피막은 얇고 연한 황갈색 또는 황토색이며, 내피 막은 얇고 황색 또는 연한 적색이다. 내부의 조직은 백색에서 황색의 카스텔라와 같으며 포자가 형성되면 갈색으로 변하고 분질상이 된다. .

약용, 식용여부
어린 버섯은 식용하지만 성숙하면 조직이 모두 분질상의 포자로 변하므로 식용할 수 없게 된다.

맛광대버섯

Amanita esculenta Hongo & Matsuda
담자균문 주름버섯목 광대버섯과 광대버섯속의 버섯

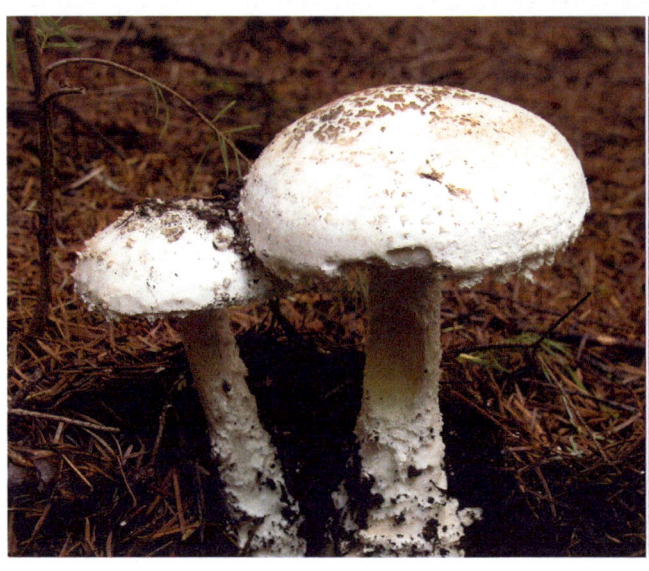
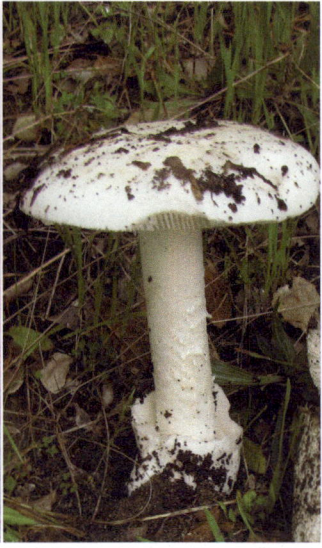

분포지역
한국, 일본

서식장소/자생지
소나무숲의 땅

크기
지름 7~13cm, 굵기 5~12mm, 높이 8~12cm

생태와 특징
여름부터 가을까지 소나무숲의 땅에 무리를 지어 자라거나 한 개씩 자란다. 버섯갓은 지름 7~13cm로 처음에 원뿔 모양이다가 나중에 편평해진다. 갓 표면은 밋밋하며 회갈색 또는 흑갈색으로 가장자리에 방사상의 홈줄이 있다. 대개 버섯대주머니의 큰 비늘조각이 있고, 살은 육질이며 흰색이다. 주름살은 약간 촘촘하며 흰색이고 가장자리에 회색 가루가 있다. 버섯대는 굵기 5~12mm, 길이 8~12cm이고 회색의 작은 털처럼 생긴 비늘조각이 있다. 턱받이는 회색의 막질로서 위쪽에 있으며 버섯대주머니는 크고 흰색이다. 홀씨는 10.5~14×7~8㎛로 넓은 타원형이다.

약용, 식용여부
식용한다.

맛비늘버섯(진득기름갓버섯)

Pholiota nameko (T. Ito) S. Ito et Imai
담자균아문 진정담자균강 주름살버섯목 비늘가락지버섯과 비늘버섯속의 버섯

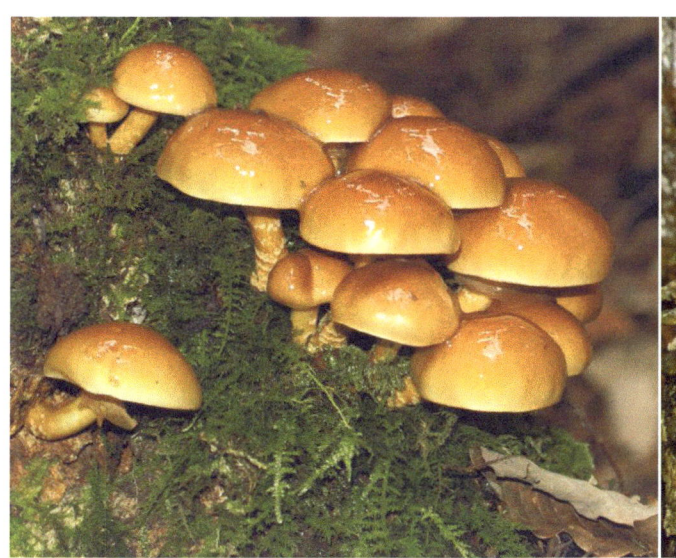
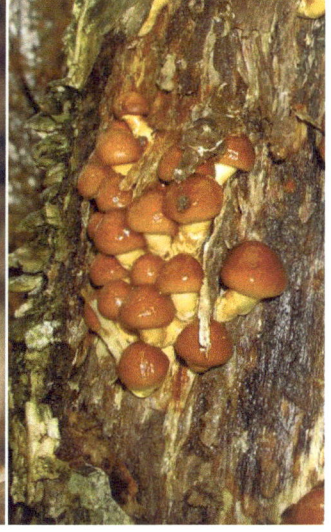

분포지역
한국, 일본, 중국, 타이완

서식장소/자생지
가을에 넓은 잎나무의 썩은 줄기 및 그루터기에서 군생, 속생한다.

크기 지름 2.5~10cm, 높이 2.5~8cm, 직경 0.5~1.5cm

생태와 특징
버섯갓은 처음에는 반둥근모양이나 후에 만두모양으로부터 거의 편평하게 되며 갓의 직경은 2.5~10cm이다. 겉면은 껍진껍진한 아교질로 덮이고 가운데부분은 불그스름한 밤색이며 변두리는 누런밤색이고 늙은 것은 연하며 노란색이다가 후에 살색으로 되고 겉껍질밑은 붉은밤색의 연한 육질이며 치밀하고 가운데부분은 두껍고 변두리부분은 얇으며 맛과 냄새는 좋다. 버섯주름은 대에 내리붙은 주름이 있으나 보통 바늘주름으로 붙으며 색은 재색이고 후에 녹쓴색으로 대단히 빽빽하고 너비는 넓으며 모서리는 흔히 물결모양이다. 가을철 넓은잎나무의 썩은 줄기, 그루터기에 난다. 뭉쳐서 나거나 혹은 무리로 난다.

약용, 식용여부
식용버섯이다. 생식은 하지 않고 끓는 물에 대쳐 먹는다.

맛솔방울버섯

Strobilurus stephanocystis (Hora) Sing.
담자균문 주름버섯목 뽕나무버섯과 맛솔방울버섯속의 버섯

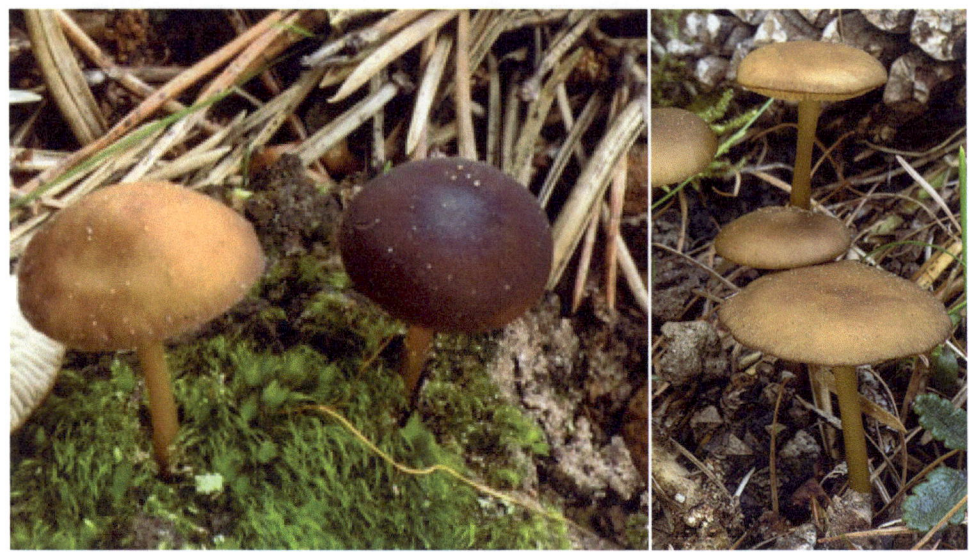

분포지역
한국, 일본, 중국, 유럽

서식장소/자생지
숲 속의 땅속에 묻힌 오래된 솔방울

크기
지름 1.5~3cm, 높이 2~6×0.1~0.2cm

생태와 특징
늦가을부터 초겨울까지 숲 속의 땅속에 묻힌 오래된 솔방울에 무리를 지어 자란다. 버섯갓은 지름이 1.5~3cm이며 처음에 둥근 산 모양이다가 편평해져서 나중에 접시처럼 변한다. 갓 표면은 어두운 갈색, 회갈색, 황토색이다. 주름살은 올린주름살로 가늘고 촘촘하며 흰색이다. 버섯대는 2~6×0.1~0.2cm로 가늘고 길다. 버섯대 표면은 위쪽이 흰색, 아래쪽이 황갈색이고 가는 털이 많으며 뿌리부근은 땅 속으로 길게 내려간다. 홀씨는 5~6×2.5~3㎛의 타원형으로 밋밋하고 색이 없다.

약용, 식용여부
식용 가능하지만 너무 작다.

망태버섯

Dictyophora indusiata (Vent.:Pers.) Fisch.
담자균문 진정담자균강 말뚝버섯목 말뚝버섯과 말뚝버섯속

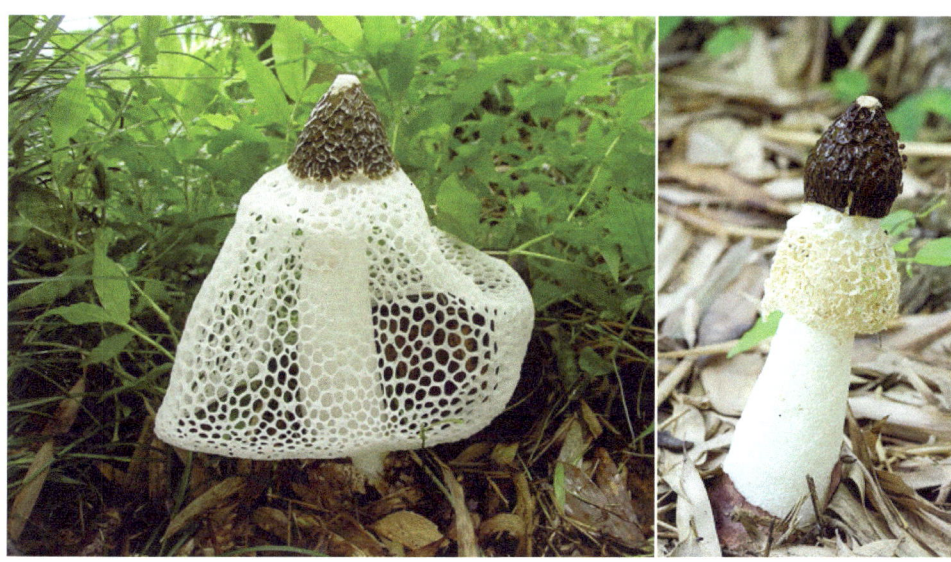

분포지역
한국, 일본, 중국, 유럽, 북아메리카 등 전세계
서식장소/자생지
대나무 숲이나 잡목림의 땅
크기
버섯 대 높이 10~20cm, 굵기 2~3cm
생태와 특징
북한명은 분홍망태버섯이다. 여름에서 가을에 사이에 대나무 숲이나 잡목림 땅에서 흩어져 홀로 자생한다. 생성과정은 처음 땅속에서 지름 3~5cm의 흰색 뱀알과 비슷한 덩어리가 생기고 밑 둥에 가지처럼 긴 균사다발이 뿌리처럼 붙어 있다. 이것의 위쪽부분이 터져 버섯이 돋는다. 흰색망태버섯은 식용가능하나 노란망태버섯은 독이 있다.

약용, 식용여부
식용버섯이다.
　중국에서는 건조시킨 것을 죽손으로 불리며, 귀한 식품으로 애용되고 있다. 소금물에 절여 약간 삶아 그냥 먹어도 좋다.

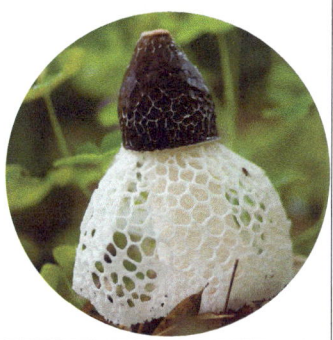

매운그물버섯

Cbalciporus piperatus (Bull.) Quel
담자균문 주름균아문 주름균강 그물버섯목 그물버섯과 매운그물버섯속의 버섯

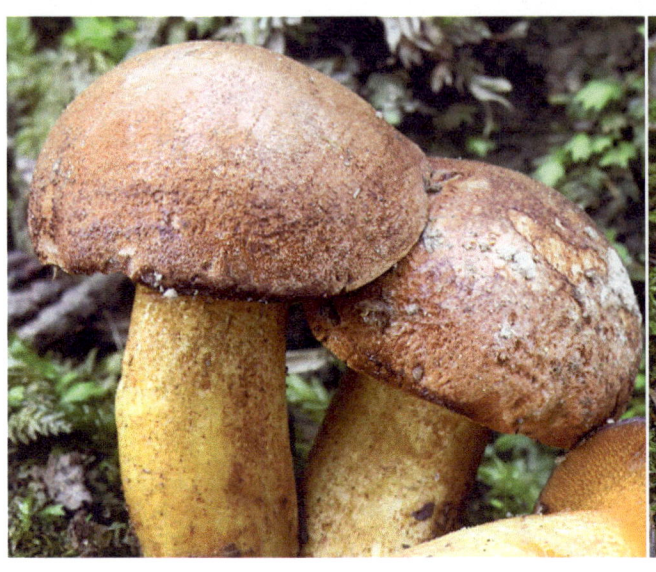
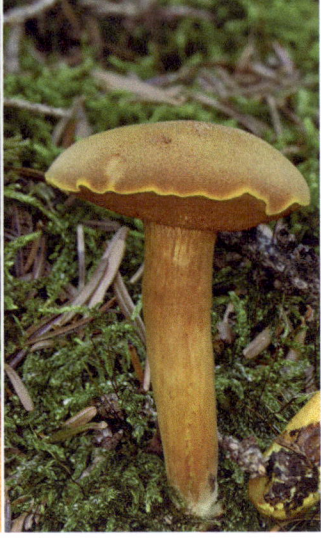

분포지역
한국, 중국, 일본, 시베리아, 유럽, 북아메리카

서식장소/자생지
침엽수림 및 풀밭의 땅에 발생

크기
지름 2~6cm 높이 4~10cm, 굵기 0.5~1cm

생태와 특징
균모의 지름은 2~6cm로 반구형에서 둥근산모양을 거쳐 편평형으로 된다. 표면은 매끄럽고 습기가 있을 때 점성이 조금 있고 연한 황갈색-계피색이다. 살은 황색으로 자루 기부의 살은 짙은 오렌지색이고 상처 시 변색하지 않고 강한 매운맛이 있다. 관공은 자루에 대하여 바른-내린관공으로 오렌지갈색-녹슨색이다. 관공과 구멍은 동색이다. 구멍은 넓고 각진형-부정형이며 구리색에서 녹슨색으로 된다.

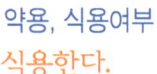

약용, 식용여부
식용한다.

먹물버섯

Coprinus comatus (O.F. Mull.) Pers.
담자균문 주름균아문 주름균강 주르머섯목 주름버섯과 먹물버섯속

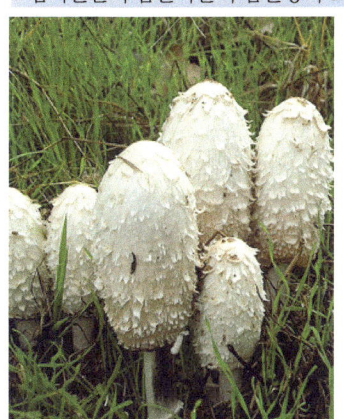

분포지역
한국, 일본, 중국, 북아메리카, 아프리카 등

서식장소 / 자생지
풀밭, 정원, 밭, 길가

크기
버섯 갓 지름 3~5cm, 높이 5~10cm, 버섯 대 높이 15~25cm, 굵기 8~15mm

생태와 특징
봄부터 가을까지 풀밭, 정원, 밭, 길가 등에 무리를 지어 자란다. 버섯 갓은 지름 3~5cm, 높이 5~10cm이며 원기둥 모양 또는 긴 달걀 모양이다. 성숙한 주름살은 검은색인데, 버섯갓의 가장자리부터 먹물처럼 녹는다. 버섯 대는 버섯갓에 의해 반 이상에 덮여 있고 높이 15~25cm, 굵기 8~15mm로 고리가 있는데 위아래로 움직일 수 있다.

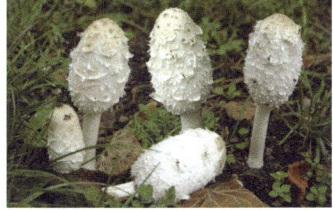

약용, 식용여부
어릴 때는 식용할 수 있다.

명아주개떡버섯

Tyromyces sambuceus (Lloyd) Imaz.
담자균문 균심아강 민주름버섯목 구멍장이버섯과 개떡버섯속의 버섯

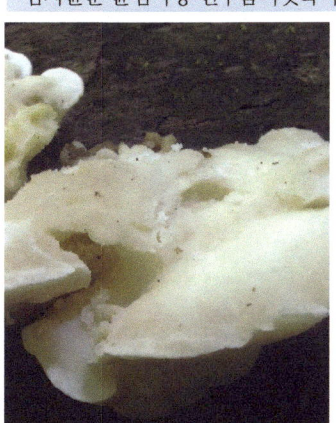

분포지역
한국, 북한, 일본 등 전세계

서식장소/자생지
활엽수의 고목에 발생하며, 부생생활을 한다.

크기
버섯갓 너비 10~20cm, 두께 1~3cm

생태와 특징
일 년 내내 활엽수의 죽은 나무에 1~2개씩 자라며 한해살이이다. 버섯갓은 너비 10~20cm, 두께 1~3cm로 반원 모양이고 편평하다. 갓 표면에는 육계색 또는 어두운 갈색의 털이 빽빽하게 나 있으며 고리 무늬가 희미하게 보인다. 살은 물기가 있으며 연한 육질로서 연어빛 살색이다.

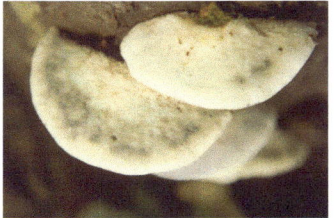

약용, 식용여부
식용할 수 있다.

목이버섯

Auricularia auricula-judae (Bull.) Quel. A. auricula (Hook.) Underw.
담자균문 주름균아문 주름균강 목이목 목이과 목이속

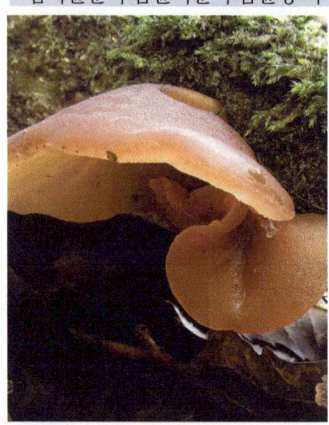

분포지역
전세계

서식장소 / 자생지 활엽수의 죽은 나무

크기 자실체 지름 3~12㎝

생태와 특징
흐르레기라고도 한다. 여름에서 가을까지 활엽수의 죽은 나무에 무리를 지어 자란다. 자실체는 지름 3~12㎝로 서로 달라붙어 불규칙한 덩어리로 되고 비를 맞으면 묵처럼 흐물흐물해진다. 건조하면 수축하여 단단한 연골질로 되고 물을 먹으면 다시 원형으로 된다. 몸 전체가 아교질로 반투명하며 울퉁불퉁하게 물결처럼 굽이친 귀 모양을 이루고 있다.

약용, 식용여부 생산지에서는 생것으로 식용되나 일반적으로 건조품이 이용된다.

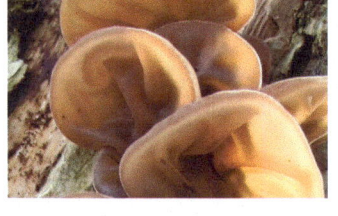

무리벚꽃버섯

Camarophyllus pratensis
담자균문 주름균아문 주름균강 주름버섯목 벚꽃버섯과 처녀버섯속

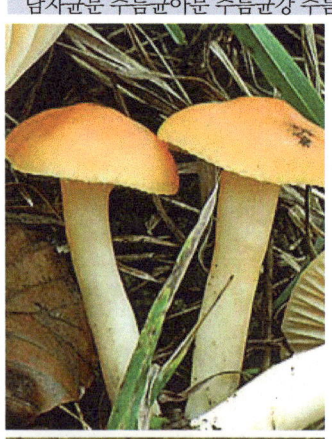

분포지역
한국 등 북반구 일대 및 남아메리카

서식장소 / 자생지 풀밭, 숲 속, 대나무밭

크기 버섯 갓 지름 2~7㎝, 버섯 대 길이 3~7㎝

생태와 특징
여름에서 늦가을까지 풀밭, 숲 속, 대나무밭 등의 땅 위에 자란다. 버섯 갓은 지름 2~7㎝이고 어려서는 호빵 모양이다가 차차 펴지면서 편평해지며 가운데가 볼록하다. 갓 표면은 점성이 없고 연한 붉은빛을 띤 누런색이다. 살은 연한 붉은빛을 띤 누런색이며 두꺼운 편이다. 주름은 버섯 대에 내린주름으로 붙으며 성기고 두껍다. 주름의 색은 갓의 색과 같다.

약용, 식용여부
식용할 수 있다.

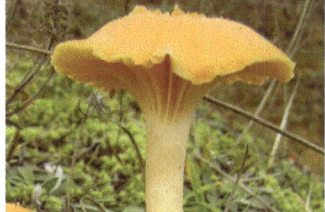

모래꽃만가닥버섯

Lyophyllum semitale (Fr.) Kuhn.
담자균문 주름버섯목 만가닥버섯과 만가닥버섯속의 버섯

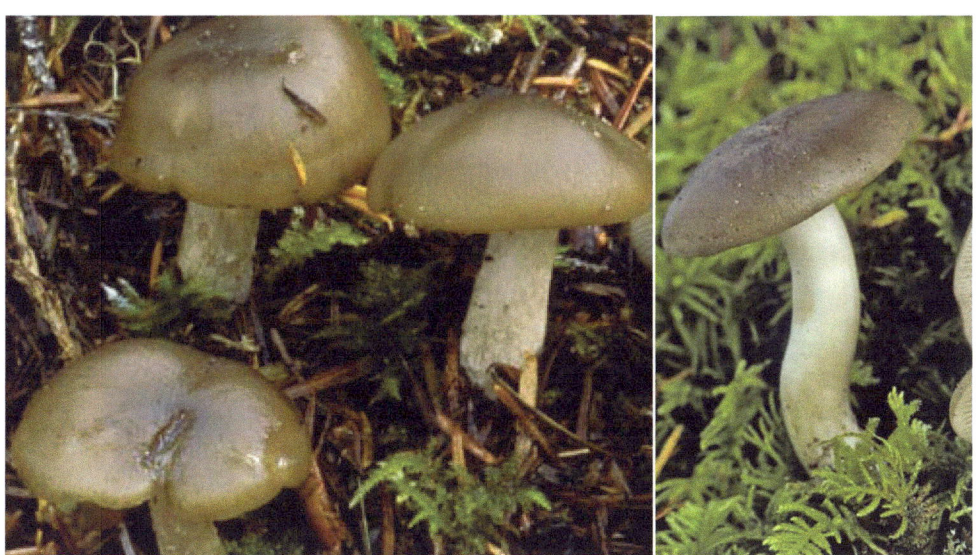

분포지역
한국

서식장소/자생지
가을에 숲 속의 땅 위에서 단생, 군생한다.

크기 지름 5~7㎝, 버섯대 지름 0.5~1㎝, 길이 4~5㎝

생태와 특징
가을에 숲 속의 땅 위에 무리를 지어 자라거나 한 개씩 자란다. 버섯갓은 지름 5~7㎝로 처음에 종 모양 또는 둥근 산 모양이다가 자라면서 차차 편평하게 펴지면서 가운데가 약간 봉긋하거나 파인다. 갓 표면은 점성이 조금 있고 밋밋하며 회갈색이다가 연한 회색으로 변한다. 갓 표면이 축축하면 줄무늬가 나타난다. 살은 얇지만 질긴 편이고 흰색이거나 연한 재색이며 상처가 생기면 검은색이 된다. 주름은 홈파진주름 또는 올린주름이며 성긴 편이고 연한 재색이다.

약용, 식용여부
식용버섯이다.
다소 흙냄새가 나는 경우도 있으므로 참기름이나 올리브유로 볶거나 된장을 넣어 조린다.

모래배꼽버섯(혹얼룩배꼽버섯)

Melanoleuca verrucipes (Fr.) Sing.
담자균문 주름균아문 주름균강 주름버섯목 송이버섯과 배꼽버섯속

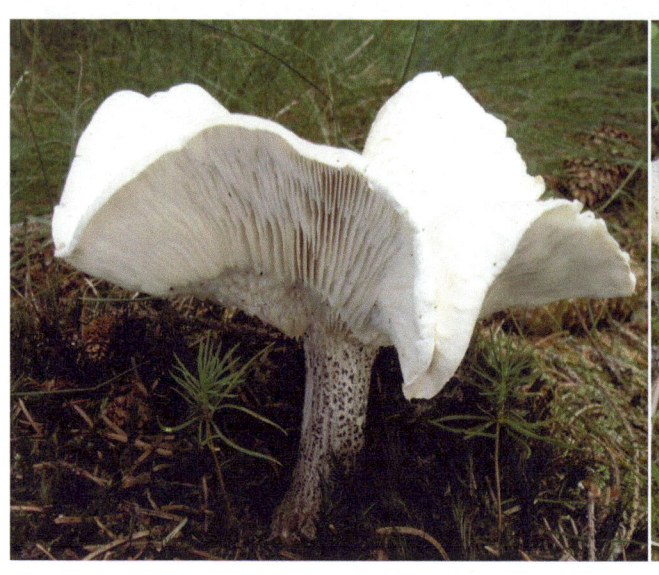
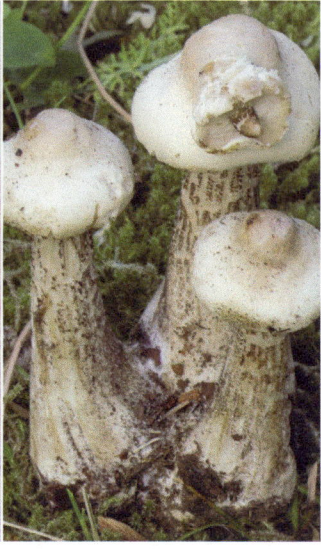

분포지역
한국, 일본, 유럽

서식장소/ 자생지
과수원, 풀밭, 침엽수림 속의 땅

크기
버섯갓 지름 2.5~5.0cm, 버섯대 굵기 0.4~0.7cm, 길이 2.4~4cm

생태와 특징
늦봄부터 늦여름까지 과수원, 풀밭, 침엽수림 속의 땅에 무리를 지어 자라거나 흩어져 자란다. 균모의 지름은 2.5~5cm이고, 둥근 산 모양에서 차차 편평한 모양으로 되지만 가운데는 볼록하다. 연기 같은 갈색인데 가운데는 흑갈색, 흑색 또는 회갈색으로 되며, 습기가 있을 때는 끈적거리고 건조하면 끝이 말리고 가장자리는 퇴색한다. 주름살은 홈파진주름살 또는 올린주름살로 밀생하며 폭이 넓고 백색이다. 살은 백색이고 균모의 살은 황토색이며 기부 밑은 갈색 또는 흑색이다. 맛은 불분명하지만 냄새는 양송이와 비슷하다.

약용, 식용여부
식용할 수 있다.

못버섯

Chroogomphus rutilus (Schaeff. ex Fr.) O.K.Miller
담자균문 그물버섯목 못버섯과 못버섯속의 버섯

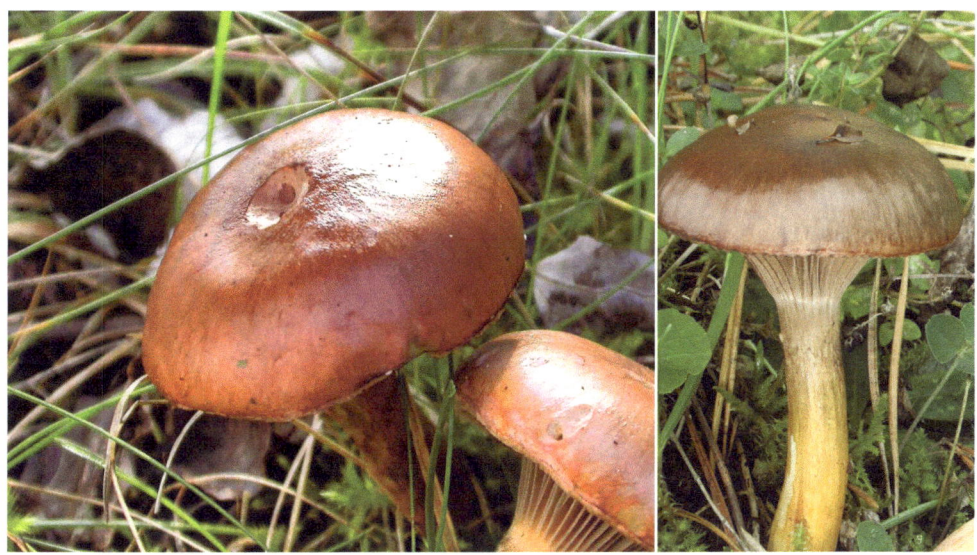

분포지역
한국

서식장소/자생지
여름부터 가을 사이에 소나무 숲의 땅에 홀로 또는 2~3개가 무리지어 나며 부생생활을 한다.

크기 지름은 1.5~6.5cm

생태와 특징
희귀한 버섯으로, 못처럼 생겼다고 해서 붙여진 이름이다. 균모의 지름은 1.5~6.5cm이고, 원추형에서 둥근 산 모양으로 되며 가운데는 뾰족하거나 돌출한다. 표면은 습기가 있을 때에 끈적거리고 비단실 모양의 섬유로 얇게 덮였으나 나중에 없어져서 매끄러워진다. 색깔은 진흙 갈색에서 적갈색으로 된다. 살은 오렌지색이 도는 황색에서 연한 황갈색으로 된다. 주름살은 연한 갈색에서 어두운 적갈색 또는 흑갈색으로 되고 성기다. 자루의 길이는 3~8cm, 굵기는 0.5~2cm이고 밑으로 갈수록 가늘다.

약용, 식용여부
식용할 수 있다.

무당버섯

Russula olivacea (Schaeff.) Fr.
담자균문 주름균아문 주름균강 무당버섯목 무당버섯과 무당버섯속의 버섯

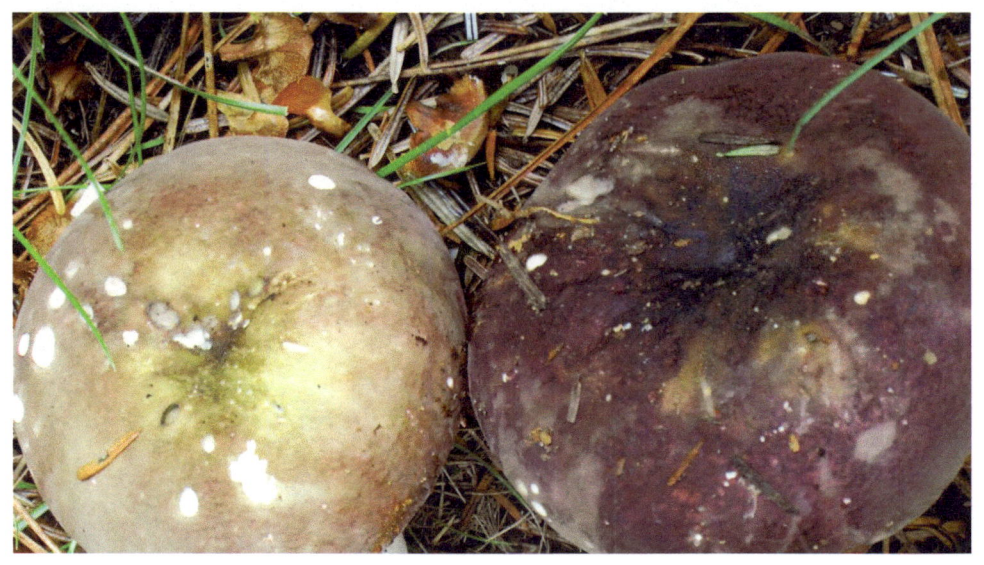

분포지역
한국(백두산), 중국, 일본, 유럽, 북아메리카

서식장소/자생지
활엽수림(자작나무 등), 침엽수림(소나무 등) 내의 땅 위에 무리를 이루어 난다

크기
지름 7~17cm, 높이 6~11cm, 굵기 1.3~3.4cm

생태와 특징
균모의 지름은 7~17cm이고 둥근산모양에서 차차 편평형으로 되며 중앙은 약간 오목하다. 표면은 습기가 있을 때 점성이 있으나 곧 건조 상태로 되며 진한 자홍색, 암자홍색 또는 혈홍색이다. 가장자리는 둔하고 반반하거나 뚜렷한 능선이 있다. 살은 치밀하고 부서지기 쉬우며 백색이고 맛은 유하다. 주름살은 자루에 대하여 바른주름살 또는 내린주름살로 약간 성기며 폭은 넓고 길이가 같거나 짧은 주름살도 더러 끼어 있으며 가장자리에서 갈라지고 주름살 사이에 횡맥이 있다. 색깔은 황색에서 황갈색으로 된다. 가장자리는 전연으로 홍색을 띤다.

약용, 식용여부
식용버섯이다. 식용 버섯이지만 생식하면 중독된다.

무리송이

송이버섯과 송이속 버섯
Tricholoma populinum J.E.Lange

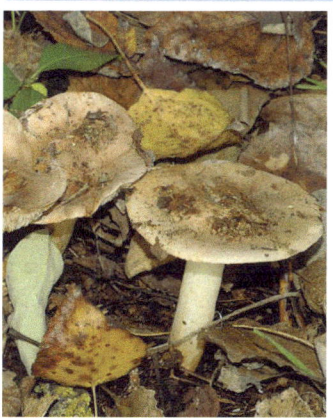

분포지역
한국, 중국, 일본
서식장소 / 자생지 가을에 활엽수의 땅위에서 발생
크기 포자는 둥글고 매끈하며 직경 4~6㎛이다.
생태와 특징
　버섯갓의 직경은 6~10cm이고 처음에는 반둥근모양 또는 만두모양이고 후에 편평하게 펴지는데 가운데부분은 둥실하다. 변두리는 얇고 안쪽으로 말리며 물결모양이고 때로는 얕게 찢어진다. 겉면은 연한재색, 어두운 재색, 연한 재빛밤색이고 매끈하며 마르면 윤기난다. 살은 희고 가운데부분은 두껍고 튐성이있다.
약용, 식용여부 먹는 버섯 가운데서 맛이 좋은 버섯이다. 송이버섯과 마찬가지로 나무뿌리에 균근을 형성함으로써 매년 같은 장소에 거의 발생한다.

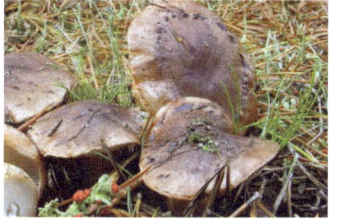

미역흰목이버섯

담자균류 흰목이목 흰목이과의 버섯
Tremella fimbriata

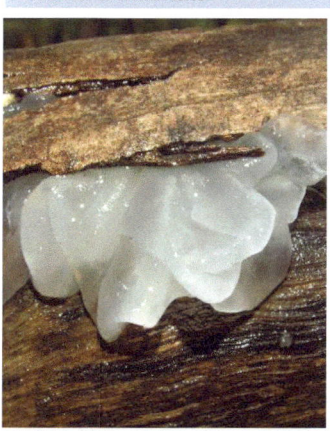

분포지역
한국, 일본, 유럽, 남아메리카, 오스트레일리아
서식장소 / 자생지 죽은 활엽수
크기 자실체 지름 5~10㎝, 높이 3.5~5.5㎝
생태와 특징
여름에서 가을까지 죽은 활엽수에 자란다. 자실체는 지름 5~10㎝, 높이 3.5~5.5㎝이며 전체적으로 서로 겹쳐서 물결 모양 또는 꽃잎 모양의 갈라진 조각으로 이루어진 덩어리를 이룬다. 갈라진 조각은 두께 1mm 정도로 얇고 검은색 또는 흑갈색인데 건조하면 검고 단단한 연골질 덩이로 오그라든다.
약용, 식용여부
식용 가능하지만 유독종인 쿠로하나비라타케(자낭균류)와 유사하기 때문에 함부로 먹는 것은 금물이다.

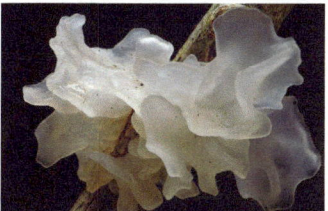

바다말미잘버섯(꽃바구니버섯)
Clathrus archeri (Berk.) Dring
담자균문 주름균강 말뚝버섯목 말뚝버섯과 바구니버섯속

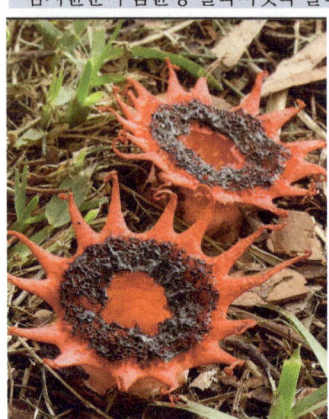

분포지역
북미, 유럽, 호주
서식장소/ 자생지 숲속이나 습기가 많은 지역
크기 5~15cm
생태와 특징
바다말미잘버섯, 문어대곰보버섯 등으로 불리는 호주의 토종 진균류이다. 동물의 살이 썩는 냄새가 나며, 그 냄새로 파리를 유도해서 종을 전파한다. 북미나 유럽, 호주 등지에서 서식하며 식용으로 독버섯이 아니라 식용할 수 있지만, 맛이 끔찍하다. 7~9월 숲속이나 습기가 많은 지역에서 발견되며 계란같이 하얀 알에서 4~7개의 유연한 팔같은 것이 나온다.

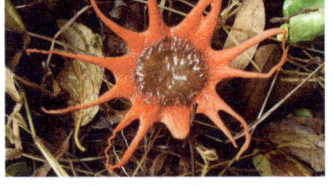

약용, 식용여부
식용할 수 있지만, 맛이 끔찍하다.

반구독청버섯
Stropharia semiglobata
담자균류 주름버섯목 독청버섯과의 버섯

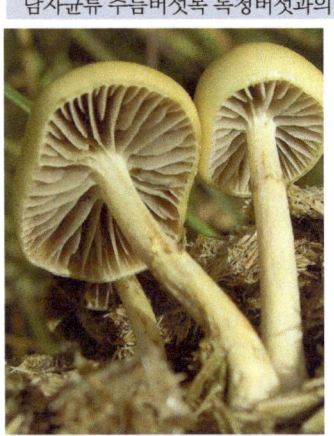

분포지역
한국, 일본, 유럽, 북아메리카
서식장소 / 자생지 말의 분뇨
크기
버섯갓 지름 1.0~2.5cm, 버섯 대 굵기 0.3~0.6cm, 길이 5~12cm
생태와 특징
여름에 말의 분뇨에 여기저기 흩어져 있거나 한 개씩 자란다. 버섯 갓은 지름 1.0~2.5cm로 처음에 볼록한 모양이나 종 모양이다가 나중에 차차 편평해진다. 갓 표면은 끈적끈적하고 흰색, 노란색, 밝은 노란색이다. 살은 노란색으로 얇다. 주름살은 바른주름살로 폭이 중간 정도이고 바랜 회색 또는 잿빛 자갈색이다.

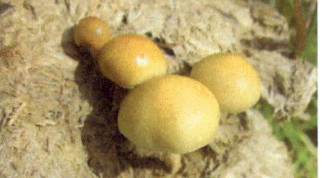

약용, 식용여부
식용할 수 있다.

민맛젖버섯

Lactarius camphoratus (Bull. ex Fr.) Fr.
담자균문 주름균아문 주름균강 무당버섯목 무당버섯과 젖버섯속의 버섯

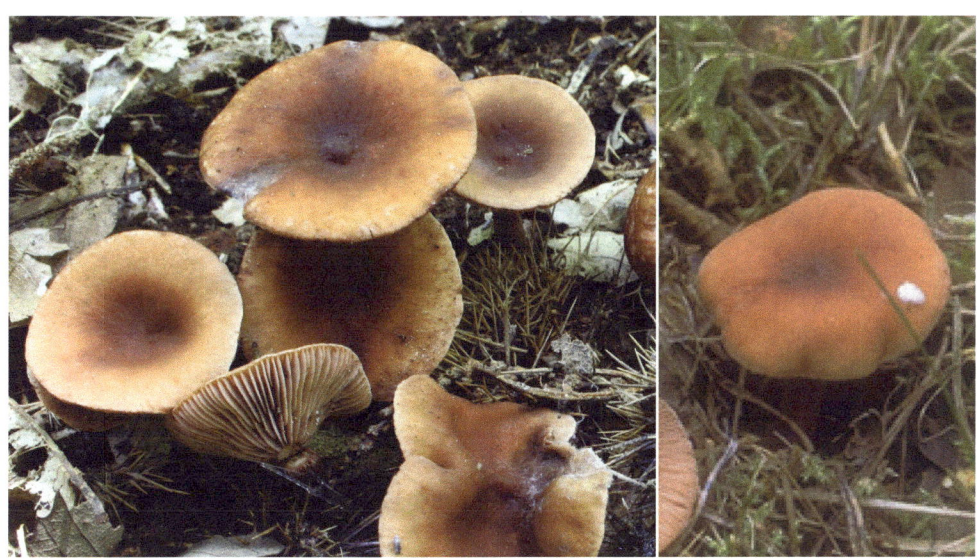

분포지역
한국, 일본, 중국, 유럽, 북아메리카

서식장소/자생지
봄부터 가을까지 숲 속의 땅에 군생한다.

크기
지름 2.8~5.4cm, 버섯대 7.5~14×0.3~0.5cm

생태와 특징
균모의 지름은 1.5~4cm이고 처음은 얕은산 모양 또는 편평한형에서 깔대기 모양으로 되는데, 한가운데에 항상 작은 돌기가 있다. 표면은 주름이 있고 암육계색인데 가장자리는 적토색이고 건조하면 연한 색이 된다. 주름살은 밀생하며 살색이다. 자루의 길이는 1.5~6cm이고 굵기는 4~8mm로 균모와 같은 색이고 속은 비어 있다. 젖은 묽은 우유와 같으며 변색하지 않고, 맛은 맵지 않다. 건조한 버섯은 카레 같은 냄새가 난다. 포자의 크기는 6.5~8×6~7㎛이며 거의 구형이며 표면에 작은 가시와 불완전한 그물무늬가 있고, 포자문은 크림색이다.

약용, 식용여부
식용버섯이다.
젖은 묽은 우유와 같으며 변색하지 않고 맛은 맵지 않다.

민자주방망이버섯

Lepista nuda (Bull.) Cooke
담자균문 주름균아문 주름균강 주름버섯목 송이버섯과 자주방망이버섯속

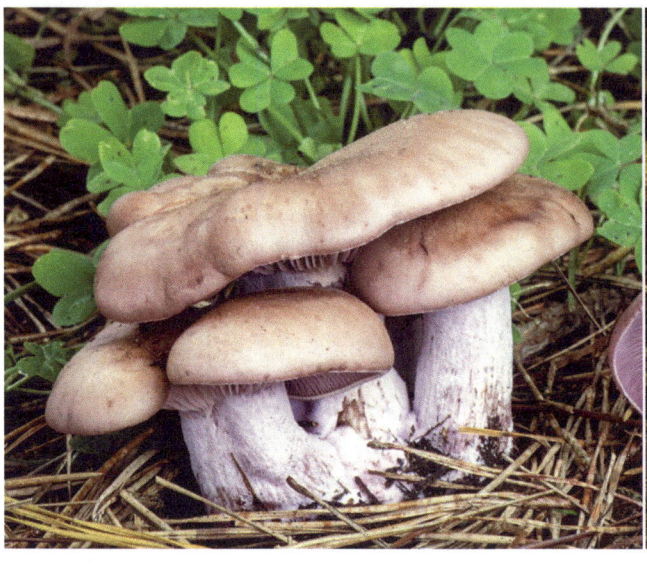
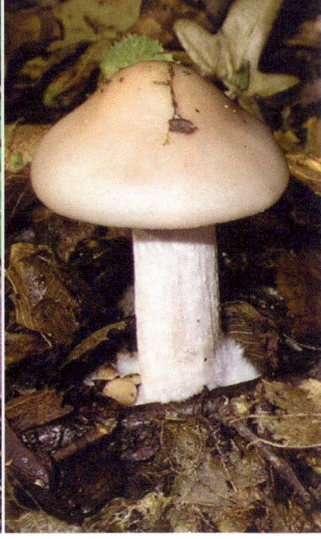

분포지역
한국, 북한, 등 북반구 일대, 오스트레일리아

서식장소 / 자생지
잡목림, 대나무 숲, 풀밭

크기
버섯 갓 지름 6~10cm, 버섯 대 굵기 0.5~ 1cm, 길이 4~8cm

생태와 특징
북한명은 보라빛무리버섯이다. 가을에 잡목림, 대나무 숲, 풀밭에 무리를 지어 자라며 균륜을 만든다. 버섯 갓은 지름 6~10cm로 처음에 둥근 산 모양이다가 나중에 편평해지며 가장자리가 안쪽으로 감긴다. 버섯 갓 표면은 처음에 자주색이다가 나중에 색이 바라서 탁한 노란색 또는 갈색으로 변한다. 살은 빽빽하며 연한 자주색이다. 주름살은 홈파진주름살 또는 내린주름살로 촘촘하고 자주색이다.

약용, 식용여부
식용할 수 있다.

밀버섯(밀애기버섯)

Collybia confluens (Pers. ex Fr.) Kummer
담자균문 균심아강 주름버섯목 송이과 애기버섯속의 버섯

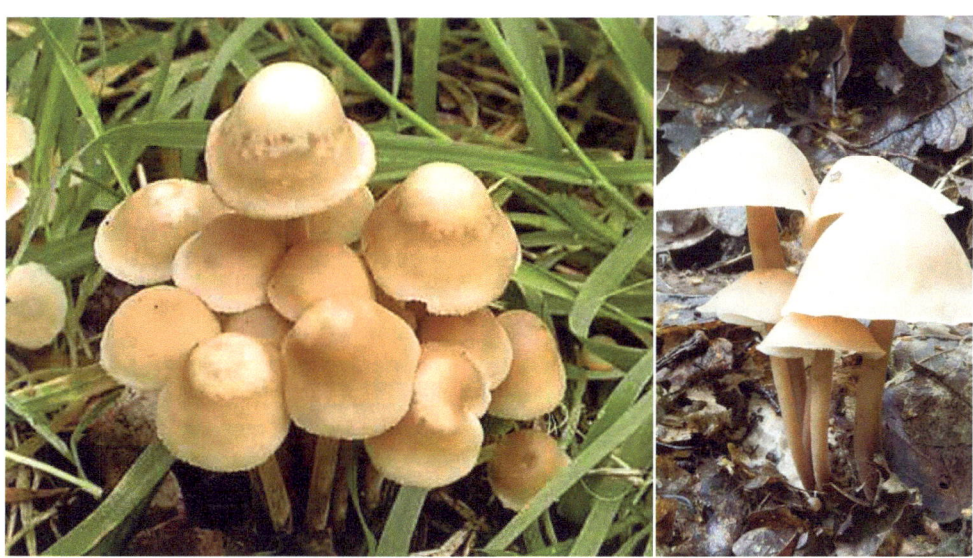

한국의 식용버섯

분포지역
한국, 북반구 일대, 아프리카, 유럽

서식장소/자생지
여름에서 가을에 걸쳐 혼합림 내 낙엽 위에 무리지어 발생한다.

크기 지름 0.8~3cm, 높이 3~5cm

생태와 특징
밀버섯 갓의 지름은 0.8~3cm 정도이며, 초기에는 반반구형이나 성장하면서 편평형이 되고, 종종 끝이 위로 반전된다. 중앙부위는 배꼽모양으로 들어가거나 돌출되는 경우도 있다. 표면은 매끄러우며, 적갈색으로 다소 주름져 있고, 성장하면서 옅은 황갈색 또는 거의 백색으로 퇴색된다. 이 때 중앙부분은 암색으로 주변보다 짙다. 주름살은 대에 끝붙은주름살형이며, 좁고 빽빽하며, 분홍백색을 띤다. 대의 길이는 3~5cm 정도며, 원통형이며, 위아래 굵기가 비슷하고, 종종 편압 되어 있다. 속은 차 있으나 점차 빈다. 포자문은 백색 또는 옅은 황색이며, 포자모양은 긴 타원형이다.

약용, 식용여부
식용 가능하며, 맛과 향이 부드럽다.

밀졸각버섯

Laccaria tortilis (Bolt.) S. F. Gray
담자균문 주름버섯목 졸각버섯과 졸각버섯속의 버섯

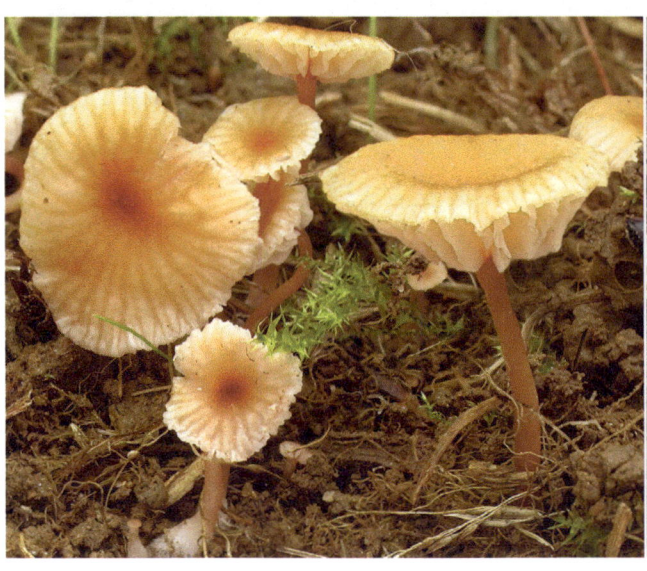
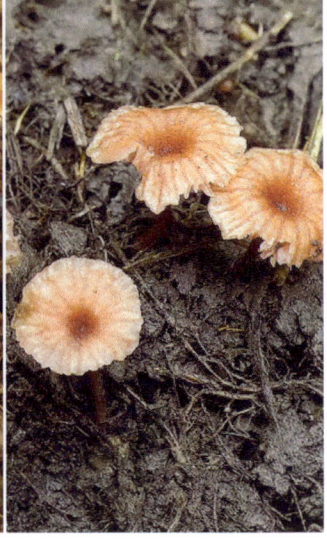

분포지역
한국 일본, 북반구, 남아메리카, 뉴질랜드 온대 등

서식장소/자생지
여름에서 가을까지 나무 밑 지상에서 군생한다.

크기
지름 0.6~1cm, 버섯대 1~2.5cm×1~2mm

생태와 특징
졸각버섯류 중에서 제일 작은 버섯으로 세게 만지면 부서질 만큼 연약하다. 갓은 지름 0.6~1.5cm정도로 작고 어릴 때는 반원모양에서 점차 편평하게 된 후 가운데는 약간 오목해지고 가장자리는 물결모양이 된다. 갓 표면은 주황 살색 또는 옅은 오렌지 갈색으로 가운데는 진한 색이며, 습할 때는 줄무늬 선을 나타낸다. 주름살은 옅은 주홍 갈색으로 자루에 바르게 붙은 주름살이다가 살짝 내려 붙은 모양이 되며, 주름살 간격은 매우 성기다. 자루는 길이 1~2.5cm정도로 가늘고 연약하며 갓과 같은 색이다.

약용, 식용여부
식용버섯이다.

바늘싸리버섯(나도갈색꽃싸리버섯)

Ramaria apiculata (Fr.) Donk
담자균문 주름버섯목 깃싸리버섯과 깃싸리버섯속의 버섯

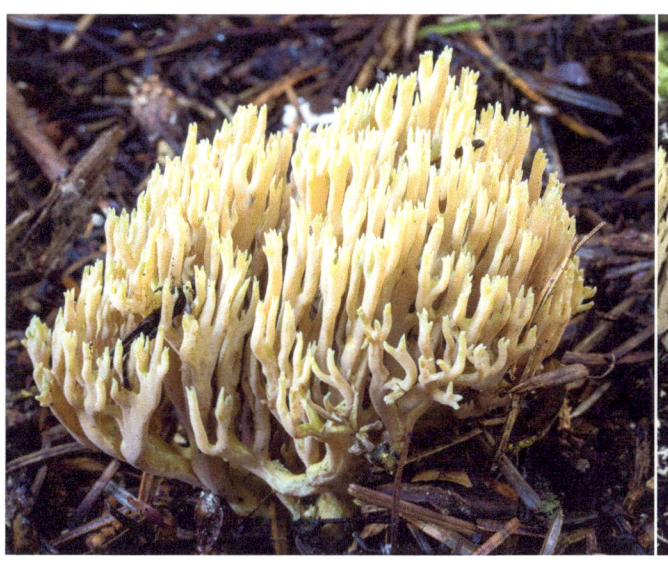
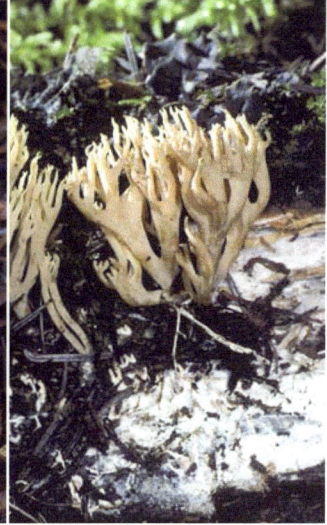

분포지역
한국, 중국, 일본, 시베리아, 유럽, 북아메리카

서식장소/자생지
침엽수의 썩은 나무 위.

크기
자실체 높이 약 7cm

생태와 특징
자실체는 높이 7cm정도로 가늘고 짧은 버섯자루에서 여러번 분지하여 싸리비 모양이 되고 어두운 육계색을 나타내며 가지끝은 녹색을 띄기도 한다. 포자는 6~10×3.5~5㎛로 타원형이며 표면이 거칠고 담황색이다. 자실체 및 균사속의 균사는 1균사형이고 식용한다. 여름부터 가을에 걸쳐서 침엽수의 썩은 나무 위에 난다.

약용, 식용여부
식용한다.
단 싸리버섯은 중독(심한 설사 유발)되기 쉬우니 필히 하루이상 물로 우리거나 염장하여 먹는 게 좋다.

반투명만가닥버섯

Lyopbyllum sykosporum Hongo & Clemencon
담자균문 주름균아문 주름균강 주름버섯목 만가닥버섯과 만가닥버섯속의 버섯

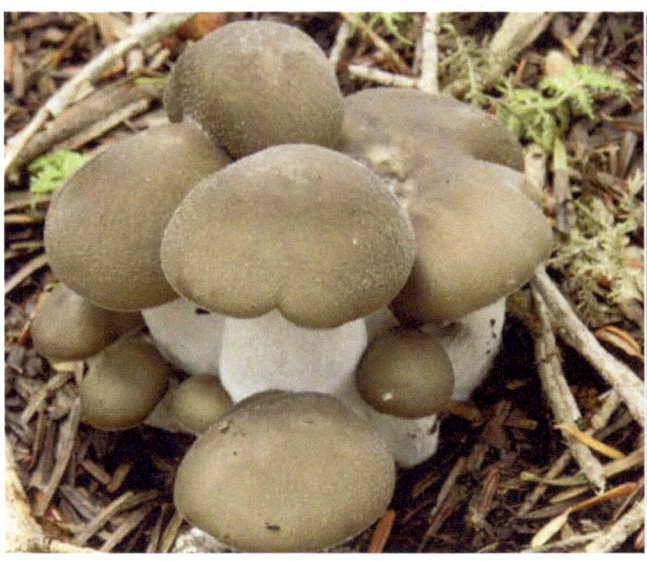
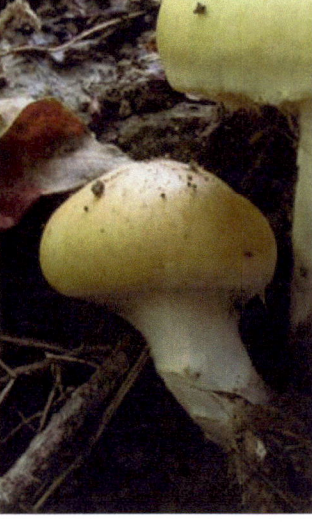

분포지역
한국, 중국, 일본, 유럽, 북반구 일대

서식장소/자생지
침엽수림의 땅에 무리지어 나며 부생생활을 한다.

크기 지름 6.5~9cm, 높이 7~10cm

생태와 특징
균모의 지름은 6.5~9cm로 둥근산모양에서 차차 편평하게 된다. 표면은 회갈색-올리브갈색이며 표면은 매끄럽다. 가장자리는 처음에 아래로 말렸다가 펴진다. 살은 두껍고 백색-회백색인데 상처를 입으면 흑색으로 변색한다. 주름살은 자루에 대하여 홈파진-바른-내린주름살로 다양하며 밀생한다. 표면은 백색-연한 회색이나 상처를 입으면 흑색으로 변색한다. 자루의 길이는 7~10cm이고 굵기는 1~1.8cm로 근부는 부풀고 표면은 균모보다 연한 색이고 위쪽에 가루가 분포한다. 자루의 속은 차 있다. 포자의 크기는 5.5~8.5×4.5~6.5㎛이고 타원형이며 표면은 매끄럽고 기름방울을 함유한다.

약용, 식용여부
식용한다. 볶음 요리를 해 먹으며 맛이 있다.

밤꽃그물버섯(색깔이그물버섯)

Boletus pulverulentus Opat.
담자균류 주름버섯목 그물버섯과 그물버섯속의 버섯

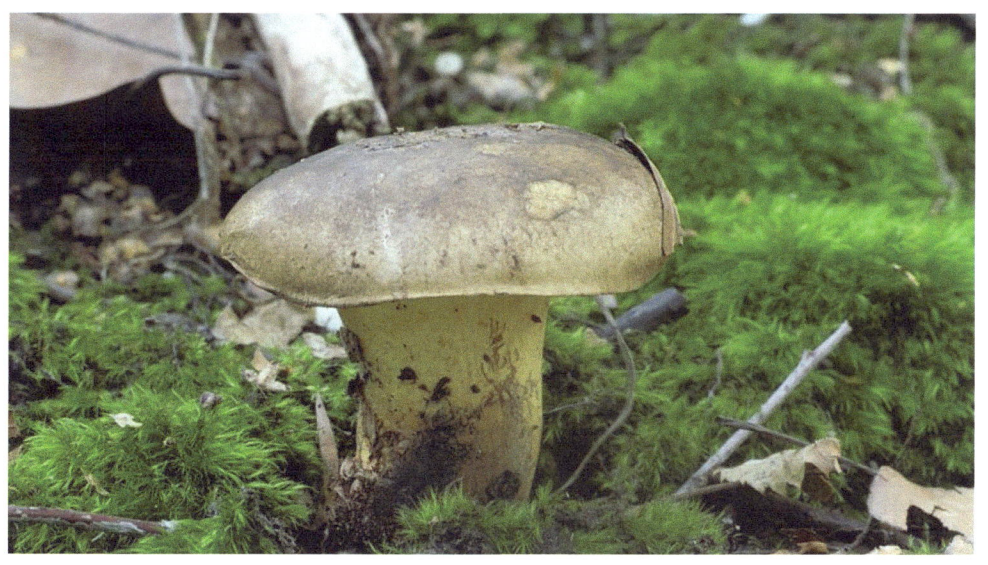

분포지역
한국, 일본, 유럽, 북아메리카

서식장소/자생지
숲 속의 땅 위

크기
지름 3~10cm, 버섯대 4~10×0.8~2cm

생태와 특징
북한명은 색깔이그물버섯이다. 여름에서 가을까지 숲 속의 땅 위에 자란다. 버섯갓은 지름 3~10cm이며 처음에는 둥근 산 모양에서 편평하게 펴진다. 갓 표면은 올리브 갈색 또는 어두운 갈색이고 잔털에 덮여 벨벳을 만지는 촉감이며 축축하면 끈적끈적하다. 살은 노란색이고 흠집이 나면 바로 짙은 푸른색으로 변한다. 관공(管孔)도 노란색이지만 살과 같이 푸른색으로 변한다.
 버섯대는 4~10×0.8~2cm이며 표면이 작은 점으로 덮여 있고 윗부분이 노란색, 아랫부분이 적갈색이다. 버섯대 속은 차 있다. 홀씨는 13~15×4~6㎛로 방추형이며 홀씨 무늬는 올리브 갈색이다.

약용, 식용여부
식용할 수 있다.

밤버섯

Calocybe gambosa (Fr.) Sing.
담자균문 주름균아문 주름균강 주름버섯목 만가닥버섯과 밤버섯속의 버섯

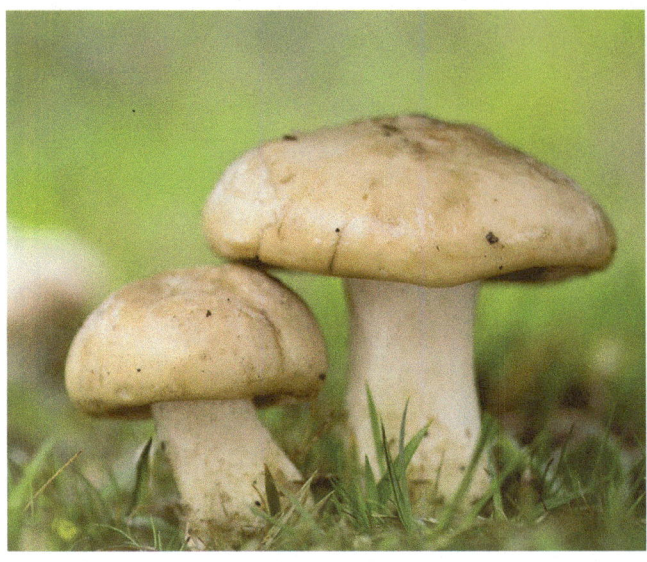
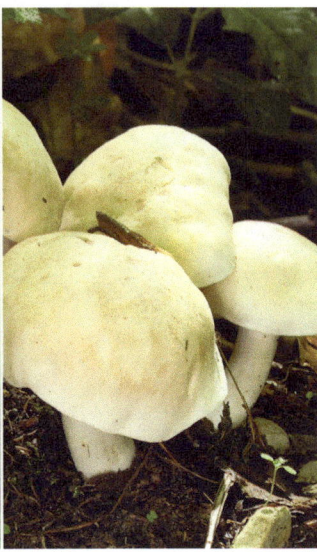

분포지역
한국, 중국, 일본, 유럽, 아프리카

서식장소/자생지
활엽수나 침엽수림의 땅에 단생, 군생. 간혹 균륜을 형성

크기
균모 지름 5~15cm

생태와 특징
균모의 지름은 5~15cm로 아구형에서 차차 편평해진다. 표면은 밋밋하고 백색, 칙칙한 백색 또는 회갈색이며 가끔 불규칙한 물결형이고 갈라진다. 가장자리는 아래로 말리고 감긴다. 살은 백색이고 매우 두껍고 단단하며 약간 말랑말랑한 느낌으로 맛과 냄새는 밀가루 비슷하다. 주름살은 자루에 대하여 바른주름살 또는 약간 홈파진주름살로 백색에서 크림백색이며 밀생하며 폭이 좁다.

효능 식이섬유가 풍부해 변의 부피를 늘리고 변비를 개선 할 만큼 변비예방에 효과가 있고, 신경계통의 진정작용을 돕는 성분들이 들어 있어 두통이나 신경통에도 좋다.

약용, 식용여부
식용버섯이다.
쓴 맛을 없애기 위해서는 하루 정도 시간을 두고 물에 담궈 불려놓는다.

밤색갓그물버섯

Boletus ornatipes Peck
담자균류 주름버섯목 그물버섯과 분말그물버섯속의 버섯

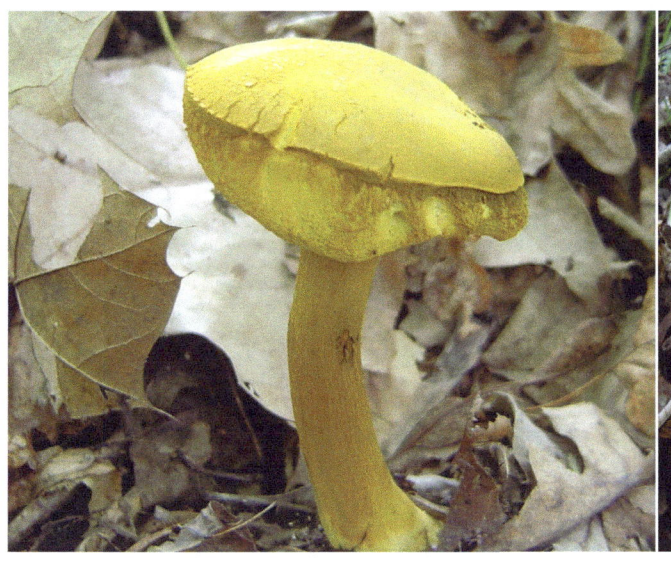
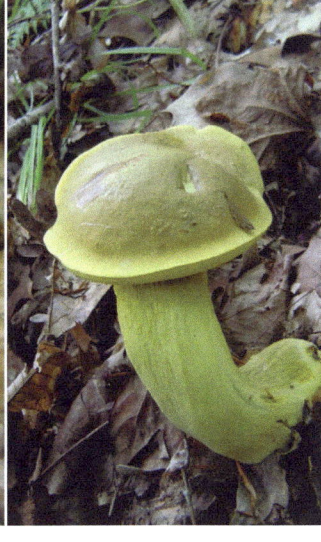

분포지역
한국, 일본, 중국, 시베리아, 북아메리카

서식장소/자생지
활엽수림의 땅

크기
지름 4.5~8cm, 굵기 0.6~3cm, 높이 5~11cm

생태와 특징
여름부터 가을까지 활엽수림의 땅에 무리를 지어 자라거나 한 개씩 자란다. 버섯갓은 지름 4.5~8cm로 처음에 둥근 산 모양이다가 나중에 편평해진다. 갓 표면은 점성이 없고 누런 갈색, 갈색빛을 띤 올리브색, 어두운 갈색으로 벨벳 모양이다. 살은 노란색으로 두껍고 단단하며 쓴맛이 있다. 관공은 노란색이고 구멍은 지름 0.5~1mm로 둥글거나 각이 져 있다.

약용, 식용여부
식용버섯이다.
찌개에 잘 어울리는 버섯으로 삶아내면 검게 변하고 삶은 물은 노랗게 변한다.

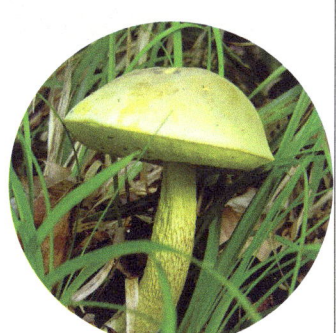

방망이황금그물버섯

Boletinus paluster (Peck) Peck
담자균문 주름균강 그물버섯목 그물버섯과 그물버섯속

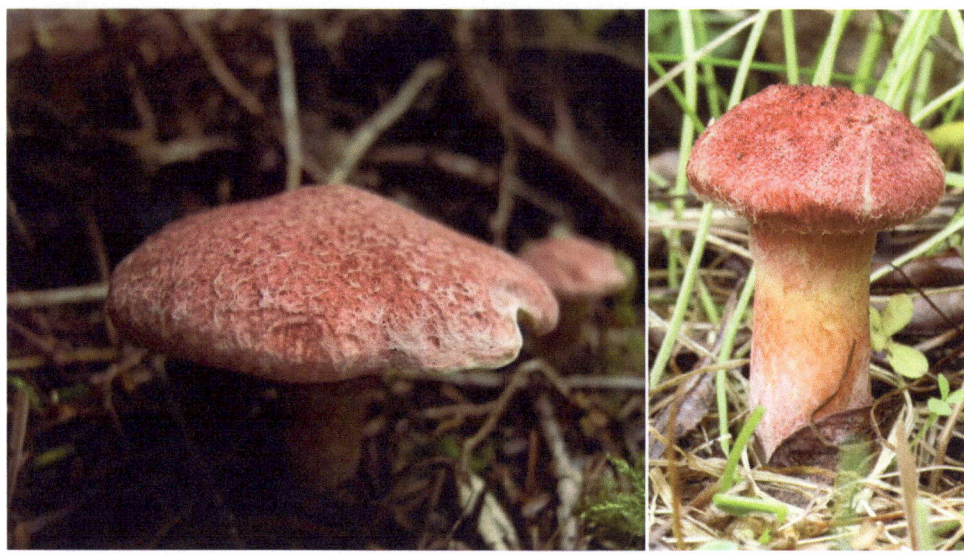

분포지역
북한, 일본, 중국, 유럽, 북아메리카, 오스트레일리아

서식장소/ 자생지
피나무 등 활엽수의 죽은 줄기와 나뭇가지

크기
버섯갓 지름 10~15cm, 버섯대 지름 3.5×4cm, 길이 1.5cm

생태와 특징
여름부터 가을에 숲속의 땅에 군생한다. 자실체는 약간 원추상에서 편평하게 된다. 때때로 가운데가 높다. 자실체 크기는 2~7cm이다. 자실체 조직은 황색균모의 표피아래는 적색이고 상처 시 변색안하고 다소 신맛이 있다.

자실체 표면은 적자~장미색, 솜털상~섬유상의 털이 있다. 보통 가는 털이 있다. 자실층은 관공은 짧고 황색에서 오황토색으로 되고 방사 방향의 벽이 발달하여 관공으로 보이는 때도 있다. 구멍은 방사상으로 배열하고 다각형으로 대형이다. 관공 및 구멍은 상처 시 변색 안한다.

약용, 식용여부
식용할 수 있다.

방추광대버섯

Amanita excelsa (Fr.) Kummer
담자균문 주름버섯목 광대버섯과 광대버섯속의 버섯

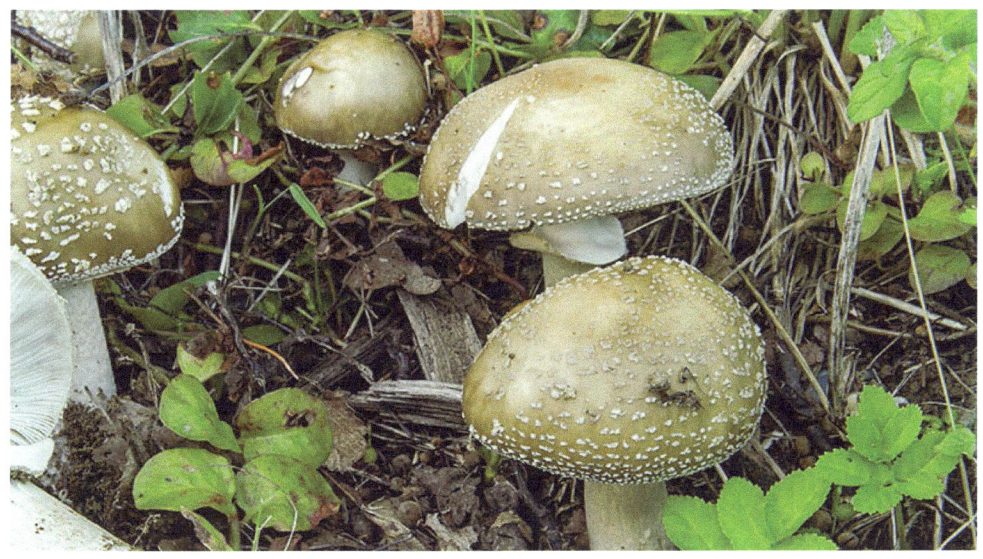

분포지역
한국, 중국, 일본, 유럽, 북아메리카, 북반구 온대 이북
서식장소/자생지
참나무류 혼효림.
크기 지름 5~13cm, 높이 5~12cm, 굵기 15~25mm
생태와 특징
균모는 지름 5~13cm로 계란모양이다가 호빵형을 거쳐 편평한 모양으로 펴진다. 균모 표면은 회갈색 또는 암회갈색이고 다소 광택이 있으며, 표면에는 회백색 또는 회색의 외피막 파편이 점상으로 부착되어 있다. 주름살은 백색으로 밀생하고 버섯자루와 떨어진주름살이다.
 버섯자루의 밑둥은 부풀어 있어서 방추형으로 보이며 외피막의 파편이 점상 또는 파편상으로 둘레에 남아 있다. 고리는 배색 또는 회색이며, 줄기에서 쉽게 떨어진다. 살은 백색으로 포자는 8~10.5× 6~7㎛로 알꼴 넓은 타원형으로 전분반응이다.

약용, 식용여부
식용한다.

방패비늘광대버섯

Squamanita umbonata (Sumst.) Bas
담자균문 진정담자균강 주름버섯목 주름버섯과 비늘광대버섯속

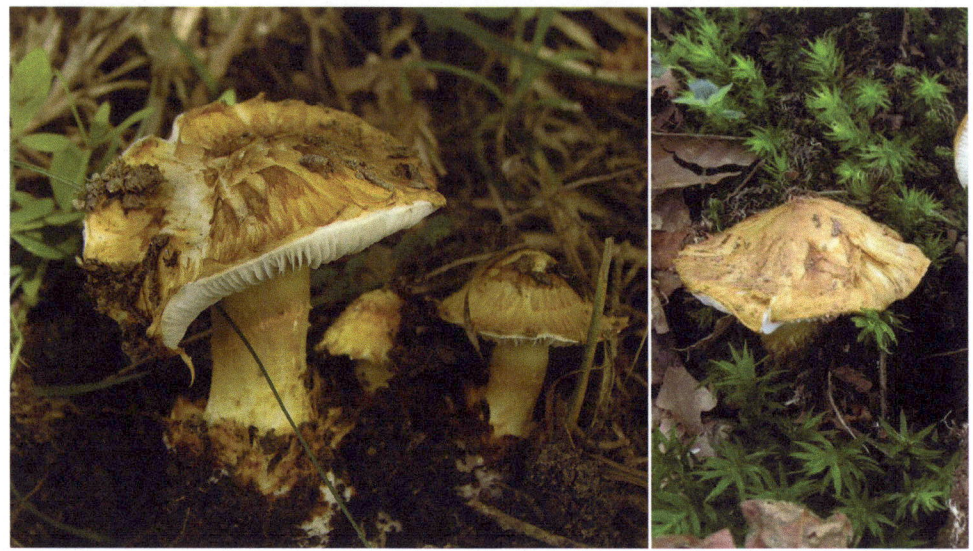

분포지역
한국, 일본, 북아메리카

서식장소/자생지
소나무 숲 또는 혼합림의 흙

크기
버섯갓 지름 4.6~6cm, 버섯 대 5~8×1~1.5cm

생태와 특징
여름철 소나무 숲 또는 혼합림의 흙에 무리를 지어 자라거나 한 개씩 자란다. 버섯 갓은 지름 4.6~6cm로 처음에 원뿔 모양 또는 종 모양이다가 나중에 가운데가 봉긋하고 둥글게 변한다. 갓 표면은 갈색이며 가운데가 진한 갈색이고 솜털 같은 비늘이 있다. 살은 흰색으로 얇다. 주름살은 바른주름살 또는 약간 내린 주름살로 촘촘하고 폭이 6~8mm이며 흰색으로 칼 모양이다. 버섯 대는 5~8×1~1.5cm로 뒤틀리고 기부가 불룩하다. 버섯고리의 아래쪽은 갈색이고 위쪽은 흰색이며 떨어지기 쉽다. 흙 속에서 뾰족하게 나오거나 큰 덩어리를 이룬다..

약용, 식용여부
식용할 수 있다.

배꼽버섯

Melanoleuca melaleuca (Pers. Fr.) Murr.
담자균문 주름버섯목 송이과 배꼽버섯속의 버섯

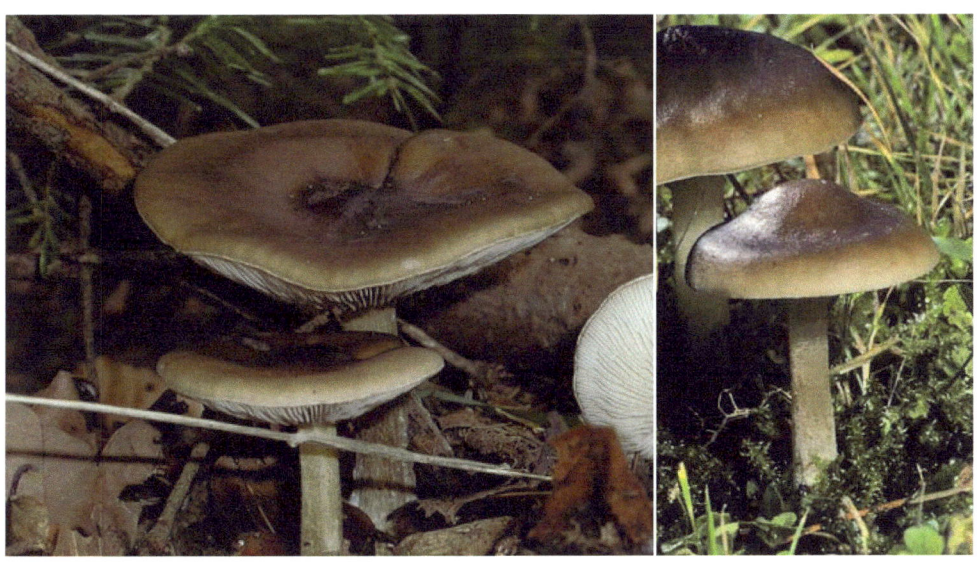

분포지역
한국, 일본, 유럽, 북아메리카

서식장소/자생지
숲속 또는 숲 변두리의 땅에 단생, 군생, 산생하며 황철나무 또는 사시나무와 외생균근을 형성

크기
지름 3~10cm, 높이 4~10cm, 굵기 0.4~1cm

생태와 특징
균모의 지름은 3~10cm로 둥근산 모양에서 차차 편평하게 되고 중앙부가 조금 오목하거나 배꼽모양으로 된다. 표면은 물을 흡수하며 털이 없고 습기가 있을 때는 암갈색-흑갈색이고 마르면 황갈색-황색으로 표피는 벗겨지기 쉽다. 가장자리는 처음에 아래로 감기나 나중에 펴진다. 살은 얇고 유연하며 백색으로 맛은 온화하다. 주름살은 자루에 대하여 홈파진 주름살이고 밀생하며 폭이 넓은 편이고 길이가 같지 않으며 백색에서 황백색으로 된다. 가장자리는 물결모양이다.

약용, 식용여부
식용한다.

배불뚝이연기버섯

Ampulloclitocybe clavipes (Pers.) Redhead, Lutzoni, Moncalvo & Vilgalys
담자균문 담자균아문 진정담자균강 주름버섯목 송이버섯과 깔때기버섯속

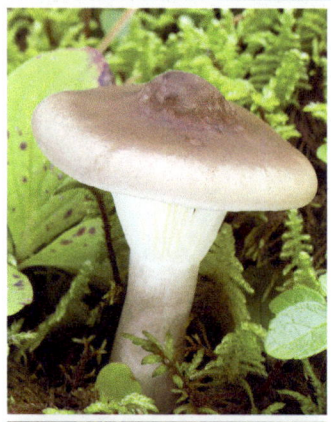

분포지역 북반구 온대 이북
서식장소/ 자생지 숲속의 땅 위
크기 균모 지름 2.5~7cm

생태와 특징
봄, 가을에 각종 숲속의 땅 위에 군생 또는 단생한다. 균모는 지름 2.5~7cm로 편평하게 되며 주름살이 긴 내린주름살이기 때문에 전체가 거꾸로 된 원추형이다. 표면은 매끄럽고 회갈색이며 중앙부는 암색이고, 주변부는 안쪽으로 세게 감긴다. 주름살은 백~담크림색이며 내린주름살이다.

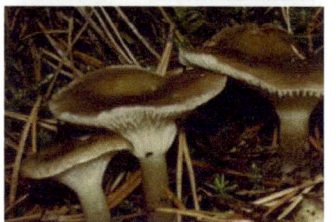

약용, 식용여부 식용버섯이다. 알코올과 함께 섭취하면 두엄먹물버섯과 같이 안면홍조, 구토, 현기증, 두통, 심장이 두근거림이 있다. 버섯 섭취 3~4일 후에 술을 마셔도 증상이 나타난다.

배젖버섯

Lactarius volemus var. flavus Hesler & A.H. Sm.
담자균문 주름균아문 주름균강 무당버섯목 무당버섯과 젖버섯속

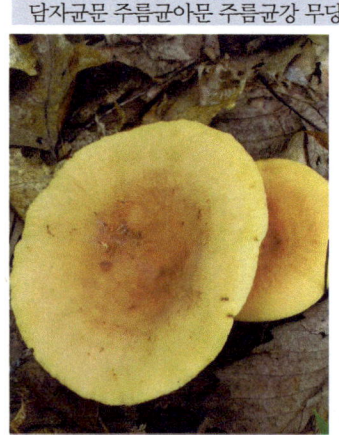

분포지역 북반구 온대 이북
서식장소 / 자생지
여름과 가을에 주로 활엽수가 우거진 임지
크기 자루 5~9cm×0.7~1.5cm

생태와 특징
젖버섯이라고도 한다. 여름과 가을에 주로 활엽수가 우거진 임지에 많이 발생한다. 갓은 처음에는 둥글지만 편평해지고 중앙부가 약간 들어가며 둘레는 안으로 말린다. 표면은 붉은 벽돌색과 비슷한 황적갈색이며, 습기가 있을 때는 끈적끈적하고 건조하면 윤이 난다. 주름은 밀생하고 처음에는 백색에서 담황색으로 되며 자루에 내려붙거나 바로붙는다.

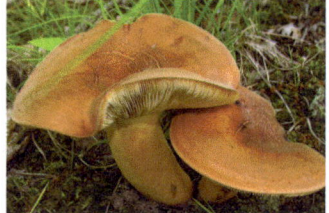

약용, 식용여부
식용할 수 있다.

버터애기버섯(애기버터버섯)

Collybia butyracea (Bull.) P. Kumm.
담자균문 균심아강 주름버섯목 송이과 애기버섯속

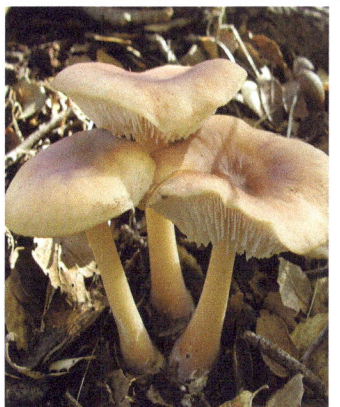

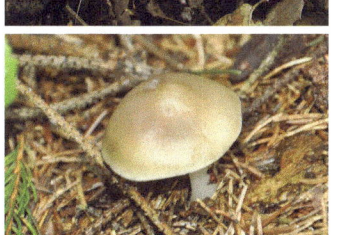

분포지역 한국, 유럽, 북아메리카, 북반구 일대

서식장소/ 자생지 활엽수 및 침엽수의 떨어진 가지나 낙엽 위

크기 갓 지름 3~7cm, 대 2.5~5×0.5~1cm

생태와 특징

갓은 지름 3~7cm로 평반구형에서 편평 형이 되며, 종종 가운데가 볼록하다. 갓 표면은 평활하며, 습할 때는 적갈색이고 윤기가 있으나, 건조하면 황갈색이 된다. 조직은 백색으로 수분이 많다. 주름살은 떨어진 형으로 빽빽하고 백색이다. 대는 2.5~5×0.5~1cm로 거의 곤봉 형이며, 표면은 갓과 같은 색이거나 옅은 색이며, 기부는 백색 균사로 덮여 있다.

약용, 식용여부 식용버섯이다.

갓 표면에 버터를 바른 듯이 윤기가 난다.

볏싸리버섯

Clavulina coralloides (L.) Schroet.C. cristata (Holmsk.) Pers.
담자균문 주름균아문 주름균강 꾀꼬리버섯목 볏싸리버섯과 볏싸리버섯속

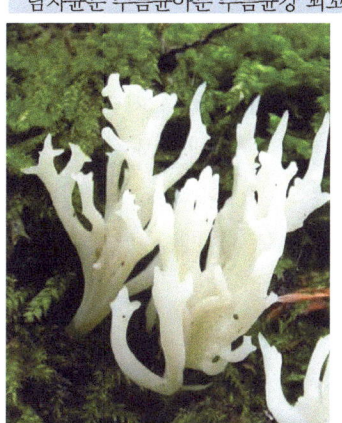

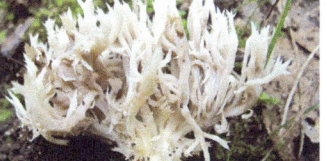

분포지역
한국, 일본 등 온대지방

서식장소/ 자생지 산림의 토양 위

크기 자실체는 높이 2.5~8cm

생태와 특징

여름에서 가을까지 산림의 토양 위에 무리를 지어 자란다. 자실체는 높이 2.5~8cm로 가지가 많지만 1개만 있는 경우도 있다. 줄기는 보통 뚜렷하고 끝은 날카로우며 닭의 볏 모양인데, 흰색 또는 노란색이다. 줄기는 높이 0.5~3cm이고 가지는 여러 번 교차하며, 아랫부분은 2번 교차한다. 때로는 단일 균사가 있고, 편평하거나 돌기가 나 있다.

약용, 식용여부
식용할 수 있다.

볏짚버섯

Agrocybe praecox (Pers.) Fayod A. gibberosus (Fr.) Fayod
담자균문 주름균아문 주름균강 주름버섯목 독청버섯과 볏짚버섯속

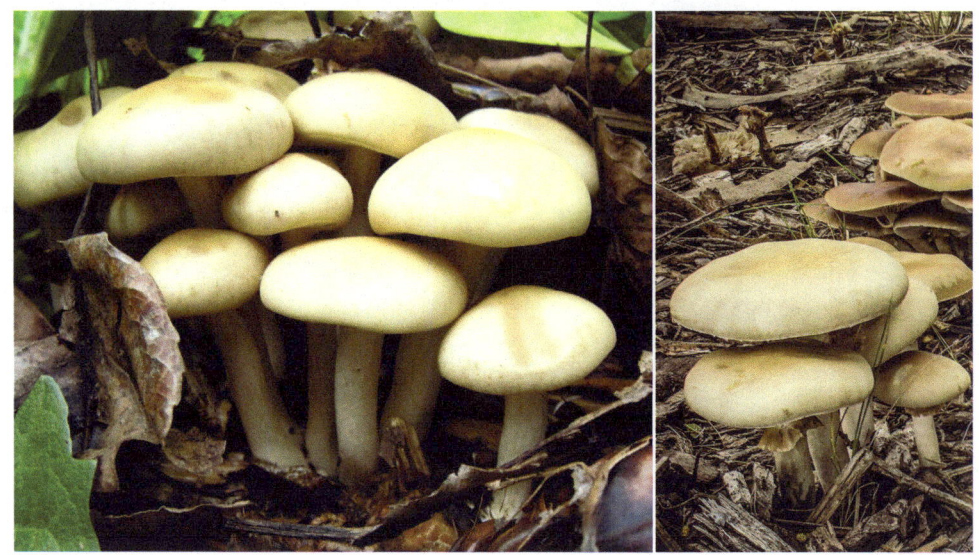

분포지역
한국 등 북반구 온대 일대와 아프리카

서식장소 / 자생지
황무지, 맨땅, 풀밭

크기
버섯 갓 지름 4~8cm, 버섯 대 길이 5~10cm, 지름 0.7~1cm

생태와 특징
북한명은 가락지밭버섯이다. 초여름에 황무지, 맨땅, 풀밭에 뭉쳐서 자란다. 버섯 갓은 지름 4~8cm로 처음에 둥근 산 모양이다가 나중에 편평해진다. 갓 표면은 크림색 또는 짚색이고 밋밋하며 가장자리에는 작은 비늘조각이 붙어 있다. 살은 흰색이고 두꺼운 육질이다. 주름살은 바른주름살로 촘촘하게 폭이 넓으며 처음에 누런 흰색이다가 어두운 갈색으로 변한다.
 버섯 대는 길이 5~10cm, 지름 0.7~1cm이며 위아래의 굵기는 같다. 발아공은 명확하다.

약용, 식용여부
식용할 수 있다.

보라끈적버섯

Cortinarius violaceus (L.:Fr.) Fr.
담자균문 주름균아문 주름균강 주름버섯목 끈적버섯과 끈적버섯속

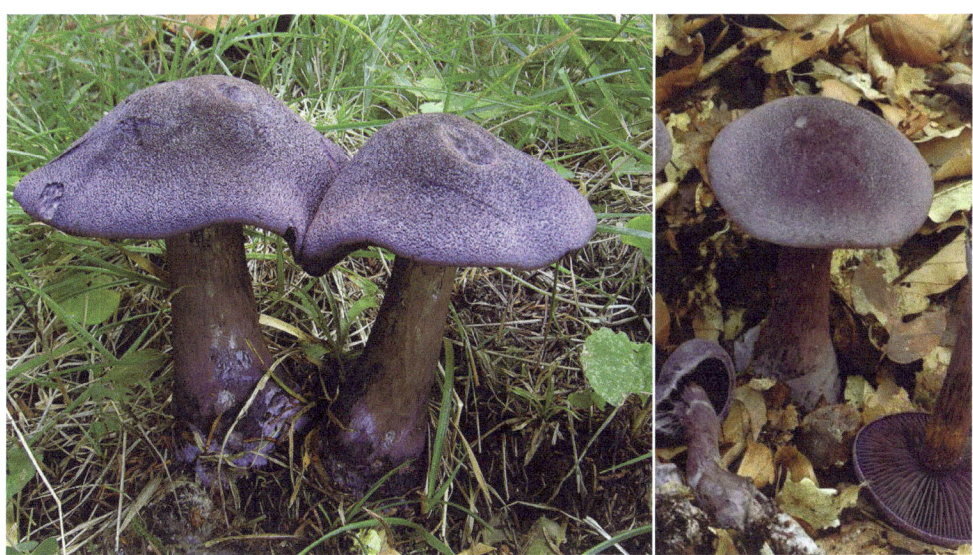

분포지역
한국, 중국, 유럽, 북아메리카

서식장소 / 자생지
활엽수와 소나무숲의 혼합림

크기
버섯 갓 지름 5~10cm, 버섯 대 6~10×0.7~1.5cm

생태와 특징
북한명은 보라비로도풍선버섯이다. 여름에 활엽수와 소나무 숲의 혼합림에 여기저기 흩어져 있거나 한 개씩 자란다. 버섯 갓은 지름 5~10cm로 처음에 반구 모양이다가 나중에 편평해진다. 버섯 대 표면은 짙은 자주색 또는 푸른빛이 나는 자주색 바탕에 거친 털이 촘촘하게 나 있다. 주름살은 바른주름살과 비슷하며 짙은 자주색이다. 버섯 대는 6~10×0.7~1.5cm로 아래쪽이 더 굵어지고 뿌리부근은 둥근 뿌리처럼 되어 있는 것도 있다. 버섯 대 표면은 버섯 갓과 색이 같으며 살은 자주색이다.

약용, 식용여부
식용버섯이다.
위장장애가 있기 때문에 주의가 필요하다.

보라벚꽃버섯

Hygropborus purpurascens (Alb. & Schw. Fr.) Fr.
담자균류 주름버섯목 벚꽃버섯과 벚꽃버섯속의 버섯

분포지역
북반구 온대 이북
서식장소/자생지
여름에서 가을까지 침엽수림의 땅에 군생한다.
크기 지름 7~14cm, 높이 5~10cm, 굵기 3~4cm
생태와 특징
균모의 지름은 7~14cm이고 둥근 산 모양에서 거의 편평한 모양으로 되며 가장자리는 성숙하면 안쪽으로 말린다. 표면은 끈적거리며 약간 섬유상으로 압착된 인편이 있다. 보통 가운데는 포도주색이고 가장자리는 연한 색이며, 살은 두껍고 백색으로 맛과냄새가 없다. 주름살은 바른주름살 또는 내린주름살이고 약간 성기며 처음에는 백색의 연한 황색이었다가 점차 적자색으로 물든다. 자루의 길이는 5~10cm, 굵기는 3~4cm이고, 근부는 가늘며 표면의 끈적거림은 없다. 자루 위쪽은 백색으로 섬유상이다. 턱받이는 있지만 탈락하기 쉽다. 포자의 크기는 6~7×3~4.5㎛이고 타원형이며 미세반점을 가진 것도있다.

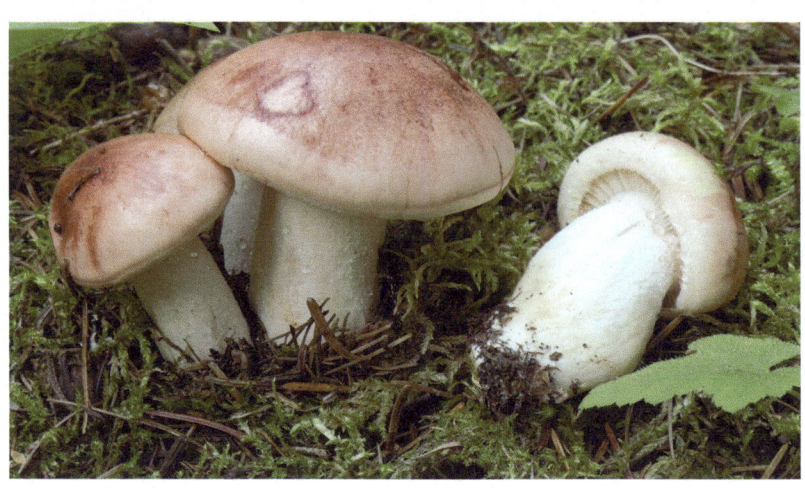

약용, 식용여부
식용버섯이다.

보라싸리버섯(연기싸리버섯)

Ramaria fumigata (Peck) Corner
담자균문 나팔버섯목 나팔버섯과 싸리버섯속의 버섯

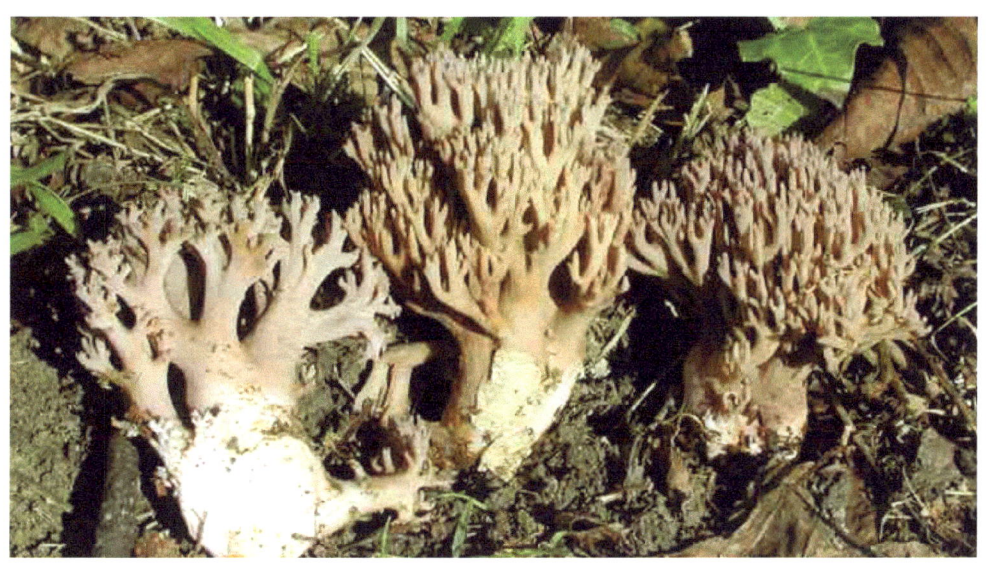

분포지역
한국, 중국, 일본, 유럽, 북아메리카, 호주

서식장소/자생지
참나무류 등 활엽수의 낙엽이 쌓인 땅에 군생

크기 높이 7~13cm, 폭 5~15cm

생태와 특징
자실체는 다소 굵은 밑동에서 산호가지 모양으로 분지한다. 보통 밑동에서 2~4개의 가지가 나와 이것이 반복적으로 분지해서 높이는 7~13cm, 폭은 5~15cm의 크기가 되고 밑동은 1~4cm 정도 크기이다. 가지는 세로로 약간 곧으며 끝부분은 U자형을 이룬다. 밑동은 라일락색-보라색을 띤 백색이다. 어린 가지는 거의 보라색에서 점차 회자색-베이지색으로 되고 포자가 성숙하면 벌꿀의 갈색을 띠며 끝부분은 보라색이 남아 있다. 자루의 살은 백색이고 다소 단단한 편이어서 잘 부서지지 않는다.

약용, 식용여부
식용버섯이다.
닭고기의 흰 살맛이 나는 맛있는 식용버섯이지만 과식하면 설사를 한다.

보리볏짚버섯

Agrocybe erebia (Fr.) Kuhn. ex Sing.
담자균문 주름균아문 주름균강 주름버섯목 독청버섯과 볏짚버섯속

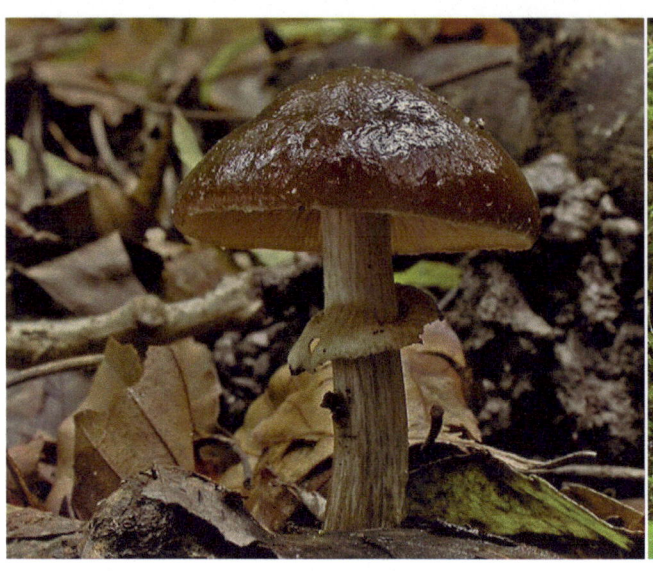
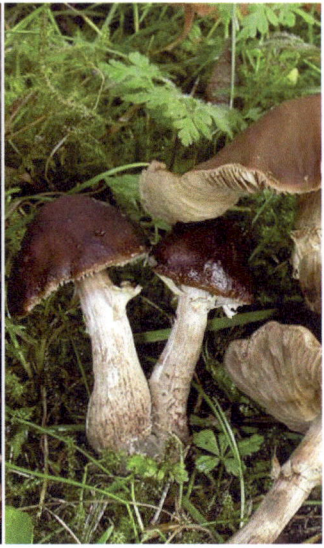

분포지역
한국 등 북반구 온대 일대 및 오스트레일리아

서식장소/자생지
숲 속, 정원 속의 땅

크기
버섯 갓 지름 2~7cm, 버섯 대 길이 3~6cm, 굵기 4~10mm

생태와 특징
여름부터 가을까지 숲 속, 정원 속의 땅에 뭉쳐서 자라거나 무리를 지어 자란다. 버섯 갓은 지름 2~7cm로 처음에 둥근 산 모양이다가 나중에 편평해지며 가운데가 봉긋하다. 갓 표면은 축축할 때 점성이 있고 잿빛 흰색이며, 가장자리에 줄무늬가 나타나고 건조하면 줄무늬가 없어지면서 연한 육계갈색으로 변한다. 주름살은 바른주름살 또는 내린주름살로 성기다.

버섯 대는 길이 3~6cm, 굵기 4~10mm이며 섬유처럼 보이는데 윗부분은 흰색이고 아랫부분은 탁한 갈색이다. 버섯 대의 턱받이는 막질이며 버섯 대 위쪽에 있고 속이 차 있거나 비어 있다.

약용, 식용여부
식용할 수 있다.

부속그물버섯

Boletus appendiculatus Schaeff. Fr.
담자균류 주름버섯목 그물버섯과 그물버섯속의 버섯

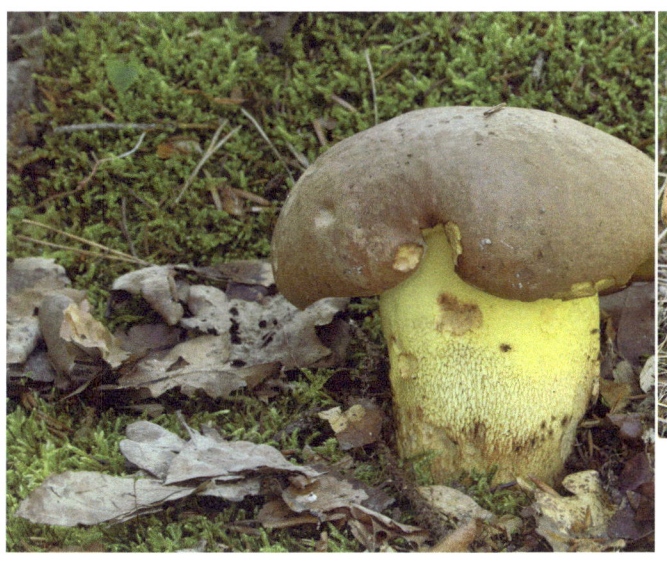
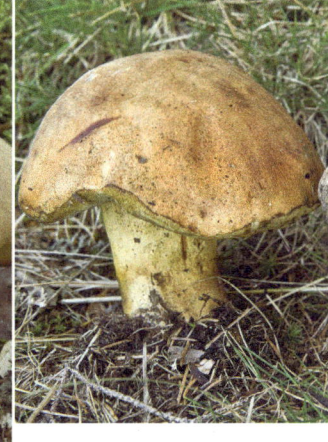

분포지역
전세계

서식장소/자생지
여름에서 가을까지 숲속의 땅의 산생~군생한다.

크기
지름 8~14cm, 높이 11~12.5cm

생태와 특징
자실체는 둥근산모양에서 얕은 산모양으로 되나 한쪽이 오그라든 것도 있고, 표면이 갈라진것도 있다. 자실체의 크기는 8~14cm, 조직은 백색에서 연한 황색으로 되고 꼭대기는 상처시 청색으로 된다. 자실체의 표면은 황토색에서 녹슨갈색이고 가운데는 불규칙하게 갈라지며 자실층은 레몬황색에서 녹슨색이다 상처시 녹색으로 된다. 대의 길이는 11~25cm로 레몬황색이고 꼭대기는 어두우며, 미세한 크림색과 연한레몬황색의 그물눈이 있다. 포자는 류방추형이고 12~15×3.5~4.5㎛이다.

약용, 식용여부
식용이지만 식용으로 사용하지 않는다.

분홍느타리버섯

Pleurotus djamor (Rumph. ex Fr.) Boedijn
담자균문 주름균아문 주름균강 주름버섯목 느타리과 느타리속

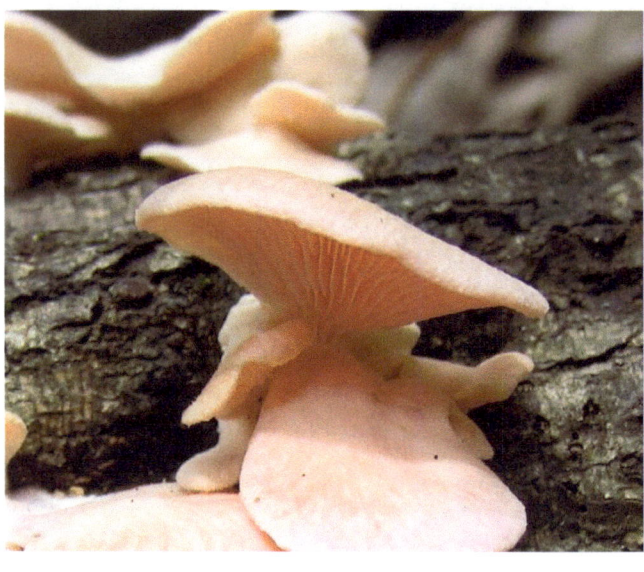
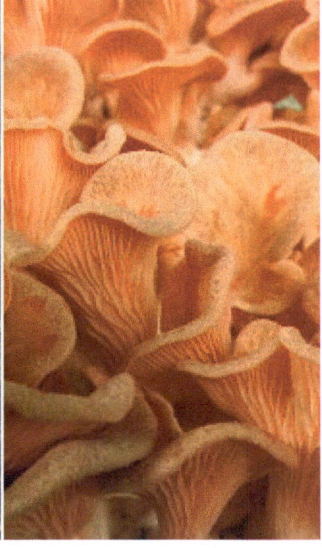

분포지역
한국

서식장소/ 자생지
버드나무, 포플러 등 활엽수의 그루터기 또는 고사목

크기
갓 크기 2.5-14㎜

생태와 특징
여름부터 가을에 버드나무, 포플러 등 활엽수의 그루터기 또는 고사목에 다수 군생한다. 갓은 크기가 2.5-14㎜로 성장 초기에는 반반구형이고 끝 부위는 안쪽으로 말려 있으나, 성장하면 점차 펼쳐져서 부채형~조개 형으로 되며 끝 부위가 다소 파상형으로 된다. 표면은 평활하거나 다소 면모 상이고, 어리거나 선선할 때에는 아름다운 분홍색을 띠나 성장하면 퇴색한다.

약용, 식용여부
식용버섯이다. 다소 밀가루냄새가 나며 성숙하면 균사가 섬유질화 되어 질기다는 단점이 있다.

붉은갓주름버섯

Agaricus subrufescens Peck
담자균문 주름균아문 주름균강 주름버섯목 주름버섯과 주름버섯속

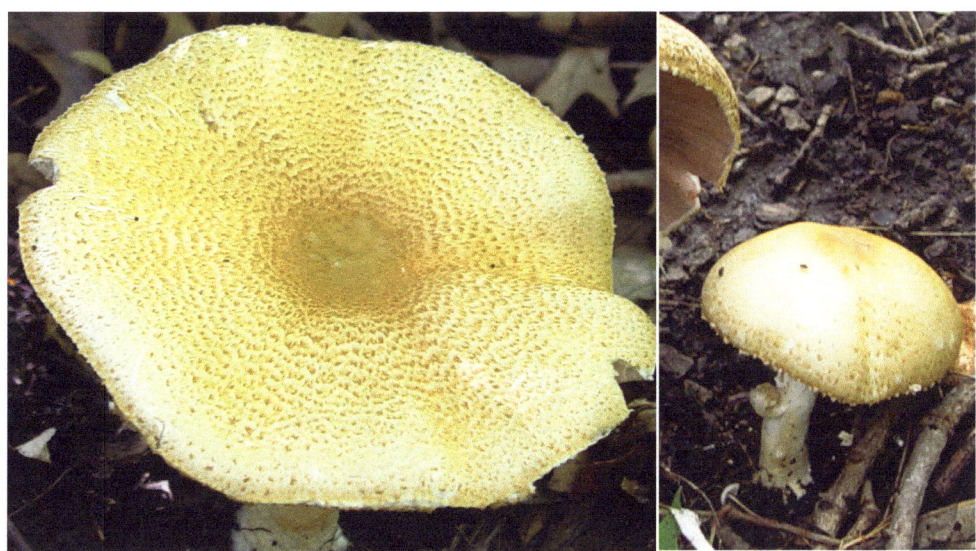

분포지역
한국, 일본, 중국, 북아메리카

서식장소/자생지
숲 속의 땅 위

크기
버섯 갓 지름 7~20cm, 버섯 대 높이 9~20cm

생태와 특징
여름에서 가을까지 숲 속의 땅 위에 무리를 지어 자라거나 한 개씩 자란다. 버섯 갓은 지름 7~20cm이고 호빵 모양이다가 나중에 편평해진다. 갓 표면은 자갈색 또는 연한 홍백색의 섬유로 덮여 있다가 비늘조각이 남고 연한 홍백색의 바탕이 나타나며 가운뎃부분은 어두운 갈색이다. 살은 처음에 흰색이지만 나중에 자줏빛 갈색으로 변한다. 주름살은 떨어진주름살이고 홍색이다가 검은 갈색으로 변한다.

약용, 식용여부
식용버섯이다.
개인에 따라 강한 위통을 일으킬 수 있기 때문에 주의가 필요하다.

붉은꾀꼬리버섯

Cantbarellus cinnabarinus Schw.
담자균류 민주름버섯목 꾀꼬리버섯과의 버섯

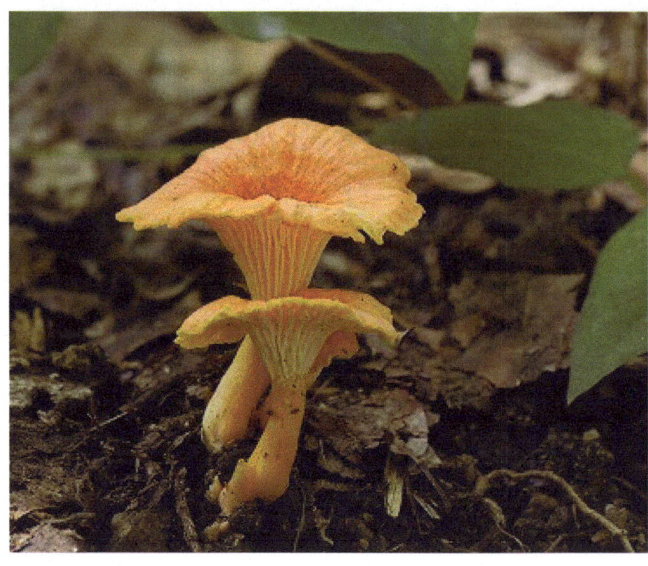 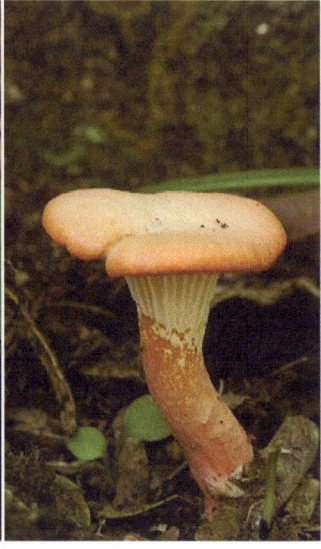

분포지역
한국, 중국, 일본, 북아메리카
서식장소/자생지
숲속의 땅에 군생, 단생한다.
크기 지름 2~4cm, 높이 2~5cm
생태와 특징
자실체는 육질이다. 균모의 지름은 2~4cm로 둥근산모양이며 중앙이 오목한 형을 거쳐 깔때기모양으로 되며 때로는 부정형이 되기도 한다. 표면은 주홍색이고 매끄럽거나 거칠며 오래되면 퇴색한다. 가장자리는 아래로 굽고 물결모양이거나 얕게 갈라지며 균모와 같은 색이다. 살은 백색이고 표피 밑은 적색이다. 주름살은 자루에 대하여 내린주름살로 연한 색이다. 자루의 길이는 2~5cm, 굵기는 3~10mm로 원통형이나 기부가 가늘다. 표면은 매끄럽거나 줄무늬선이 있으며 균모와 같은 색이다.

약용, 식용여부
식용버섯이다. 맛이 좋으며 상큼한 살구냄새가 나며, 볶음요리를 해먹기 제격이다. 다양한 야채와, 함께 익혀 식용유로 볶아서 먹는다.

붉은무명버섯

담자균류 주름버섯목 벚꽃버섯과 버섯
Hygrocybe miniata

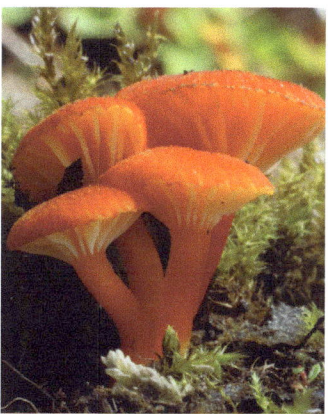

분포지역
한국 등 전세계

서식장소 / 자생지 숲 속의 습지나 풀밭 등의 땅

크기 버섯 갓 지름 1~3cm, 버섯 대 길이 5~8cm, 굵기 3~5mm

생태와 특징
북한명은 애기붉은꽃갓버섯이다. 여름부터 가을까지 숲 속의 습지나 풀밭 등의 땅에 무리를 지어 자란다. 버섯 갓은 지름 1~3cm로 처음에 둥근 산 모양이다가 나중에 편평해지며 가운데가 약간 파인다. 갓 표면은 점성이 없고 작은 비늘조각으로 덮여 있으며 붉은빛을 띤다. 살은 얇고 붉은색 또는 오렌지색이며 단단하지 않다.

약용, 식용여부 식용할 수 있다.

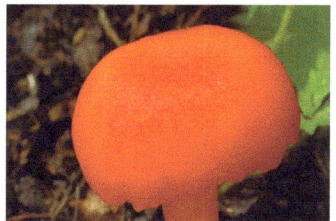

붉은방망이싸리버섯

진정담자균강 민주름버섯목 방망이싸리버섯과 방망이싸리버섯속
Clavariadelphus ligula (Schaeff.:Fr.) Donk

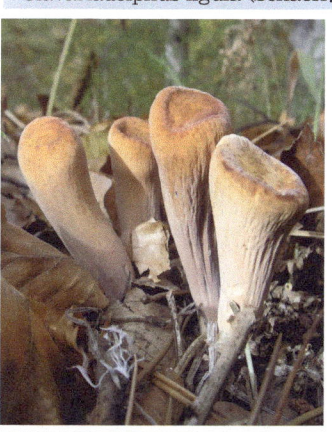

분포지역
한국, 일본, 유럽, 북아메리카

서식장소/ 자생지 숲속의 땅

크기 자실체 높이 3~10cm

생태와 특징
여름부터 가을까지 숲 속의 땅에 무리를 지어 자란다. 자실체는 높이 3~10cm로 막대 또는 방망이 모양인데, 끝이 굵고 둔하거나 약간 날카롭다. 갓 표면은 연한 누런 갈색 또는 분홍색을 띤 연한 잿빛 갈색으로 밋밋하다. 살은 흰색이고 해면질과 비슷한 육질이다. 홀씨는 8~15×3~6μm로 밋밋한 타원 모양이다. 독은 없다. 한국(지리산), 일본, 유럽, 북아메리카 등에 분포한다.

약용, 식용여부
식용할 수 있다.

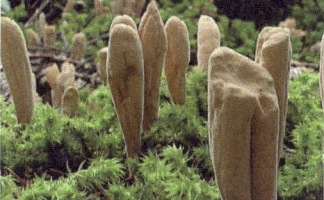

빨간구멍그물버섯

Boletus subvelutipes Peck
담자균문 그물버섯목 그물버섯과 그물버섯속의 버섯

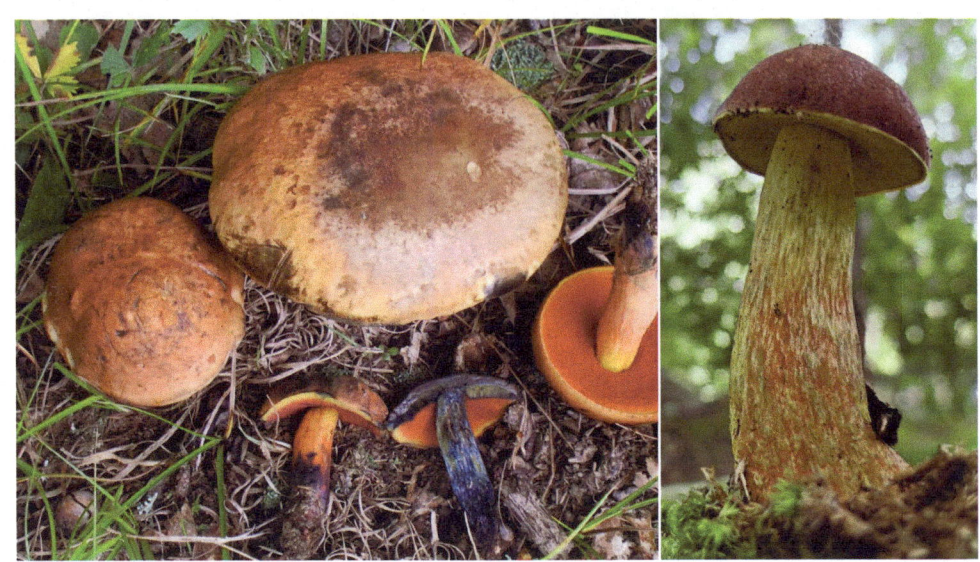

분포지역
한국, 일본, 북아메리카

서식장소/자생지
활엽수림 속의 땅 위

크기 지름 5~13.5cm, 높이 14×1~2.1cm

생태와 특징
여름에서 가을까지 활엽수림 속의 땅 위에 무리를 지어 자란다. 버섯갓은 지름 5~13.5cm로 호빵 모양이다. 갓 표면은 처음에 아주 작은 털이 촘촘하지만 벨벳처럼 변하여 털이 없고 밋밋해지며 축축하면 약간 끈적끈적하고 갈적색, 황갈색, 암갈색이지만 문지르면 어두운 푸른색으로 변한다. 살은 노란색이고 공기에 노출되면 푸른색으로 변한다. 관공은 올린주름살 또는 끝붙은주름살처럼 생겼으며 노란색이다가 녹황색으로 변한다. 구멍은 혈홍색 또는 갈적색으로 작고 흠집이 생기면 푸른색으로 변한다.

약용, 식용여부
식용버섯이다.
맛이 좋은 식용버섯이나 유사종에 주의해서 먹는다.
볶음, 찌개에 해먹어도 맛있다.

붉은비단그물버섯

Suillus spraguei (Berk. & M.A. Curtis) Kuntze
담자균문 주름균아문 주름균강 그물버섯목 비단그물버섯과 비단그물버섯속

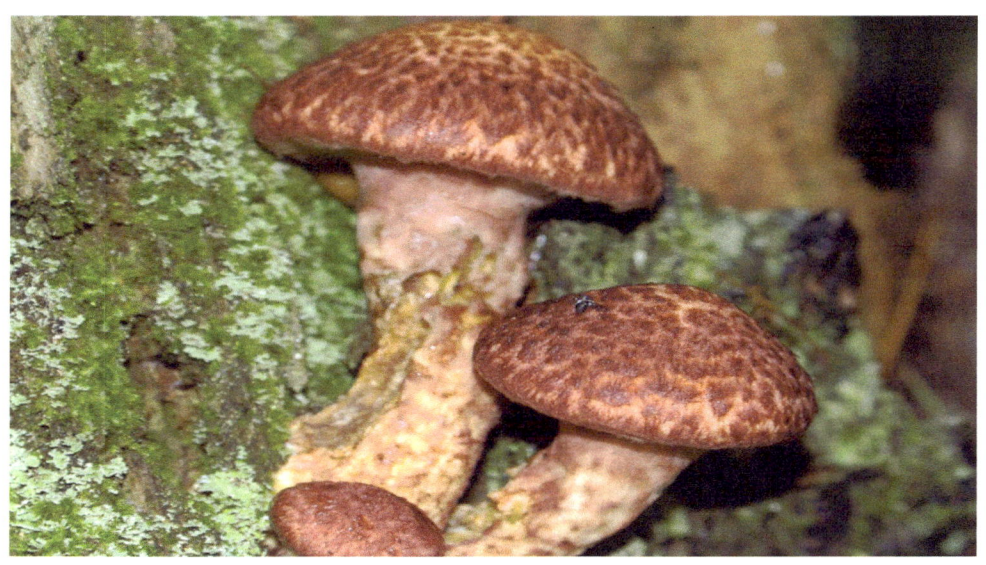

분포지역
한국, 일본, 중국, 북아메리카

서식장소/ 자생지
잣나무 밑의 땅

크기
균모 지름 5~10cm, 자루 길이 3~8cm, 굵기 0.8~1cm

생태와 특징
가을에 잣나무 밑의 땅에 무리지어 나며 공생생활을 한다. 식용할 수가 있지만 독성분이 있다. 식물과 외생균근을 형성하는 버섯이기 때문에 이용가능하다. 균모의 지름은 5~10cm이고, 둥근 산 모양이며 가장자리는 안쪽으로 말리나 나중에 편평하게 된다. 표면은 끈적거리지 않고 섬유질의 인편으로 덮여 있으며 적색 또는 적자색에서 갈색으로 된다. 살은 두껍고 크림색이며 상처를 입으면 연한 붉은색으로 된다.

약용, 식용여부
식용버섯이다.
맛도 없고 벌레가 많아 식용으로 적당하지 않다. 혈전용해, 혈당저하작용이 있다.

붉은송이버섯

Tricboloma imbricatum (Fr. Fr.) Kummer
담자균문 주름버섯목 송이과 송이속의 버섯

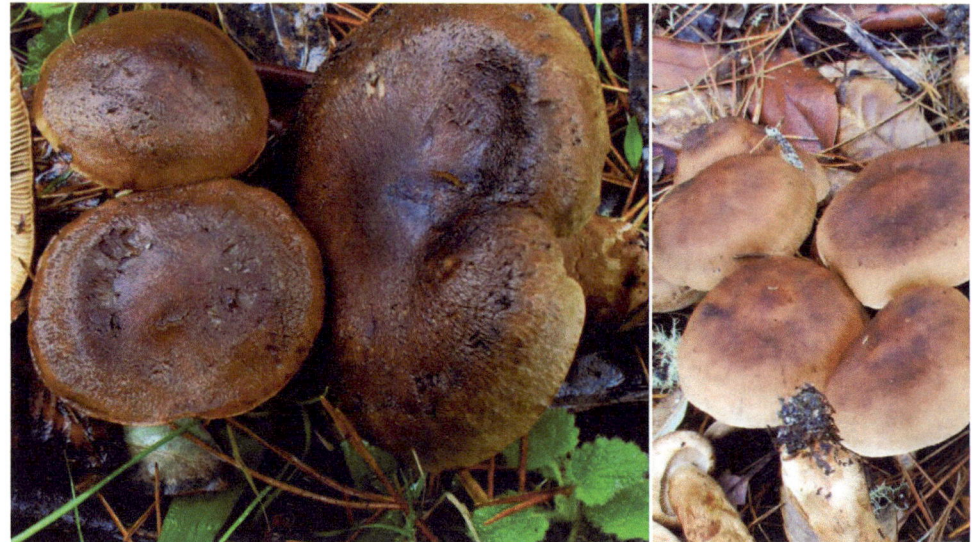

분포지역
한국

서식장소/자생지
침엽수림(주로 소나무) 내의 땅 위에 무리를 이루어 난다.

크기
지름 5~10cm, 높이 6~10cm

생태와 특징
갓은 크기 5~10cm 정도로 어릴 때는 반원모양 한 원추 꼴에서 편평하게 된 후 가운데가 약간 오목해진다. 갓 표면은 건조하고 적갈색에서 붉은색을 띤 회갈색으로 되며, 납작한 가는 인편으로 덮여 있고, 가운데는 좀 더 진한 색이며, 가장자리는 어릴 때 안쪽으로 말려있다. 살(조직)은 백색이다가 갈색 끼가 더해진다. 주름살은 백색이다가 적갈색의 얼룩이 생기며, 자루에서 홈파져 붙은 주름살로 주름살 간격은 약간 촘촘하다. 자루는 길이 6~10cm정도로 위아래가 같은 굵기 이거나 기부 쪽에서 가늘어 지며, 자루 표면은 위쪽은 백색의 가루모양이고 아래쪽은 갓과 같거나 약간 옅은 색이며, 세로로 된 섬유모양이고, 속이 차 있다.

약용, 식용여부
식용버섯이다.

붉은젖버섯

Lactarius laeticolorus (Imai) Imazeki
담자균문 무당버섯목 무당버섯과 젖버섯속의 버섯

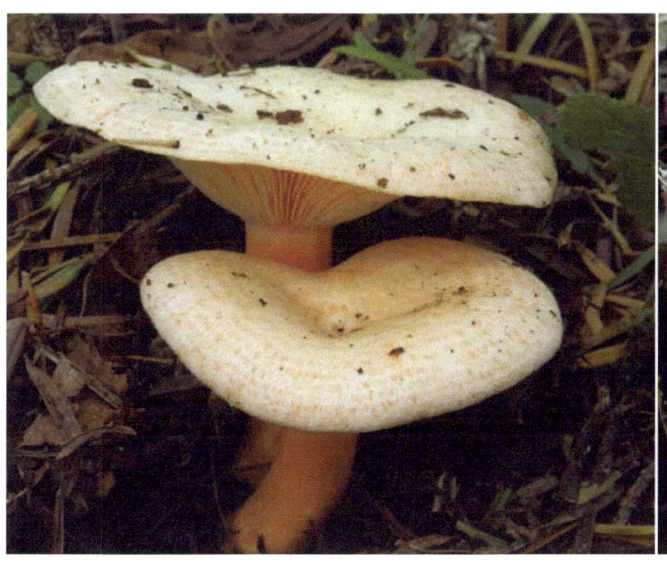
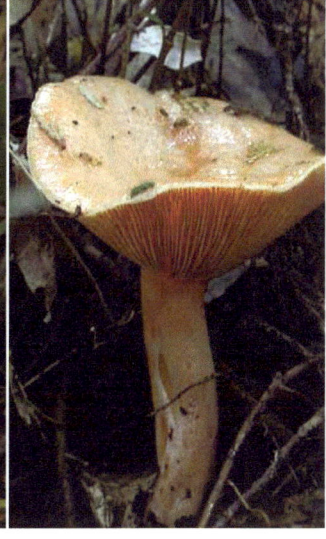

분포지역
한국, 중국, 일본, 시베리아
서식장소/자생지
전나무 숲의 땅
크기 지름은 5~15cm, 높이 3~10cm, 굵기 5~17mm
생태와 특징
균모의 지름은 5~15cm로 둥근산모양에서 편평하게 펴지며 깔때기형으로 된다. 표면은 습기가 있을 때 점성이 있다. 색은 연한 오렌지황색이나 약간 진한색의 선명하지 않은 동심원의 무늬가 있다. 살은 유백색에서 오렌지색이다. 젖은 당근색이고 다량 분비되며 변색하지 않는다. 주름살은 자루에 대하여 바른주름살 또는 내린주름살로 균모보다 색이 진하고 밀생하며 폭이 좁다. 자루의 길이는 3~10cm, 굵기는 5~17mm로 균모와 같은 색으로 간혹 점상의 얕은 요철 홈선이 생긴다.

약용, 식용여부
식용버섯이다.
맛이 좋은 편이다. 볶음, 맑은 장국 등의 요리에 어울린다.

비단그물버섯

Suillus luteus (L.) Rouss.
담자균문 주름균아문 주름균강 그물버섯목 비단그물버섯과 비단그물버섯속

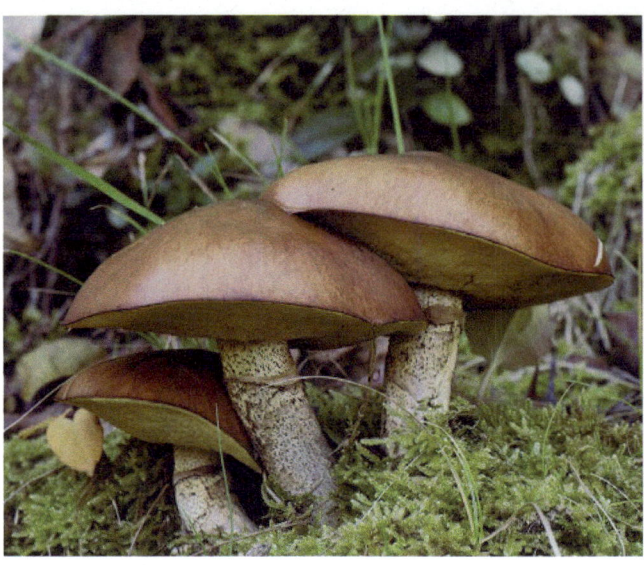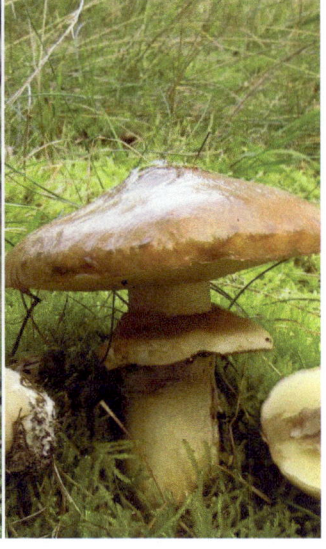

분포지역
한국 등 전세계

서식장소 / 자생지 소나무 숲의 땅

크기 버섯 갓 지름 5~14cm, 버섯 대 길이 4~7cm. 굵기 0.7~2cm

생태와 특징
여름에서 가을까지 소나무 숲의 땅에 무리를 지어 자란다. 버섯 갓은 지름 5~14cm로 둥근 산 모양이며 표면은 어두운 적갈색의 심한 점액 표피로 덮여 있지만 점차 색이 연해진다. 살은 흰색 또는 노란색으로 두껍고 부드럽다. 갓 아랫면은 처음에 흰색 또는 암자색의 내피 막으로 덮여 있고 버섯 대에 턱받이로 남게 되고, 버섯 대의 가장자리에 붙어 있다. 관은 노란색이다가 누런 갈색으로 변하며 구멍은 작고 둥글다. 버섯 대는 길이 4~7cm. 굵기 0.7~2cm로 턱받이의 윗부분은 노란색이며 작은 알맹이가 있고 아랫부분은 흰색 또는 갈색의 반점과 얼룩이 있다.

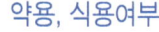

약용, 식용여부
식용버섯이다. 사람에 따라 복통, 설사를 일으킬 수 있다. 항산화, 혈당저하 작용이 있으며, 한방 관절약의 원료이다.

선녀낙엽버섯

Marasmius oreades (Bolt.) Fr. Collybia oreades (Bolton) P. Kumm.
담자균문 주름균아문 주름균강 주름버섯목 낙엽버섯과 낙엽버섯속

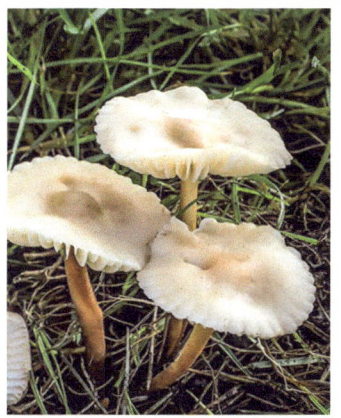

분포 지역
한국, 북한 등 북반구 일대 또는 남반구
서식장소 / 자생지 잔디밭이나 풀밭
크기 버섯 갓 지름 2~4.5㎝, 버섯 대 길이 4~7㎝, 굵기 2~4mm

생태와 특징
북한명은 잔디락엽버섯이다. 여름부터 가을까지 잔디밭이나 풀밭 속에 무리를 지어 자란다. 버섯 갓은 지름 2~4.5㎝로 처음에 둥근 산처럼 생겼다가 나중에 편평해지지만 가운데가 봉긋하다. 갓 표면은 가죽색 또는 붉은빛을 띤 누런색이지만 건조하면 색이 바래서 연한 흰색으로 변하고 축축하면 가장자리에 줄무늬가 드러난다.

약용, 식용여부 식용할 수 있다.

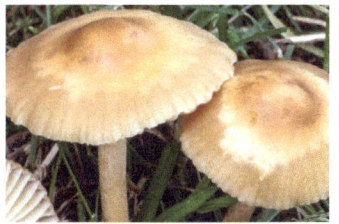

솔버섯

Tricholomopsis rutilans (Schaeff.) Singer.
담자균문 주름균아문 주름균강 주름버섯목 송이버섯과 솔버섯속

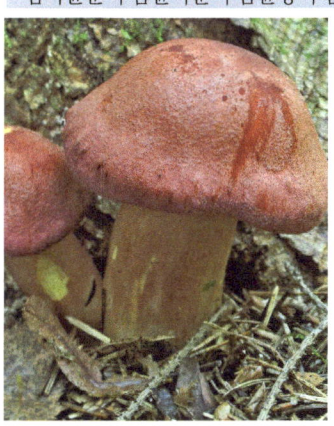

분포지역
한국, 북한, 일본, 중국, 유럽
서식장소 / 자생지 침엽수의 썩은 나무 또는 그루터기
크기 버섯 갓 지름 4~20㎝, 버섯 대 길이 6~20㎝, 굵기 1~2.5㎝

생태와 특징
북한명은 붉은털무리버섯이다. 여름부터 가을까지 침엽수의 썩은 나무 또는 그루터기에 뭉쳐서 자라거나 한 개씩 자란다. 버섯 갓은 지름 4~20㎝로 처음에 종 모양이다가 나중에 편평해진다. 갓 표면은 노란색 바탕에 어두운 붉은 갈색 또는 어두운 붉은색의 작은 비늘조각으로 덮여 있고 연한 가죽과 같은 느낌이 든다.

약용, 식용여부 식용하기도 하지만 설사를 일으킬 수 있기 때문에 주의해야 한다. 항산화 작용이 있다.

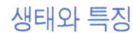
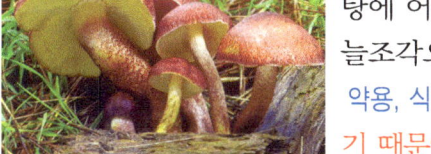

산느타리버섯

Pleurotus pulmonarius (Fr.) Quel.
담자균문 주름균아문 주름균강 주름버섯목 느타리과 느타리속

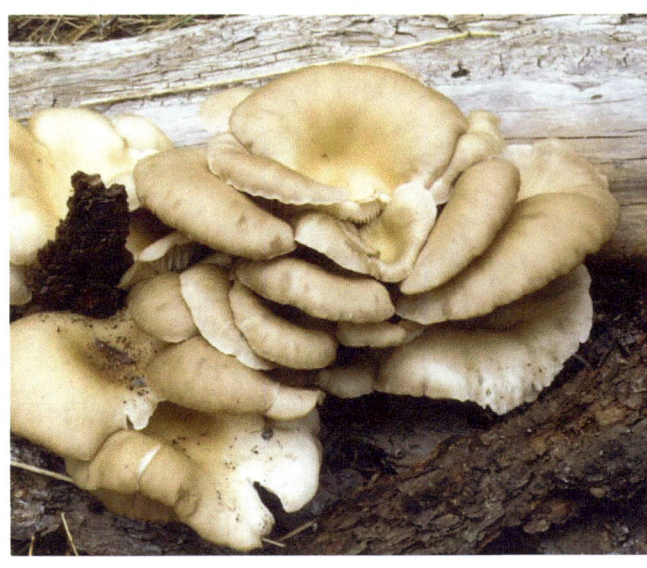
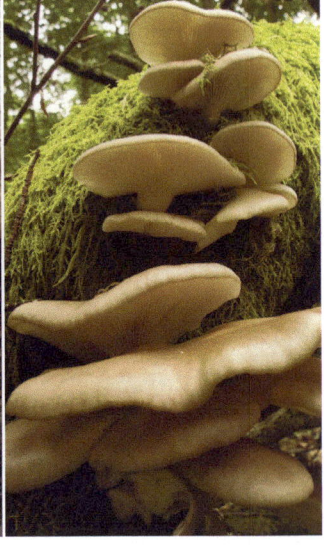

분포지역
한국, 일본, 유럽 등 북반구 일대

서식장소 / 자생지
활엽수의 죽은 나무 또는 떨어진 나뭇가지

크기
버섯 갓 지름 2~8cm, 버섯 대 길이 0.5~1.5cm, 굵기 4~7mm

생태와 특징
봄부터 가을에 걸쳐 활엽수의 죽은 나무 또는 떨어진 나뭇가지에 무리를 지어 자라거나 한 개씩 자란다. 버섯 갓은 지름 2~8cm로 처음에 둥근 산 모양이다가 나중에 조개껍데기 모양으로 변한다. 버섯 갓 표면은 어릴 때 연한 회색 또는 갈색이다가 자라면서 흰색 또는 연한 노란색으로 변한다. 살은 얇고 밀가루 냄새가 나며 부드러운 맛이 난다. 주름살은 촘촘한 것도 있고 성긴 것도 있으며, 흰색에서 크림색이나 레몬 색으로 변한다. 버섯 대는 길이 0.5~1.5cm, 굵기 4~7mm이며 버섯 대가 없는 것도 있다.

약용, 식용여부
식용할 수 있다.
항종양, 혈당저하 작용이 있다.

살구버섯

Cantharellus cibarius Fr.
담자균문 주름균아문 주름균강 꾀꼬리버섯목 꾀꼬리버섯과 꾀꼬리버섯속

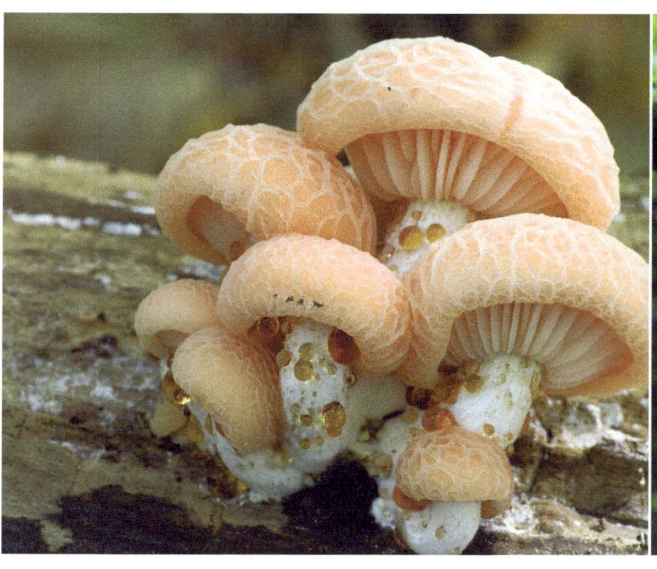
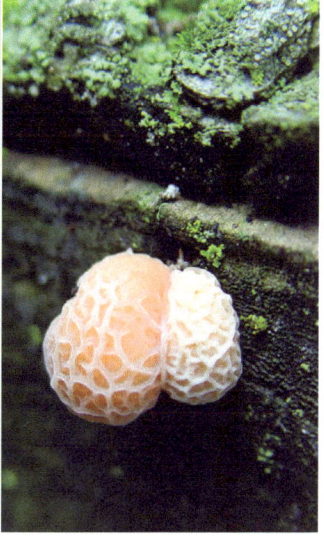

분포지역
북반구 온대이북

서식장소/ 자생지
부후목

크기
갓 지름 2.5-9cm, 대길이2.5~5cm, 두께3~5mm

생태와 특징
봄과 가을에 걸쳐 부후목에 발생하며 특히 느릅나무에 발생한다. 북반구 온대이북에 분포한다. 전체가 핑크색~담홍색이며, 갓의 표면은 평활하거나 망목상의 주름이 있는 경우가 많다. 주름은 약간 성기며 핑크색~담홍색이다 대는 짧고, 편심생으로 백색~핑크색이다. 포자는 6~8㎛이고 대략 구형이다.

약용, 식용여부
식용버섯이다.
약간의 과실 냄새가 있고 육질은 질기어 씹는 맛이 있다. 약간의 쓴맛이 있다.

새벽꽃버섯(연분홍고깔버섯)

Hygrocybe calyptraeformis (Berk. & Br.) Fayod.
담자균류 주름버섯목 벚꽃버섯과 꽃버섯속의 버섯

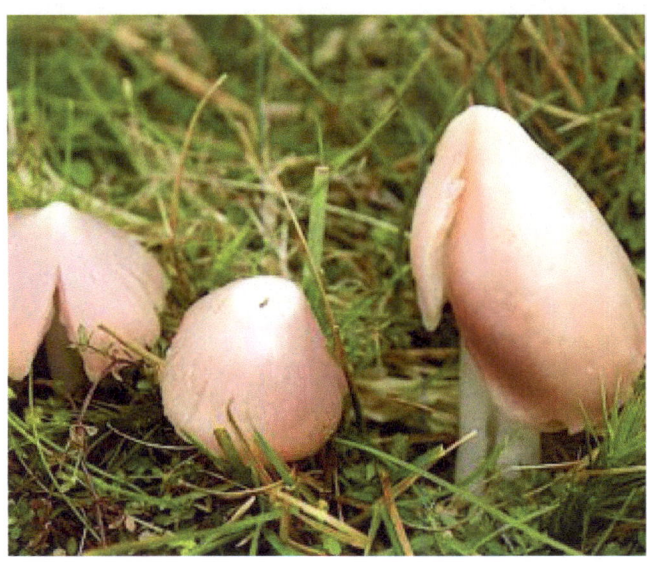
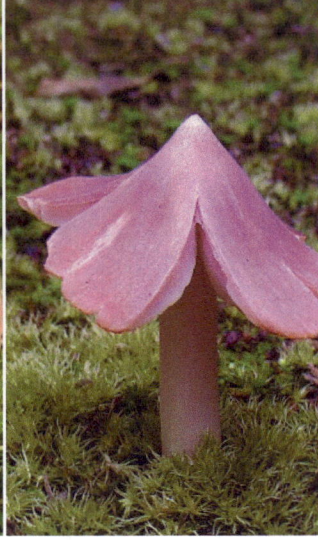

분포지역
한국, 중국, 일본, 유럽, 북아메리카

서식장소/자생지
목장이나 초지의 풀 사이에 발생

크기 지름 3~6(10)cm, 높이 5~12(15)cm, 굵기 5~10mm

생태와 특징
균모의 지름은 3~6(10)cm로 좁은 원추형이며 펴지면 중앙은 원추상으로 튀어 나온다. 표면은 방사상으로 찢어지고 습기가 있을 때는 어두운 분홍색이나 건조할 때는 밝은 분홍색이 된다. 살은 중앙은 분홍색을 띠고 그 외는 흰색이다. 주름살은 자루에 대하여 올린주름살, 연한 분홍색, 폭은 넓고 약간 성기다. 자루의 길이는 5~12(15)cm, 굵기는 5~10mm로 원주상이고 꼭대기는 분홍색의 흰색이며 아래쪽은 흰색이다. 때때로 세로로 갈라지기도 하며 속은 비어 있다. 포자의 크기는 5.6~7.6×4.2~5.5㎛로 광타원형이며 표면은 매끈하고 투명하며 기름방울이 있다. 포자문은 백색이다.

약용, 식용여부
식용버섯이다.

색시졸각버섯

Laccaria vinaceoavellanea Hongo
담자균문 균심아강 주름버섯목 송이과 졸각버섯속의 버섯

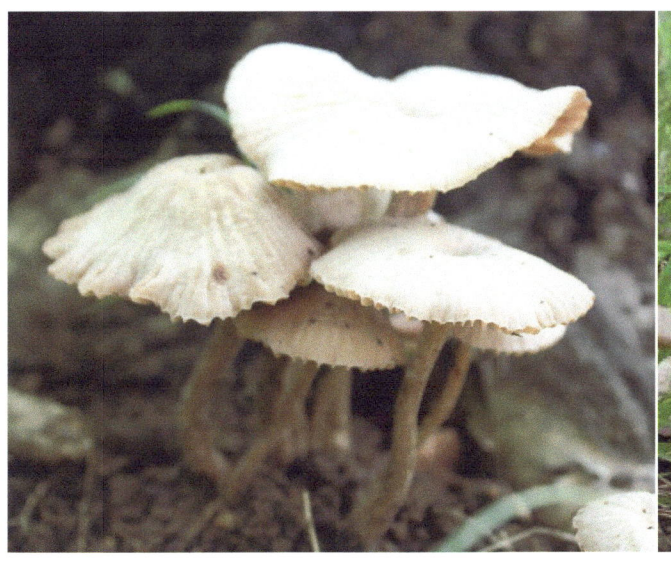
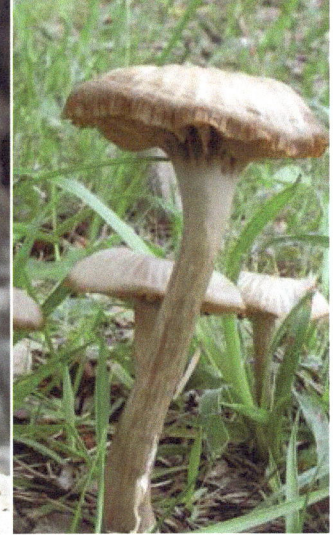

분포지역
한국, 중국, 일본, 뉴기니섬

서식장소/자생지
숲속의 땅 또는 길옆의 맨땅에 군생

크기 지름 4~8cm, 높이 5~8cm, 굵기 6~8mm

생태와 특징
처음에는 중앙오목반반구형이나 성장하면서 중앙오목편평형으로 된다. 갓 표면은 매끄럽거나 종종 중앙부위에 비듬상인편이 있으며, 습할 때 반투명선이 있고, 갓 주변에는 방사상의 주름선이 있으며, 옅은 황갈색이다. 조직은 얇고 탄력성이 있으며, 옅은 육색을 띤다. 주름살은 대에 짧은내린주름살형이며, 성글고, 갓과 같은 색을 띠며, 주름살 끝은 매끄럽다. 대의 길이는 4~9cm 정도이며, 원통형이며, 위아래 굵기가 비슷하거나 아래쪽이 굵고, 종종 비틀려 있다. 대 표면은 건성이고, 세로로 섬유질의 선이 있고, 갓과 같은 살색을 띠며, 기부는 다소 유백색을 띠고, 탄력성이 있고, 속은 차 있다.

약용, 식용여부
식용버섯이다.

서리벚꽃버섯

Hygropborus bypotbejus (Fr. Fr.) Fr.
담자균문 주름균아문 주름균강 주름버섯목 벚꽃버섯과 벚꽃버섯속의 버섯

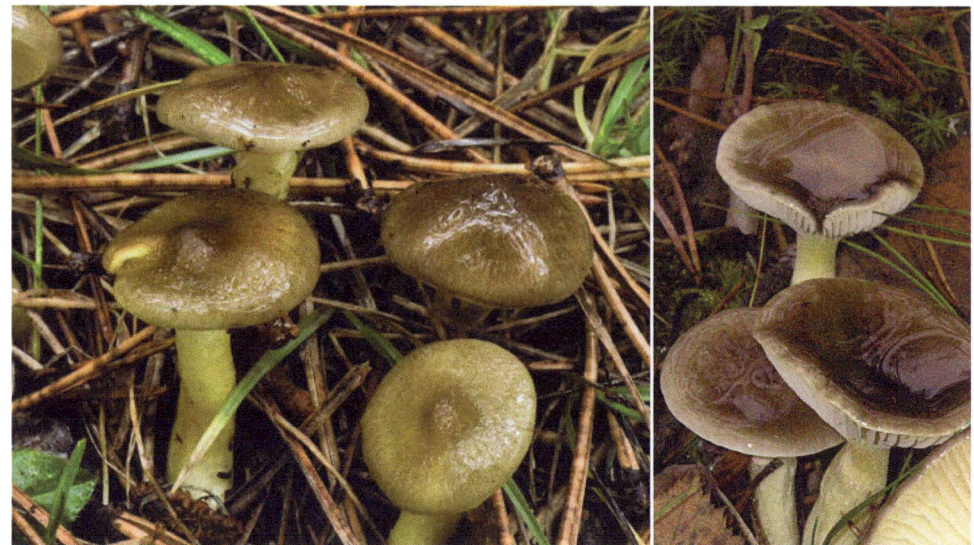

분포지역
한국, 중국, 일본

서식장소/자생지
분비나무, 가문비나무 숲 또는 혼효림의 땅에 군생

크기
지름은 2.5~5cm, 높이 6~11cm, 굵기 0.6~1.2cm

생태와 특징
균모의 지름은 2.5~5cm로 처음은 중앙이 다소 돌출하나 나중에 차차 편평하게 되며 중앙부는 약간 돌출한다. 표면은 한 층의 젤라틴막이 있고 막 아래에 섬모가 있다. 표면은 중앙부가 올리브갈색이고 가장자리 쪽으로 색이 연해지며 노후하면 황토색으로 된다. 살은 얇고 백색이며 표피 아래쪽은 황백색으로 맛은 유하다. 주름살은 자루에 대하여 내린주름살로 폭은 좁고 백색에서 황색으로 된다. 자루의 길이는 6~11cm, 굵기는 0.6~1.2cm로 아래쪽으로 가늘어진다. 턱받이의 위쪽은 연한 황색으로 비단 같으며 턱받이 아래쪽은 젤라틴막이 있고 황백색이 엇갈려 있거나 선 황색이다.

약용, 식용여부
식용버섯이다.

솔비단그물버섯

Suillus tomentosus (Kauffman) Singer
담자균문 주름균아문 주름균강 그물버섯목 비단그물버섯과 비단그물버섯속

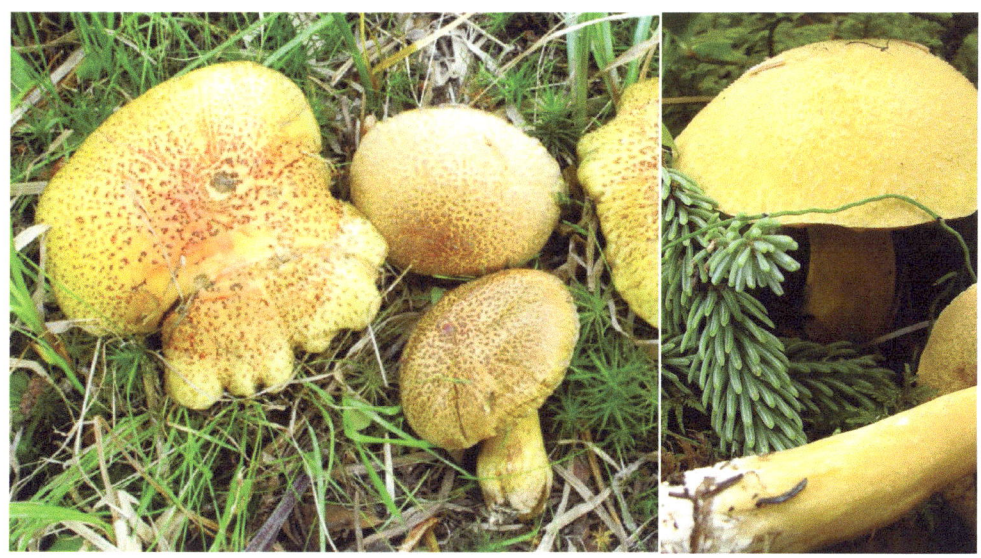

분포지역
한국, 일본, 타이완, 북아메리카

서식장소/자생지
잣나무숲 등 오엽송림 또는 소나무숲

크기
버섯 갓 지름 4~10cm, 버섯 대 3~10×1~2cm

생태와 특징
가을철 잣나무 숲 등 오엽송림 또는 소나무 숲에도 자란다. 버섯 갓은 지름 4~10cm로 약간 원뿔 모양 또는 호빵 모양이거나 편평한 것도 있다. 갓 표면은 연한 노란색 또는 오렌지 빛 노란색으로 끈적끈적하고 잿빛 흰색, 갈색, 붉은 갈색의 솜털 같은 작은 비늘조각으로 덮여 있다. 살은 노란색 또는 거의 흰색이며 흠집이 생기면 약간 푸른색으로 변한다. 관공은 홈주름살 또는 띠주름살로 처음에 녹색빛을 띠는 누런 갈색 또는 누런 갈색에서 올리브색으로 변한다. 구멍은 다각형으로 처음에 황갈색에서 나중에 연한 황갈색 또는 자갈색으로 변한다.

약용, 식용여부
식용할 수 있다.

세발버섯

Pseudocolus schellenbergiae (Sumst.) Johnson
담자균문 복균아강 말뚝버섯목 바구니버섯과 세발버섯속의 버섯

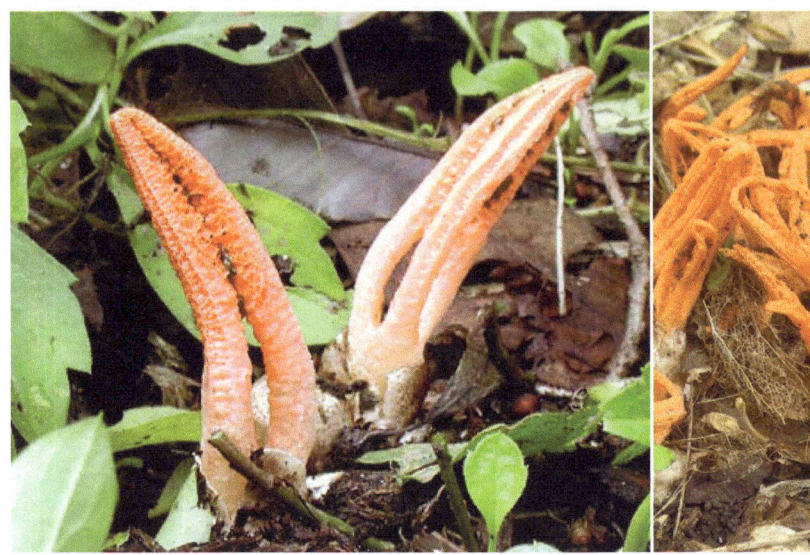
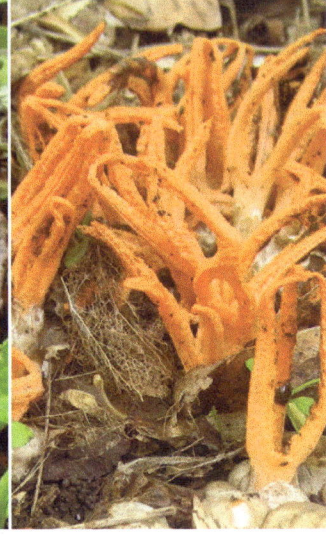

분포지역
한국, 일본, 중국, 오스트레일리아, 미국 등지

서식장소/자생지
숲 속의 땅 위

크기 버섯 높이 4.5~8cm

생태와 특징
여름에서 가을에 걸쳐 숲 속의 땅 위에서 한 개씩 자란다. 처음에는 땅속에서 1.5cm 정도인 알 모양의 덩이가 생기고 윗부분에서 세 갈래로 갈라진 오징어발 모양의 버섯이 솟아나온다. 세 갈래의 발은 끝쪽이 서로 붙어 있고, 가운데가 활 모양으로 밖으로 휘어지며, 아랫부분은 흰색이나 위로 올라감에 따라 연한 홍색이 되고 상반부 안쪽은 진홍색이다. 발의 안쪽에 붙어 있는 끈끈한 홀씨덩어리에서는 고약한 냄새를 풍긴다.

높이는 4.5~8cm로 크림색 또는 분홍색이며 부서지기 쉽다. 홀씨는 4.5~5×2~2.5㎛로 타원형이고 무색이다.

약용, 식용여부
식용버섯이다.

솔방울버섯(갈색솔방울버섯)

Baeospora myosura (Fr. Fr.) Sing.
담자균아문 진정담자균강 주름살버섯목 송이버섯과의 버섯

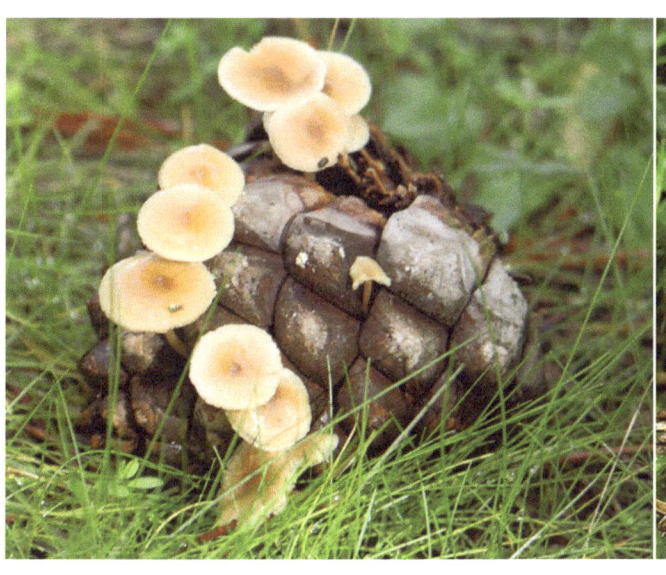
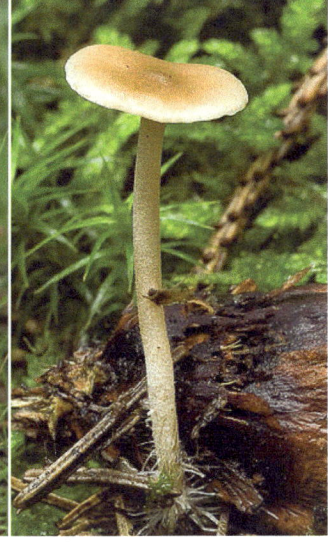

분포지역
한국 등 북반구 온대 이북
서식장소/자생지
숲 속의 땅속에 묻힌 솔방울
크기
갓 지름 8~23㎜, 자루 길이 2.5~5㎝, 굵기 1~2.5㎜
생태와 특징
늦가을에서 겨울 사이에 숲 속의 땅속에 묻힌 솔방울에서 자란다. 갓은 지름 8~23㎜로 처음에 약간 둥근 산 모양이다가 편평해지고 나중에 중앙이 조금 볼록해진다. 갓 표면은 매끄럽고 연한 황갈색 또는 갈색인데 마르면 연한 색이 된다. 주름살은 올린주름살로 흰색이며 촘촘히 나 있다.

자루는 길이 2.5~5㎝, 굵기 1~2.5㎜로 갓보다 연한 흰색이며 흰색 가루 같은 것으로 덮여 있고 뿌리 부근에 흰색의 긴 털이 있다. 포자는 3.5~6×2.5~3㎛로 타원형이고 포자무늬는 흰색이다.

약용, 식용여부
식용버섯이다.
부후균으로 이용되며 식용할 수 있다.

솜끈적버섯

Cortinarius claricolor var. turmalis (Fr.) Moser
담자균류 주름버섯목 끈적버섯과 끈적버섯속의 버섯

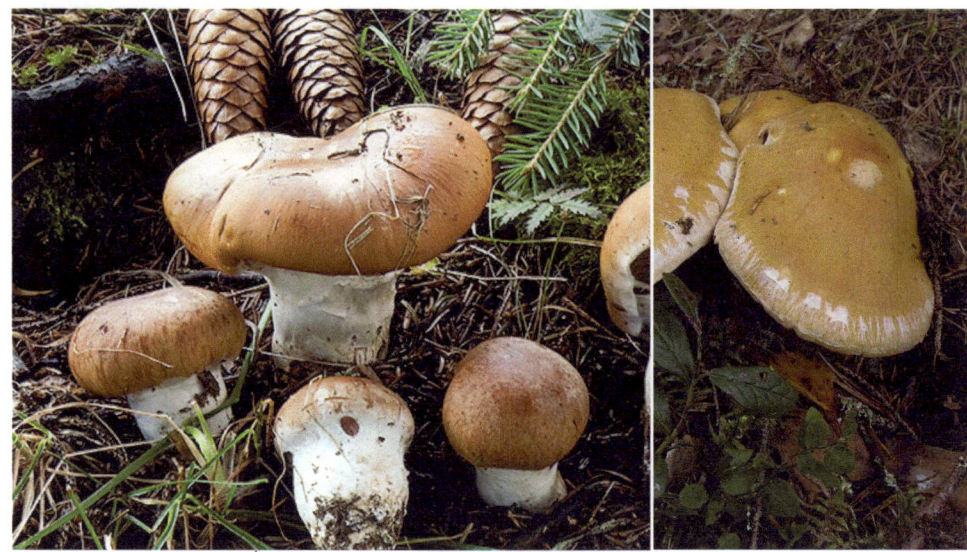

분포지역
한국, 일본, 유럽, 북아메리카

서식장소/자생지
가을철 침엽수림 속의 땅 위에 여기저기 흩어져 자라거나 무리를 지어 자란다.

크기
지름 4~8㎝

생태와 특징
가을철 침엽수림 속의 땅 위에 여기저기 흩어져 자라거나 무리를 지어 자란다. 버섯갓은 지름 4~8㎝로 처음에 둥근 산 모양이다가 나중에 가운데가 높고 편평해진다. 갓 표면은 끈적끈적하며 오렌지빛 황토색으로 가운데가 갈색이고 가장자리에는 흰색 비단실처럼 생긴 외피막이 불완전하게 남는다. 살은 흰색이고 주름살은 바른주름살 또는 올린주름살로 흰색에서 진흙색 또는 육계갈색으로 변한다. 버섯대는 아랫부분이 더 가늘며 표면이 흰색으로 섬유가 있다. 버섯갓이 펴진 직후에 흰색 거미줄처럼 생긴 내피막이 버섯대 윗부분에 붙는다

약용, 식용여부
식용가능하다.

솜털갈매못버섯

Chroogomphus tomentosus (Murr.) O.K. Miller
담자균문 주름균아문 주름균강 그물버섯목 못버섯과 못버섯속

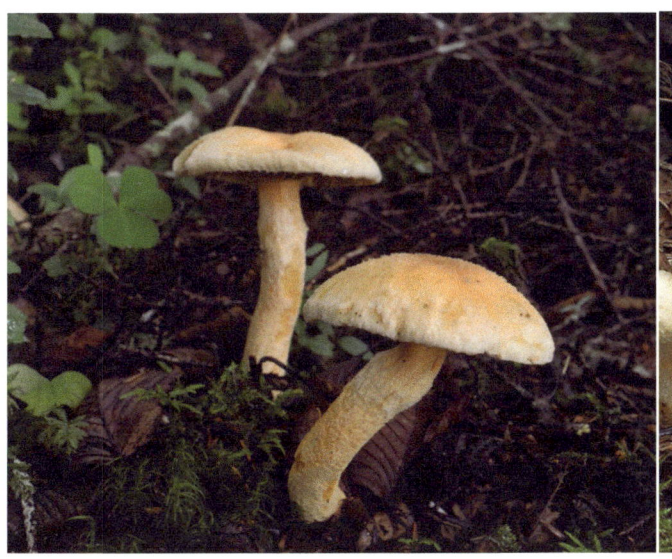
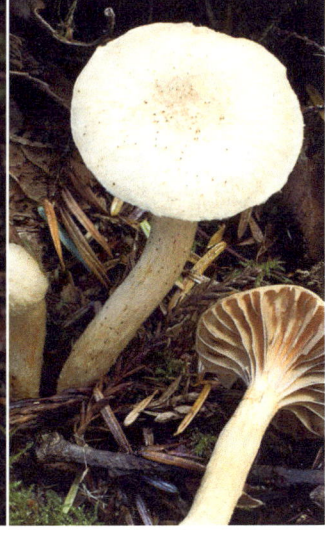

분포지역
한국, 일본, 북미.

서식장소/ 자생지
침엽수림내 땅 위

크기
갓 지름 2~6cm

생태와 특징
가을에 침엽수림내 땅 위에 단생~군생한다. 갓은 지름 2~6cm로 둥근산모양에서 편평하게 되고 중앙부가 오목하다. 갓 표면은 인편 또는 솜털모양의 유모로 덮이며 담황등색~황토색이다. 살은 어두운 등색이다. 주름살은 내린주름살로 성기고 갓과 같은 색인데, 후에 흑갈색이 된다. 자루는 길이 4~17cm로 아래위로 가늘며, 속이 차 있기도 하고 비어 있기도 하다. 자루 표면은 솜털모양 또는 무모 균모와 같은 색이다. 자루의 상부는 섬유상인데 내피막의 잔편이 얼룩으로 붙어 있으나 곧 없어진다. 포자는 지름 15~25x6~8㎛로 타원형~방추형이다.

약용, 식용여부
식용할 수 있다.

솜귀신그물버섯(귀신그물버섯)

Strobilomyces strobilaceus (Scop.) Berk, S. floccopus (Vahl) P. Karst.
담자균문 주름균아문 주름균강 그물버섯목 그물버섯과 귀신그물버섯속

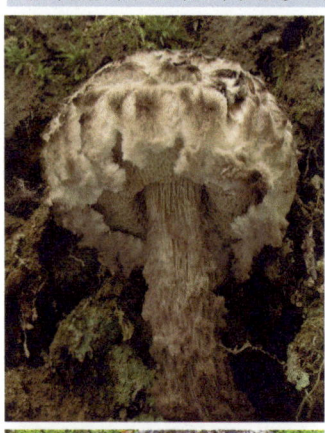

분포지역 한국, 유럽, 북아메리카

서식장소/ 자생지 숲속의 땅 위

크기 갓 지름 3~12cm, 자루 길이 5~15cm, 자루 지름 5~15mm

생태와 특징
여름부터 가을 사이에 숲속의 땅위에 무리지어 나며 공생생활을 한다. 균모의 지름은 3~12cm이고, 반구형에서 둥근 산 모양을 거쳐서 편평한 모양으로 된다. 표면은 검은 자갈색 또는 흑색의 인편으로 덮여 있다. 균모의 아랫면은 백색의 피막으로 덮여 있으나 흑갈색으로 되고, 나중에 터져서 균모의 가장자리나 자루의 위쪽에 부착한다. 살은 두껍고 백색이지만, 공기에 닿으면 적색을 거쳐 흑색으로 된다.

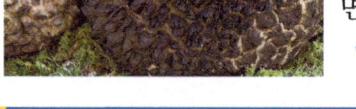

약용, 식용여부 식용으로 이용할 수가 있다.

솜털못버섯(솜털갈매못버섯)

Chroomgomphus tomentosus (Murr.) O.K. Miller
담자균문 주름균아문 주름균강 그물버섯목 못버섯과 못버섯속

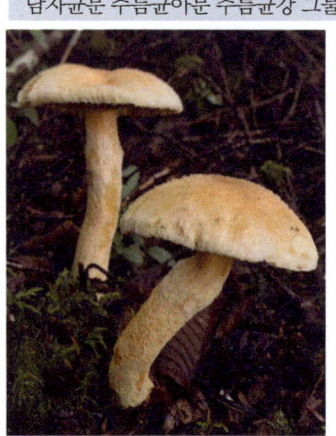

분포지역 한국, 일본, 북미.

서식장소/ 자생지 침엽수림내 땅 위

크기 갓 지름 2~6cm

생태와 특징
가을에 침엽수림내 땅 위에 단생~군생한다. 갓은 지름 2~6cm로 둥근산모양에서 편평하게 되고 중앙부가 오목하다. 갓 표면은 인편 또는 솜털모양의 유모로 덮이며 담황등색~황토색이다. 살은 어두운 등색이다. 주름살은 내린주름살로 성기고 갓과 같은 색인데, 후에 흑갈색이 된다. 자루는 길이 4~17cm로 아래위로 가늘며, 속이 차 있기도 하고 비어 있기도 하다. 자루 표면은 솜털모양 또는 무모 균모와 같은 색이다.

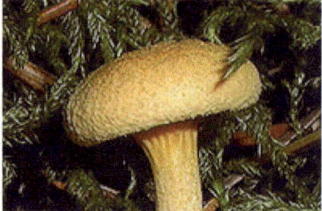

약용, 식용여부
식용할 수 있다.

송이버섯

Tricholoma matsutake (S. Ito. & Imai.) Sing.
담자균문 주름균아문 주름균강 주름버섯목 송이버섯과 송이버섯속

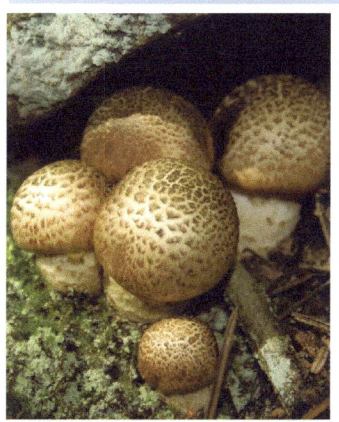

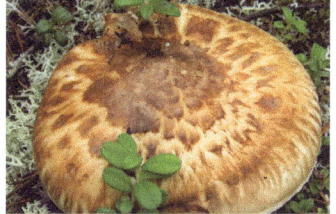

분포지역
한국, 북한, 일본, 중국, 타이완
서식장소 / 자생지 20~60년생 소나무 숲 땅 위
크기 버섯 갓 지름 8~20cm, 대 길이 10cm, 굵기 2cm

생태와 특징
주로 가을 추석 무렵에 소나무 숲 땅 위에서 무리를 지어 자라거나 한 개씩 자란다. 버섯 갓은 지름 8~20cm이다. 처음 땅에서 솟아나올 때는 공 모양이나, 점차 커지면서 만두 모양이 되고 편평해지며 가운데가 약간 봉긋하다. 갓 표면은 엷은 다갈색이며 갈색 섬유상의 가느다란 비늘껍질로 덮여 있다. 어린 버섯은 흰색 솜털 모양의 피막에 싸여 있다.

약용, 식용여부 송이의 품질은 버섯 갓의 피막이 터지지 않고, 버섯 대가 굵고 짧으며 살이 두꺼운 것이 좋다.

수실노루궁뎅이

H. laciniatum (Leers) Banker, H. caput-ursi (Fr.) Banker, H. ramosum (Bull.) Letell.
담자균문 주름균아문 주름균강 무당버섯목 가시버섯과 노루궁뎅이속

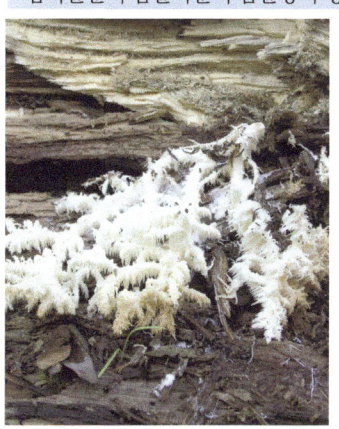

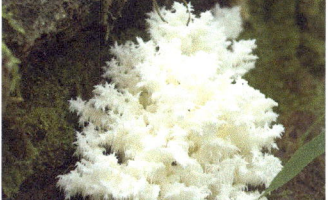

분포지역
한국, 북아메리카, 유럽
서식장소/ 자생지 침엽수의 고목, 그루터기, 줄기
크기 자실체크기 직경 10~20cm, 침의 길이 1~6mm

생태와 특징
여름에서 가을에 걸쳐 침엽수의 고목, 그루터기, 줄기 위에 단생한다. 산호모양으로 분지하고, 가지를 옆으로 분지하며 무수히 많은 침을 내리뜨린다. 자실체크기 직경 10~20cm, 침의 길이 1~6mm이다. 자실체 조직은 백색 또는 크림색으로 부드러운 육질로, 자실체표면은 전체가 백색이며, 건조하면 황적색~적갈색으로 변한다.

약용, 식용여부
식용버섯이다.

송이아재비(나도송이버섯)

Tricholoma robustum (Alb. & Schw. Fr.) Ricken s. Imaz.
담자균아문 진정담자균강 주름살버섯목 송이버섯과 송이속의 버섯

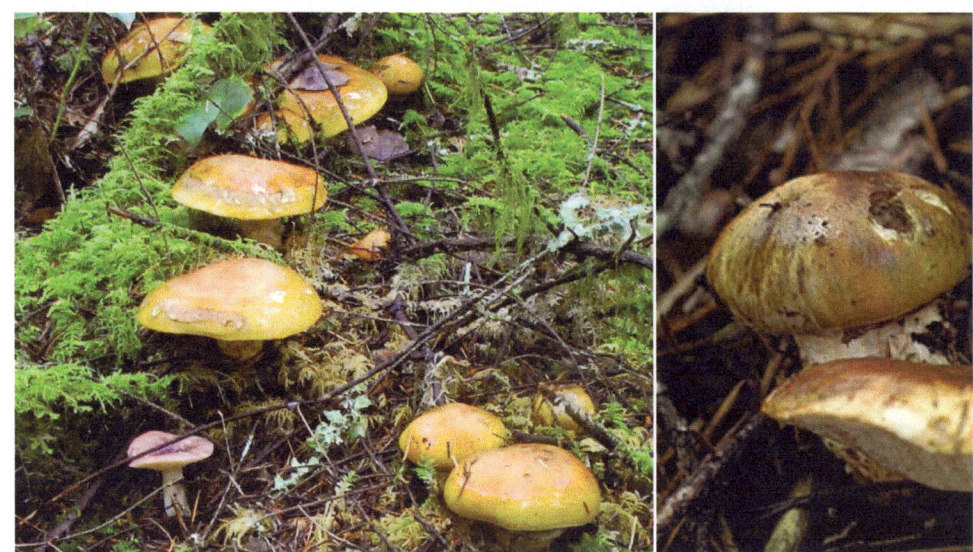

분포지역
한국 등 북반구 온대 이북

서식장소/자생지
소나무숲 속의 땅 위

크기
지름 4~10cm, 높이 3~10×1~2cm

생태와 특징
북한명은 나도송이버섯이다. 늦가을에 소나무숲 속의 땅 위에서 무리를 지어 자란다. 버섯갓은 지름 4~10cm로 송이와 모양이 비슷하지만 크기가 훨씬 더 작다. 갓 표면은 붉은 갈색으로 비늘조각이 작고 잘게 쪼개진다. 버섯대는 3~10×1~2cm로 기부 쪽으로 갈수록 더 가늘어지고 끝이 날카로운 것도 있다. 살은 냄새가 나지 않으며 처음에 흰색이다가 주름살과 함께 갈색으로 변하기도 하고 삶으면 검게 되기도 한다. 홀씨는 6-7×3.5-4㎛로 타원형이다.

약용, 식용여부
식용버섯이다.

수원그물버섯

Boletus auripes Peck
담자균문 주름균아문 주름균강 그물버섯목 그물버섯과 그물버섯속의 버섯

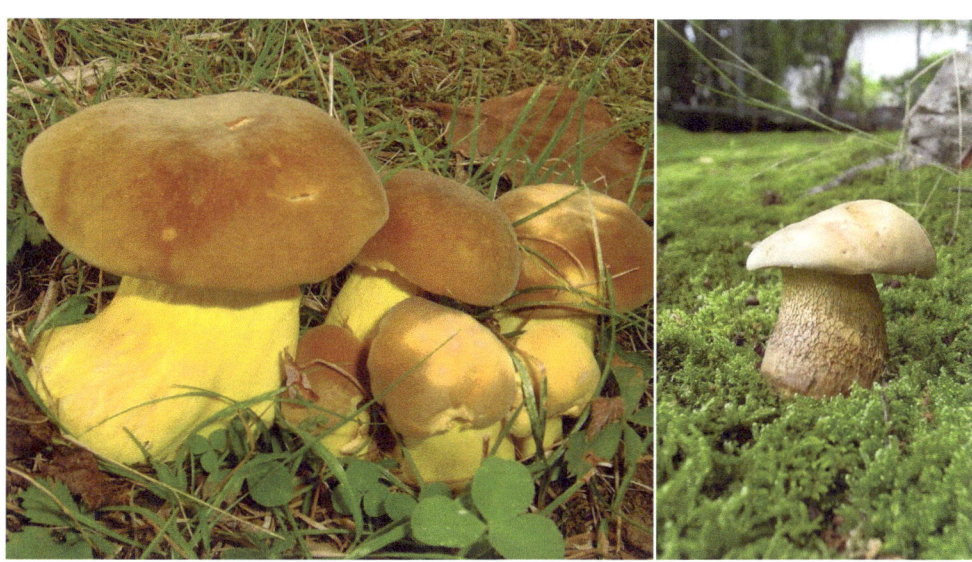

분포지역
한국, 일본, 유럽, 북아메리카

서식장소/자생지
소나무숲 속의 땅

크기
지름 6~15cm, 굵기 1.5~2.5cm, 높이 7~12cm

생태와 특징
여름부터 가을까지 소나무숲 속의 땅에 자란다. 버섯갓은 지름 6~15cm로 편평하며 표면은 누런 갈색 또는 오렌지빛 갈색으로 밋밋하고 어려서는 가는 털이 있다. 살은 노란색이고 공기에 노출되면 색이 진해진다. 관은 연한 노란색이다가 올리브빛 노란색으로 변한다. 버섯대는 굵기 1.5~2.5cm, 길이 7~12cm로 표면의 위에서 반까지 그물 모양이 있고 버섯갓과 색이 같으며 만지면 갈색으로 변하기도 한다. 홀씨 무늬는 올리브색 또는 올리브빛 갈색이며 방추형이다. 활엽수와 균근을 형성한다.

약용, 식용여부
식용버섯이다.
버섯감자볶음과 버섯마늘볶음을 해먹을 수 있다.

수원무당버섯

Russula mariae Peck
담자균문 균심아강 주름버섯목 무당버섯과 무당버섯속의 버섯

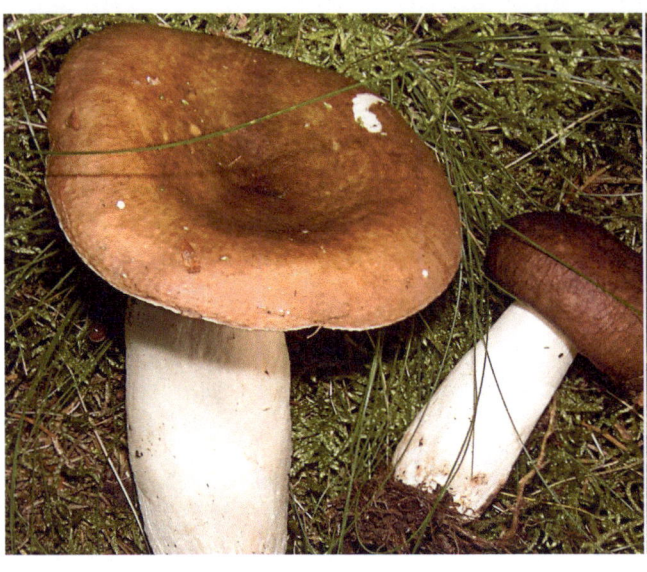
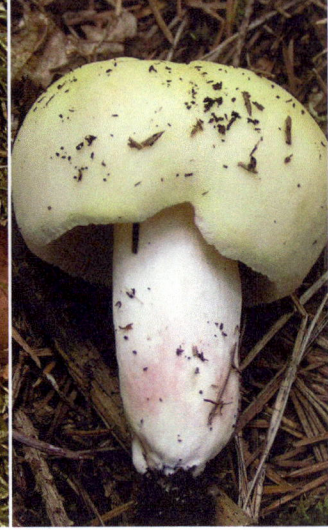

분포지역
한국, 일본

서식장소/자생지
활엽수나 소나무 숲의 땅

크기
지름 2~5cm, 굵기 5~7mm, 높이 2~5cm

생태와 특징
여름부터 가을까지 활엽수나 소나무 숲의 땅에 무리를 지어 자라거나 한 개씩 자란다. 버섯갓은 지름 2~5cm로 처음에 둥근 산 모양이다가 나중에 편평해지며 가운데가 깔때기 모양으로 변한다. 갓 표면은 가루 모양으로 분홍색 얼룩이 보이는 것도 있다. 주름살은 내린주름살로 촘촘하며 처음에 흰색이다가 차차 크림색으로 변한다. 버섯대는 굵기 5~7mm, 길이 2~5cm로 버섯갓보다 색이 연하다. 살은 흰색으로 쉽게 부서지고 단맛과 독특한 냄새가 있다

약용, 식용여부
식용가능하다.

숲주름버섯

Agaricus silvaticus Schaeff.
담자균문 주름균강 주름버섯목 주름버섯과 주름버섯속

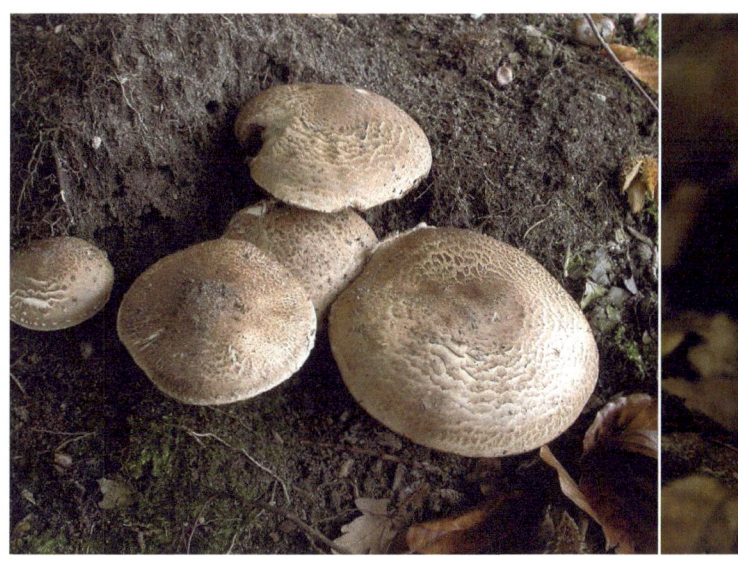
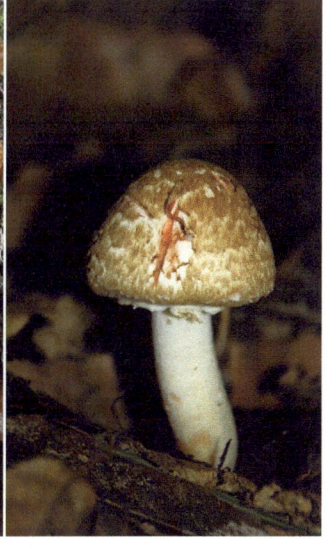

분포지역
한국, 일본, 중국, 영국, 유럽, 북아메리카

서식장소 / 자생지
침엽수림의 낙엽층 속의 땅

크기
버섯 갓 지름 4~8cm, 버섯 대 굵기 8~15mm, 길이 6~10cm

생태와 특징
여름과 가을에 침엽수림의 낙엽층 속의 땅에 무리를 지어 자란다. 버섯 갓은 지름 4~8cm로 처음에 둥근 산 모양이다가 나중에 편평해지며 가운데에서 가장자리까지 방사상 비늘이 있다. 갓 표면은 가운데가 갈색이고 가장자리가 푸른빛을 띤 흰색이다. 살은 흰색이고 자르면 붉은색이 된다. 주름살은 끝붙은주름살로 처음에 분홍색이다가 검은 갈색으로 변한다.

약용, 식용여부
식용버섯이다.
많이 섭취하면 위장 장애가 있다.
식용할 때는 독성을 우려내야 한다.

술잔버섯

Sarcoscypha coccinea (Jacq.) Sacc.
자낭균문 주발버섯아문 주발버섯강 주발버섯목 술잔버섯과 술잔버섯속

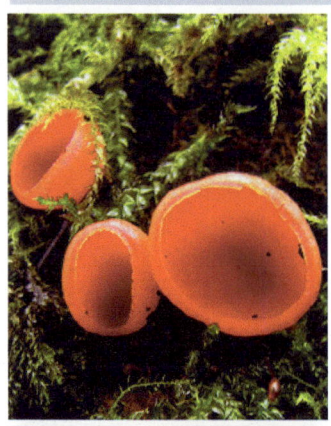

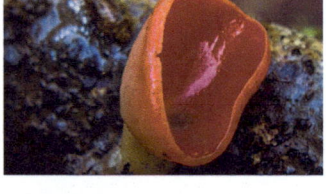

분포지역
한국 등 전세계

서식장소 / 자생지 썩은 나뭇가지

크기 자실체 지름 1~8cm

생태와 특징
여름에서 가을까지 썩은 나뭇가지 등에 무리를 지어 자란다. 자실체는 지름 1~8cm로 술잔 모양이며 바깥면은 흰색 또는 연한 홍색으로 작은 털로 덮여 있고 술잔 안쪽의 자실층은 선홍색이다. 버섯 대는 길게 나무 속에 묻혀있는 것도 있고 버섯 대가 아예 없는 것도 있다. 홀씨는 29~39×9~13㎛로 타원형이고 색이 없으며 표면이 밋밋하다.

약용, 식용여부 식용버섯이다. 맛은 좋지만 날것은 독이 있기 때문에 반드시 익혀 먹어야 한다.

숲긴대들버섯

Agaricus silvicola (Vitt.) Sacc.
담자균문 주름균아문 주름균강 주름버섯목 주름버섯과 주름버섯속

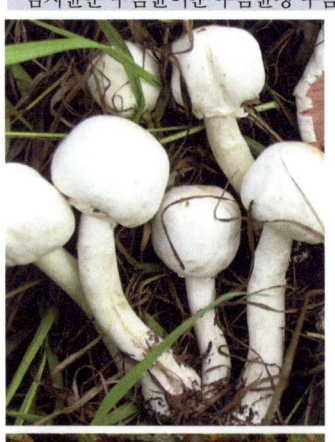

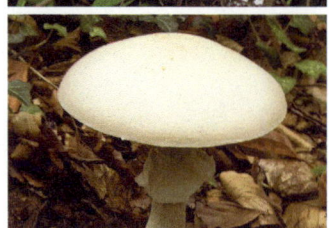

분포지역
북한, 일본, 중국, 유럽, 북아메리카

서식장소 / 자생지 나무숲 속의 땅

크기 버섯 갓 지름 5~12cm, 버섯 대 지름 0.6~1.5cm, 길이 6~15cm

생태와 특징
여름에서 가을까지 나무숲 속의 땅에 한 개씩 자란다. 버섯 갓은 지름 5~12cm로 어릴 때는 둥글다가 차차 만두 모양으로 변한다. 갓 표면은 흰색 또는 젖빛 흰색을 띠며 가운뎃부분 또는 흠집이 생기면 연한 누런색으로 변하고 건조하면 진한 누런색으로 변한다. 또 밋밋하고 윤기가 나며 섬유 모양의 비늘 또는 섬유가 조금 있다.

약용, 식용여부 식용버섯이다. 맛과 냄새가 좋다.

실비듬주름버섯(왕자버섯)

Agaricus augustus Fr.
담자균문 주름균아문 주름균강 주름버섯목 주름버섯과 주름버섯속

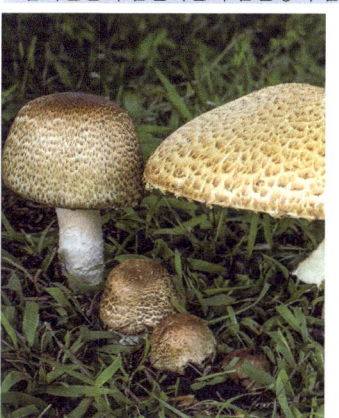

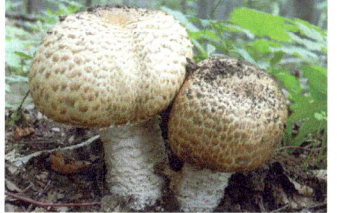

분포지역
한국, 중국, 유럽, 북아메리카
서식장소/자생지 숲, 공원, 퇴비 근처, 풀밭, 과수원
크기 지름 10~20cm, 높이 10~20cm
생태와 특징
여름과 가을에 숲, 공원, 퇴비 근처, 풀밭, 과수원 등에 한 개씩 자란다. 버섯갓은 지름 10~20cm로 처음에 반구 모양이다가 편평해지며 가운데가 튀어나온다. 갓 표면은 연한 황갈색으로 갈색 비늘이 덮고 있다. 살은 흰색으로 자르면 노란색으로 변한다. 주름살은 끝붙은주름살로 처음에 흰색이다가 나중에 갈색으로 변한다.
약용, 식용여부
식용가능하다.

싸리버섯

Ramaria botrytis (Pers.) Bourdot
담자균문 주름균아문 주름균강 나팔버섯목 나팔버섯과 싸리버섯속

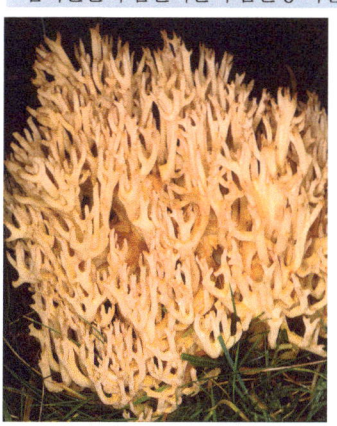

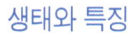

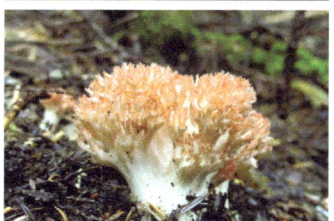

분포지역
한국, 오스트레일리아, 유럽, 북아메리카
서식장소/ 자생지 침엽수림, 활엽수림내 땅 위
크기 자실체 높이 7~12cm, 너비 4~15cm, 하반부 굵기 3~5cm
생태와 특징
여름부터 가을에 침엽수림, 활엽수림내 땅 위에 난다. 자실체는 높이 7~12cm, 너비 4~15cm, 하반부는 굵기 3~5cm인 흰 토막과 같은 자루로 되며, 위쪽에서 분지를 되풀이 한다. 가지는 차차 가늘고 짧게 되며 끝은 가늘고 작은 가지의 집단으로 되어, 위에서 보면 꽃배추 모양이다. 가지의 끝은 담홍색~담자색으로 아름답다.
약용, 식용여부 식용버섯이다. 약용으로는 항종양, 항돌연변이, 항산화, 간 손상보호 작용이 있다.

알버섯(송로버섯)

Rhizopogon rubescens Tul.
담자균문 그물버섯목 알버섯과 알버섯속의 버섯

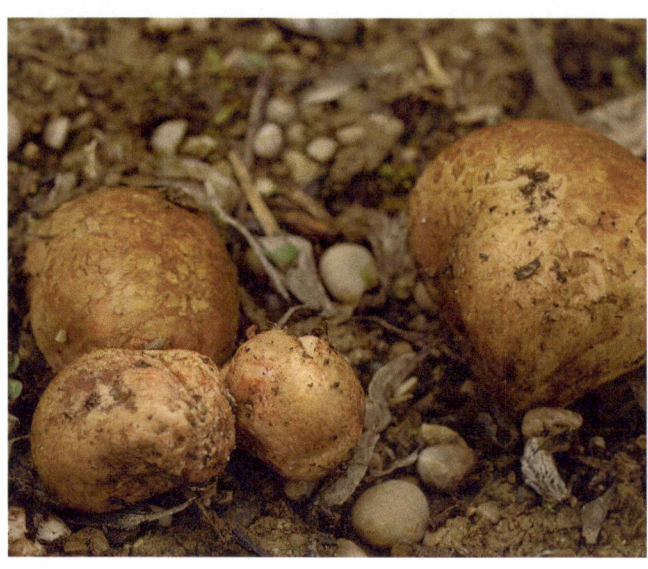
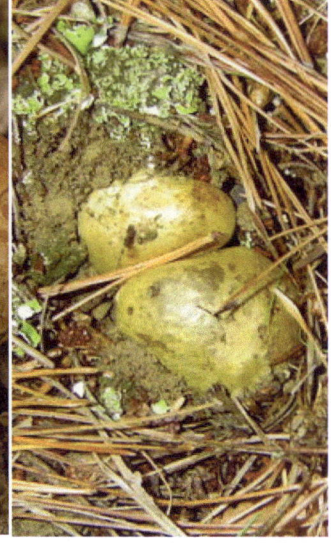

분포지역
한국, 일본 등 북반구

서식장소/자생지
바닷가 모래 땅이나 소나무 숲의 땅에 무리지어 나며 식물과 공생생활을 한다.

크기
지름 1~5cm

생태와 특징
봄에서 가을까지 모래땅의 소나무숲, 특히 해변가의 모래땅에 무리를 지어 자란다. 자실체는 땅속에 공 또는 덩어리 모양으로 있고 버섯갓의 지름은 1~5cm이다. 표면은 매끄럽고 흰색이나 땅 위로 파내면 누런 갈색에서 붉은 갈색으로 변한다. 자실체 밑면에는 뿌리 모양의 균사다발이 달라붙어 엉켜 있다. 속살은 처음에 흰색이지만 점차 노란색에서 어두운 갈색으로 변한다. 자실층은 미로처럼 생긴 작은 방 내부로 만들어진다. 홀씨는 9~14×3.5~4.5㎛로 긴 타원형이고 색이 없다.

약용, 식용여부
식용버섯이다.
냄새와 맛이 좋아 식용할 수 있다.

애기무리버섯

Clitocybula familia (PK) Sing.
담자균문 주름균아문 주름균강 주름버섯목 낙엽버섯과 애기무리버섯속의 버섯

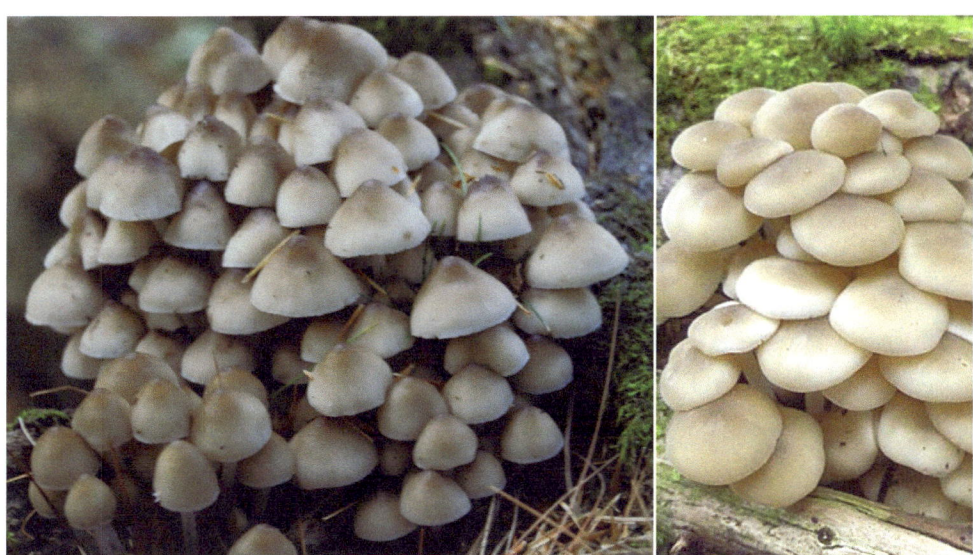

분포지역
한국, 북한, 북아메리카

서식장소/자생지
죽은 침엽수

크기
지름 1~4cm, 높이 4~8cm

생태와 특징
여름과 가을에 죽은 침엽수에 무리를 지어 자란다. 버섯갓은 지름 1~4cm로 처음에 종 모양이다가 원뿔 모양으로 변하고 마지막에 편평해진다. 갓 가장자리는 안으로 말렸다가 펴지고 뒤집혀지며 갈라진다. 갓 표면은 축축하고 밋밋하며 처음에 갈색이다가 크림색으로 변한다. 살은 얇고 쉽게 부서진다. 주름살은 끝붙은주름살로 좁고 촘촘하며 흰색이다. 버섯대는 길이 4~8cm로 기부에 털이 있으며 표면은 밋밋하고 잿빛을 띤 흰색이다. 홀씨는 지름 3.5~4.5㎛로 공 모양이며 색이 없고 밋밋하다. 홀씨 무늬는 흰색이다. 부생생활을 한다.

약용, 식용여부
식용가능하다.

애기젖버섯

Lactrarius gerardii Peck
담자균문 주름균아문 주름균강 무당버섯목 무당버섯과 젖버섯속의 버섯

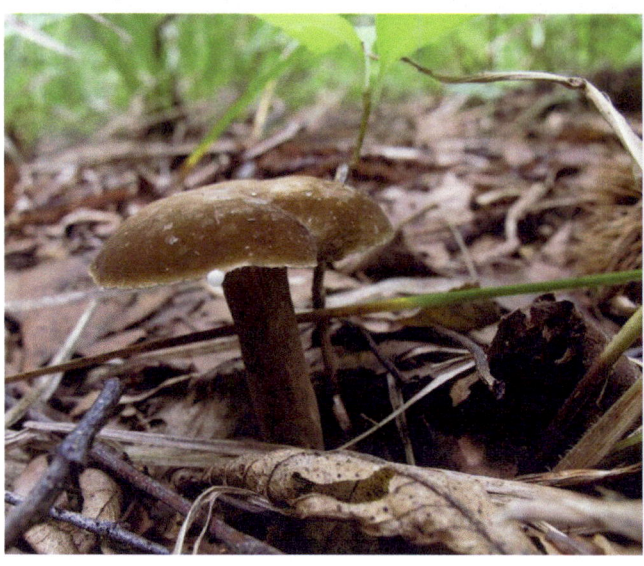
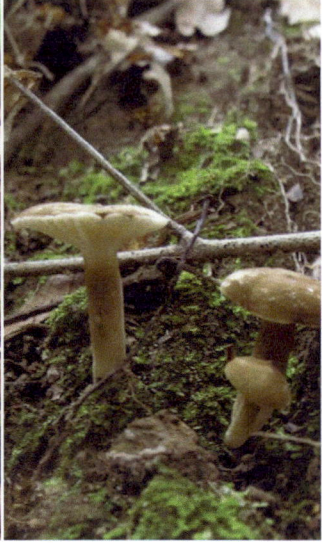

분포지역
한국, 일본 등 북반구 온대 지역

서식장소/자생지
활엽수림의 땅

크기 지름 5~7cm, 굵기 8~15mm, 높이 3~6cm

생태와 특징
여름에서 가을까지 활엽수림의 땅에 여기저기 흩어져 자라거나 한 개씩 자란다. 버섯갓은 지름 5~7cm로 처음에 둥근 산 모양이다가 나중에 편평해진다. 갓 표면은 벨벳 모양으로 점성이 없고 잿빛 갈색 또는 누런 갈색이며 작은 털이 촘촘하게 나 있고 주름이 있다. 살은 흰색 또는 연한 크림색이다. 주름살은 내린주름살로 성기며 흰색이다. 버섯대는 굵기 8~15mm, 길이 3~6cm로 버섯갓과 색이 같다. 흠집이 생긴 자실체는 색이 변하지 않지만 흰색 젖을 많이 분비하며 매운맛이 나지 않는다. 홀씨는 지름 8~10.5×7.5~9.5㎛로 공 모양이고 표면에 그물눈이 있으며 홀씨 무늬는 흰색이다.

약용, 식용여부
식용가능하다.

애주름버섯(큰긴대줄갓버섯)

Mycena galericulata (Scop. Fr.) S. F. Gray
담자균문 주름균아문 주름균강 주름버섯목 애주름버섯과 애주름버섯속의 버섯

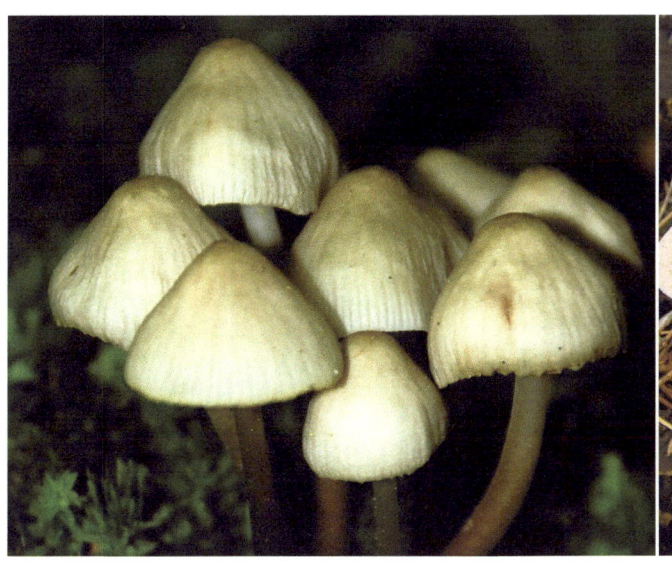
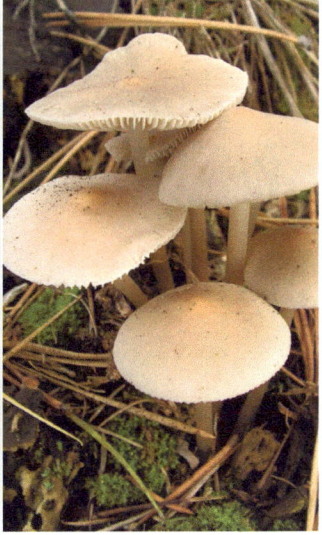

분포지역
한국, 중국, 일본, 유럽, 북아메리카, 전 세계

서식장소/자생지
상수림나무, 졸참나무 기타 활엽수의 부후목, 그루터기에 군생 또는 다발로 속생

크기
지름 2~5.5cm, 높이 4~8cm, 굵기 2~4mm

생태와 특징
균모의 지름은 2~5.5cm로 어릴 때는 원추형에서 중앙이 높은 편평형으로 된다. 표면은 회갈색-갈색이고 중앙부가 진하고 건조할 때는 다소 연한 색이며 방사상의 반투명의 줄무늬선이 있다. 살은 백색이다. 주름살은 자루에 대하여 바른주름살로 백색-회백색에서 연한 홍색으로 되고 폭이 넓고 약간 성기다. 자루의 길이는 4~8cm, 굵기는 2~4mm로 상하가 같은 굵기이며 균모와 같은 색이며 밑동은 때때로 뿌리모양으로 미세한 백색의 균사가 피복된다.

약용, 식용여부
식용가능하다.

애기꾀꼬리버섯

Cantharellus minor Peck
담자균문 주름균아문 주름균강 꾀꼬리버섯목 수염버섯과 꾀꼬리버섯속

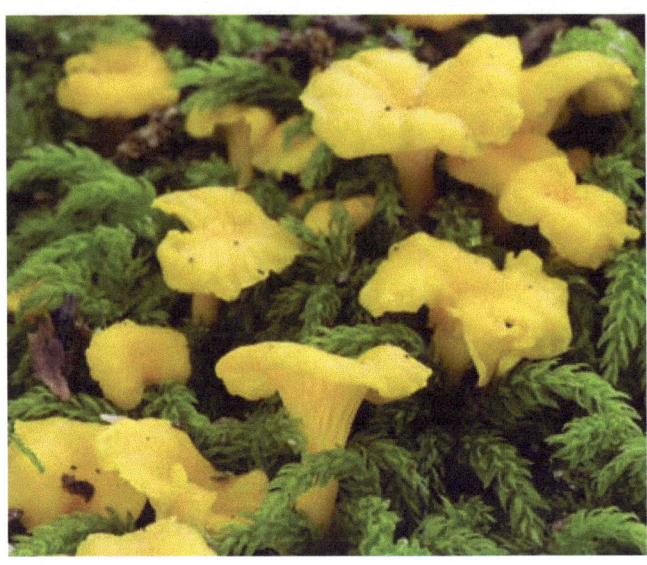
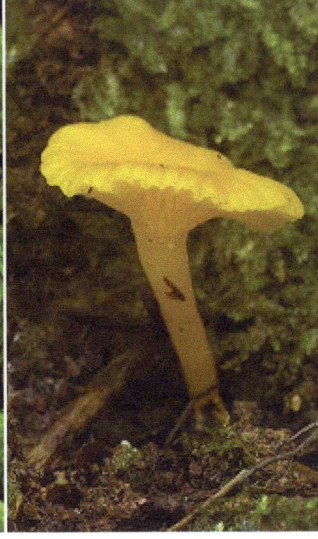

분포지역
한국, 일본, 미국 등지

서식장소 / 자생지
숲 속의 나무 밑 땅 위

크기
버섯 갓 지름 1.5~2cm, 버섯 대 길이 2~3cm

생태와 특징
여름에서 가을까지 숲 속의 나무 밑 땅 위에 자란다. 버섯 갓은 지름 1.5~2cm로 처음에 둥근 산 모양이다가 나중에는 편평해지거나 모양이 불규칙해지며 가운데가 파인 것도 있다. 갓 표면은 등황색 또는 적황색으로 밋밋하며 가장자리가 안으로 감기거나 위로 뒤집히기도 하고 톱니가 없다. 살은 육질로서 연한 노란색이고 부드러운 맛이 난다. 주름살은 내린주름살로 갓 표면과 색이 같다. 버섯 대는 길이 2~3cm로 원통 모양이며 위아래의 굵기가 같거나 아래쪽이 더 가늘다.

약용, 식용여부
식용할 수 있다.

애기버터버섯

Collybia butyracea (Bull.) P. Kumm.
담자균문 균심아강 주름버섯목 송이과 애기버터버섯속

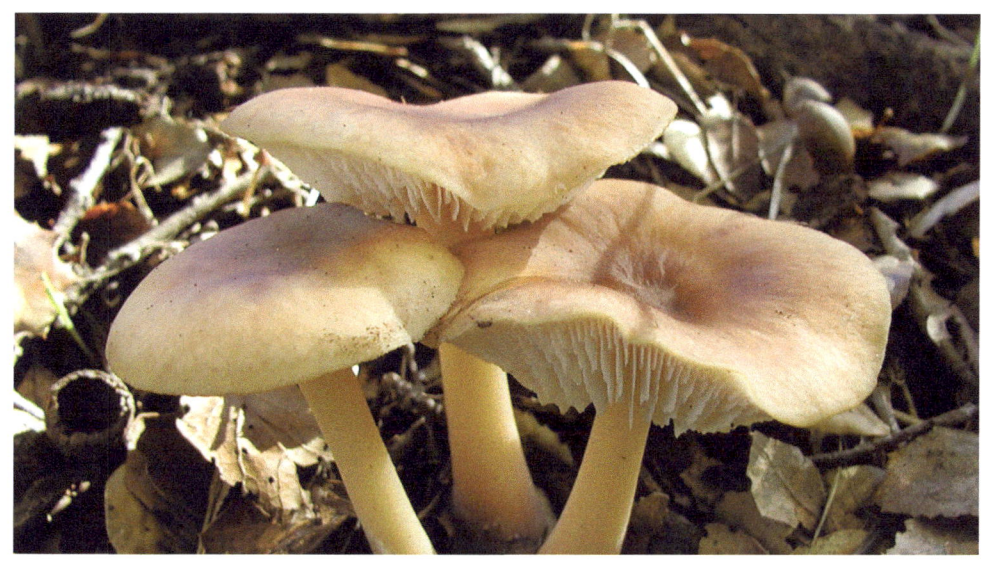

분포지역
한국, 유럽, 북아메리카, 북반구 일대

서식장소/ 자생지
활엽수 및 침엽수의 떨어진 가지나 낙엽 위

크기
갓 지름 3~7㎝, 대 2.5~5×0.5~1㎝

생태와 특징
갓은 지름 3~7㎝로 평반구형에서 편평 형이 되며, 종종 가운데가 볼록하다. 갓 표면은 평활하며, 습할 때는 적갈색이고 윤기가 있으나, 건조하면 황갈색이 된다. 조직은 백색으로 수분이 많다. 주름살은 떨어진 형으로 빽빽하고 백색이다. 대는 2.5~5×0.5~1㎝로 거의 곤봉 형이며, 표면은 갓과 같은 색이거나 옅은 색이며, 기부는 백색 균사로 덮여 있다. 포자는 5~7×2.5~4㎛로 타원형이며, 표면은 평활하고, 포자문은 담황색이다. 여름~가을에 활엽수 및 침엽수의 떨어진 가지나 낙엽 위에 산생한다. 한국, 유럽, 북아메리카, 북반구 일대에 분포한다.

약용, 식용여부
식용버섯이다.
갓 표면에 버터를 바른 듯이 윤기가 난다.

애잣버섯

Lentinus strigosus Fr. Panus rudis Fr.
담자균문 주름균아문 주름균강 구멍장이버섯목 구멍장이버섯과 잣버섯속

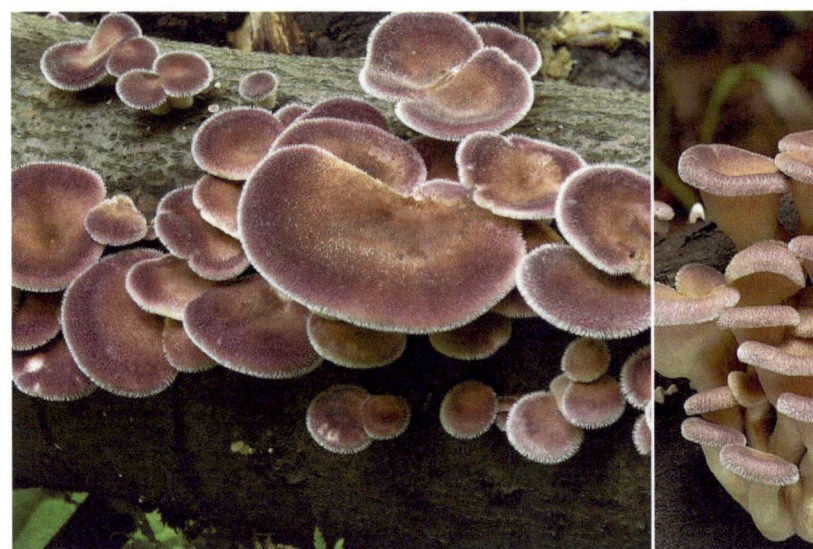

분포지역
전세계

서식장소/ 자생지
활엽수의 죽은 나무나 그루터기

크기
버섯갓 지름 1.5~5cm, 버섯대 굵기 0.4cm, 길이 0.5~2cm

생태와 특징
북한명은 거친털마른깔때기버섯이다. 초여름부터 가을까지 활엽수의 죽은 나무나 그루터기에 뭉쳐서 자라거나 무리를 지어 자란다. 버섯갓은 지름 1.5~5cm로 처음에 둥근 산 모양이다가 나중에 깔때기 모양으로 변한다. 갓 표면은 처음에 자줏빛 갈색이지만 차차 연한 황토빛 갈색으로 변하며 전체에 거친 털이 촘촘히 나 있다. 살은 질긴 육질 또는 가죽질이다. 주름살은 내린주름살로 촘촘하고 폭이 좁으며 처음에 흰색이다가 나중에 연한 황토빛 갈색 또는 자주색으로 변하며 가장자리가 밋밋하다.

약용, 식용여부
식용버섯이다.
어릴 때는 식용한다.
민간에서는 부스럼 치료에 이용되기도 한다.

연잎낙엽버섯

Gymnopus androsaceus (L.) Della Magg. & Trassin
담자균문 주름균아문 주름균강 주름버섯목 낙엽버섯과 밀버섯속

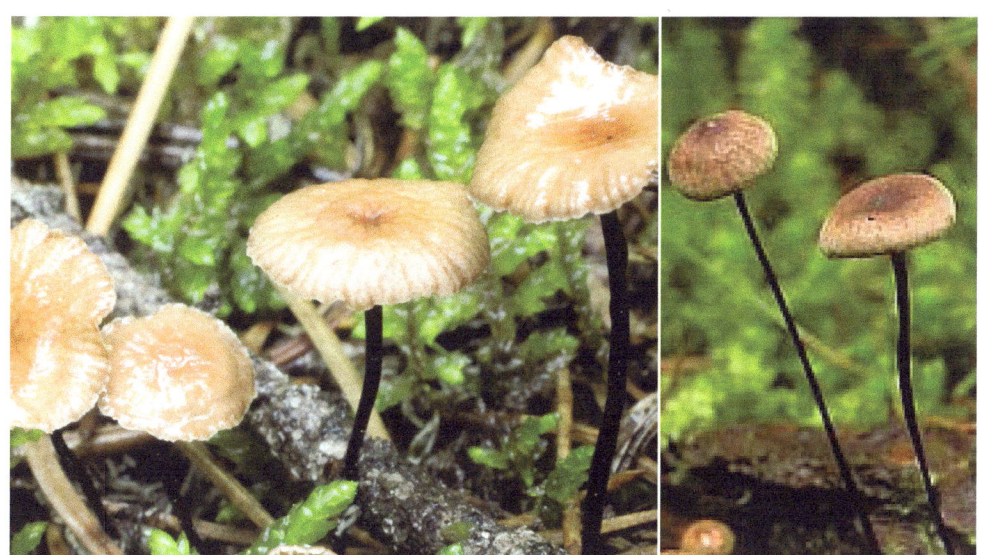

분포지역
한국, 유럽

서식장소 / 자생지
활엽수림의 토양 속

크기
자실체 크기 3~10cm

생태와 특징
여름에서 가을까지 잡목림 속의 낙엽이나 말라 죽은 가지 위에 자란다. 버섯 갓은 지름 5~10mm의 얇은 막질로서 처음에 반구 모양이다가 둥근 산 모양으로 변하고 나중에 편평해지며 가장자리가 뒤집힌다. 갓 표면은 건조할 때 붉은 갈색 또는 검은 갈색이며 자주색을 나타내기도 있는데, 털이 없고 방사상의 주름이 있다. 살은 흰색이다. 주름살은 바른주름살로 성기며 2갈래로 갈라지고 처음에 흰색이다가 나중에 살구 색으로 변한다. 버섯 대는 길이 3~6cm로 실 모양이고 검은색 또는 검은빛을 띤 붉은 갈색이다.

약용, 식용여부
식용버섯이다.

왕그물버섯

Boletus edulis (Bull.) Fr.
담자균문 담자균아문 진정담자균강 주름버섯목 그물버섯과 그물버섯속

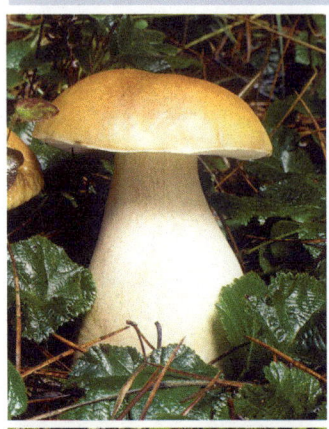

분포지역 북한, 일본, 중국, 유럽, 북아메리카, 오스트레일리아, 아프리카

서식장소 / 자생지 혼합림 속의 땅

크기 버섯 갓 지름 7~22cm, 버섯 대 지름 1.2~3cm, 길이 7~12cm

생태와 특징
여름에서 가을까지 혼합림 속의 땅에 무리를 지어 자라거나 한 개씩 자란다. 버섯 갓은 지름 7~22cm로 처음에 거의 둥글지만 나중에 펴지면서 만두 모양으로 변한다. 갓 표면은 축축하면 약간 끈적끈적하고 거의 밋밋하며 밤색, 어두운 밤색, 붉은밤색, 누런밤색 등이다. 대개 가장자리는 색깔이 연하다.

약용, 식용여부
식용하거나 약용할 수 있다.

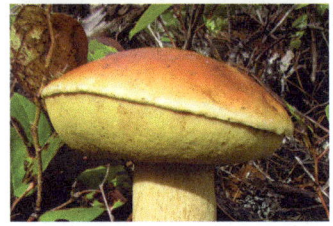

양송이버섯

Agaricus bisporus (J.E. Lange) Imbach
담자균문 주름균아문 주름균강 주름버섯목 주름버섯과 주름버섯속

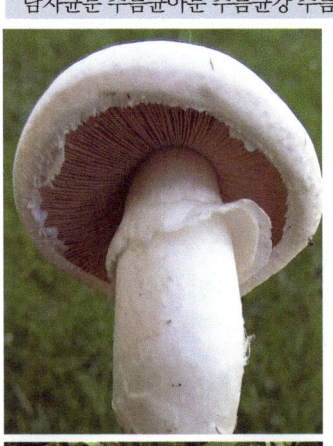

분포지역 전세계

서식장소 / 자생지 풀밭

크기 버섯 갓 지름 5~12cm, 버섯 대 4~8cm×1~3cm

생태와 특징
서양송이, 머시룸이라고도 하며 북한명은 볏짚버섯이다. 여름철 풀밭에 무리를 지어 자란다. 버섯 갓은 지름 5~12cm이고 처음에 거의 공 모양에 가깝지만 점차 펴져서 편평해진다. 갓 표면은 흰색이며 나중에 연한 누런 갈색을 띠게 된다. 살은 두껍고 흰색이며 흠집이 생기면 연한 홍색으로 변한다. 세계 각국에서 널리 재배하는 식용버섯으로 여러 품종이나 변종이 있다.

약용, 식용여부
중부이남지역에서 널리 재배하며, 통조림으로 수출되거나 생 버섯으로 국내에 시판되고 있다.

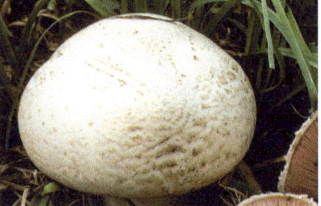

잎새버섯

Grifola frondosa (Dicks.) S.F. Gray G. albicans Imaz.
담자균문 주름균아문 주름균강 구멍장이버섯목 잎새버섯과 잎새버섯속

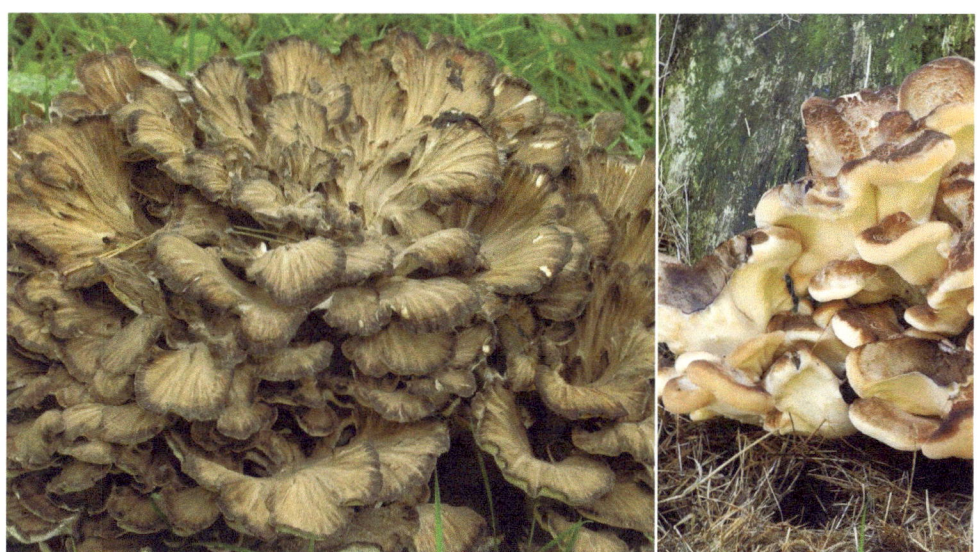

분포지역
한국, 일본, 유럽, 미국

서식장소 / 자생지
활엽수의 밑동

크기
버섯 갓 폭 2~5cm, 두께 2~4mm

생태와 특징
여름과 가을에 활엽수의 밑동에 무리를 지어 자란다. 자실체는 여러 갈래로 가지를 친 버섯 대의 가지 끝에 작은 버섯 갓이 무수히 많이 모여 집단을 이루는 복잡하고 큰 버섯덩이이다. 버섯 갓은 폭 2~5cm, 두께 2~4mm이며 반원 모양 또는 부채 모양이다. 갓 표면은 처음에는 검은색이다가 짙은 재색 또는 회갈색으로 변한다. 살은 육질이고 흰색이며 건조하면 단단해지고 부서지기 쉽다. 갓 아랫면의 관공은 흰색이고 버섯 대에 내려붙는다.

약용, 식용여부
식용버섯이다. 참나무 톱밥을 이용한 인공재배법이 개발되었으며 맛과 향기가 좋아 식용할 수 있다.

양털다발버섯(양털방패버섯)

Albatrellus ovinus (Schaeff.) Kotl. & Pouz.
담자균문 주름균아문 주름균강 무당버섯목 방패버섯과 방패버섯속

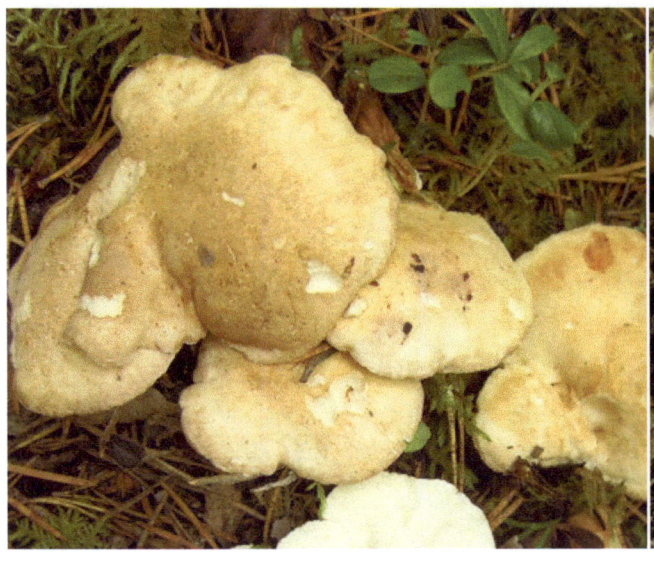
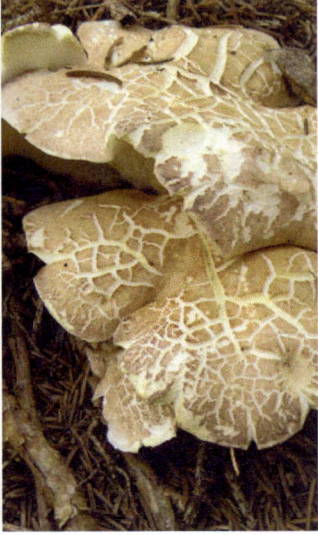

분포지역
한국, 중국, 일본, 유럽, 북아메리카

서식장소/자생지
소나무 등 침엽수림에서 군생한다.

크기
지름 3~8cm

생태와 특징
양털방패버섯은 그 조직이 연하고 맛도 좋아 마치 느타리의 맛과 비슷하다고 하며 미국 서부 지역에서는 심지어 야생에서 채취하여 판매할 정도라고 한다. 갓은 크기가 3~8cm이고 담황색 바탕에 황갈색~밝은 갈색의 거북껍질 모양을 하고 있으며, 가는 인편상이 된다. 아랫면의 관공은 미세하며, 초기에는 백색이나 나중에는 황색~황갈색의 얼룩이 생긴다. 방패버섯 균사체의 다당류는 Sarcoma 180, Ehrilich 암 세포 100% 저지 율을 가지고 있고, 그 밖의 여러 종류의 암 세포들도 저지 또는 감소 효과가 있다고 한다. 유방암, 대장암, 백혈병, 그리고 암 세포를 저지 또는 감소시킨다고 한다.

약용, 식용여부
식용버섯이다. 양털방패버섯은 그 조직이 연하고 맛도 좋아 마치 느타리의 맛과 비슷하다고 하며 미국에서는 심지어 야생에서 채취하여 판매할 정도라고 한다.

얼룩긴뿌리버섯(얼룩민뿌리버섯)

Oudemansiella canarii (Jungh.) Hohn.
담자균문 주름균아문 주름균강 주름버섯목 뽕나무버섯과 민뿌리버섯속

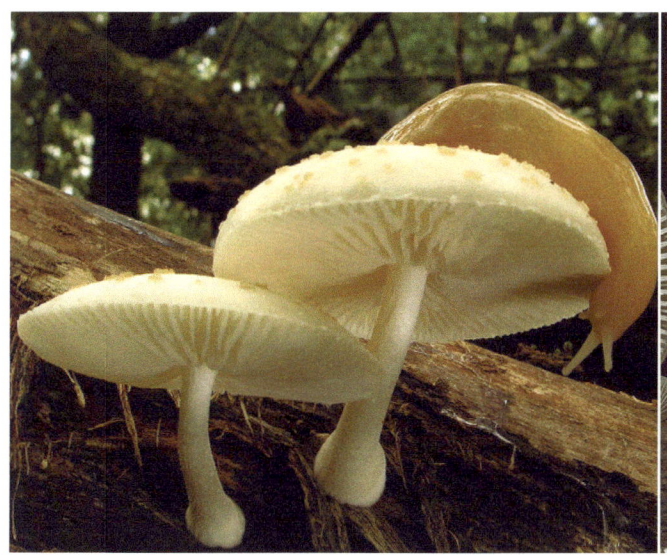
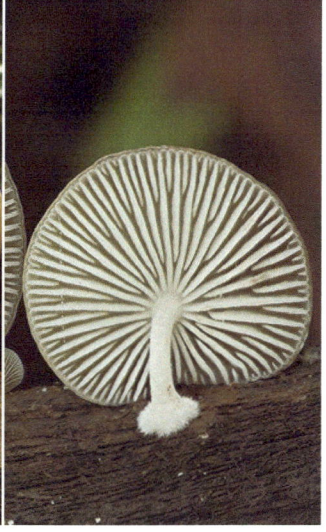

분포지역
한국

서식장소/자생지
활엽수, 여러 가지 넓은잎나무 썩은줄기에 무리로 나거나 뭉쳐난다

크기 지름 3~7cm 높이 3~8cm 굵기 4~9mm

생태와 특징
버섯갓은 처음에 반둥근모양이나 후에 만두모양으로부터 점차 편평하게 되며 직경은 3~7cm이다. 겉면은 흰색 혹은 재색이고 가운데부분은 연한 누런빛밤색이며 습할때에는 점성이 강하고 반투명질이며 건조할때에는 비단모양으로 빛이 난다. 털이 없고 매끈하며 겉껍질은 벗기기 쉽다. 변두리부분에는 가끔 줄이 있고 처음에는 안쪽으로 말린다. 겉껍질은 교질막의 곤봉모양 세포로 되었다. 살은 흰색이고 만문하고 야교질이며 맛과 냄새가 좋다. 버섯주름은 성기고 너비가 대단히 넓으며 반투명질로서 점성이 있으며 흰색이고 후에 노란색을 띤다. 대에 바른주름으로 붙거나 혹은 내린주름이 약간 있다.

약용, 식용여부
식용버섯이다.

연기색만가닥버섯

Lyopbyllum fumosum (Pers. Fr.) P. D. Otron
담자균문 주름균아문 주름균강 주름버섯목 만가닥버섯과 만가닥버섯속의 버섯

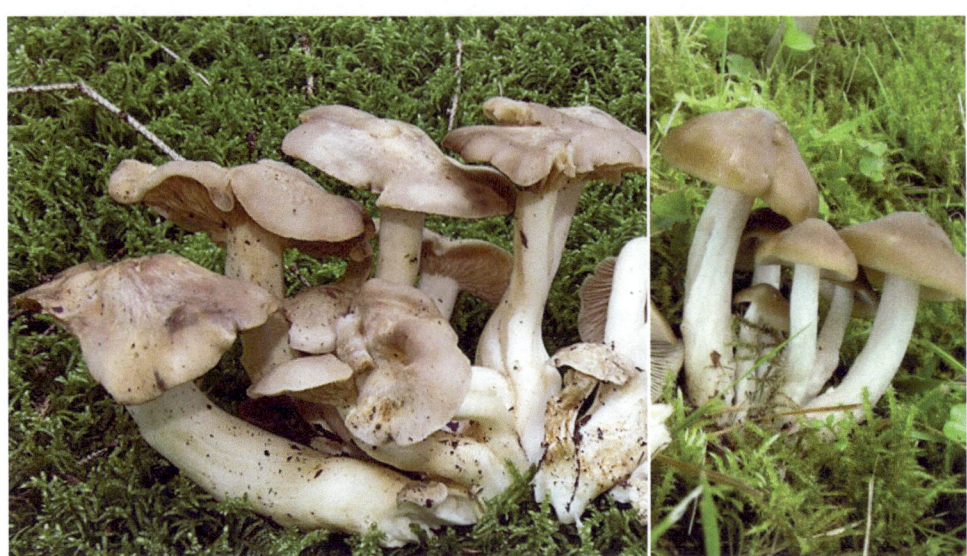

분포지역
한국 등 북반구 일대

서식장소/자생지
활엽수림 또는 혼합림 속의 땅 위

크기 지름 0.5~5cm, 높이 1~10cm

생태와 특징
가을에 활엽수림 또는 혼합림 속의 땅 위에 자란다. 버섯갓은 지름 0.5~5cm로 처음에 반구 모양이다가 호빵 모양으로 변하고 나중에 편평해진다. 갓 가장자리는 위로 말린다. 갓 표면은 처음에 어두운 회갈색이지만 나중에 회색 또는 회갈색으로 변한다. 살은 회색 또는 흰색이다. 주름살은 바른주름살, 홈파진주름살, 내린주름살로 촘촘하며 흰색이나 연한 회색이다.

버섯대는 높이 1~10cm로 위아래의 굵기가 같고 기부는 굵은 덩이줄기 모양으로 가지가 많이 갈라져 있다. 버섯대 표면은 흰색 또는 연한 회색이다.

약용, 식용여부
식용가능하나 다소 냄새가 나므로 양념을 하는게 좋으며, 조릴 때 간장을 넣으면 냄새가 약해진다.

예쁜털버섯아재비

Volvariella speciosa (Fr. Fr.) Sing.
균계 진정담자균강 주름버섯목 난버섯과 털버섯속의 버섯

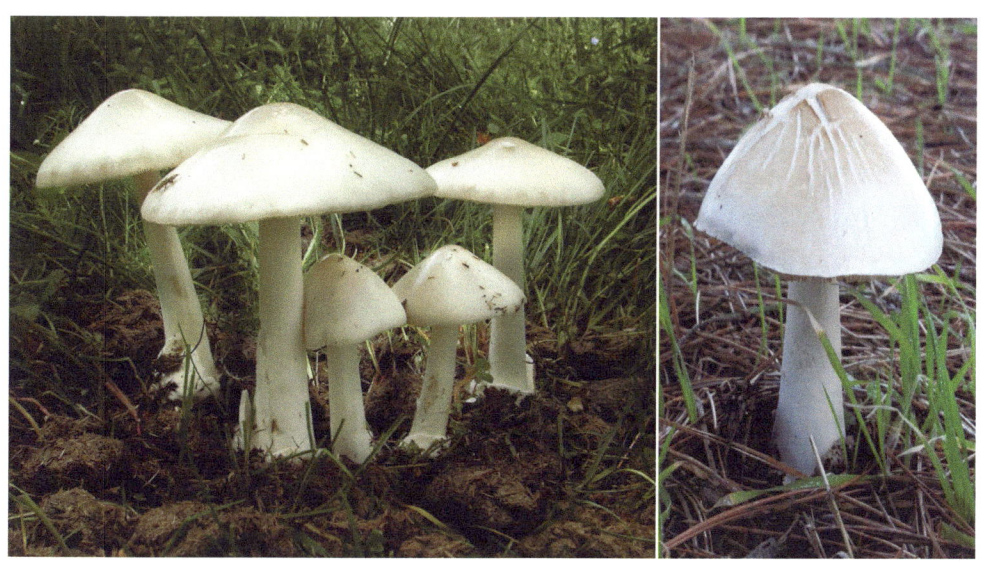

분포지역
한국, 중국, 유럽, 북아메리카

서식장소/자생지
혼합림의 기름진 땅

크기
지름 6~12cm, 높이 8~15 굵기 0.7~1.5cm

생태와 특징
혼합림의 기름진 땅에 무리를 지어 자라거나 한 개씩 자란다. 자실체는 대형이다. 버섯갓은 지름 6~12cm이고 처음에 종 모양이지만 나중에는 편평해지거나 가운데가 봉긋해진다. 갓 표면은 순백색, 엷은 흰색이며 검은 재색 또는 엷은 잿빛 갈색을 나타내기도 한다. 살은 육질이며 흰색이고 홀씨가 성숙하면서 분홍빛을 띠기도 한다. 주름살은 떨어진주름살이고 성기며 처음에 흰색이다가 나중에 분홍색으로 변한다. 버섯대는 8~15× 0.7~1.5cm이고 아래쪽일수록 굵으며 뿌리부근은 둥근 뿌리 모양을 하고 있다.

약용, 식용여부
식용가능하다.

오렌지밀버섯

담자균문 주름버섯목 낙엽버섯과 밀버섯속의 버섯
Gymnopus dryophilus (Bull.) Murr. (Collybia dryophila (Bull.ex Fr.) Kummer)

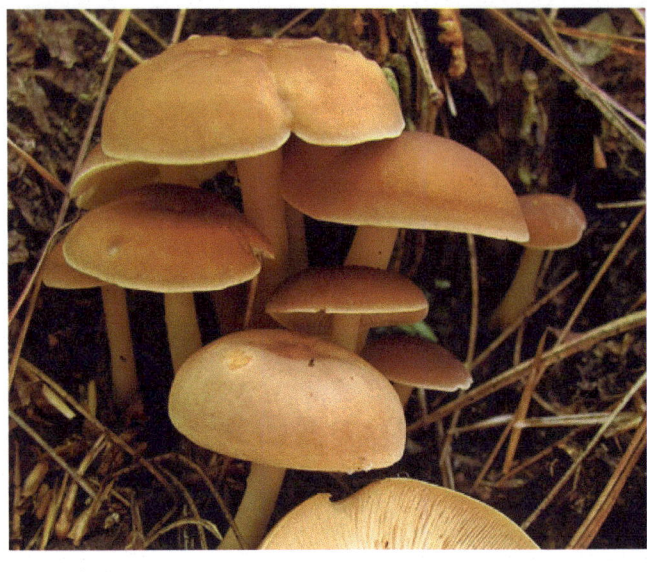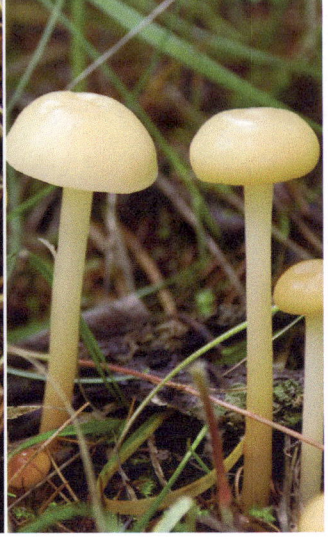

분포지역
한국, 북한 등 전세계

서식장소/ 자생지
숲 속의 부식토 또는 낙엽

크기
버섯갓 지름 1~4cm, 버섯대 굵기 1.5~3mm, 길이 2.5~6cm

생태와 특징
굽은애기무리버섯이라고도 한다. 봄부터 가을까지 숲 속의 부식토 또는 낙엽에 무리를 지어 자란다. 버섯갓은 지름 1~4cm로 처음에 둥근 산 모양이다가 나중에 거의 편평해지며 가장자리가 위로 뒤집힌다. 갓 표면은 밋밋하고 가죽색, 황토색, 크림색이지만 건조하면 색이 연해진다. 주름살은 올린주름살 또는 끝붙은 주름살로 촘촘하고 폭이 좁으며 흰색 또는 연한 크림색이다. 버섯대는 굵기 1.5~3mm, 길이 2.5~6cm로 뿌리부근이 약간 불룩하다. 버섯대 표면은 버섯갓과 색이 같고 밋밋하며 속이 비어 있다. 홀씨는 5~7×2.5~3.5㎛로 타원이나 씨앗 모양을 하고 있다.

약용, 식용여부
식용버섯이나 사람에 따라 약한 중독을 일으킬 수 있다.

외대덧버섯

Entoloma crassipes (Imaz. & Toki) Imaz. & Hongo
담자균문 주름균아문 주름균강 주름버섯목 외대버섯과 외대버섯속

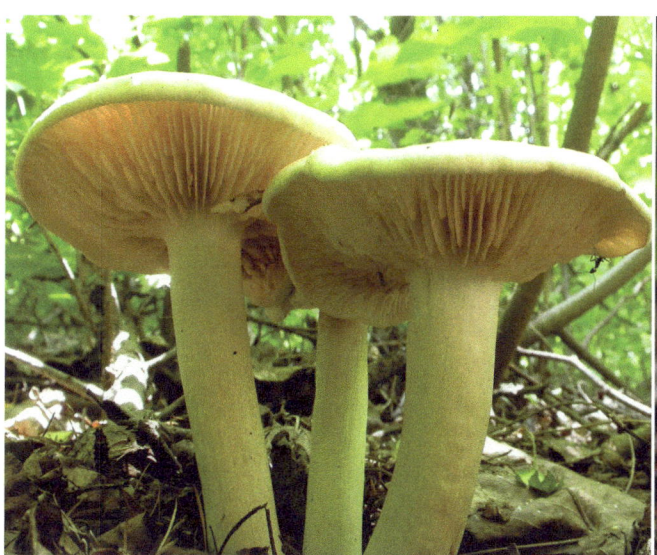
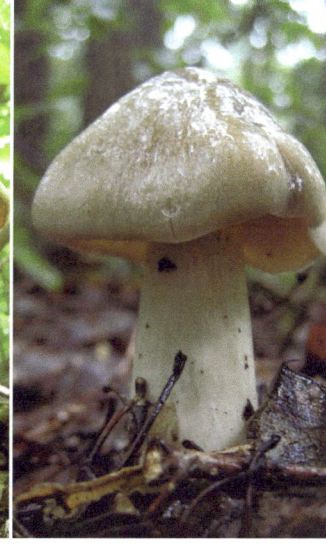

분포지역
한국, 일본

서식장소/자생지
활엽수 밑의 땅

크기
버섯 갓 6~12cm, 자루 길이 10~20cm, 굵기 1.5cm~2cm

생태와 특징
가을에 활엽수림 숲 안의 땅 위에 무리 지어 살거나 따로 떨어져서 산다. 갓의 지름은 6~15cm로 처음에는 종모양이지만, 후에는 편평하게 되고 가운데는 볼록해진다. 표면은 평활하고 연한 잿빛을 띤 갈색이며, 하얀색의 섬유상 분질물이 엷게 깔려 있다. 물방울 모양의 얼룩모양의 점이 관찰되기도 한다. 주름은 다소 빽빽하고 처음에 하얀색이었다가 이후에는 옅은 붉은색으로 변한다. 대의 길이는 8~18cm이고 굵기는 0.5~2.5cm로 하얀색을 띠며 속이 차 있다.

약용, 식용여부
식용버섯이다.
쓴맛이 있다.

으뜸껄껄이그물버섯

Leccinum bolopus var. bolopus Smith & Thires
담자균문 그물버섯목 그물버섯과 껄껄이그물버섯속의 버섯

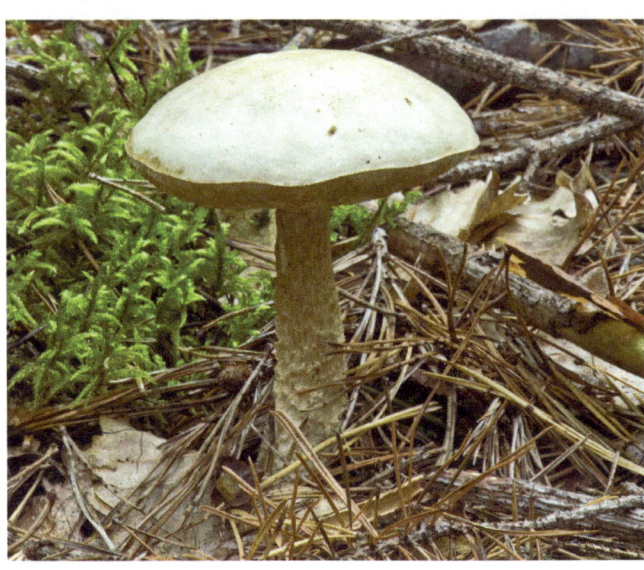 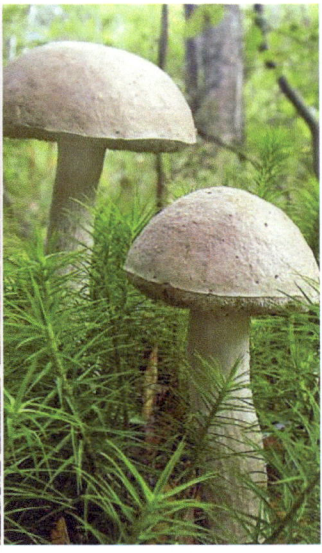

분포지역
한국, 유럽, 북반구 온대 이북

서식장소/자생지
습지 숲속의 땅에 단생·군생, 자작나무 숲의 습기 찬 땅에 단생하며 균근 형성

크기
지름 3~6cm, 높이 5~12cm, 굵기는 8~20mm

생태와 특징
균모의 지름은 3~6cm로 반구형에서 둥근산모양을 거쳐 편평하게 된다. 표면은 습기가 있을 때 점성이 있고 밋밋하고 미세한 털이 있고 간혹 쭈글쭈글하다. 백색에서 유백색이며 오래되면 녹회색으로 되며 손으로 만지면 황색으로 된다. 가장자리는 고르고 가끔 물결형이다. 살은 백색에서 칙칙한 백색이고 상처 시 변색하지 않으며 연하고 두꺼우며 버섯 냄새가 약간 나고 맛은 온화하다. 자루의 위쪽은 백색이고 아래쪽은 갈색을 띠며 성숙하면 자루의 기부는 청록색이다. 상처 난 곳은 녹색으로 변색하며 살색의 세로줄 섬유실이 있다.

약용, 식용여부
식용버섯이다.

자루비늘버섯

Kuehneromyces mutabilis (Schaeff. ex Fr.) Sing. et A. H. Smith
담자균문 주름버섯강 주름버섯목 비늘가락지버섯과 무리우산버섯속

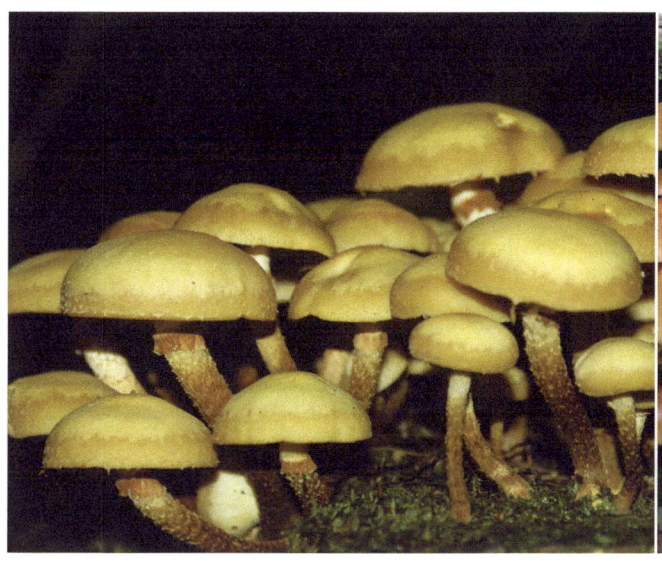
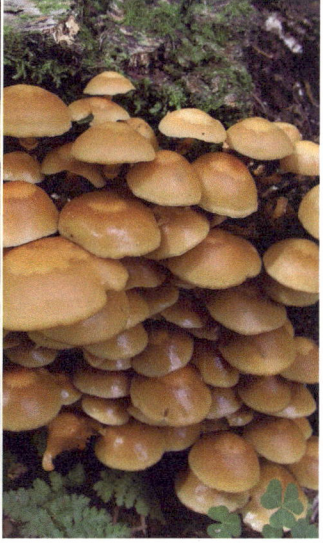

분포지역
한국, 동아시아(중국, 일본, 러시아 동부), 유럽, 북미

서식장소 / 자생지
활엽수 썩은 줄기 부분

크기
버섯 갓 지름 3~6cm

생태와 특징
봄에서 가을까지 활엽수의 썩은 줄기나 그루터기 등에 무리지어 난다. 버섯 갓의 지름은 3~6cm로 편평하며, 가운데 부분이 다소 볼록한 형태를 띤다. 겉은 진한 황갈색으로 건조한 때에는 매끈하며 색이 다소 연하고, 습할 때에는 색이 진해지며 끈적끈적하다. 살은 흰색, 밤색이다. 버섯 대는 아래 위의 굵기가 같으며 길이는 3~7cm, 두께는 3~5cm으로 속이 비어 있다. 턱받침을 기준으로 위쪽은 누런 갈색이고, 아래쪽은 짙은 갈색으로 비늘이 많이 붙어 있다. 홀씨의 크기는 6.5~7.5×4~5㎛이며 난형 혹은 타원형이다.

약용, 식용여부
식용버섯이다.

자바달걀버섯

Amanita javanica (Corner & Bas) T. Oda, C. Tanaka & Tsuda
담자균문 주름균아문 주름균강 주름버섯목 광대버섯과 광대버섯속

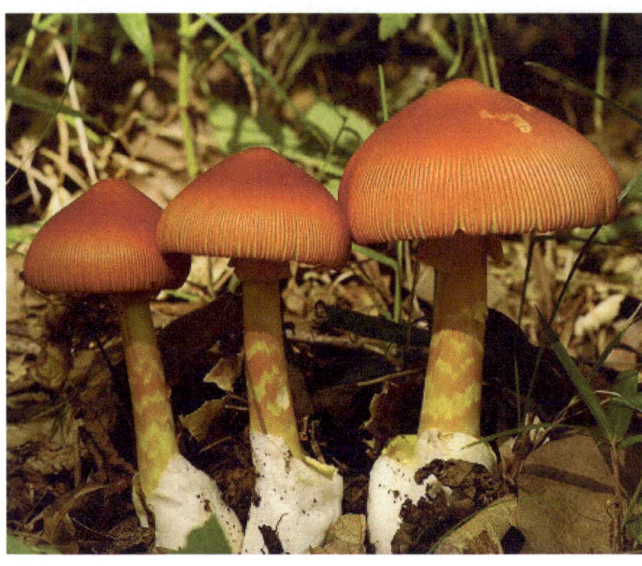
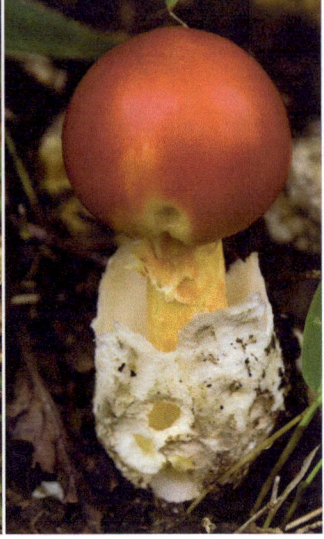

분포지역
한국, 일본, 중국, 스리랑카, 북아메리카

서식장소/자생지
활엽수와 전나무 숲 속의 흙

크기
지름 5.5~18cm, 대 높이 10~17cm, 굵기 0.6~2cm

생태와 특징
제왕(帝王)버섯이라고도 한다. 여름부터 가을까지 활엽수와 전나무 숲 속의 흙에 무리를 지어 자란다. 버섯 갓은 지름 5.5~18cm로 둥근 산 모양이다가 편평해지며 가운데가 튀어나온다. 갓 표면은 밋밋하지만 점성이 약간 있고 누런빛을 띤 짙은 붉은색으로 가장자리에는 방사상의 줄무늬 홈선이 있다. 살은 연한 노란색이며 주름살은 끝붙은주름살로 노란색이다. 버섯 대는 높이 10~17cm, 굵기 0.6~2cm이며 표면이 황갈색으로 얼룩 무늬가 있다. 버섯 대주머니는 흰색 막질의 주머니 모양이다.

약용, 식용여부
식용할 수 있다.

자주국수버섯(자주색국수버섯)

Alloclavaria purpurea (O.F. Mull) Dent. & McL. Clavaria purpurea O.F. Mull
담자균문 주름균아문 주름균강 주름버섯목 국수버섯과 국수버섯속

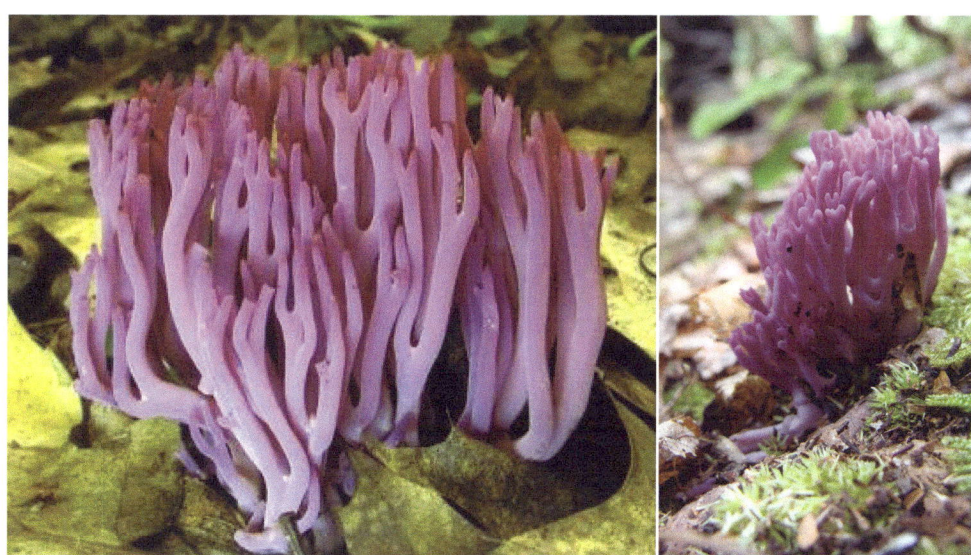

분포지역
한국, 일본, 중국, 유럽, 북미

서식장소/자생지
침엽수림의 땅 위

크기
자실체의 높이 2.5~ 7.8cm

생태와 특징
가을에 소나무와 같은 침엽수림 안에 땅 위에 뭉쳐나거나 무리 지어난다. 자실체는 길이가 2.5~7.8cm, 굵기가 1.5~5mm로 끝이 뾰족한 원통형 또는 국수모양으로 가운데가 굵고 위와 아랫부분이 가늘다. 보통 10개 이상의 자실체가 다발 형태로 난다. 표면은 매끈하며 옅은 보라색 혹은 잿빛 자주색이며, 점차 황토빛 보라색으로 퇴색되며, 아랫부분은 흰색을 띤다. 조직은 속이 비어 있고 잘 부서진다. 식용버섯이며 맛과 향은 정확히 알 수 없다. 홀씨는 타원형으로 크기는 5.5~9×3~5㎛이며 매끈하다. 홀씨문은 흰색이다.

약용, 식용여부
식용한다.

자주둘레그물버섯

Gyroporus purpurinus (Snell) Sing.
담자균문 그물버섯목 둘레그물버섯과 둘레그물버섯속의 버섯

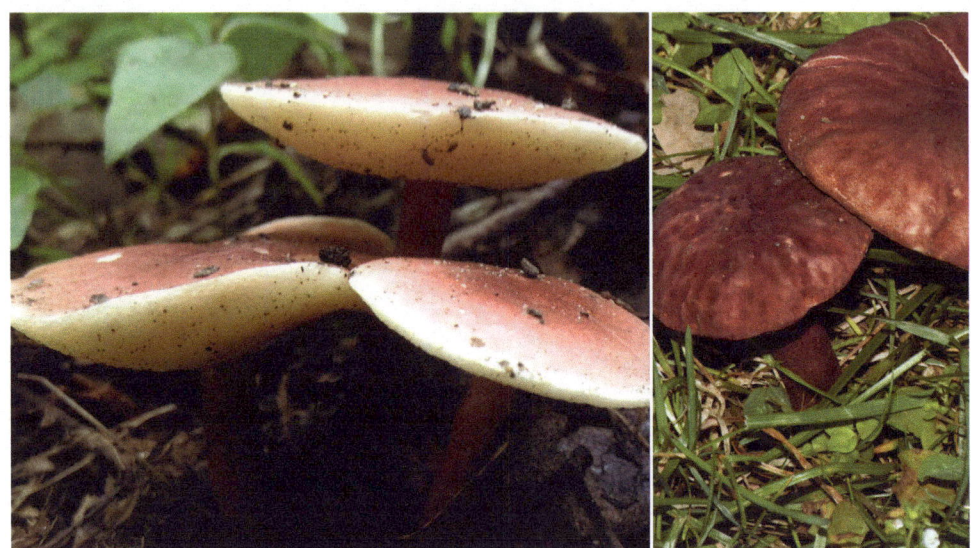

분포지역
한국, 북미

서식장소/자생지
낙엽수림의 땅

크기
지름 3~6cm, 높이 3~6cm, 굵기 3~8mm

생태와 특징
균모의 지름은 3~6cm로 원추형에서 거의 편평하게 되며 가운데가 조금 오목한 것도 있다. 표면은 마르고 비로드모양이며 진한 포도주색이다. 살은 백색이고 관은 루에 붙어 있지만 자루 주변에서 오목하게 들어가고, 백색에서 황색으로 변한다. 구멍은 작으며 백색에서 황색으로 된다. 자루의 길이는 3~6cm이고 굵기는 3~8mm로 표면은 거칠고, 적색에서 갈색으로 되며 속은 비게 된다. 포자의 크기는 8~11×5~6.5㎛이고, 타원형이고 매끄러우며 포자문은 황색이다

약용, 식용여부
식용한다.

잣버섯(솔잣버섯)

Neolentinus lepideus (Fr.) Redhead & Ginns
담자균문 균심아강 주름버섯목 느타리과 잣버섯속

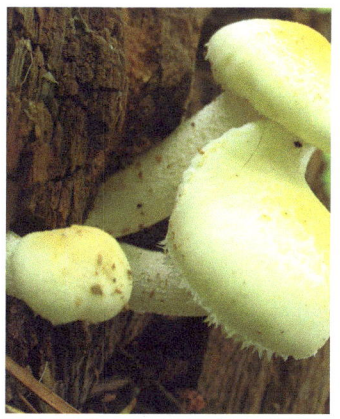

분포지역
한국, 일본, 유럽, 미국, 오스트레일리아, 시베리아
서식장소/ 자생지
소나무, 잣나무, 젓나무 등의 고목
크기
갓 지름 5~15cm , 자루 2~8cm×1~2cm
생태와 특징
봄부터 가을에 걸쳐 소나무, 잣나무, 젓나무 등의 고목에 발생한다. 갓은 지름 5~15cm이고 표면은 백색, 황백색, 황토색 바탕에 갈색의 가는 털이 비늘 모양으로 덮여 있다. 또 가운데에는 갈색의 큰 털이 밀생하며 때로는 터져서 백색의 살이 보이기도 한다.

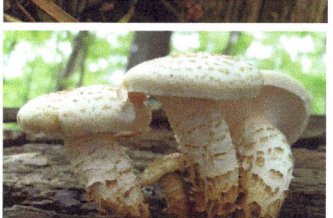

약용, 식용여부
식용버섯이다.
송진냄새가 약간 나는 것이 향기롭다. 중독을 일으키는 경우도 있으니 반드시 익혀서 먹어야 한다.

재비늘버섯

Pholiota hilandensis (Peck) A. H. Smith & Hesler
담자균문 주름균아문 주름균강 주름버섯목 독청버섯과 비늘버섯속

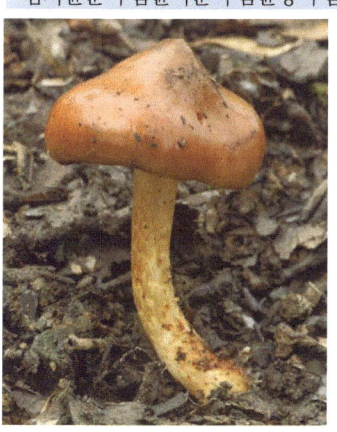

분포지역
한국, 전세계
서식장소 / 자생지
숯 위나 불에 탄 자리의 땅 위
크기
갓 지름 1.5~5cm, 자루 길이 3~6cm, 두께 3~5mm
생태와 특징
여름에서 가을까지 불탄 자리의 땅 위나 불에 탄 나무 주위에 무리 지어 난다. 버섯갓의 지름은 1.5~5cm이고 초기에는 반구형이었다가 후기에는 편평하게 된다. 표면은 매끈하며 습할 때 젤라틴질이 두드러지고, 건조할 때에는 명주실 형태의 광택이 있으며 누런 갈색이나 어두운 갈색을 띤다. 성장 초기에는 연한 누런색의 얇은 피막이 있으나 곧 없어진다.

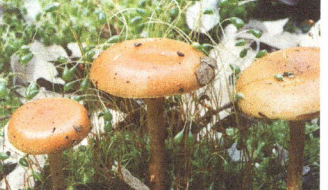

약용, 식용여부
식용할 수 있으나, 독성분을 가지고 있어, 복통 설사 등을 일으킨다.

자주졸각버섯

Laccaria amethystina Cooke
담자균문 주름균아문 주름균강 주름버섯목 졸각버섯과 졸각버섯속

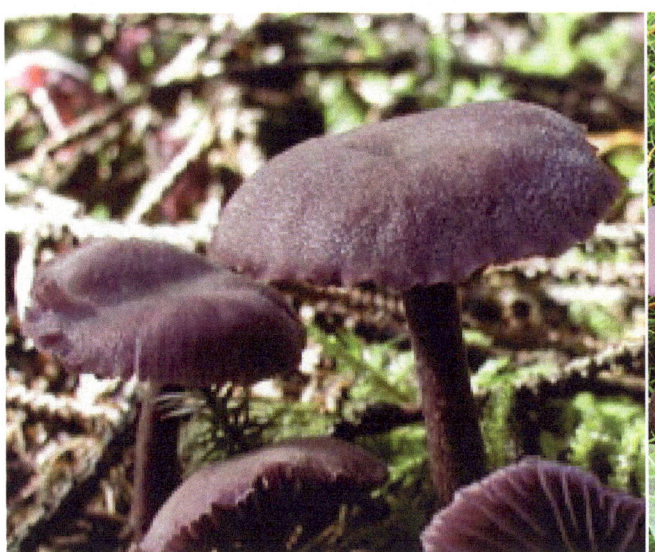
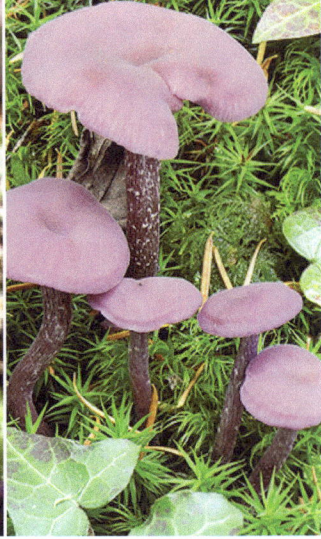

분포지역
한국, 일본, 중국, 유럽 등 북반구 온대 이북

서식장소/ 자생지
양지바른 돌 틈이나 숲 속의 땅

크기
버섯갓 지름 1.5~3cm, 버섯대는 길이 3~7cm, 굵기 2~5mm

생태와 특징
북한명은 보라빛깔때기버섯이다. 여름부터 가을까지 양지바른 돌 틈이나 숲 속의 땅에 무리를 지어 자란다. 버섯갓은 지름 1.5~3cm로 처음에 둥근 산 모양이다가 나중에 편평해지지만 가운데가 파인다. 갓 표면은 밋밋하며 가늘게 갈라져 작 비늘조각처럼 변하고 자주색이다. 주름살은 올린주름살로 두껍고 성기며 짙은 자주색인데, 건조하면 주름살 이외에는 황갈색 또는 연한 회갈색이 된다. 버섯대는 길이 3~7cm, 굵기 2~5mm로 섬유처럼 보인다.

약용, 식용여부
식용버섯이다.
식용과 항암버섯으로 이용한다.

잿빛만가닥버섯

Lyophyllum decastes (Fr.) Sing. L. fumosum (Pers.) P. D. Otron
담자균문 주름균아문 주름균강 주름버섯목 만가닥버섯과 만가닥버섯속

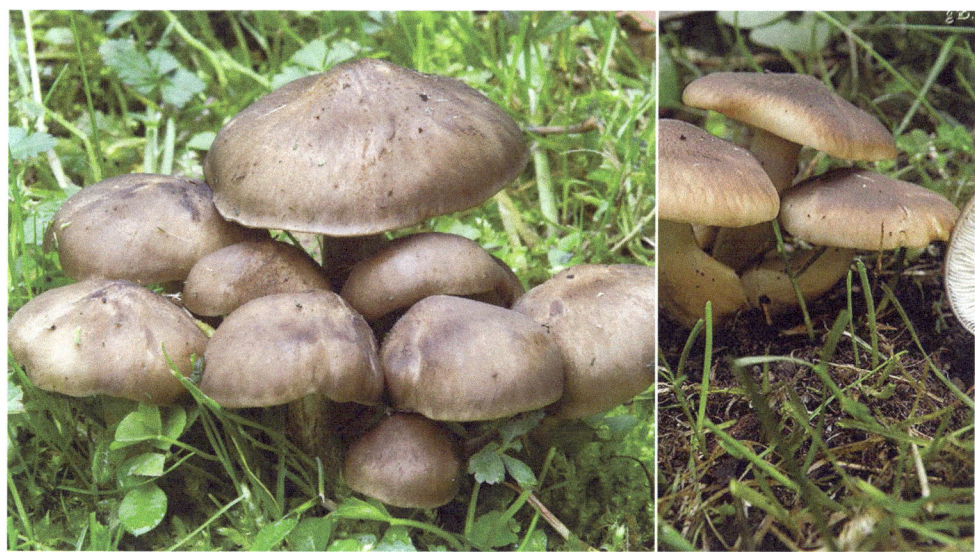

분포지역
북반구 온대 이북

서식장소/ 자생지
숲, 정원, 밭, 길가 등의 땅 위

크기
갓 지름 4~9cm, 자루 길이 5~8cm

생태와 특징
여름에서 가을에 숲, 정원, 밭, 길가 등의 땅 위에 군생한다. 갓은 지름 4~9cm로 호빵형을 거쳐 편평하게 되며, 중앙부가 조금 오목해진다. 표면은 녹황흑색(암올리브갈색)~회갈색, 후에 연하게 되고 갓 끝은 아래로 감긴다. 조직은 백색이며 밀가루 냄새가 난다. 주름살은 백색의 완전붙은형~홈형, 끝붙은형(바른~내린주름살) 등 다양하며 빽빽하다. 자루는 길이 5~8 x 0.7~1.0cm로 갈회색이며 위아래 굵기가 같거나 하부가 부풀고 상부는 가루모양이다.

약용, 식용여부
식용버섯이다.
식용버섯으로 아삭아삭 씹는 맛이 좋으며 깊은 맛이 있어서 여러 가지 요리에 폭넓게 이용할 수 있다.

잣뽕나무버섯

Armillaria ostoyae (Romagn.) Herink Armillariella ostoyae Romagn.
담자균문 주름균아문 주름균강 주름버섯목 뽕나무버섯과 뽕나무버섯속

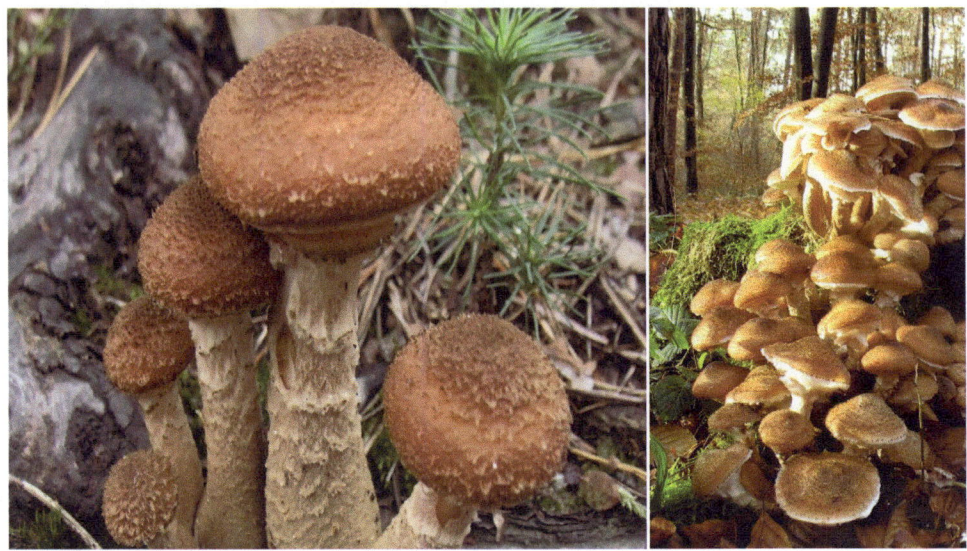

분포지역
한국, 일본, 유럽, 북미

서식장소/ 자생지
침엽수, 때로는 활엽수의 그루터기, 가지, 뿌리 등

크기
갓 크기 3~15cm, 자루 길이 6~15cm, 굵기 0.5~2cm

생태와 특징
여름에서 가을에 침엽수, 때로는 활엽수의 그루터기, 가지, 뿌리 등에 군생하며 산림에 큰 피해를 준다. 형태와 색깔의 차이가 크다. 갓은 크기 3~15cm 정도로 처음에는 반구형~둔한 원추형이고 가장자리가 안쪽으로 감긴다. 후에 편평해지거나 가운데가 오목해지고 가장자리가 물결모양으로 굴곡 되기도 한다. 갓 표면은 어릴 때 암갈색이고 허연색~암갈색을 띠는 섬유상 인편이 산재된다. 흡수성이다. 습할 때는 적갈색을 띠고, 건조하면 담적갈색이 되기도 하며 가장자리는 연한색~허연색을 띠기도 한다.

약용, 식용여부
식용버섯이다.

점박이광대버섯

Amanita ceciliae (Berk. & Broome) Bas
담자균문 주름균아문 주름균강 주름버섯목 광대버섯과 광대버섯속

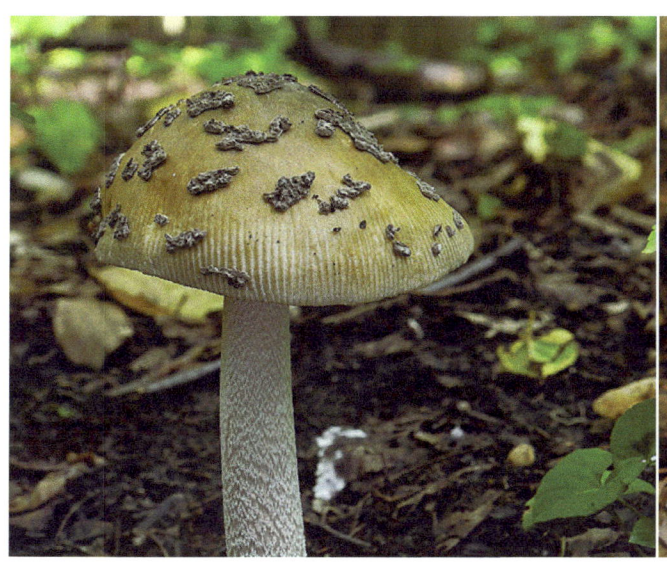
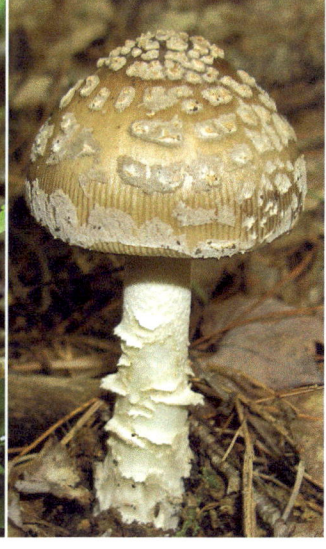

분포지역
한국, 일본, 중국, 유럽 및 미국

서식장소/ 자생지
숲속지상

크기
지름 5~12.5cm, 자루 5~15cm×1~1.5cm

생태와 특징
잿빛광대버섯이라고도 한다. 여름과 가을에 숲속 지상에 발생한다. 갓은 처음에는 반구형이지만 편평하게 펴지며 지름 5~12.5cm이다. 표면은 황갈색에서 암갈색이고 끈기가 있으며 회흑색의 사마귀점이 많이 붙어 있다. 갓 둘레에는 방사상의 홈줄이 있다. 주름살은 백색이다.

약용, 식용여부
식용버섯이지만
설사 등의 위장 장애를 일으킨다. 약용으로는 습진 치료에 도움이 된다고 한다.

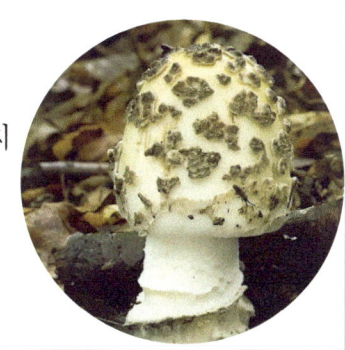

장식솔버섯

Tricholmopsis decora (Fr.) Sing.
담자균문 주름균아문 주름균강 주름버섯목 송이버섯과 솔버섯속

분포지역
한국, 일본, 미국, 유럽

서식장소/자생지
침엽수의 그루터기

크기
버섯 갓 지름 3~6cm

생태와 특징
여름에서 가을에 걸쳐 침엽수의 그루터기 옆에 홀로 자라거나 무리 지어 난다. 버섯 갓의 지름은 3~6cm이며 둥근 산 모양에서 차차 편평한 모양으로 변화하며, 이때 가운데는 약간 들어간다. 표면은 가끔 굴곡이 지며 울퉁불퉁하고, 노란색 또는 황토색으로 갈색의 섬유 모양의 인편이 분포되어 있다. 오래되면 검은 갈색이 섞인 황토색으로 변한다. 조직은 짙은 황색이며 주름살은 누런색 혹은 황토색으로, 바른주름살 혹은 홈파진주름살의 형태로 대에 붙어 빽빽하게 난다. 버섯 대는 길이 3~6cm, 두께 4~6mm이고 조직과 같은 색이고 매끈하며 다소 섬유상이다. 홀씨는 타원형이며 크기 6~7.5×4.5~5.2㎛이고 매끈하다.

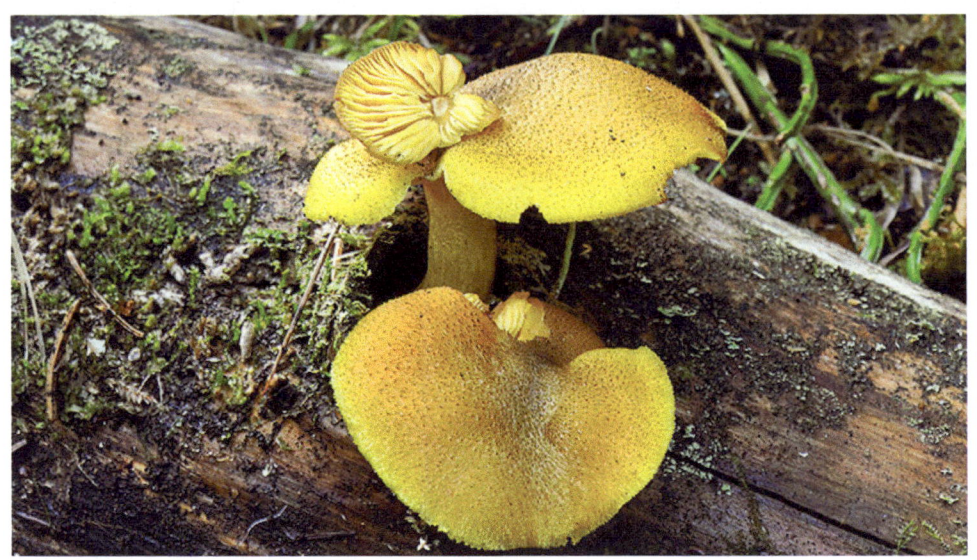

약용, 식용여부
식용할 수 있으나, 다소 쓴맛이 난다.

재먹물버섯

Coprinus cinereus (Schaeff.) Gray
담자균문 주름균강 주름버섯목 눈물버섯과 두엄먹물버섯속

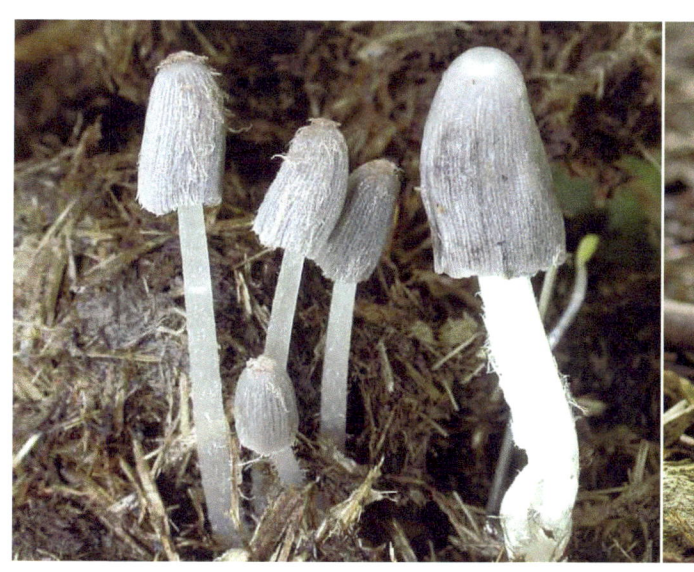
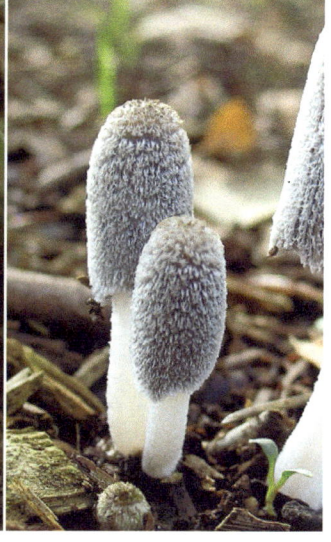

분포지역
한국, 동남아시아, 유럽, 호주

서식장소/자생지
퇴비, 소똥 위

크기
지름 2~5cm, 높이 3~10cm, 굵기 3~6mm

생태와 특징
균모의 지름은 2~5cm이고 균모의 높이는 1.5~4.5cm이며 난형 또는 긴 난형에서 종모양으로 된다. 표면은 회색이고 꼭대기는 갈색인데 백색 솜털 인편으로 덮였다가 없어지며 방사선의 줄무늬 선이 있고 가장자리는 불규칙하며 위로 말리고 액화한다. 주름살은 처음은 백색에서 검은색으로 되며 밀생한다. 자루의 길이 3~10cm이고 굵기는 3~6mm로 근부는 조금 부풀었으며 땅속으로 3~5cm들어가 있다. 포자의 크기는 11~15×6~8㎛이고 타원형이다.

약용, 식용여부
식용버섯이다.

절구버섯

Russula nigricans Fr.
담자균문 균심아강 주름버섯목 무당버섯과 무당버섯속

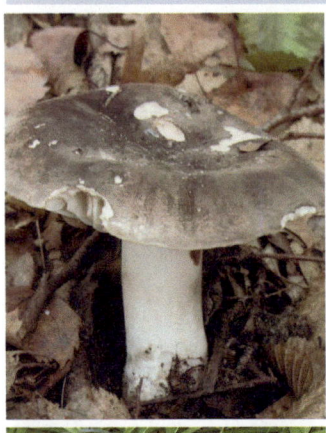

분포지역
한국, 일본, 유럽, 미국

서식장소 / 자생지
활엽수림 속의 땅 위

크기
버섯 갓 지름 8~15cm, 버섯 대 7~9cm×6~7.5cm

생태와 특징
북한명은 성긴주름검은갓버섯이다. 여름과 가을에 주로 활엽수림 속의 땅 위에 자란다. 버섯 갓은 지름 8~15cm로 처음에 둥근 모양이나 점차 중앙부가 오목하게 들어가서 절구 모양이 된다. 갓 표면은 처음에 탁한 흰색이다가 어두운 갈색이 되며 마지막에 거의 검은색으로 변한다. 살은 단단하고 흰색이지만 흠집이 생기면 붉은색이 되며 나중에는 검은색으로 변한다.

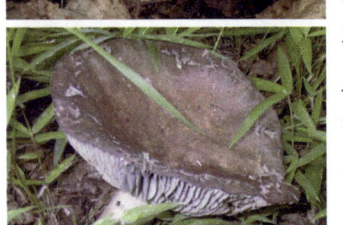

약용, 식용여부
식용할 수 있으나, 위장장애를 일으킨다.

장미마개버섯

Gomphidius subroseus Kauffm.
담자균문 주름균아문 주름균강 그물버섯목 못버섯과 마개버섯속

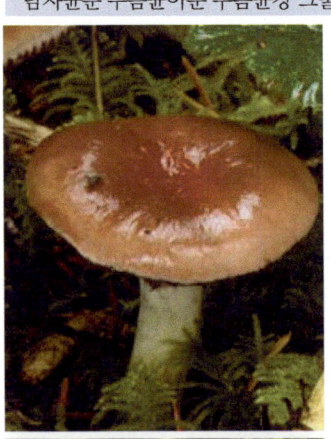

분포지역
한국, 북미

서식장소/자생지
침엽.활엽수림 땅위

크기
지름 4~6cm, 길이 3.5~7.5cm, 굵기 0.4~0.8cm

생태와 특징
여름과 가을에 침엽수림내 땅위에 단생하며 갓은 습하면 점성이고 처음에는 원추형이나 차차 편편형으로 변한다. 갓지름은 4~6cm 정도고 짙은 홍색을 띤다. 대의 높이는 4~8cm로 점성의 흰 턱받이는 얇고 후에 검게 변한다 포자는 타원형이며 크기는 15~20×4.5~7.5㎛ 이다. 포자문은 흑색이다.

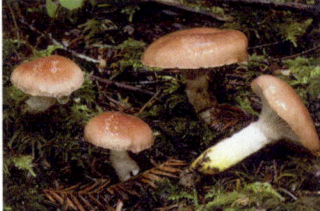

약용, 식용여부
식용한다.

잿빛송이(검은비늘송이버섯)

Tricholoma atrosquamosum Sacc. T. squarrulosum Bres.
담자균문 주름균아문 주름균강 주름버섯목 송이버섯과 송이버섯속

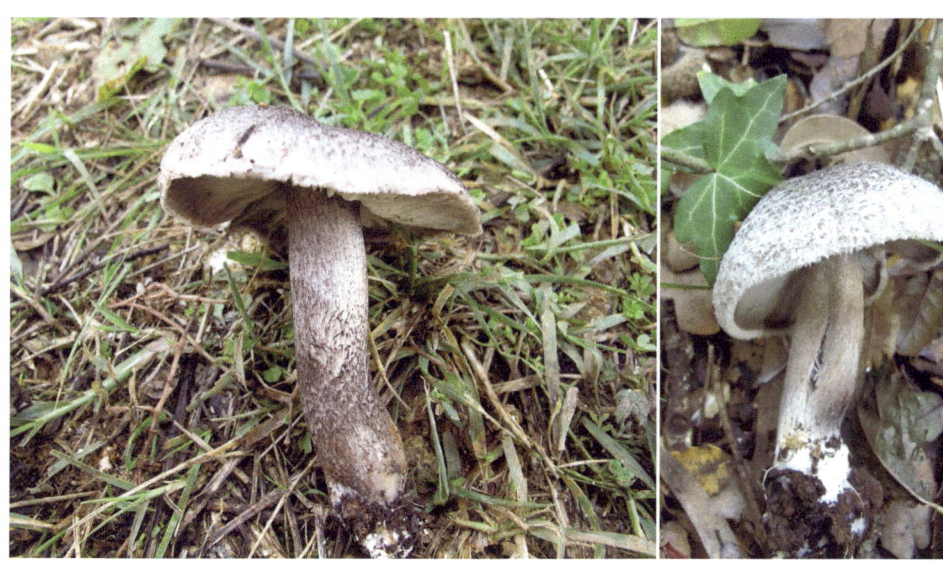

분포지역
한국, 중국, 일본, 유럽, 북아메리카

서식장소/자생지
석회질이 많은 침엽수림의 토양에서 단생·군생

크기
균모의 지름 3~8 cm, 자루 높이 3~8 cm, 굵기 0.6~1.5cm

생태와 특징
균모의 지름은 3~8cm로 어릴 때는 원추형-둥근산모양에서 차차 편평하게 되며 중앙이 돌출한다. 표면은 방사상이며 섬유상으로 회색, 흑갈색이고 가장자리가 다소 연하며 흑갈색의 끈적한 비늘이 촘촘하게 피복되어 있다. 살은 유백색 또는 회백색이다. 주름살은 자루에 대하여 홈파진주름살로 폭이 넓고 촘촘하다. 처음은 회백색이며 오래되면 갈색 또는 검은색으로 된다. 자루의 길이는 3~8cm, 굵기는 0.6~1.5cm로 상하가 같은 굵기이고 균모보다 다소 옅은 색으로 거무스레한 비늘이 피복되어 있다. 자루의 속이 차 있기도 하고 빈 것도 있으며 밑동에는 흰색의 균사가 피복되어 있다.

약용, 식용여부
식용가능하다.

잿빛젖버섯

Lactarius violascens (Otto Fr.) Fr.
담자균문 주름균아문 주름균강 무당버섯목 무당버섯과 젖버섯속의 버섯

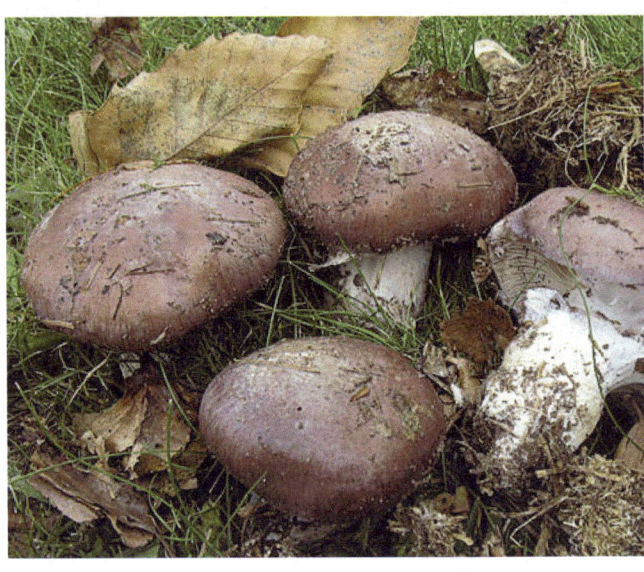
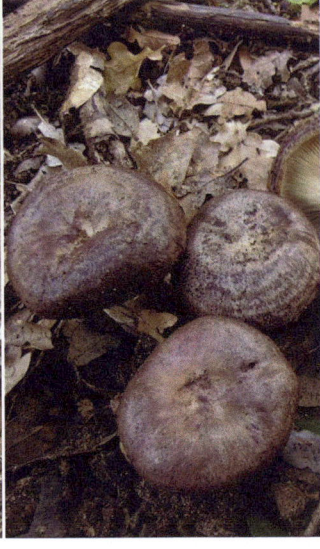

분포지역
한국, 일본, 유럽

서식장소/자생지
활엽수림 내의 지상

크기
지름 6~13cm, 자루의 높이 4~7cm, 굵기 1~2cm

생태와 특징
균모의 지름은 6~13cm로 둥근산 모양에서 편평한 모양을 거쳐 가운데가 오목해진다. 표면은 끈적기가 약간 있고 자갈색 또는 회갈색이고 회갈색의 고리무늬가 있으며 매끄럽고 가장자리는 비로드 모양이다. 살은 질기고 백색이다. 공기에 닿으면 자주색으로 변색하며 냄새는 없다. 젖은 백색인데 공기에 닿으면 자주색이 되고 매운맛이 있다.

주름살은 내린주름살로 크림살색이며 밀생한다. 자루의 길이는 4~7cm이고 굵기는 1~2cm로 크림백색이고 자루의 속은 비게 된다.

약용, 식용여부
식용한다.

적갈색끈적버섯

Cortinarius allutus Fr.
담자균문 주름균아문 주름균강 주름버섯목 끈적버섯과 끈적버섯속의 버섯

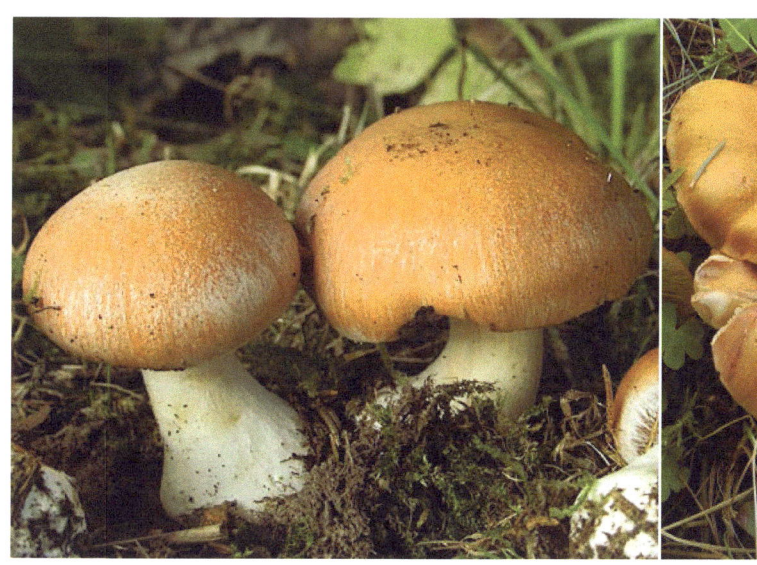
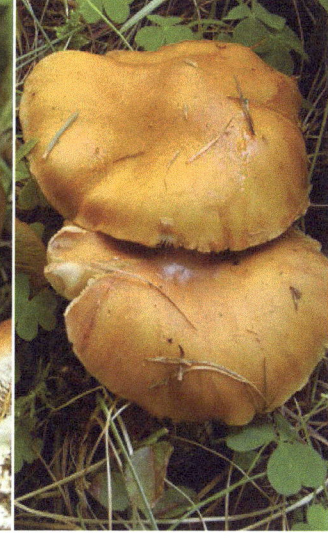

분포지역
한국, 일본, 중국, 유럽

서식장소/자생지
가을철 숲 속의 땅에서 군생한다.

크기
지름 4~10cm, 버섯대 굵기 7~18mm, 높이 5~10cm

생태와 특징
균모의 지름은 4~10cm로 둥근 산모양에서 차차 편평하게 된다. 표면은 연한 황토색 갈등황색 또는 백색인데 끈적기가 있고 비단 광택이 나는 섬유상 피막으로 덮여 있다. 없어진다. 살은 백색 또는 살색이다. 주름살은 홈파진주름살로 백색에서 육계색으로 되며 밀생하고 가장자리는 물결모양이다. 자루의 길이는 5~10cm로 굵기는 7~18mm로 근부는 부풀기도 하며 표면은 섬유상인데 백색에서 황토갈색으로 되고 속은 차 있다. 포자의 크기는 7.5~9.5×4.5~5㎛이고 타원형 또는 아몬드형이며 미세한 사마귀 점이 있는 것도 있다

약용, 식용여부
식용버섯이다.

적색신그물버섯

Aureoboletus tbibetanus (Pat.) Hongo & Nagasawa
담자균문 그물버섯목 그물버섯과 신그물버섯속의 버섯

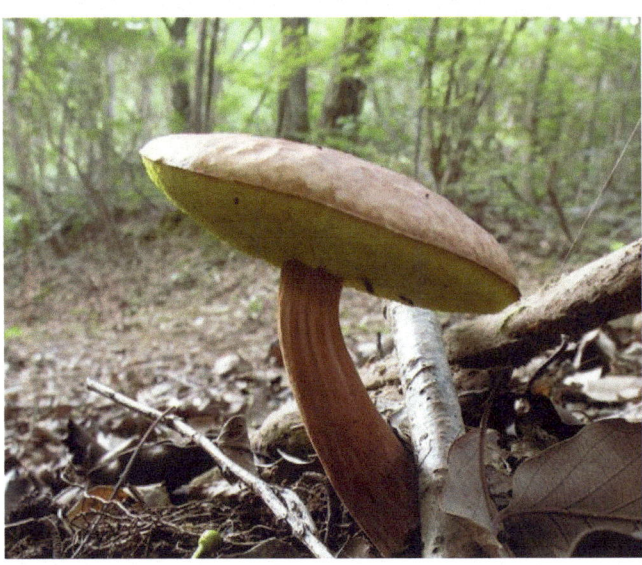
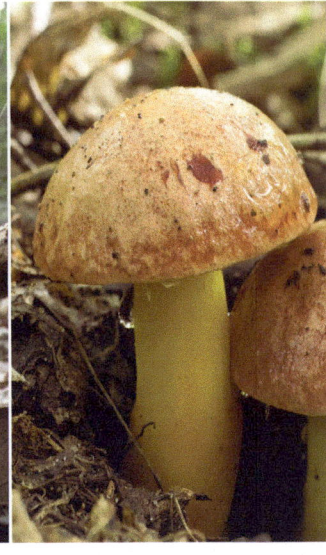

분포지역
한국, 일본

서식장소/자생지
활엽수림, 혼합림내의 땅위에 홀로 나거나 무리를 이루어 난다.

크기
지름 2.5~6cm, 높이 4~8cm

생태와 특징
갓은 크기 2.5~6㎝정도로 어릴 때는 낮은 반원모양에서 점차 편평하게 된다. 갓 표면은 습할 때 끈적거리고, 신선할 때는 적갈색에서 갈색으로 변해가고, 오래되면 밝은 갈색, 오렌지 갈색, 또는 드물게 회홍색으로 된다. 살(조직)은 백색으로 연한 육질이며 상처가 나도 변색되지 않는다. 주름살은 어릴 때 밝은 황색에서 녹황색으로 변해가며 자루에 바르게 붙은 모양이다가 홈파져 붙은 모양이 되며, 구멍의 간격은 촘촘하다.

약용, 식용여부
식용버섯이다.
신맛이 나는 식용버섯이다.

전나무버섯

Catatbelasma ventricosum (Peck) Sing.
담자균아문 진정담자균강 주름살버섯목 송이버섯과의 버섯

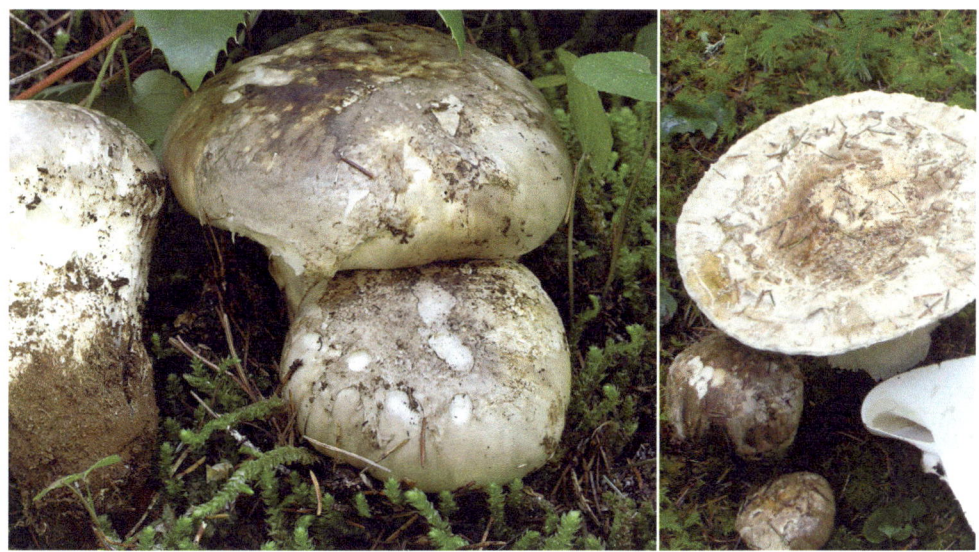

분포지역
북한, 일본, 중국, 북아메리카

서식장소/자생지
침엽수림 속

크기
버섯갓 지름 8~15cm, 버섯대 지름 2~3.5cm, 높이 5~15cm

생태와 특징
여름에서 가을까지 침엽수림 속에 무리를 지어 자라거나 한 개씩 자란다. 버섯갓은 지름이 8~15cm이거나 그 이상인 것도 있으며 어릴 때 반원 모양이지만 만두 모양을 거쳐 다 자라면 펴지면서 가운데가 조금 봉긋해진다. 갓 표면은 털이 없이 밋밋하며 축축하면 끈적끈적하고 마르면 윤기가 나는데, 흰색에서 연한 밤색으로 된다. 갓 가장자리에 얇은 갓막의 찌꺼기가 남아 있다. 살은 매우 두껍고 흰색이다. 주름살은 촘촘한 내린주름살이며 흰색 또는 노란색이다. 전나무와 가문비나무 등에 외생균근을 이루고 부생생활을 한다.

약용, 식용여부
식용버섯이다.
냄새가 조금 나지만 식용가능하다

점마개버섯

Gompidius maculatus (Scop.) Fr.]
담자균류 주름버섯목 못버섯과 마개버섯속의 버섯

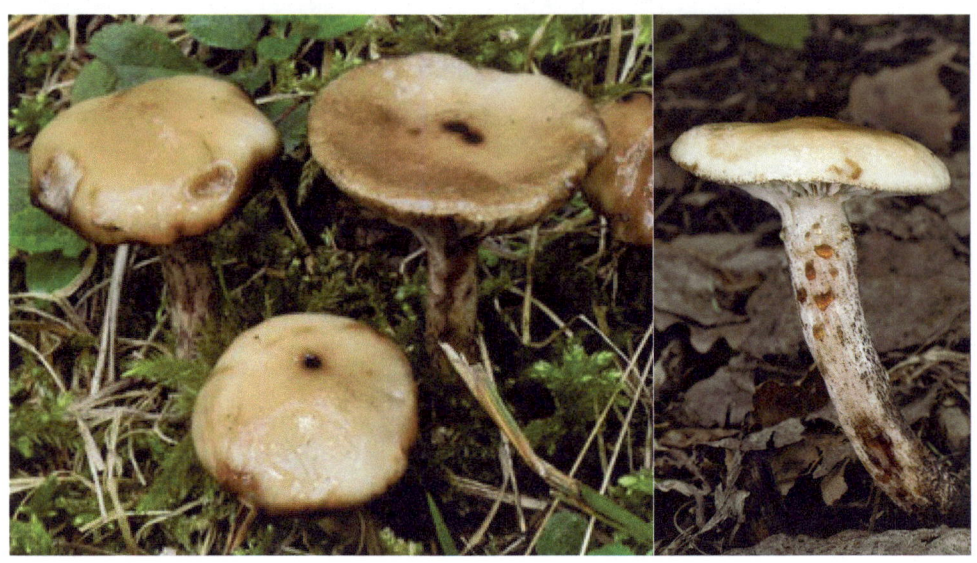

분포지역
한국 등 북반구 온대 지방

서식장소/자생지
낙엽송으로 이루어진 숲 속

크기
버섯갓 지름 2~5cm, 버섯대 굵기 4~8mm, 높이 5~10cm

생태와 특징
가을철 낙엽송으로 이루어진 숲 속에 무리를 지어 자라거나 한 개씩 자란다. 버섯갓은 지름 2~5cm이며 처음에 원뿔이나 둥근 산 모양이지만 자라면서 펴지며 나중에 깊이가 얕은 깔때기 모양으로 변한다. 갓 가장자리는 물결처럼 생겼다. 갓 표면은 축축하면 끈적끈적해지며 처음에 흰색이다가 나중에 연한 갈색이나 살구색으로 변하고 얼룩이 검게 나타난다. 살은 흰색이다. 주름살은 성기며 흰색이지만 차차 회색으로 변한다.

약용, 식용여부
식용한다.

점박이버터버섯(점박이애기버섯)

담자균문 주름버섯목 낙엽버섯과 버터버섯속의 버섯
Rhodocollybia maculata (Alb. & Schwein.) Singer

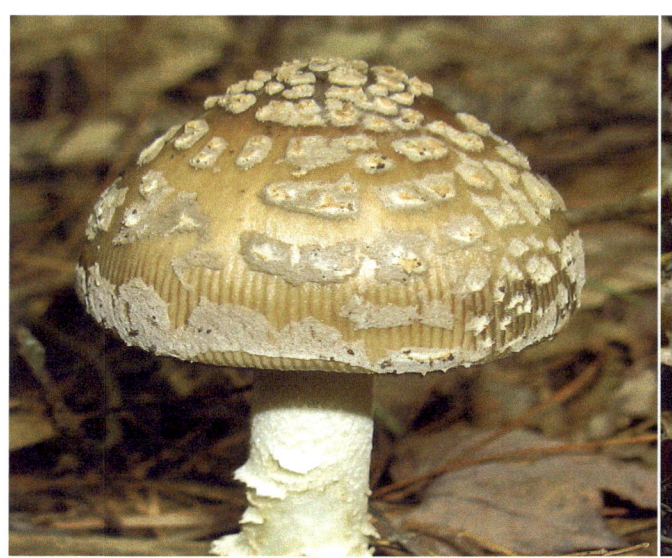
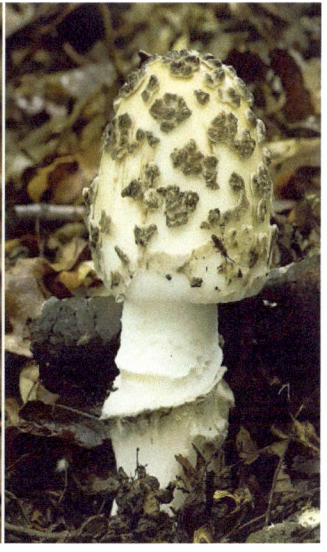

분포지역
한국, 유럽, 북아메리카

서식장소/ 자생지
침엽수, 활엽수림의 땅

크기
갓 지름 7~12cm, 자루 길이 7~12cm, 굵기 1~2cm

생태와 특징
여름부터 가을까지 침엽수, 활엽수림의 땅에 홀로 또는 무리지어 나며 부생생활을 한다. 갓의 지름은 7~12cm로 처음은 둥근 산 모양에서 차차 편평하게 된다. 처음에는 자실체 전체가 백색이나 차차 적갈색의 얼룩 또는 적갈색으로 된다. 갓 표면은 매끄럽고 가장자리는 처음에 아래로 말리나 위로 말리는 것도 있다. 살은 백색이며 두껍고 단단하다. 주름살은 폭이 좁고 밀생하며 올린 또는 끝붙은주름살인데, 가장자리는 미세한 톱니처럼 되어있다. 자루의 길이는 7~12cm이고 굵기는 1~2cm로 가운데는 굵고 기부 쪽으로 가늘고 세로 줄무늬 홈이 있으며 질기고 속은 비어 있다.

약용, 식용여부
식용버섯이다.
식용이지만 종종 쓴맛이 난다. 혈전 용해 작용이 있다.

접시껄껄이그물버섯

Leccinum extremiorientale (L. Vass.) Sing.
담자균문 그물버섯목 그물버섯과 껄껄이그물버섯속의 버섯

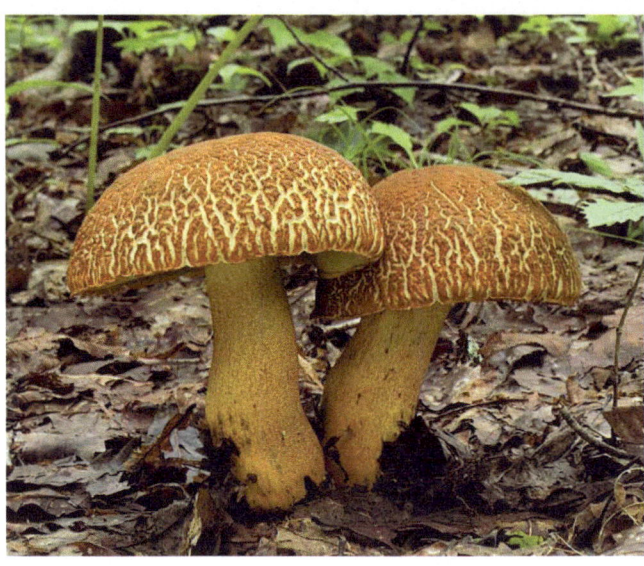
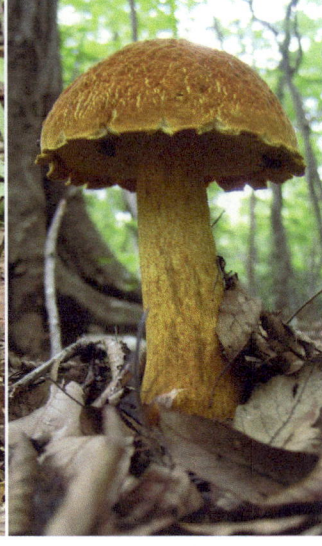

분포지역
한국, 일본, 북미

서식장소/자생지
혼합림 내 땅 위에 홀로 또는 흩어져서 발생하며, 외생균근성 버섯이다.

크기
지름 7~20cm, 높이 5~15cm, 굵기 2.5~5.5cm

생태와 특징
처음에는 반구형이나 성장하면서 편평형이 된다. 갓 표면은 황토색 또는 갈색이며, 융단형의 털이 있으며, 주름져 있고, 건조하거나 성숙하면 갈라져 연한 황색의 조직이 보이고, 습하면 약간 점성이 있다. 조직은 두껍고 치밀하며, 백색 또는 황색이다. 관공은 끝붙은관공형이며, 황색 또는 황록색이 되고, 관공구는 작은 원형이다. 대의 길이는 5~15cm 정도이며, 아래쪽 또는 가운데가 굵고, 황색 바탕에 황갈색의 미세한 반점이 있다. 포자문은 황록갈색이며, 포자모양은 긴 방추형이다.

약용, 식용여부
식용한다.

젖비단그물버섯

Suillus granulatus (L.) Rouss.
주름버섯목 그물버섯과의 버섯

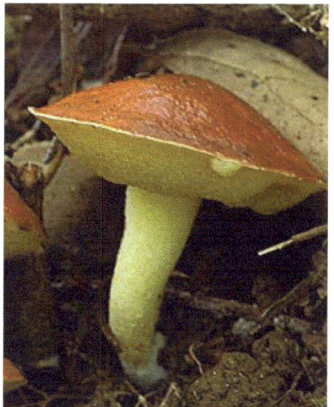

분포지역
한국, 일본, 시베리아, 유럽, 미국, 오스트레일리아
서식장소 / 자생지 소나무 숲 속
크기 버섯 갓 지름 4~9cm, 버섯 대 5~6×0.7~1.8cm
생태와 특징
북한명은 젖그물버섯이다. 여름과 가을에 소나무 숲 속에서 자란다. 버섯 갓은 지름 4~9cm이고 표면은 밤 갈색이며 축축해지면 매우 끈적거림이 강해지지만 나중에는 끈적거림이 없어지면서 노란색이 된다. 살은 부드럽고 누런 흰색 또는 노란색이다. 관공은 처음에 선명한 노란색이고 누런 흰색의 즙액을 분비하는 성질이 있으나 나중에는 누런 갈색이 된다.

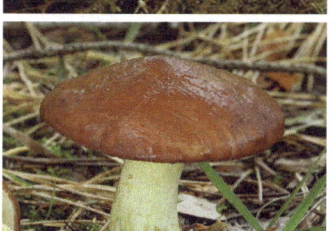

약용, 식용여부
식용할 수 있다.

제주비단털버섯

Volvariella gloiocephala(DC.) Boekhout&Enderle
담자균류 주름버섯목 난버섯과의 버섯

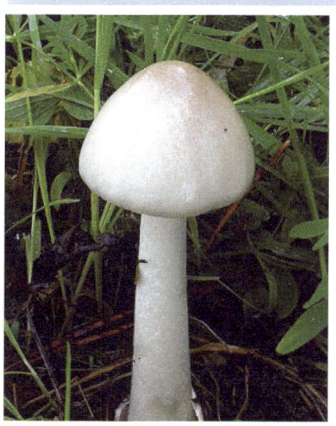

분포지역
한국, 아시아, 유럽, 북미, 북아프리카
서식장소/ 자생지 표고 폐목 주위 지상
크기 갓 지름 45~122mm, 대 크기 120~180×5~16μm
생태와 특징
자실체가 성장 초기에는 밤색의 달걀모양이나 점차 윗부분이 파열되어 갓과 대가 나타난다. 갓은 직경이 45~122mm로 초기에는 난형이나 성장하면 종형~중앙 볼록반 반구형으로 된다. 표면은 평활하거나 외피막 잔유물이 부착되어 있으며, 습할 때 점성이 있다. 회색 갈회색을 띈다. 조직은 비교적 얇다.

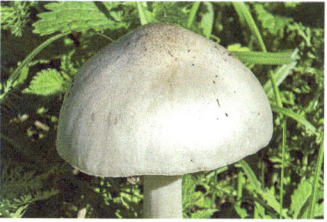

약용, 식용여부
식용가능하다.

제주쓴맛그물버섯

Tylopilus neofelleus Hongo
담자균문 주름균아문 주름균강 그물버섯목 그물버섯과 쓴맛그물버섯속

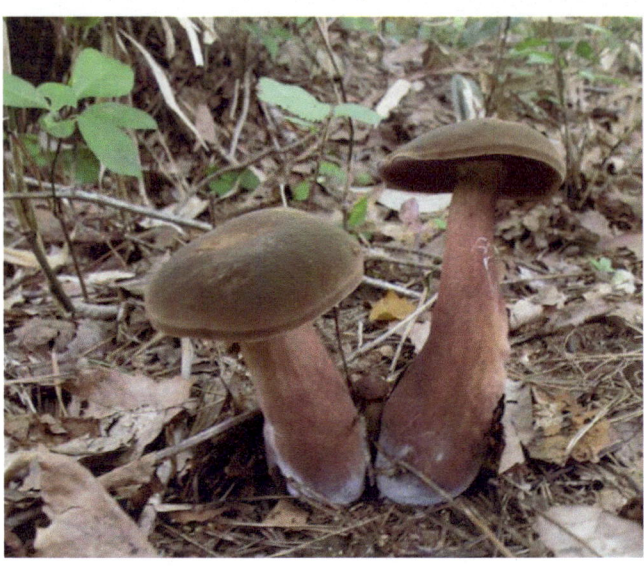
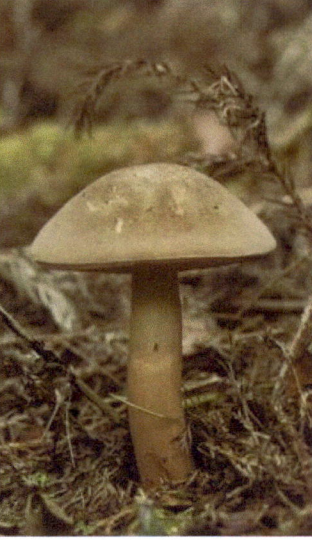

분포지역
한국, 일본, 뉴기니섬

서식장소 / 자생지
혼합림 속의 땅 위

크기
버섯 갓 지름 6~11cm, 버섯 대 굵기 1.5~2.5cm, 길이 6~11cm

생태와 특징
여름부터 가을까지 혼합림 속의 땅 위에 여기저기 흩어져 자라거나 무리를 지어 자란다. 버섯 갓은 지름 6~11cm이고 처음에 둥근 산 모양이다가 나중에 편평해진다. 갓 표면은 끈적거림이 없으며 벨벳과 비슷한 느낌이고 올리브색 또는 붉은빛을 띤 갈색이다. 살은 흰색이고 단단하며 두꺼운 편이다. 관은 처음에 흰색이다가 나중에 연한 붉은색으로 변하며 구멍은 다각형이다.

버섯 대는 굵기 1.5~2.5cm, 길이 6~11cm이고 밑 부분이 굵다. 버섯 대 표면은 버섯 갓과 색이 같고 윗부분에 그물눈 모양을 보이기도 한다.

약용, 식용여부
식용버섯이다.
식용가능하나 매우 쓰고, 항균작용이 있다.

좀목이버섯

Exidia glandulosa (Bull.) Fr. E. truncata Fr.
담자균문 주름균아문 주름균강 목이목 목이과 좀목이속

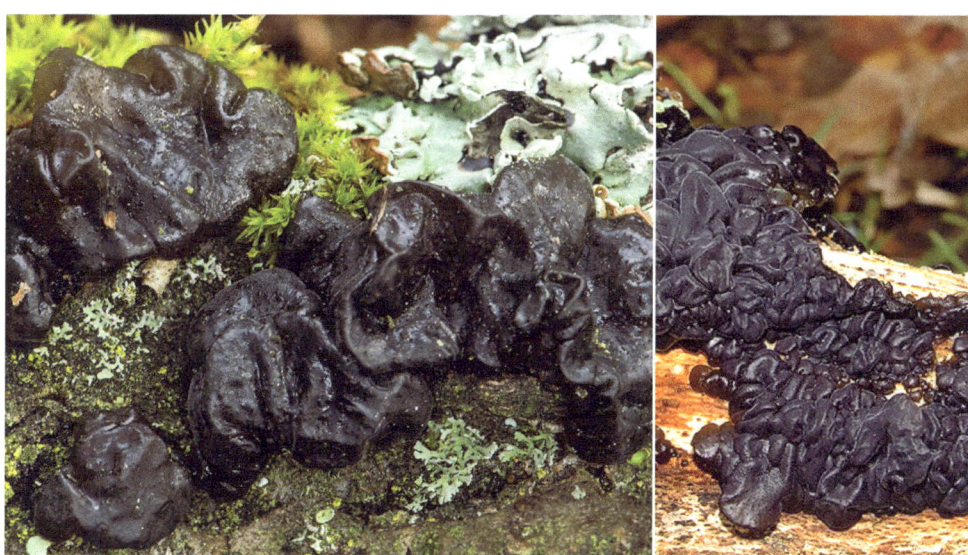

분포지역
한국 등 전세계

서식장소 / 자생지
각종 활엽수의 죽은 가지나 그루터기

크기
자실체 지름 10cm, 두께 0.5~2cm

생태와 특징
여름에서 가을에 걸쳐 각종 활엽수의 죽은 가지나 그루터기에 무리를 지어 자란다. 자실체는 지름 10cm로 자라 죽은 나무 위에 편평하게 펴진다. 자실체 두께는 0.5~2cm로 연한 젤리질이며 작은 공 모양으로 무리를 지어 자라지만 차차 연결되어 검은색 또는 푸른빛이 도는 검은색으로 되고 뇌와 같은 주름이 생긴다. 마르면 종이처럼 얇고 단단해진다. 자실체 표면에는 작은 젖꼭지 같은 돌기가 있다.

약용, 식용여부
식용버섯이다.
식용과 약용할 수 있다.

족제비눈물버섯

Psathyrella candolleana (Fr.) Maire
담자균문 주름균아문 주름균강 주름버섯목 눈물버섯과 눈물버섯속

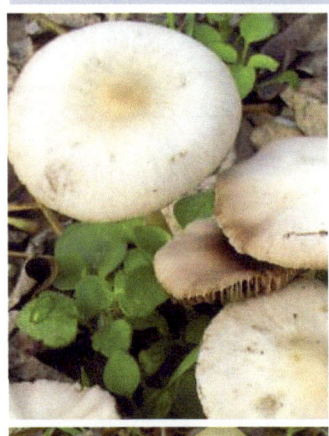

분포지역
한국, 동아시아, 유럽, 북아메리카, 아프리카, 오스트레일리아

서식장소/ 자생지 활엽수의 그루터기, 죽은 나무의 줄기

크기 갓 지름 3~7cm, 버섯대 높이 4~8cm, 두께 4~7mm

생태와 특징
여름과 가을에 활엽수의 그루터기, 죽은 나무의 줄기 등에 무리를 지어 자란다. 버섯갓은 지름 3~7cm이며 처음에는 원뿔 모양이지만 반구 모양으로 변하고 나중에는 펴지면서 편평해진다. 버섯갓 표면은 처음에 흰색이다가 붉게 변하고 나중에는 밝은 갈색으로 변하거나 보라빛을 띠기도 한다.

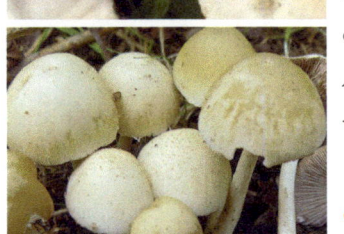

약용, 식용여부 식용할 수 있는 버섯이나 가치도 없고, 약한 환각 독성분을 함유한다. 혈당저하 작용이 있다.

졸각무당버섯

Russula laccata Huijsman Russula norvegica D.A. Reid
담자균문 주름균아문 주름균강 무당버섯목 무당버섯과 무당버섯속

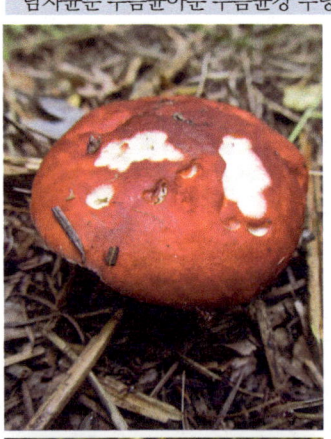

분포지역
한국 등 북반구 온대 이북

서식장소 / 자생지 활엽수림 속의 땅

크기 버섯 갓 지름 5~11cm, 버섯 대 굵기 1~2.5cm, 길이 3~9cm

생태와 특징
북한명은 피빛갓버섯이다. 여름부터 가을까지 활엽수림 속의 땅에 무리를 지어 자란다. 버섯 갓은 지름 5~11cm이고 처음에 둥근 산처럼 생겼다가 나중에 편평해지며 가운데가 약간 파여 있다. 갓 표면은 점성이 있으며 핏빛이나 분홍색이고 때로는 갈라져서 흰색 살이 드러난다. 살은 단단하고 흰색이다. 매운맛이 나거나 맛이 없는 것도 있다.

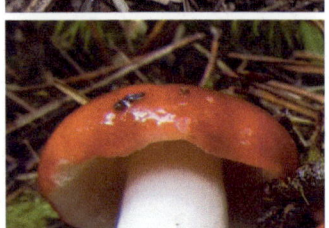

약용, 식용여부 식용할 수 있다. 항종양 작용이 있다.

좀나무싸리버섯

Clavicorona pyxidata (Pers.) Doty
담자균문 주름균아문 주름균강 무당버섯목 솔방울털버섯과 나무싸리버섯속

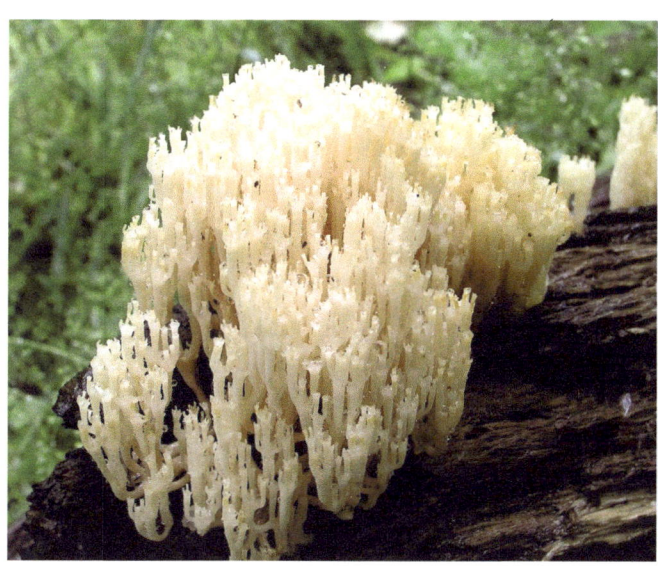
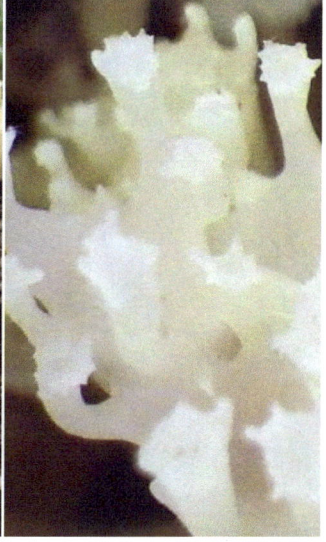

분포지역
한국, 아시아, 유럽, 북아메리카

서식장소/ 자생지
침엽수의 썩은 나무, 그루터기 위

크기
자실체는 높이 5~13cm, 너비 5~12cm

생태와 특징
자실체는 높이 5~13cm, 너비 5~12cm로, 대 모양의 기부에서 나온 몇 개의 가지가 U자형으로 반복적으로 분기하여 산호형을 이루며, 상단부는 3~6개의 돌기로 갈라져 왕관 모양을 형성한다. 가지는 담황갈색에서 적갈색이 되며, 오래되면 거무스름해진다. 조직은 백색이며 질기지만, 건조하면 단단해진다. 포자는 4~5×2~3㎛로 타원형이며, 표면은 평활하고, 아밀로이드이며, 포자문은 백색이다. 여름~가을에 주로 침엽수의 썩은 나무, 그루터기 위에 군생하는 목재부후균이다.

약용, 식용여부
식용버섯이다.
식용 가능한 버섯이나, 설사를 일으킬 수 있다.

주름목이버섯

Auricularia mesenterica (Dicks.) Pers.
담자균문 주름균아문 주름균강 목이목 목이과 목이속

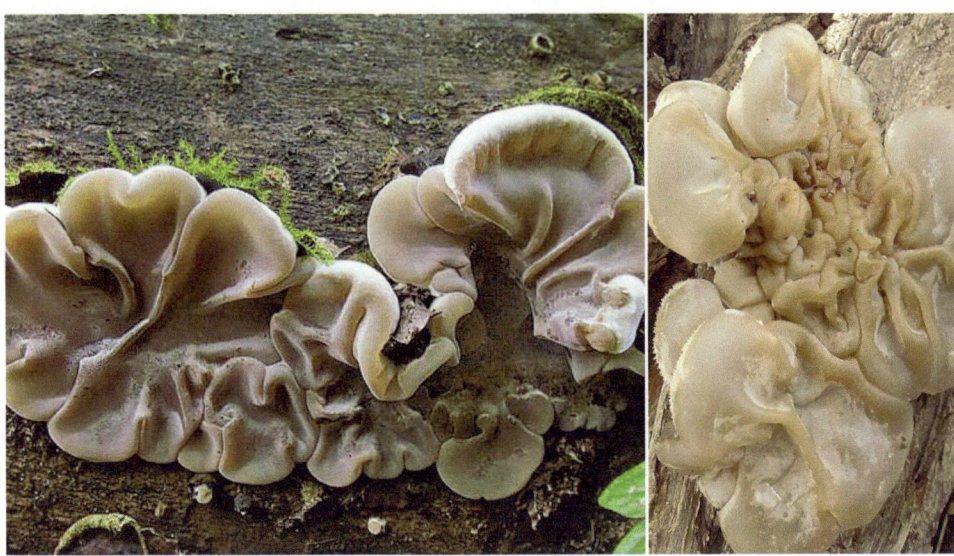

분포지역
한국, 일본, 중국, 시베리아, 유럽, 북아메리카, 오스트레일리아

서식장소 / 자생지
죽은 활엽수

크기
자실체 지름 5~15cm, 두께 1.5~2.5mm

생태와 특징
1년 내내 죽은 활엽수에 무리를 지어 자란다. 자실체는 지름 5~15cm, 두께 1.5~2.5mm이고 기주에 넓게 달라붙는다. 자실체는 대부분 버섯 갓처럼 생겨서 위로 뒤집혀 말리거나, 단단한 아교질로 이루어져서 가장자리가 얕게 갈라져 있다. 버섯 갓은 반원 모양이며 가장자리가 갈라진 것도 있고 밋밋한 것도 있다. 갓 표면에는 동심원처럼 생긴 고리무늬가 있으며, 검은색인 곳은 밋밋하고 잿빛 흰색인 곳에는 부드러운 털이 있다. 갓 안쪽은 붉은색 또는 어두운 갈색이고 방사상 주름벽이 있는데, 건조하면 검은색의 가루 같은 가죽질로 변하며 단단하다.

약용, 식용여부
식용버섯이다.
식용과 약용할 수 있다.

주름우단버섯

Paxillus involutus (Batsch) Fr.
담자균문 주름균아문 주름균강 주름버섯목 주름버짐버섯과 우단버섯속

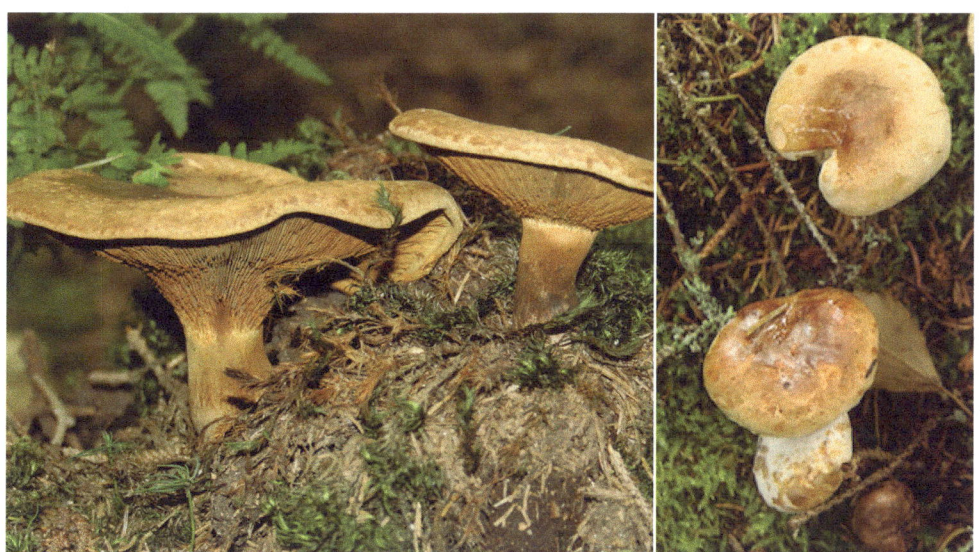

분포지역
한국, 일본, 소아시아, 유럽, 북아메리카, 아프리카

서식장소 / 자생지
숲, 풀밭 등의 땅

크기
버섯 갓 지름 4~10cm, 버섯 대 굵기 6~12mm, 길이 3~8cm

생태와 특징
여름부터 가을까지 숲, 풀밭 등의 땅에 무리를 지어 자란다. 버섯 갓은 지름 4~10cm로 처음에 가운데가 봉긋하면서 편평한 모양이다가 나중에 깔때기 모양으로 변한다. 갓 표면은 황토갈색으로 매끄럽고, 축축하면 약간 끈적끈적하다. 갓 가장자리는 안쪽으로 말리고 짧은 털이 나 있다. 살은 연한 노란색이고 흠집이 생기면 갈색으로 변한다. 주름살은 내린주름살로 연한 노란색이고 손으로 만진 부분에는 갈색 얼룩이 생기며 그물 무늬가 있다.

약용, 식용여부
식용버섯이다.
식용할 수 있다.

좀밀먹물버섯

Coprinus plicatilis (Curt. Fr.) Fr.
담자균류 주름버섯목 먹물버섯과 먹물버섯속의 버섯

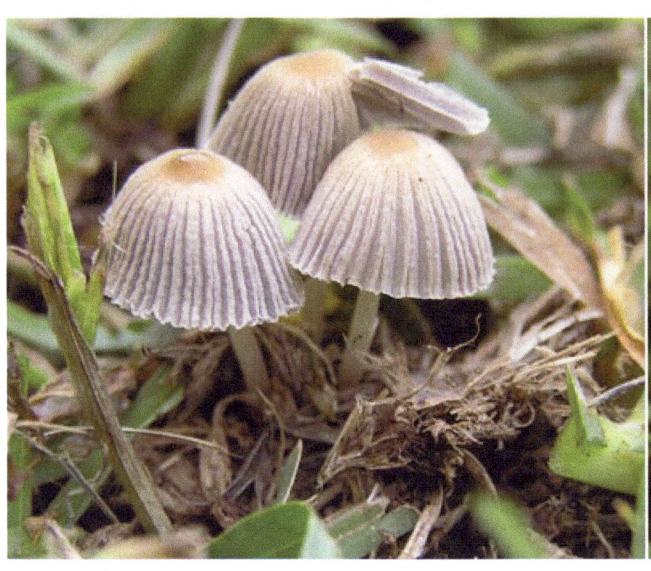
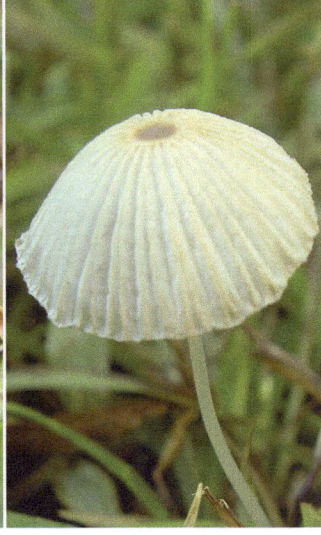

분포지역
한국, 북한, 일본, 중국, 유럽, 북아메리카

서식장소/자생지
잔디, 길가, 들, 퇴비위의 단생/ 바위의 표면

크기
균모의 지름 1.5~ 3cm, 균모의 높이 0.9~1.3cm 자루의 높이 4~7cm, 굵기 1~2mm

생태와 특징
균모의 지름은 1.5~3cm이고 균모의 높이는 0.9~1.3cm로 종모양에서 차차 편평하게 되며 가운데가 볼록하다. 표면은 황색에서 연한 회색을 거쳐 갈색을 나타낸다. 가장자리는 방사상의 부채모양의 벽이 생기고 투명하다. 살은 백색 또는 연한 색이다. 주름살은 끝붙은주름살이며 회색에서 회흑색으로 되나 액화하지 않는다. 자루의 길이는 4~7cm이고 굵기는 1~2mm로 가늘고 매끄러우며 상부는 백색이고 하부는 갈색인이며 근부에 융털이 있으며 속은 비어 있다.

약용, 식용여부
식용버섯이다.
어린 것은 식용할 수 있다.

주름우단버섯

Paxillus involutus (Batsch) Fr.
담자균문 주름균아문 주름균강 주름버섯목 주름버짐버섯과 우단버섯속

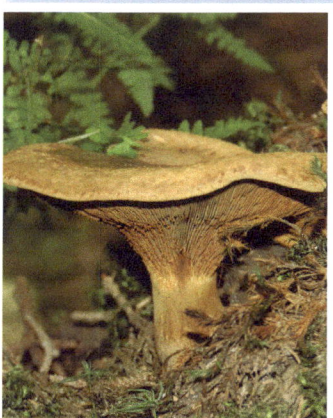

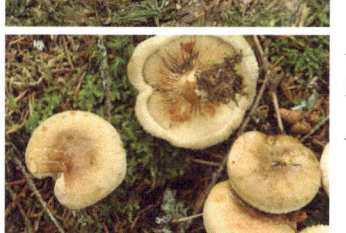

분포지역
한국, 일본, 소아시아, 유럽, 북아메리카, 아프리카
서식장소 / 자생지 숲, 풀밭 등의 땅
크기 갓 지름 4~10cm, 버섯 대 굵기 6~12mm, 길이 3~8cm
생태와 특징
북한명은 말린은행버섯이다. 여름부터 가을까지 숲, 풀밭 등의 땅에 무리를 지어 자란다. 버섯 갓은 지름 4~10cm로 처음에 가운데가 봉긋하면서 편평한 모양이다가 나중에 깔때기 모양으로 변한다. 갓 표면은 황토갈색으로 매끄럽고, 축축하면 약간 끈적끈적하다. 갓 가장자리는 안쪽으로 말리고 짧은 털이 나 있다. 살은 연한 노란색이고 흠집이 생기면 갈색으로 변한다.
약용, 식용여부
식용할 수 있다.

주발버섯

Peziza vesiculosa Bull.
자낭균문 주발버섯아문 주발버섯강 주발버섯목 주발버섯과 주발버섯속

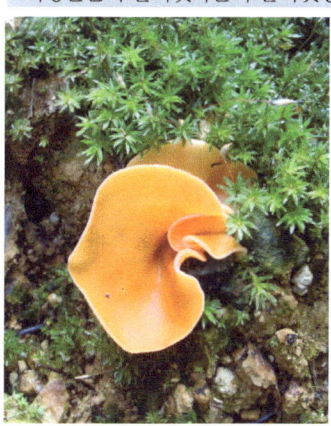

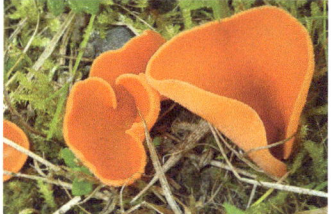

분포지역
한국, 북한 등 전 세계
서식장소 / 자생지 썩은 짚이나 밭의 땅
크기 자실체 지름 3~ 10cm
생태와 특징
일 년 내내 썩은 짚이나 밭의 땅에 무리를 지어 자란다. 자실체는 지름 3~10cm이고 주발처럼 생겼다. 자실체의 바깥 면은 흰색이고 안쪽 면은 연한 갈색이며 여러 개가 모여 나므로 서로 눌려서 불규칙하게 비뚤어져 있다. 버섯 대는 없다. 홀씨는 20~24×11~14㎛이고 타원 모양이다. 홀씨 표면은 색이 없고 밋밋하다.

약용, 식용여부
식용할 수 있다.

진빨간꽃버섯

Hygrocybe coccinea (Schaeff.) Kummer Hygrophorus coccineus (Schaeff.) Fr.
담자균문 주름균아문 주름균강 주름버섯목 벚꽃버섯과 꽃버섯속

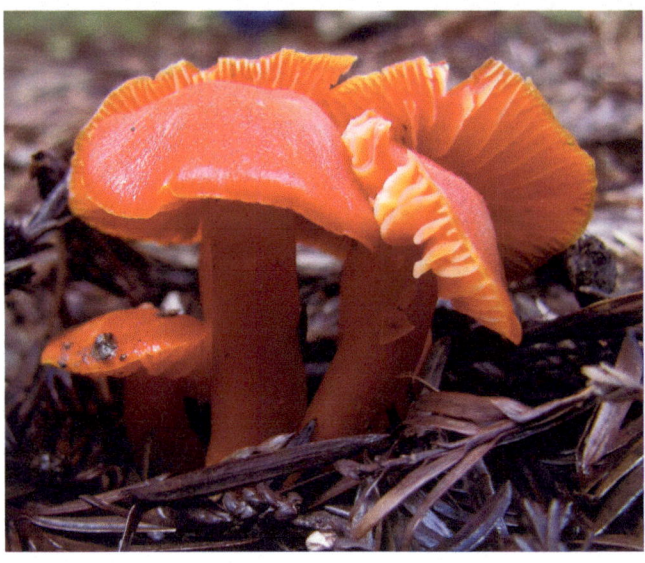
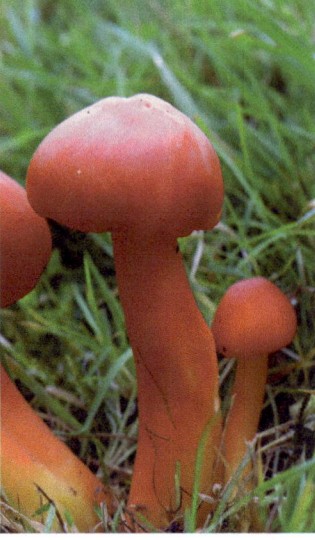

분포지역
한국 등 전세계

서식장소/자생지
풀밭, 길가, 숲 속, 대나무밭 등의 흙

크기
버섯 갓 지름 1.5~4cm, 버섯 대 길이 5~10cm, 굵기 4~10mm

생태와 특징
북한명은 붉은고깔버섯이다. 여름부터 가을까지 풀밭, 길가, 숲 속, 대나무밭 등의 흙에 무리를 지어 자라거나 한 개씩 자란다. 버섯 갓은 지름 1.5~4cm이고 처음에 원뿔 모양으로 끝이 뾰족하지만 나중에 편평해진다. 갓 표면은 축축하면 점성이 있고 붉은색, 오렌지색, 노란색 등이며 손으로 만지거나 늙으면 검은색으로 변한다. 주름살은 끝붙은주름살로 연한 노란색이다. 버섯 대는 길이 5~10cm, 굵기 4~10mm로 노란색 또는 오렌지색이며 섬유처럼 보이는 세로줄이 있고 나중에 검은색으로 변한다.

약용, 식용여부
식용버섯이다.
식용하기도 하지만 가벼운 중독을 일으키는 경우가 있으므로 주의해야 한다.

좀밀먹물버섯

Coprinus plicatilis (Curt. Fr.) Fr.
담자균류 주름버섯목 먹물버섯과 먹물버섯속의 버섯

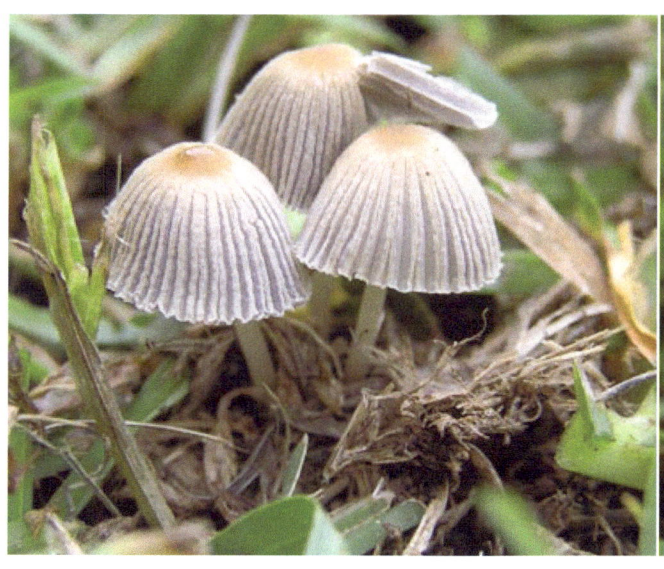
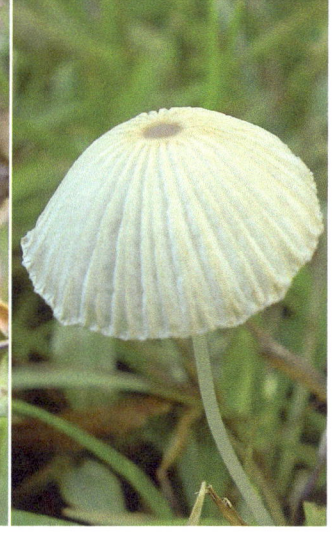

분포지역
한국, 북한, 일본, 중국, 유럽, 북아메리카

서식장소/자생지
잔디, 길가, 들, 퇴비위의 단생/ 바위의 표면

크기
균모의 지름 1.5~ 3cm, 균모의 높이 0.9~1.3cm 자루의 높이 4~7cm, 굵기 1~2mm

생태와 특징
균모의 지름은 1.5~3cm이고 균모의 높이는 0.9~1.3cm로 종모양에서 차차 편평하게 되며 가운데가 볼록하다. 표면은 황색에서 연한 회색을 거쳐 갈색을 나타낸다. 가장자리는 방사상의 부채모양의 벽이 생기고 투명하다. 살은 백색 또는 연한 색이다. 주름살은 끝붙은주름살이며 회색에서 회흑색으로 되나 액화하지 않는다. 자루의 길이는 4~7cm이고 굵기는 1~2mm로 가늘고 매끄러우며 상부는 백색이고 하부는 갈색인이며 근부에 융털이 있으며 속은 비어 있다.

약용, 식용여부
식용버섯이다.
어린 것은 식용할 수 있다.

처녀버섯(귤빛갓버섯)

Camarophyllus virgineus (Wulfen) P. Kumm.
담자균문 주름균아문 주름균강 주름버섯목 벚꽃버섯과 처녀버섯속

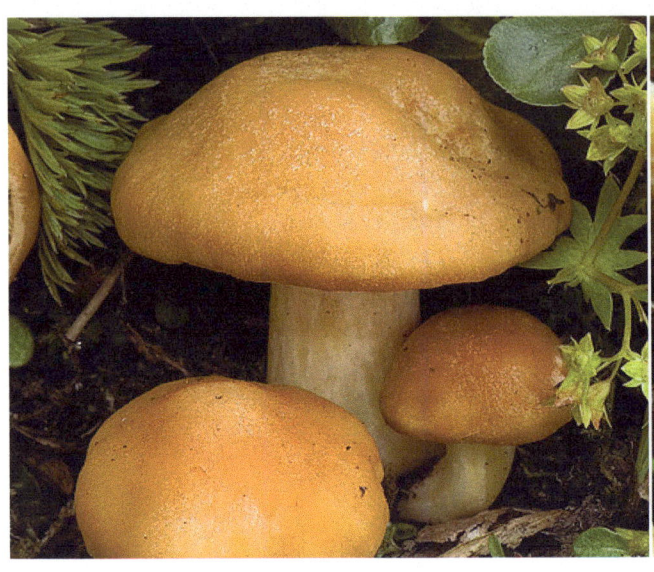
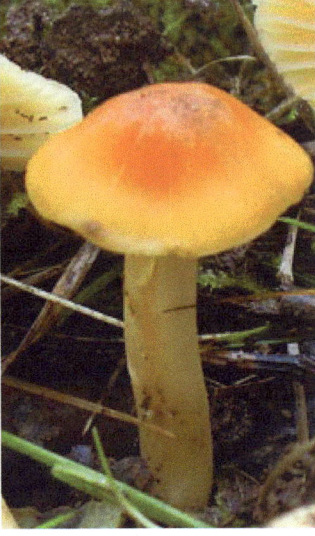

분포지역
한국 등 북반구 일대 및 남아메리카

서식장소/자생지
풀밭, 숲 속, 대나무밭

크기
버섯 갓 지름 2~7cm, 버섯 대 길이 3~7cm

생태와 특징
북한명은 귤빛갓버섯이다. 여름에서 늦가을까지 풀밭, 숲 속, 대나무밭 등의 땅 위에 자란다. 버섯 갓은 지름 2~7cm이고 어려서는 호빵 모양이다가 차차 펴지면서 편평해지며 가운데가 불룩하다. 갓 표면은 점성이 없고 연한 붉은빛을 띤 누런색이다. 살은 연한 붉은빛을 띤 누런색이며 두꺼운 편이다. 주름은 버섯 대에 내린주름으로 붙으며 성기고 두껍다. 주름의 색은 갓의 색과 같다. 버섯 대는 길이 3~7cm로 아랫부분이 가늘며 표면이 연한 붉은빛을 띤 누런색이다. 홀씨는 6.5~7.5×4~5μm로 타원형, 달걀 모양이다.

약용, 식용여부
식용할 수 있다.

참무당버섯(보라갓버섯)

Russula atropurpurea (Krombh.) Britz.
담자균문 주름균아문 주름균강 무당버섯목 무당버섯과 무당버섯속의 버섯

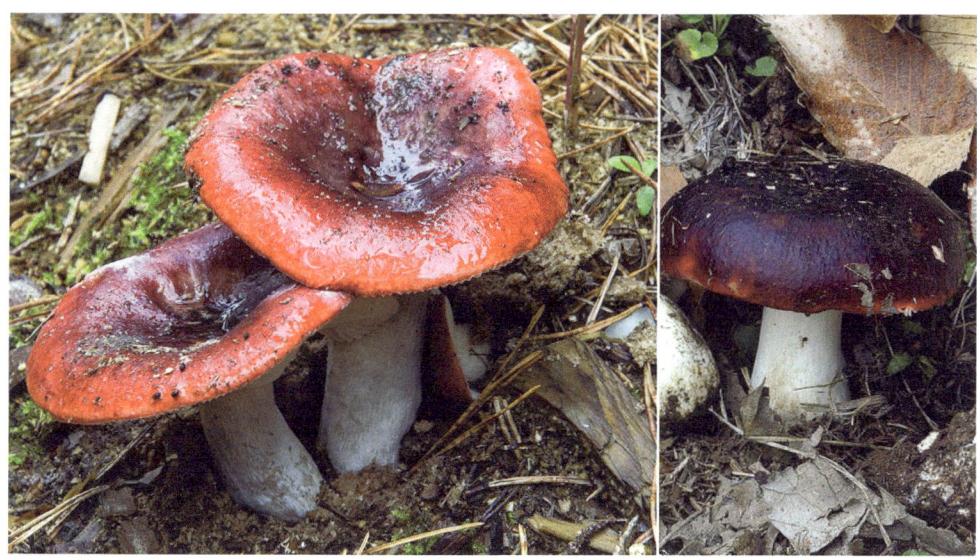

분포지역
한국, 일본, 중국, 시베리아

서식장소/자생지
소나무 숲 또는 사스래나무 소나무 또는 신갈나무 등과 외생균근을 형성

크기
버섯갓 지름 4~12cm, 버섯대 높이 3~6cm, 굵기 1~2cm

생태와 특징
여름에서 가을까지 숲 속의 땅에 자란다. 갓 표면은 핏빛 적색 또는 어두운 자주색이다가 색이 바래고 가장자리에 줄무늬가 있는 것도 있다. 살은 흰색으로 단단하고 매운 맛이다. 주름살은 올린주름살 또는 끝붙은주름살로 처음에 흰색이다가 나중에 짚색으로 변하고 흰색 가루가 붙어 있으며 누런 갈색으로 된다.

약용, 식용여부
식용버섯이다.
생식하면 소화기계통의 약한 중독이 일어나거나 알레르기 증상이 일어날 수 있으므로 주의를 요한다.

차양풍선끈적버섯

Cortinarius armillatus (Fr.) Fr.
담자균문 주름균아문 주름균강 주름버섯목 끈적버섯과 끈적버섯속

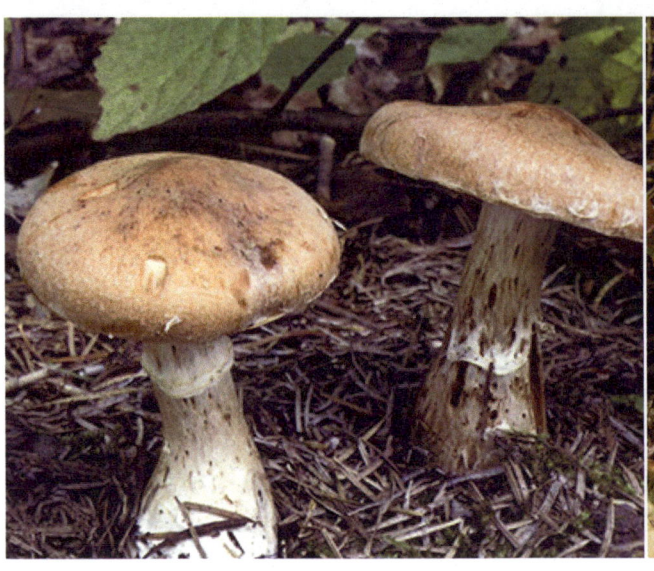
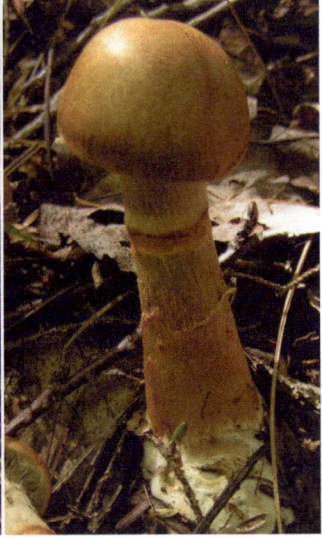

분포지역
한국, 일본, 유럽, 북아메리카

서식장소 / 자생지
혼합림 속의 땅

크기
버섯 갓 지름 5~10cm, 버섯 대 9~13×1~1.5cm

생태와 특징
가을에 혼합림 속의 땅에서 무리를 지어 자라거나 한 개씩 자란다. 버섯 갓은 지름 5~10cm이고 처음에 반구처럼 생겼다가 나중에 편평해지며 가장자리는 안으로 말린다. 갓 표면은 붉은 벽돌색이고 가운뎃부분은 검은 갈색이며 흰빛을 띤 회갈색의 솜털 비늘이 구불거리면서 버섯 갓 표피에 붙어 있다. 살은 흰색이며 무와 비슷한 매운맛이 난다. 주름살은 바른주름살이고 성기며 폭이 넓고 갈색 또는 흑갈색이다.

약용, 식용여부
식용할 수 있다.

청머루무당버섯

Russula cyanocxantha var. cyanocxantha (Schaeff) Fr.
담자균문 주름균아문 주름균강 무당버섯목 무당버섯과 무당버섯속

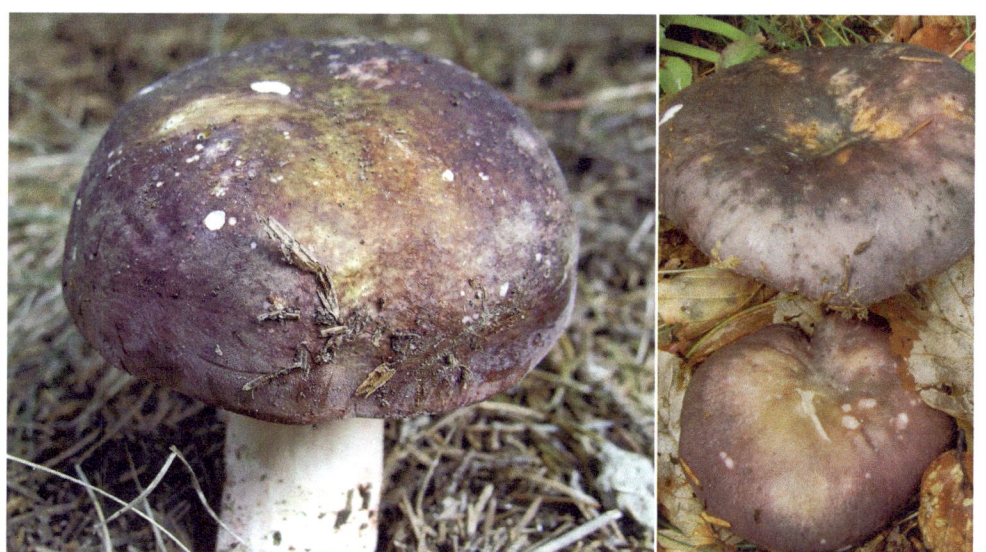

분포지역
한국, 일본, 중국, 시베리아, 소아시아, 유럽, 북아메리카, 오스트레일리아

서식장소 / 자생지
활엽수림의 땅

크기
버섯 갓 지름 6~10cm, 버섯 대 길이 4~5cm, 굵기 1.3~2cm

생태와 특징
여름부터 가을까지 활엽수림의 땅에 자란다. 버섯 갓은 지름 6~10cm로 처음에 둥근 산 모양이다가 차차 가운데가 파인다. 갓 표면은 자주색, 연한 자주색, 녹색, 올리브색 등이 섞여 있으므로 대단히 변화가 많고 주름살은 흰색이다. 버섯 대는 길이 4~5cm, 굵기 1.3~2cm로 위아래의 굵기가 같거나 아랫부분이 더 가늘며 단단하고 흰색이다. 홀씨는 7~9.5×5.5~7.5㎛로 공 모양에 가까우며 작은 가시가 있다.

약용, 식용여부
식용할 수 있다.

치마버섯

Schizophyllum commune Fr.
담자균문 주름균아문 주름균강 주름버섯목 치마버섯과 치마버섯속

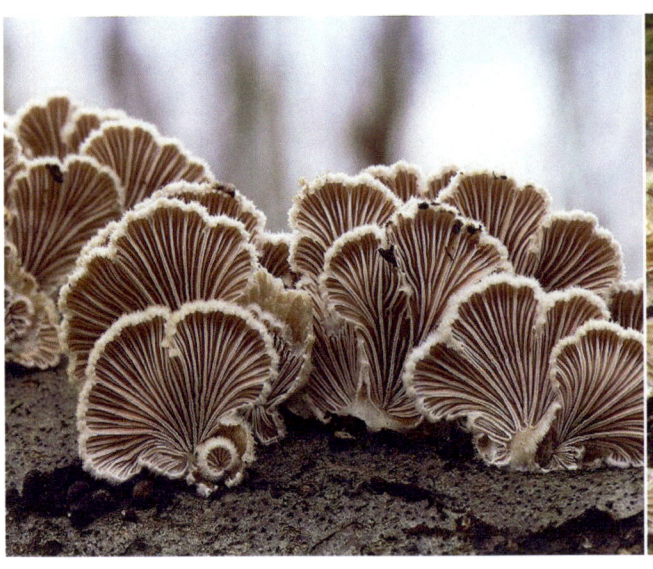
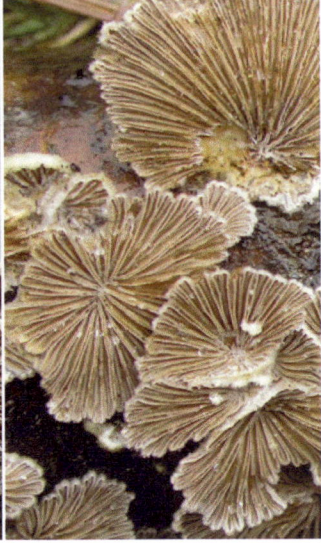

분포지역
한국, 유럽, 북아메리카 등 전세계

서식장소 / 자생지
말라 죽은 나무 또는 나무 막대기, 활엽수와 침엽수의 용재

크기
버섯 갓 지름 1~3cm

생태와 특징
봄에서 가을까지 말라 죽은 나무 또는 나무 막대기, 활엽수와 침엽수의 용재에 버섯 갓의 옆이나 등 면의 일부가 달라붙어 있다. 버섯 갓은 지름 1~3cm이고 부채꼴이나 치마 모양이며 손바닥처럼 갈라지기도 한다. 갓 표면은 흰색, 회색, 회갈색이고 거친 털이 촘촘하게 나 있다. 주름살은 처음에 흰색이지만 점차 회색빛을 띤 자갈색을 띠며, 버섯 대가 없이 갓의 한쪽이 기부에 붙어 부챗살 모양으로 퍼져 있다.

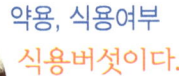

약용, 식용여부
식용버섯이다.
어린 버섯은 식용하며, 섭취하면 자양강장에 도움이 되고, 항종양, 면역강화, 상처치유, 항산화작용이 있다. 이 버섯의 sizofiran성분은 암 치료제로 이용된다.

침비늘버섯

Pholiota squarrosoides (Peck) Sacc.
담자균문 주름균아문 주름균강 주름버섯목 독청버섯과 비늘버섯속

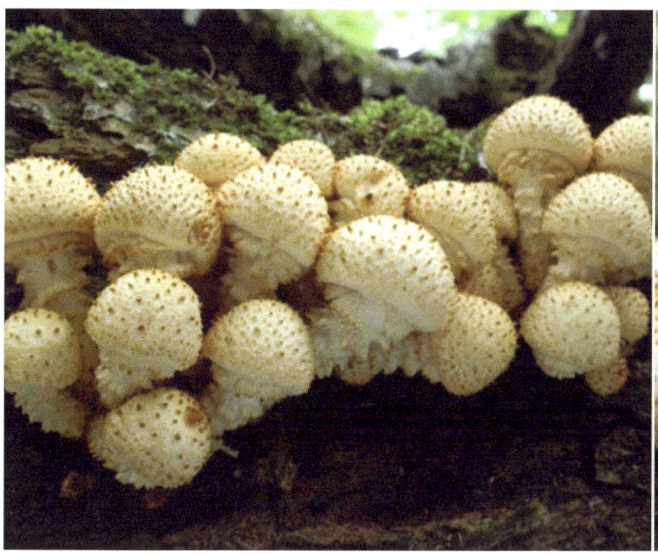
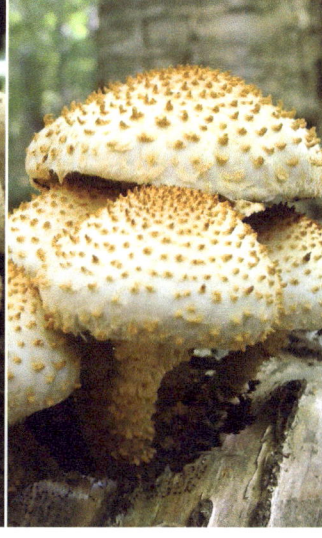

분포지역
한국, 일본, 중국, 유럽, 북아메리카

서식장소 / 자생지
활엽수의 쓰러진 나무나 그루터기

크기
버섯 갓 지름 3~13cm, 버섯 대 굵기 3~10mm, 길이 2.5~6cm

생태와 특징
여름부터 가을까지 활엽수의 쓰러진 나무나 그루터기에 뭉쳐서 자란다. 버섯 갓은 지름 3~13cm이고 어릴 때는 반구 모양이다가 성숙하면 둥근 산 모양으로 변한다. 버섯 갓 표면은 점성이 있고 연한 노란색이며 노란색 비늘이 갓 가장자리에서 가운데쪽으로 붙어 있다. 성숙하면 갓 표면은 가운데가 십자형으로 갈라지기도 한다. 살은 질기고 흰빛을 띤 노란색이다. 주름살은 바른주름살이고 촘촘하며 버섯갓과 색이 색이 같다가 흙색으로 변한다. 버섯 대는 굵기 3~10mm, 길이 2.5~6cm이고 표면이 누런 흰색이며 흔적만 남은 턱받이의 아래쪽에는 비늘이 붙어 있다.

약용, 식용여부
식용할 수 있다.

큰비단그물버섯

Suillus grevillei (Klotz.) Sing.
담자균문 주름균아문 주름균강 그물버섯목 비단그물버섯과 비단그물버섯속

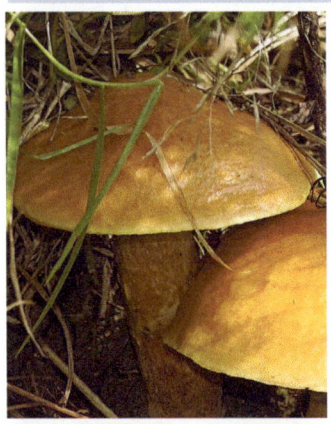

분포지역 한국, 북한, 일본, 중국, 유럽, 북아메리카, 오스트레일리아

서식장소 / 자생지 낙엽수림의 땅

크기 버섯 갓 지름 4~15㎝, 버섯 대 굵기 1.5~2㎝, 길이 4~12㎝

생태와 특징
북한명은 꽃그물버섯이다. 여름에서 가을까지 낙엽수림의 땅에 무리를 지어 자란다. 버섯 갓은 지름 4~15㎝이고 처음에 둥근 산 모양이다가 나중에 편평한 산 모양으로 변하며 가운데가 파인 것도 있다. 갓 표면은 밋밋하고 끈적끈적한데 노란색 또는 적갈색의 아교질이 있다.

약용, 식용여부 식용으로 과식하면 소화불량을 일으키고 사람에 따라 가려움증을 일으킨다.

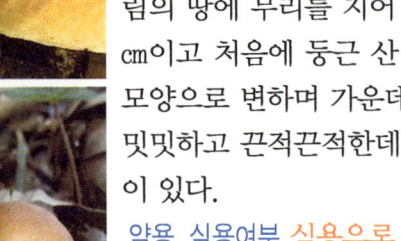

큰갓버섯

Macrolepiota procera (Scop.) Sing.
담자균문 주름균아문 주름균강 주름버섯목 주름버섯과 큰갓버섯속

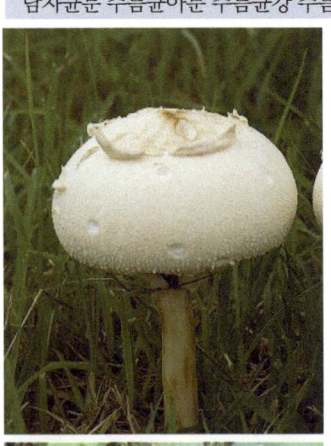

분포지역
한국 등 전세계

서식장소/ 자생지 숲 속, 대나무밭, 풀밭의 땅

크기 갓 지름 8~20㎝, 대 굵기 1.2~2㎝, 길이 15~30㎝

생태와 특징
갓버섯이라고도 한다. 여름부터 가을까지 숲 속, 대나무밭, 풀밭의 땅에서 한 개씩 자란다. 버섯갓은 지름 8~20㎝이고 처음에 달걀 모양이다가 나중에 편평해지며 가운데가 조금 봉긋하다. 갓 표면은 연한 갈색 또는 연한 회색의 해면질이며 갈색 또는 회갈색의 표피가 터져서 비늘조각이 된다. 식용할 수 있고 제주도에서는 초이버섯이라고 한다.

약용, 식용여부
식용버섯이다.

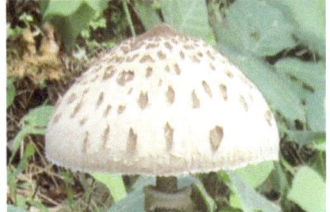

큰갓버섯아재비

Macrolepiota, rbacodes (Vitt.) Sing.
담자균류 주름버섯목 주름버섯과 흰갈대버섯속의 버섯

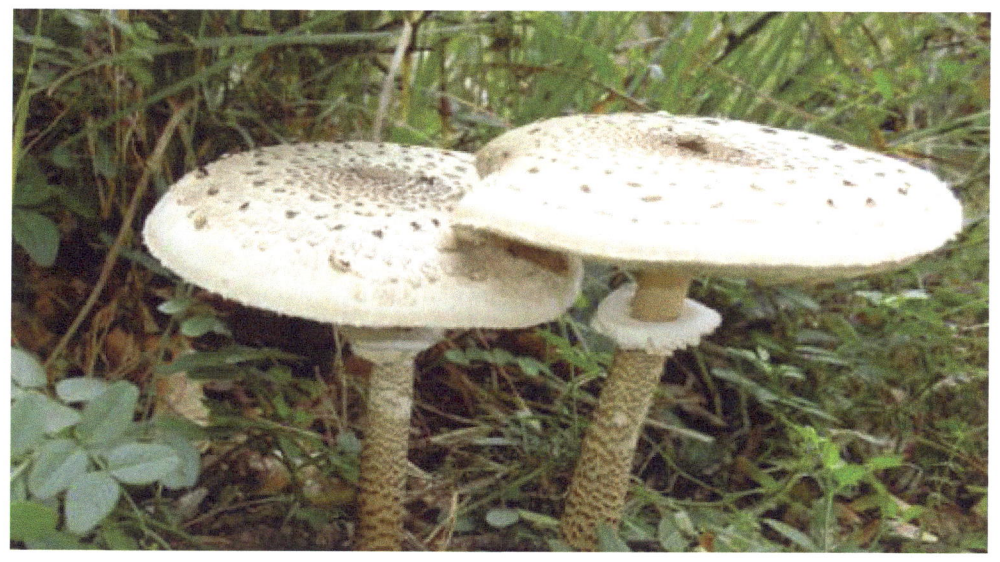

분포지역
중국, 일본, 러시아, 유럽, 북아메리카, 호주

서식장소/자생지
침엽수림 내 땅 위에 한 개 또는 무리로 나온다

크기
지름 7~14cm, 자루는 높이 7~20cm, 굵기 1~1.5mm

생태와 특징
갓에 기와 같은 큰 갈색 비늘이 잇으며 상처가 나면 살이 붉어지며, 갓 지름 7~14cm의 중대형으로 갓은 어릴 때 둥근 모양에서 점차 산이나 둥근 산모양이 되었다가 큰 갓처럼 낮게 펴지며, 늙으면 가운데가 조금 오목해지고 한가운데에 볼록한 갓꼭지가 생긴다. 윗면은 갈색~회갈색이며 갈색 섬유털과 기와 같은 큰 갈색 비늘이 방사상으로 붙어 있다. 갓살은 흰색이고 상처가 나면 붉은색으로변하며, 갓 밑면은 주름살로 되어 있으며 주름살은 끝붙은형 또는 떨어진형이고 빽빽하다.

약용, 식용여부
식용버섯이다.
사람에 따라 위통을 일으킨다.

큰눈물버섯

Lacrymaria lacrymabunda (Bull.) Pat. Psatyhrella velutina (Pers.) Sing.
담자균문 주름균아문 주름균강 주름버섯목 눈물버섯과 큰눈물버섯속

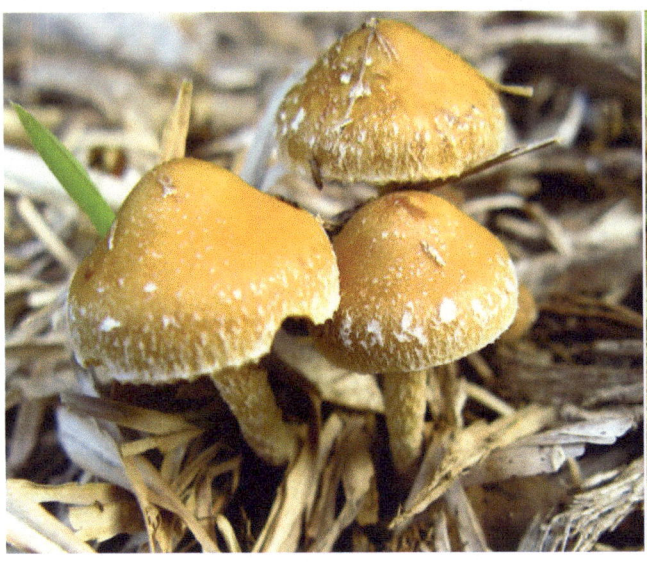 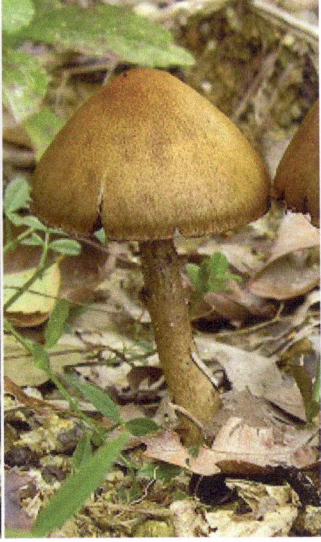

분포지역
한국, 일본, 중국, 시베리아 등 북반구 일대

서식장소 / 자생지
숲 속, 길가

크기
버섯 갓 지름 3~10cm, 버섯 대 굵기 3~10mm, 길이 3~10cm

생태와 특징
여름부터 가을까지 숲 속, 길가 등에 무리를 지어 자란다. 버섯 갓은 지름 3~10cm이며 종처럼 생겼으나 가운데가 편평하다. 갓 표면은 바탕이 검은 갈색 또는 누런 갈색이고 섬유처럼 생긴 비늘조각으로 덮여 있으며 가장자리에는 섬유처럼 보이는 털이 붙어 있다.

약용, 식용여부
식용버섯으로 구분되어 있으나, 근래 소량의 독성분이 있는 것으로 알려졌다.

큰느타리버섯(새송이)

Pleurotus eryngii (DC. Fr.) Ohira
담자균문 주름버섯목 느타리버섯과 느타리버섯속의 버섯

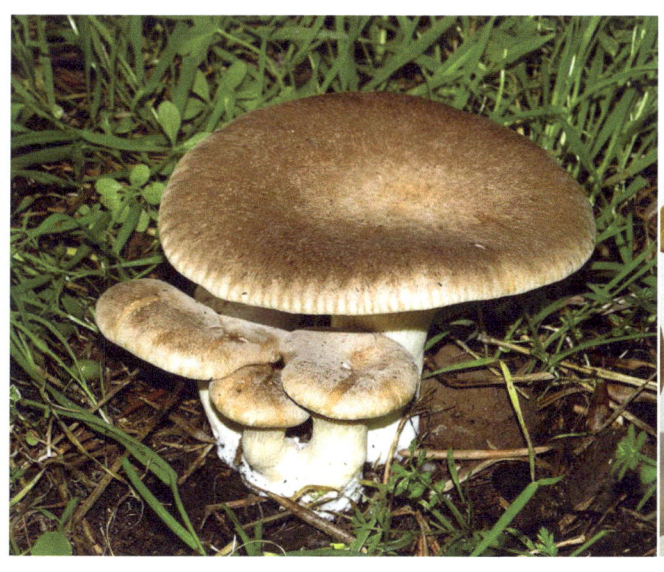
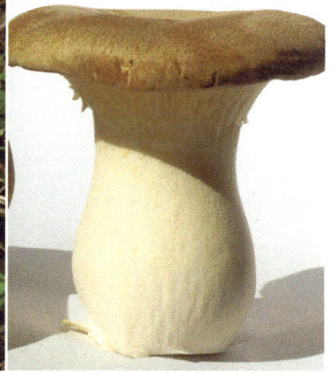

분포지역
남유럽일대, 북아프리카, 중앙아시아, 남러시아

서식장소/자생지
활엽수류 또는 일부는 침엽수류의 고사목, 그루터기, 미나리과 식물뿌리에서 발생한다.

크기
갓직경은 3-6cm 대굵기 3-5cm, 대 높이 6-10cm

생태와 특징
갓직경은 3-6cm 정도고 처음에는 편편하다가 자라면서 깔대기형으로 된다. 갓표면은 매끄럽고 미색 또는 회갈색이며 주름은 긴내린형이고 다소 빽빽하면 백색이다. 대굵기는 3-5cm, 대길이는 6-10cm, 대색은 백색이다. 대가 하나씩 발생하기도 하고 다발을 형성하기도 한다.

약용, 식용여부
식용한다.

큰마개버섯

vGompbidius roseus (Fr.) Kauff.
담자균문 그물버섯목 못버섯과 마개버섯속의 버섯

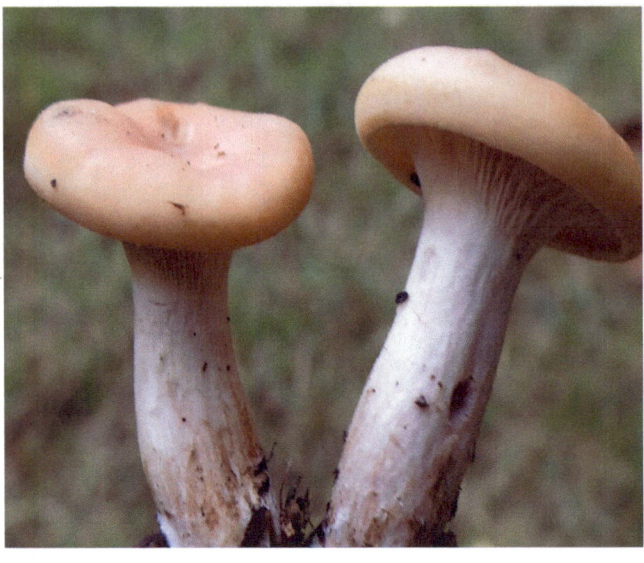
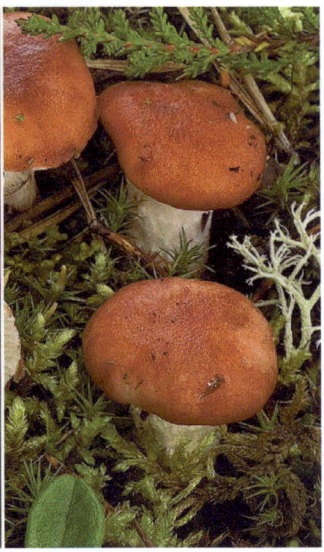

분포지역
북한, 일본, 중국, 유럽

서식장소/자생지
소나무숲 또는 혼합림 속의 땅

크기
지름 3~7cm, 길이 3~6cm

생태와 특징
큰못버섯이라고도 하며 북한명은 나사못버섯이다. 여름에서 가을까지 소나무 숲 속의 땅에서 그물버섯과 함께 섞여서 무리를 지어 자라거나 한 개씩 자란다. 버섯갓은 지름 4~6cm이고 어릴 때 원뿔 모양이나 둥근 산 모양이다가 편평해지면서 가운데가 오목하며 얕은 깔때기처럼 변한다. 갓 표면은 축축할 때 젤라탄질이고 연한 홍색 또는 장미색이며 나중에 검은 얼룩이 생긴다. 살은 흰색이며 주름살은 회백색이다가 녹색빛을 띤 회갈색으로 변하고 성기다.

약용, 식용여부
식용가능하다.

큰우산버섯

Amanita vaginata var. punctata (Cleland et Cheel) Gilb.
담자균문 주름버섯목 광대버섯과 광대버섯속의 버섯

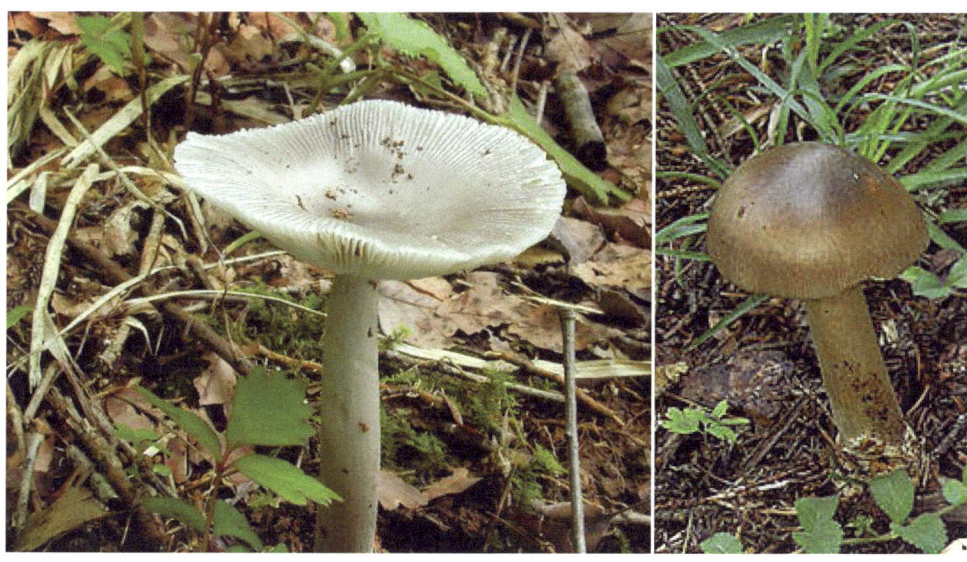

분포지역
북한, 일본, 중국, 유럽, 북아메리카, 아프리카, 오스트레일리아
서식장소/자생지
낙엽수림의 소나무, 잎갈나무, 참나무 등에서 군생
크기 지름 8~15cm, 높이 15~30cm
생태와 특징
여름에서 가을까지 풀밭, 나무숲 속, 양지바른 곳 등에 무리를 지어 자라거나 한 개씩 자란다. 버섯갓은 지름 8~15cm이고 처음에 달걀 모양이다가 종 모양이나 만두 모양을 거쳐 나중에 편평해지며 가운데가 봉긋하다. 갓 표면은 처음에 밋밋하고 밤색이지만 갓이 편평해지면서 가운뎃부분을 제외한 나머지 부분은 밤색 비늘조각이 크게 갈라진다. 살은 흰색이고 두꺼우며 탄력이 있다. 주름살은 끝붙은주름살 또는 떨어진주름살이며 촘촘하고 흰색이나 연한 분홍색이다가 밤색으로 변한다. 밋밋하며 홀씨 무늬는 흰색이다. 주머니모양체는 원통 모양이고 그 수가 많다.

약용, 식용여부
식용버섯이다.
식용하며 볶음요리에 적당한 버섯이다.

큰살색깔때기버섯

Laccaria proxima (Bond.)Pat.
담자균문 진정담자균강 주름버섯목 송이버섯과 깔때기버섯속

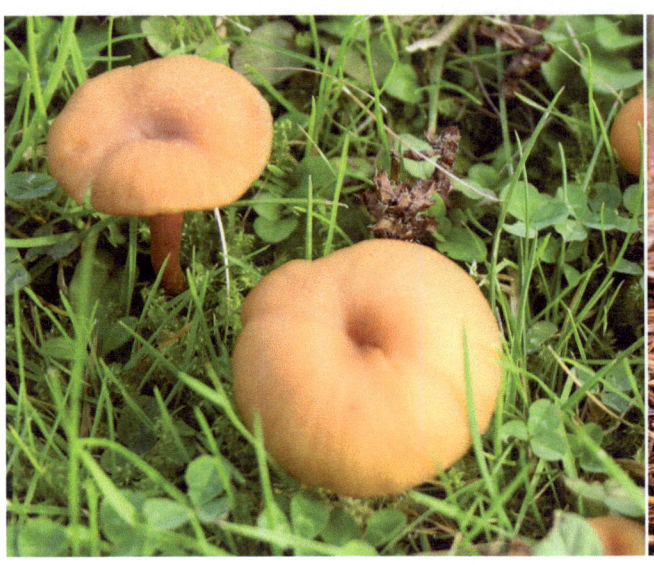 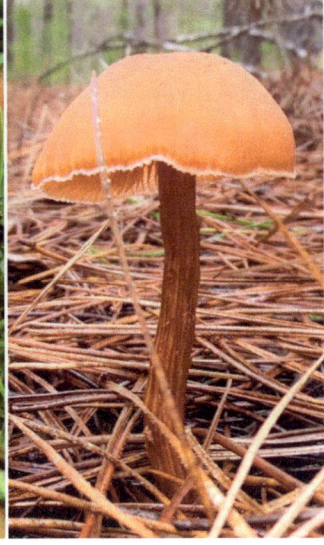

분포지역
북한, 일본, 중국, 유럽

서식장소 / 자생지
나무숲, 물이끼, 땅

크기
버섯 갓 지름 5~7cm, 버섯 대 지름 0.5cm, 길이 10cm

생태와 특징
가을에 나무숲, 물이끼, 땅 등에 무리를 지어 자란다. 버섯 갓은 지름 5~7cm이고 편평한 둥근 산 모양이다. 버섯 갓 표면은 물기를 잘 빨아들이며 누런 밤색이지만 건조하면 누런 흑색을 띠고 가루처럼 생긴 비늘이 있다. 살은 얇은 편이다. 주름살은 분홍빛을 띤 살구색의 바른주름살이고 폭이 넓은 편이며 성기다. 버섯 대는 지름 0.5cm, 길이 10cm이다. 버섯 대 표면은 버섯갓과 색이 같으며 밑쪽에 부드러운 흰색 털이 있고 섬유 모양의 세로줄무늬가 성기게 나 있다.

약용, 식용여부
식용버섯이다.
맛이 좀 쓰지만 식용할 수 있다.

키다리끈적버섯

Cortinarius elatior Fr. C. elatior var. microporus Kawam.
담자균문 주름균아문 주름균강 주름버섯목 끈적버섯과 끈적버섯속

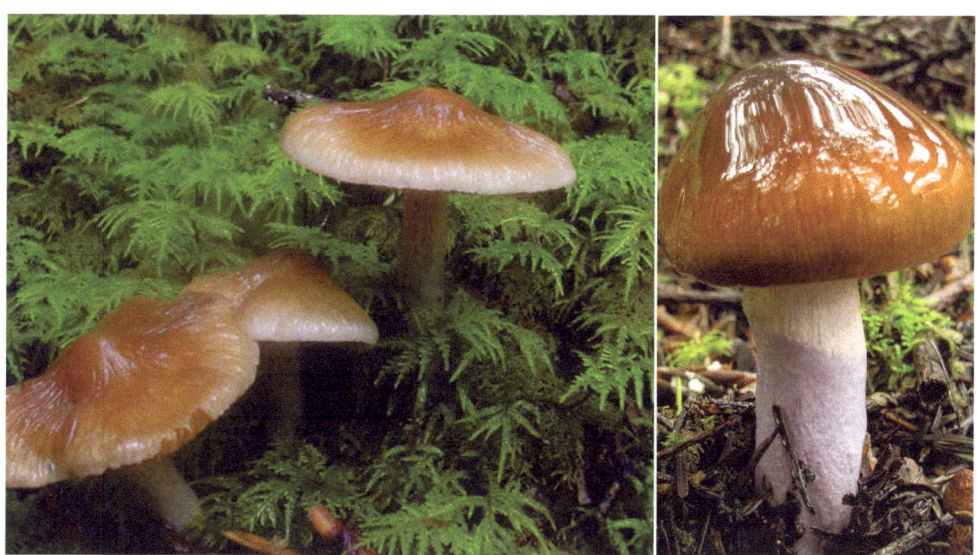

분포지역
한국 등 북반구 온대 이북
서식장소/ 자생지
활엽수림 속의 땅
크기
버섯갓 지름 5~10cm, 버섯대 굵기 1~2cm, 길이 5~15cm
생태와 특징
북한명은 기름풍선버섯이다. 가을철 활엽수림 속의 땅에 한 개씩 자라거나 무리를 지어 자란다. 버섯갓은 지름 5~10cm이고 처음에 종 모양 또는 끝이 둥근 원뿔 모양이지만 나중에 편평해지며 가운데는 봉긋하다. 갓 표면은 매우 끈적끈적하고 올리브빛 갈색이나 자줏빛 갈색이며 건조하면 진흙빛 갈색 또는 황토색으로 변한다. 갓 가장자리에는 홈으로 된 주름이 있다. 살은 흰색이거나 황토색이다. 주름살은 바른주름살 또는 올린주림살이고 진흙빛 갈색이다.

약용, 식용여부
식용버섯이다.
식용할 수 있다. 식용약용이다.

키다리곰보버섯

Gyromitra esculenta (Pers.) Fr.
자낭균문 주발버섯아문 주발버섯강 주발버섯목 게딱지버섯과 마귀곰보버섯속

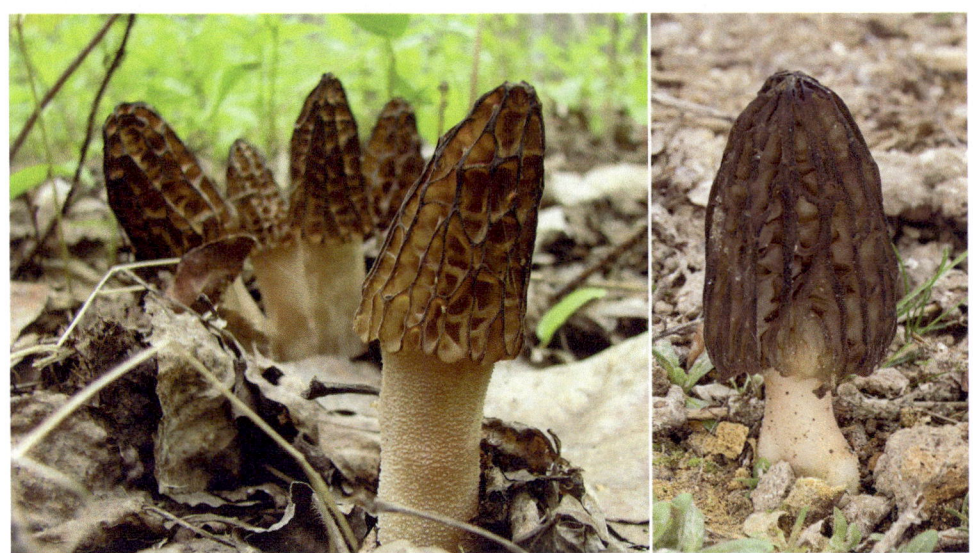

분포지역
북미, 유럽, 전세계

서식장소/ 자생지
녹림의 초지나 떨어진 잎의 퇴적한 지상

크기
높이 15cm전후

생태와 특징
초봄에서 봄에 걸쳐 발생하는 곰보버섯류로서, 녹림의 초지나 떨어진 잎의 퇴적한 지상에 단생 또는 군생한다. 높이는 15cm전후이며, 갈색의 두부는 원추형으로 다른 곰보버섯류보다 더 돌기되어 있으며, 벌집형 망구조로 늑맥을 지니며, 늑맥은 세로로 잘 발달되어 있다. 담황토색으로 데쳐서 먹는다. 곰보버섯류는 세계적으로 넓게 분포하지만 각종을 구분한다는 것은 쉬운 일이 아니다.

약용, 식용여부
식용버섯이다.
식용할 수 있으나 독이 있어 위장장애를 일으킬 수 있으니 날로 먹지 않는 것이 좋다.

털목이버섯

Auricularia polytricha (Mont.) Sacc.
담자균문 이형담자균강 목이목 목이과 목이속

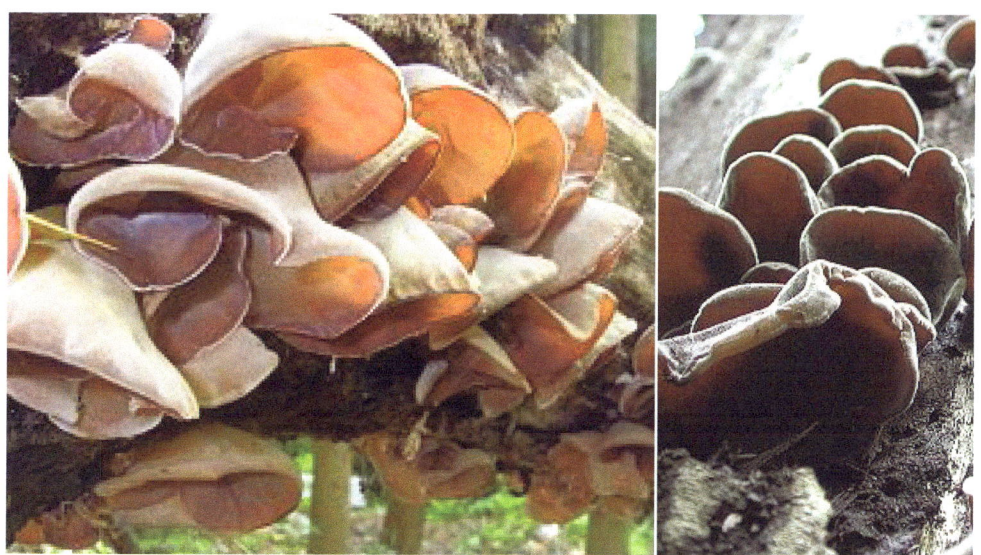

분포지역
한국, 일본, 아시아, 남아메리카, 북아메리카

서식장소 / 자생지
활엽수의 죽은 나무 또는 썩은 나뭇가지

크기
버섯 갓 지름 3~6cm, 두께 2~5mm

생태와 특징
봄에서 가을까지 활엽수의 죽은 나무 또는 썩은 나뭇가지에 무리를 지어 자란다. 버섯 갓은 지름 3~6cm, 두께 2~5mm이고 귀처럼 생겼다. 버섯 갓이 습하면 아교질로 부드럽고 건조해지면 연골질로 되어 단단하다. 버섯 갓 표면에는 잿빛 흰색 또는 잿빛 갈색의 잔털이 있다. 갓 아랫면은 연한 갈색 또는 어두운 자줏빛 갈색이고 밋밋하지만 자실층이 있어 홀씨가 생기며 흰색가루를 뿌린 것처럼 보인다. 홀씨는 크기 8~13×3~5㎛의 신장모양이고 색이 없다. 홀씨무늬는 흰색이다. 목재부후균으로 나무를 부패시킨다.

약용, 식용여부
식용버섯이다.
식용할 수 있다. 인공 재배되고 있고 중국요리에서 목이와 함께 이용된다.

팥배꽃버섯

Hygrocybe punicea (Fr.) Kummer
담자균류 주름버섯목 벚꽃버섯과 꽃버섯속의 버섯

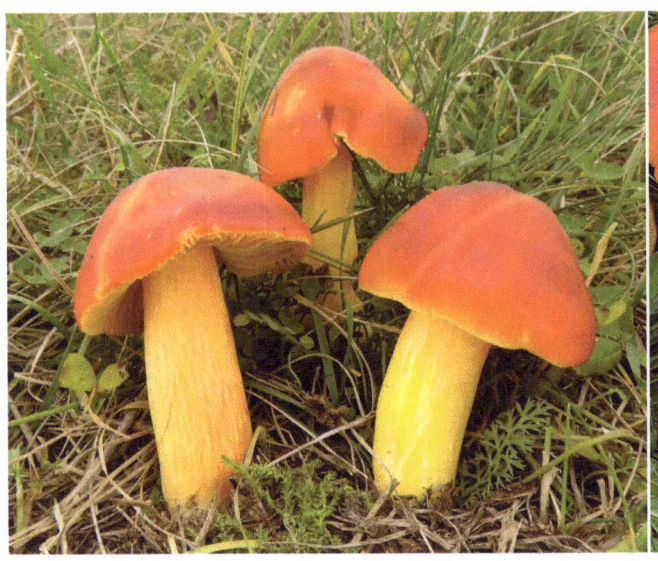
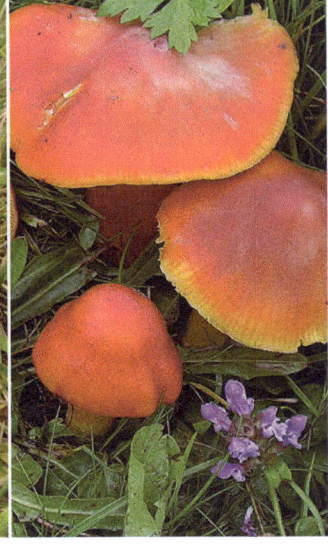

분포지역
한국, 중국, 유럽, 북아메리카, 북반구 일대

서식장소/자생지
풀밭 또는 숲속에 단생·군생

크기
지름 4~7cm, 자루의 높이 6~12cm, 굵기 1~1.5cm

생태와 특징
균모의 지름은 4~7cm로 끝이 둥근 원추형에서 종모양을 거쳐 중앙이 높은 편평형으로 된다. 표면은 습기가 있을 때 점성이 있으며 밋밋하고 광택이 나며 혈적색에서 퇴색한다. 가장자리는 위로 약간 올리고 예리하고 전연이며 희미한 줄무늬선이 있다. 살은 백색이고 표피 밑은 회흑색으로 얇고 부서지기 쉽고 맛은 온화하다. 주름살은 자루에 대하여 올린주름살 또는 약간 내린주름살로 맥상으로 서로 연결되며 폭이 넓으며 밀생하고 연한 황색~적색이다.

약용, 식용여부
식용한다.

포도주비단그물버섯

Suillus subluteus (Peck) Snell
담자균류 주름버섯목 그물버섯과 그물버섯속의 버섯

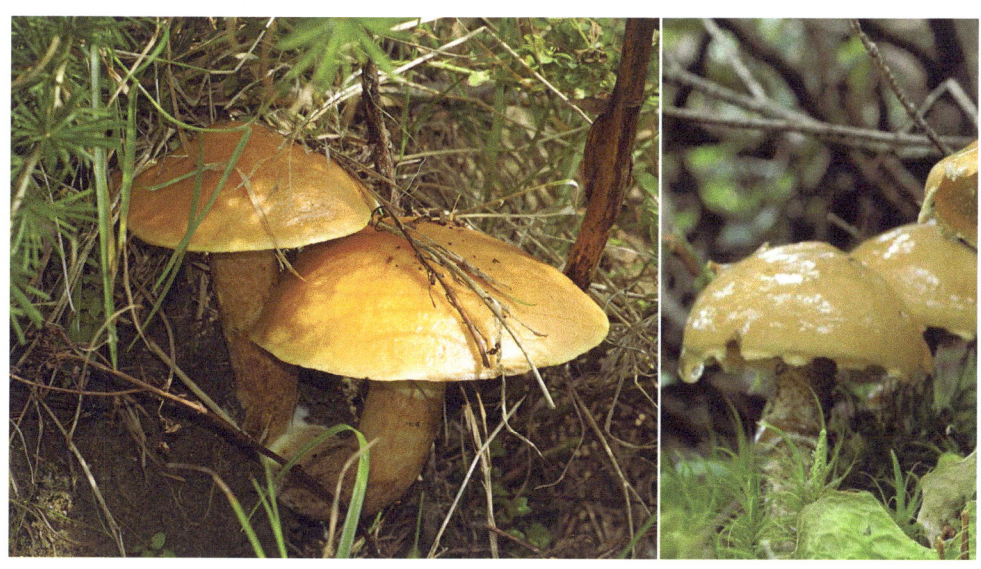

분포지역
한국, 일본, 북아메리카

서식장소/자생지
잣나무 등 오엽송림 또는 소나무숲 속

크기
버섯갓 지름 2.5~10cm, 버섯대 3.5~6.7×0.5~1.5cm

생태와 특징
가을철 잣나무 등 오엽송림 또는 소나무숲 속에 자란다. 버섯갓은 지름 2.5~10cm이며 호빵 모양이고 시간이 지나면서 약간 편평해진다. 갓 표면은 처음에 자줏빛을 띤 노랑색이지만 나중에 어두운 갈색으로 변하고 젤라틴질이다. 갓 아랫면은 점성이 있고 처음에 두꺼운 피막으로 덮여 있다가 나중에는 피막이 떨어진다. 살은 흰색 또는 연한 노란색이다. 버섯대 표면은 위쪽이 연한 노란색, 아래쪽이 황토색이며 포도주빛 갈색 또는 갈색의 알맹이 점이 작고 촘촘하게 붙어 있다.

약용, 식용여부
식용버섯이다.

팽나무버섯(팽이버섯)

Flammulina velutipes (Curt.) Sing.
담자균문 주름균아문 주름균강 주름버섯목 뽕나무버섯과 팽이버섯속

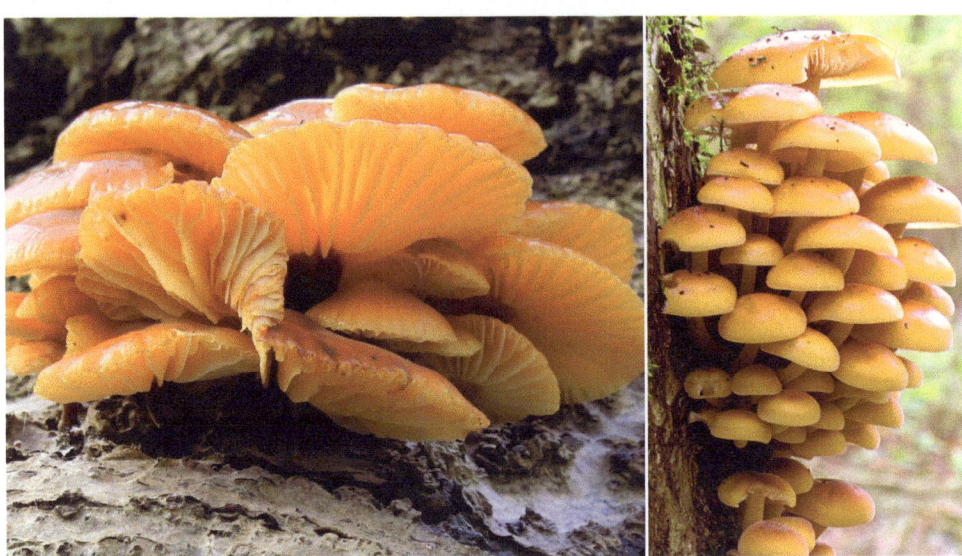

분포지역
한국, 일본, 중국, 유럽, 북아메리카, 오스트레일리아

서식장소 / 자생지
팽나무 등의 활엽수의 죽은 줄기 또는 그루터기

크기
버섯 갓 지름 2~8cm, 버섯 대 굵기 2~8mm, 길이 2~9cm

생태와 특징
늦가을에서 이른 봄에 팽나무 등의 활엽수의 죽은 줄기 또는 그루터기에 소복하게 자란다. 버섯 갓은 지름 2~8cm이며 처음에 반구 모양이다가 나중에 편평해진다. 갓 표면은 점성이 크고 노란색 또는 누런 갈색이며 가장자리로 갈수록 색이 연하다. 살은 흰색 또는 노란색이며 주름살은 흰색 또는 연한 갈색의 올린 주름살이고 성기다. 버섯 대는 굵기 2~8mm, 길이 2~9cm이고 위아래의 굵기가 같으며 연골질이다. 버섯 대 표면은 어두운 갈색 또는 누런 갈색이고 윗부분이 색이 연하며 짧은 털이 촘촘하게 나 있다.

약용, 식용여부
식용버섯이다.
식용하거나 약용할 수 있다.

풀버섯

Volvariella volvacea (Bull.) Sing. V. volvacea (Bull.) Sing. var. volvacea
담자균문 주름균아문 주름균강 주름버섯목 난버섯과 비단털버섯속

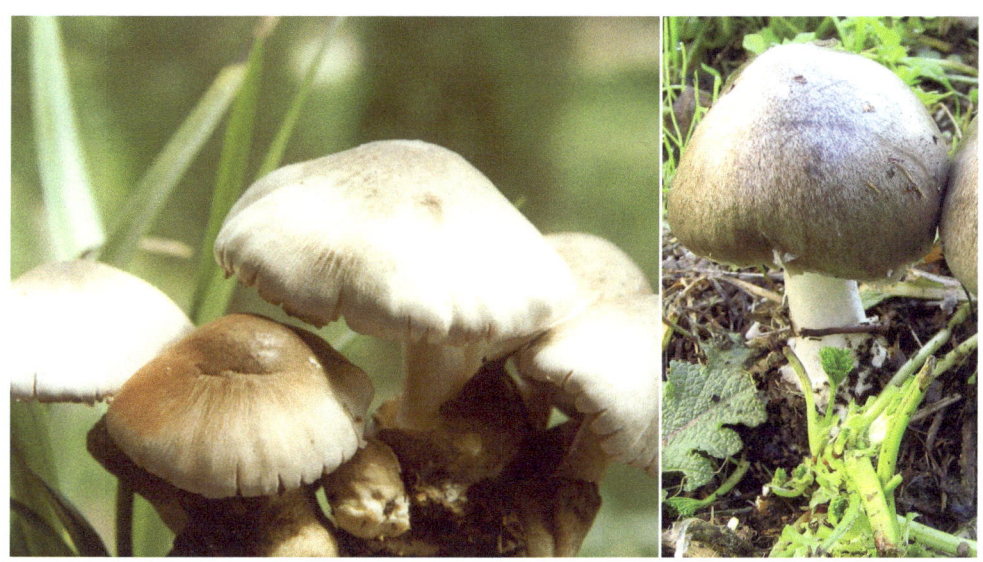

분포지역
한국, 일본, 동남아시아, 유럽, 북아메리카

서식장소 / 자생지
볏짚더미 또는 땅 위

크기
버섯 갓 지름 5~10cm, 버섯 대 5~12×0.5~1.2cm

생태와 특징
초고(草菰)라고도 한다. 가을에 볏짚더미 또는 땅 위에서 자란다. 버섯 갓은 지름 5~10cm이고 처음에 종 모양 또는 둥근 산 모양이다가 나중에 편평해진다. 갓 표면은 건조한 편이며 검은빛을 띠고 검은색 또는 검은 갈색의 섬유가 덮고 있다. 살은 흰색이고 주름살은 끝붙은주름살이며 처음에 흰색이다가 나중에 살구 색으로 변한다. 버섯 대는 5~12×0.5~1.2cm이고 밑부분이 불룩하고 속이 차 있다.

약용, 식용여부
식용버섯이다.
식용할 수 있다. 볏짚으로 인공재배를 하기도 한다.

표고버섯

Lentinula edodes (Berk.) Pegler Lentinus edodes (Berk.) Sing.
담자균문 주름균아문 주름균강 주름버섯목 배꼽버섯과 표고속

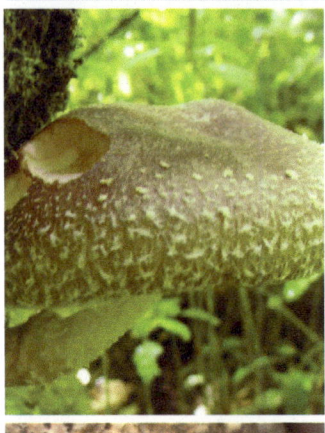

분포지역
한국, 일본, 중국, 타이완

서식장소 / 자생지
참나무류, 밤나무, 서어나무 등 활엽수의 마른 나무

크기 버섯 갓 지름 4~10cm, 버섯 대 3~6cm×1cm

생태와 특징
봄과 가을 2회에 걸쳐 참나무류, 밤나무, 서어나무 등 활엽수의 마른 나무에 발생한다. 갓 표면은 다갈색이고 흑갈색의 가는 솜털처럼 생긴 비늘조각으로 덮여 있으며 때로는 터져서 흰 살이 보이기도 한다. 갓 가장자리는 어렸을 때 안쪽으로 감기고 흰색 또는 연한 갈색의 피막으로 덮여 있다.

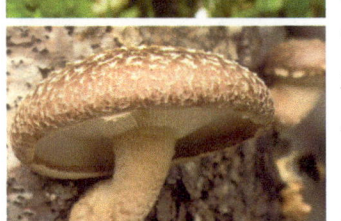

약용, 식용여부 식용버섯이다. 인공재배가 이루어지며 생표고 또는 건표고를 식품으로 이용한다.

풍선끈적버섯

Cortinarius purpurascens Fr.
담자균문 주름균아문 주름균강 주름버섯목 끈적버섯과 끈적버섯속

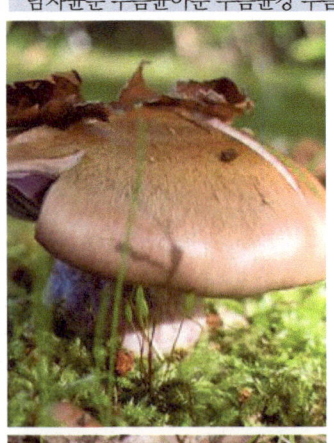

분포지역
한국 등 북반구 온대 이북

서식장소/ 자생지 숲속의 땅

크기 버섯갓 지름 3~13cm, 버섯대 굵기 8~13mm, 길이 3~10cm

생태와 특징
북한명은 풍선버섯이다. 여름부터 가을까지 숲 속의 땅에 무리를 지어 자란다. 버섯갓은 지름 3~13cm이며 처음에 둥근 산 모양이다가 나중에 편평해진다. 갓 표면은 축축할 때 점성이 있고 섬유처럼 보이며 가운데는 갈색이나 황토빛 갈색이지만 가장자리는 연한 색에서 자주색으로 변한다. 살은 연한 자주색이고 맛과 냄새는 없다.

약용, 식용여부 식용할 수 있다.

피젖버섯

Lactarius akabatus Tanaka
담자균류 주름버섯목 무당버섯과 젖버섯속의 버섯

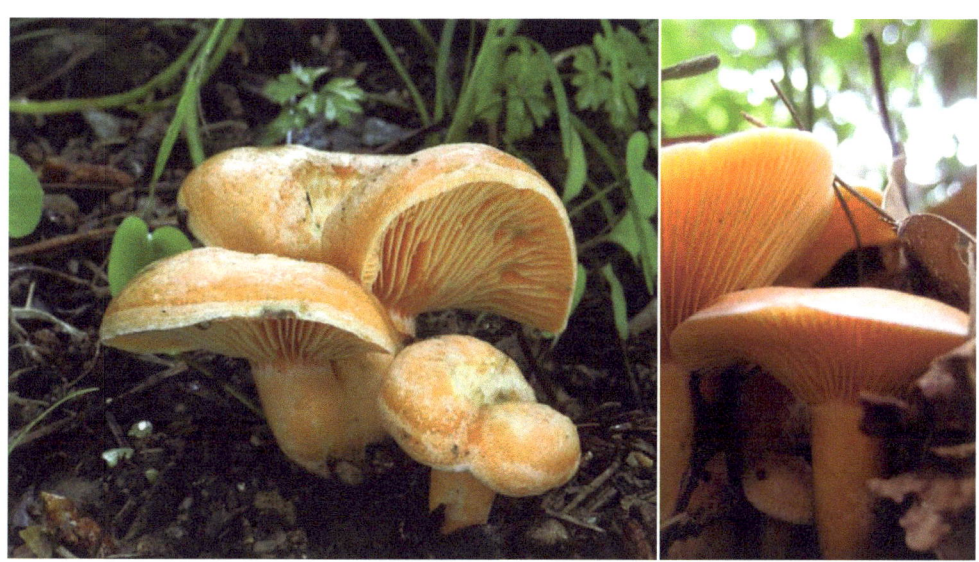

분포지역
한국, 일본, 대만, 북아메리카
서식장소/자생지
저지대의 소나무 숲의 땅에 군생
크기
지름 5~10cm, 자루의 높이 3~5cm, 굵기 1.5~2.5cm
생태와 특징
둥근산모양에서 편평형을 거쳐 접시 또는 약간 술잔모양으로 된다. 표면은 점성이 조금 있고 연한 오렌지황색, 연한 황적색이고 희미한 고리무늬가 있고 매끄럽다. 살은 오렌지황색이고 상처 시 연한 청녹색으로 변색한다. 젖은 미량 분비되고 오렌지홍색인데 공기에 닿으면 남녹색으로 변색한다. 주름살은 자루에 대하여 내린주름살로 폭이 좁고 밀생하며 균모와 같은 색이나 상처를 받으면 남녹색으로 되며 2분지된다.

약용, 식용여부
식용버섯이다.

하늘색깔때기버섯

Clitocybe odora (Bull.) P. Kumm.
담자균문 주름균아문 주름균강 주름버섯목 송이버섯과 깔때기버섯속

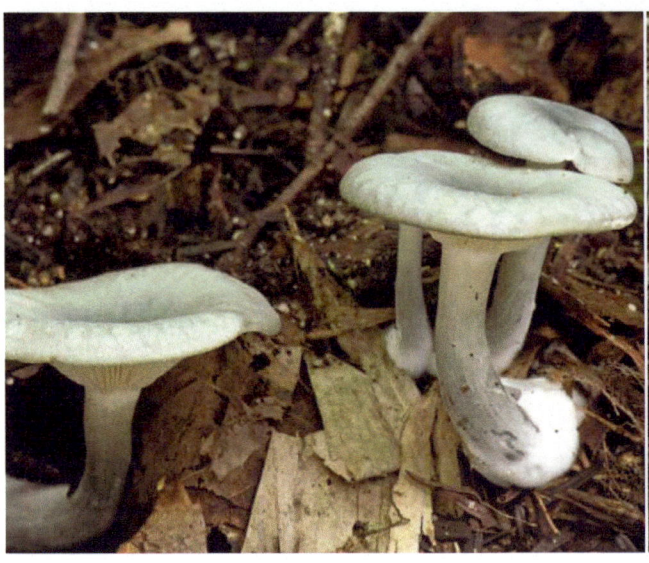
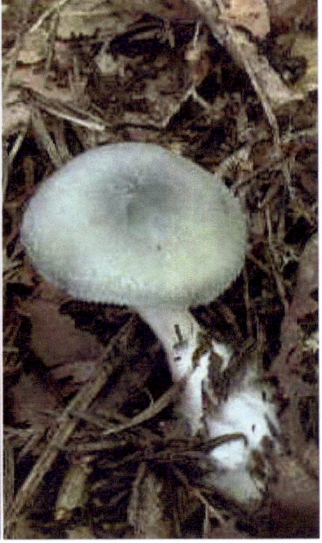

분포지역
한국 등 북반구 온대 이북

서식장소 / 자생지
활엽수림 속의 땅

크기
버섯 갓 지름 3~8cm, 버섯 대 굵기 4~6mm, 길이 3~8cm

생태와 특징
늦여름부터 가을까지 활엽수림 속의 땅에 무리를 지어 자라거나 한 개씩 자란다. 버섯 갓은 지름 3~8cm이고 처음에 둥근 산 모양이다가 가운데가 봉긋하면서 편평해지며 나중에는 가운데가 파인다. 갓 표면은 밋밋하며 회색빛을 띤 녹색 또는 회청록색이다. 살은 흰색이고 표피 아래는 연한 녹색이며 독특한 냄새가 난다. 주름살은 바른주름살 또는 내린주름살이고 처음에 흰색이다가 나중에 연한 노란색 또는 연한 녹색으로 변한다. 버섯 대는 굵기 4~6mm, 길이 3~8cm이고 밑부분이 휘어 있으며 흰색 솜털이 덮고 있다.

약용, 식용여부
식용할 수 있다.

혈색무당버섯

Russula sanguinea Fr.
담자균문 주름균아문 주름균강 무당버섯목 무당버섯과 무당버섯속

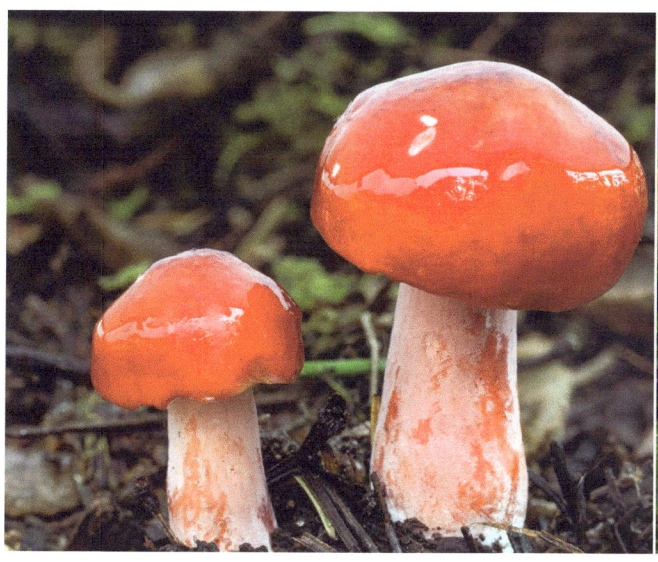
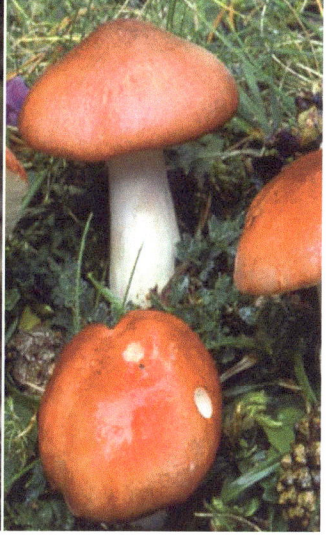

분포지역
한국, 일본, 유럽, 북아메리카, 오스트레일리아

서식장소 / 자생지
소나무숲 속의 모래땅

크기
버섯 갓 지름 4~10cm, 버섯 대 길이 8~13cm

생태와 특징
가을철 소나무숲 속의 모래땅에 무리를 지어 자란다. 버섯 갓은 지름 4~10cm이고 처음에 호빵 모양이다가 나중에 깔때기 모양으로 변한다. 갓 표면은 핏빛이고 가장자리는 편평하면서 매끈하며 표피는 잘 벗겨지지 않는다. 주름살은 폭이 좁고 촘촘하며 처음에 흰색이다가 나중에 크림색으로 변한다. 살은 조직이 촘촘하고 흰색이며 맛이 맵다. 버섯 대는 길이 8~13cm이고 처음에 흰색이다가 나중에 흰색빛을 띤 붉은색으로 변한다.

약용, 식용여부
식용버섯이다.
식용과 약용할 수 있다.

혓바늘목이버섯

Pseudohydnum gelatinosum (Scop.) Karst.
담자균문 주름균아문 주름균강 목이목 목이과 혓바늘목이속

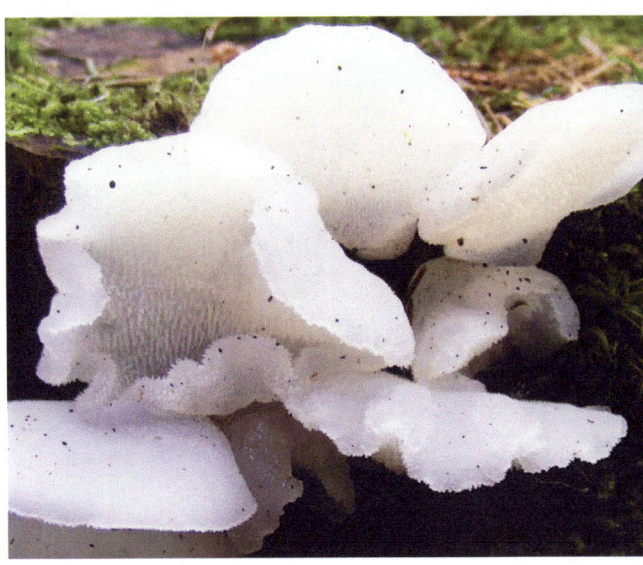
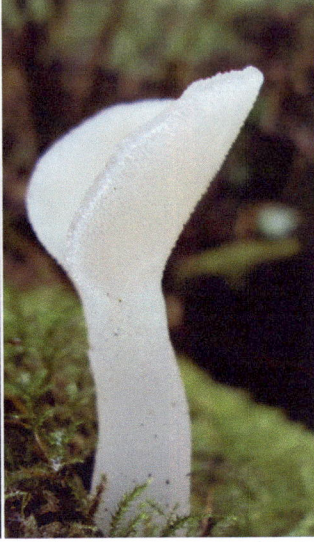

분포지역
한국, 일본, 북아메리카 등지에 분포

서식장소/ 자생지
침엽수림 내 썩은 나무, 그루터기 등

크기
갓의 형태 지름 2.5~7㎝, 높이 2.5~5㎝

생태와 특징
봄부터 가을에 걸쳐 침엽수림 내 썩은 나무, 그루터기 등에 무리지어 나며 목재부후균이다. 갓의 형태 지름 2.5~7㎝, 높이 2.5~5㎝로 혀 모양에서 부채형이며 젤라틴질이다. 갓의 색은 윗면은 회갈색~담갈색이고 아랫면에는 장원추상의 돌기가 밀집되어 있으며, 그 전면에 자실층이 발달되었고, 대는 있으면 편심생이다. 대 편심생형이고 짧다. 표면의 미세한 털은 고양이 혀처럼 바늘모양으로 백색이다.

약용, 식용여부
식용버섯이다.

황갈색송이버섯

Tricholoma fulvum (DC.) Bigeard & H. Guill. T. flavoburnneum (Fr.) P. Kumm.
담자균문 주름균아문 주름균강 주름버섯목 송이버섯과 송이버섯속

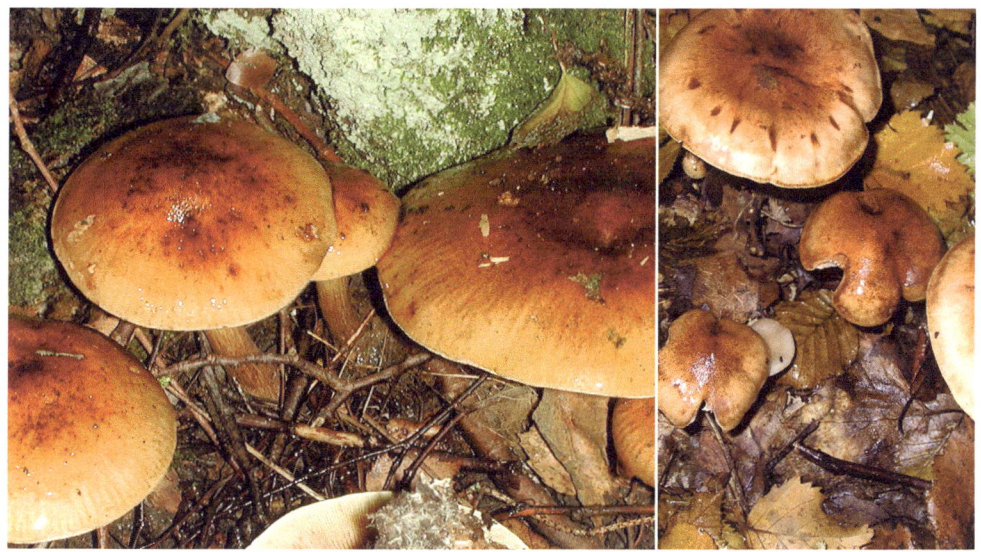

분포지역
한국, 일본, 유럽, 북미

서식장소/ 자생지
활엽수림, 특히 자작나무, 가문비나무 밑의 땅 위

크기
갓은 크기 5~10cm, 자루는 길이 5~10cm, 굵기 1~2cm

생태와 특징
가을에 활엽수림, 특히 자작나무, 가문비나무 밑의 땅 위에 단생~군생한다. 갓은 크기 5~10cm로 반구형에서 볼록 편평 형이 된다. 갓 표면은 적갈색~황갈색, 중앙부는 짙은색이고, 습할 때는 점성이 있다. 살은 백색~담황색이 되고, 약간 쓴맛이 있다. 주름살은 홈파진주름살로 약간 촘촘하고, 처음에는 담황색이나 후에 갈색 얼룩이 생긴다. 자루는 길이 5~10cm, 굵기 1~2cm로 자루 표면은 담황색, 아래는 적갈색의 세로 섬유가 있다. 기부는 약간 굵다.

약용, 식용여부
식용버섯이다.
식용할 수 있지만, 생식하면 중독된다.

황금흰목이버섯

Tremella mesenterica Retz. Tremella lutescens Pers.
담자균문 주름균아문 흰목이강 흰목이목 흰목이과 흰목이속

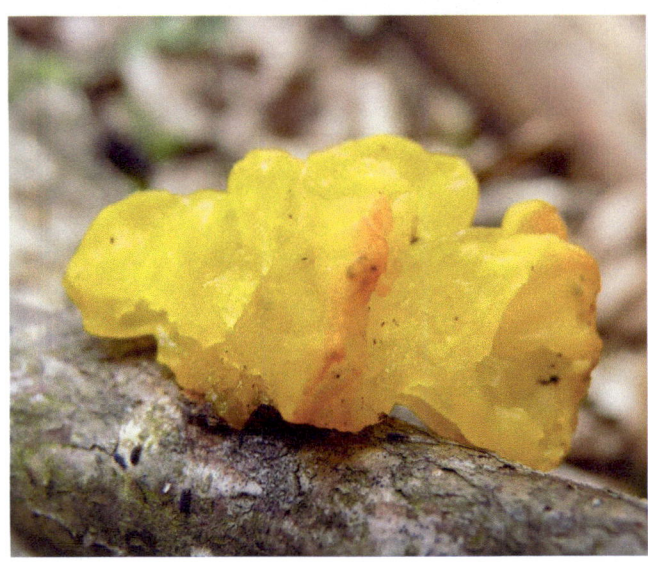
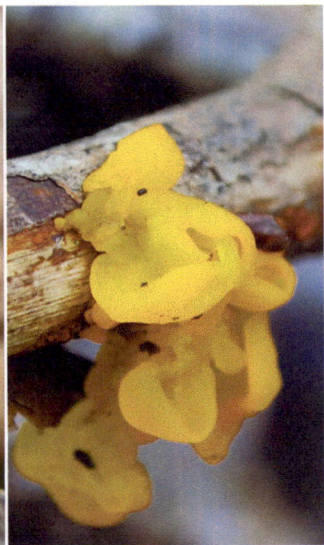

분포지역
한국, 일본 등 전세계

서식장소 / 자생지
활엽수의 썩은 나무

크기
자실체 지름 6cm, 높이 3~4mm

생태와 특징
활엽수의 썩은 나무에 자란다. 자실체는 지름 6cm, 높이 3~4mm이지만 축축하면 그 이상으로 자라기도 하는데, 주머니처럼 생겼고 부풀어서 서로 달라붙어 있으며 주름이 물결처럼 잡혀 있다. 자실체 표면은 황백색, 노란색, 오렌지색이고 점성이 있으며 표면 전체에 자실층이 있다. 자실체 표면이 건조하면 수축되어 연골질로 변한다. 담자에 있는 홀씨는 9~14×7.5~10.5㎛의 달걀 모양이다.

약용, 식용여부
식용버섯이다.
식용가능 하지만 맛이 없다.

흰목이버섯

Tremella fuciformis Berk.
담자균문 주름균아문 흰목이강 흰목이목 흰목이과 흰목이속

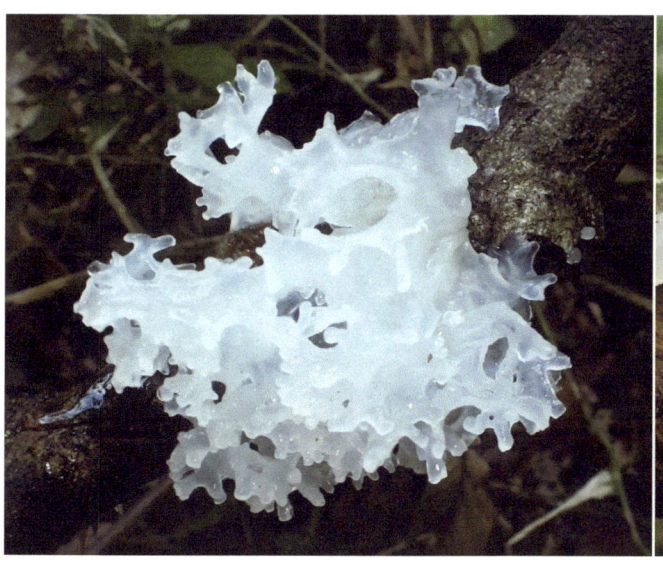
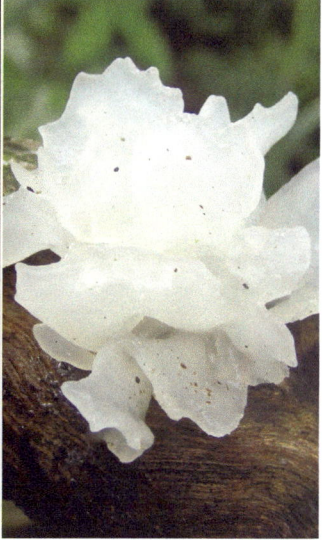

분포지역
한국, 일본, 중국 및 열대지방

서식장소 / 자생지
각종 활엽수의 고목 또는 나뭇가지

크기
자실체 크기 3~8×2~5cm

생태와 특징
여름과 가을에 각종 활엽수의 죽은 나무 또는 나뭇가지에서 자란다. 자실체는 크기가 3~8×2~5cm이지만 건조해지면 작아지면서 단단해진다. 전체가 순백색의 반투명한 젤리 모양이며 기부에서 겹꽃 모양 또는 닭 볏 모양을 하고 있다. 자실층은 투명한 우무질의 두꺼운 층 속에 파묻혀 있다. 홀씨는 무색의 달걀 모양이나 타원 모양이며 우무질층 밖으로 형성되어 성숙하면 흩어져 날린다.

약용, 식용여부
식용할 수 있다.

흰비늘버섯

Pholiota lenta (Pers.) Sing.
담자균문 주름균아문 주름균강 주름버섯목 독청버섯과 비늘버섯속

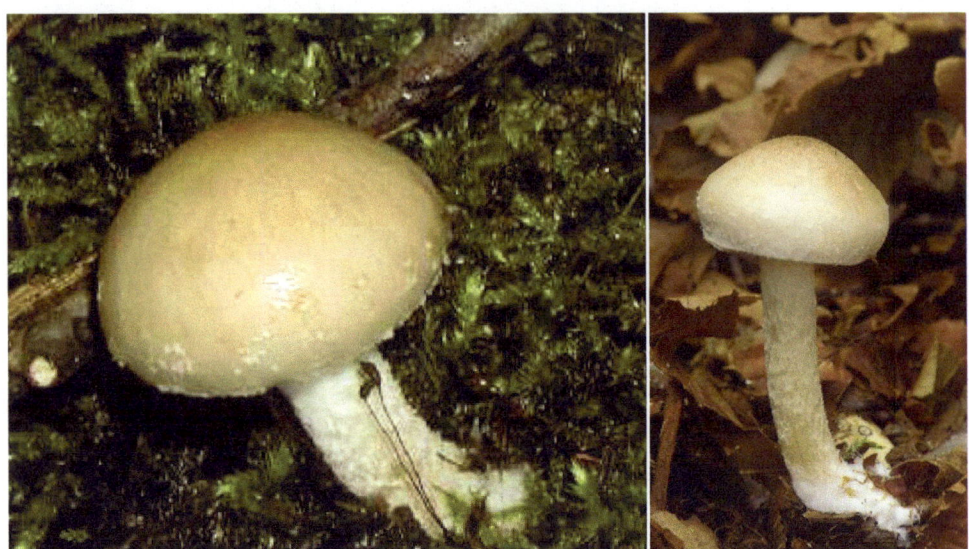

분포지역
한국 등 아시아 지역

서식장소/ 자생지
침엽수림, 활엽수림 내의 땅 위

크기
갓 크기 3~9cm, 자루 길이 3~9cm, 굵기 0.4~1.2cm

생태와 특징
봄~가을에 침엽수림, 활엽수림 내의 땅 위에 단생~군생한다. 갓은 크기 3~9cm로 둥근산형에서 편평형이 된다. 갓 표면은 어릴 때는 백색~백갈색이며 가장자리에 백색의 인편이 있으나 후에 탈락하게 되고, 중앙은 갈색이나 마르면 담백갈색이다. 습할 때는 점성이 있다.

살(조직)은 백색이다. 주름살은 바른~끝붙은주름살로 주름살 간격이 촘촘하고, 백색~갈색이 된다. 가장자리에는 거미줄 모양의 턱받이 잔존물이 붙어 있다. 자루는 길이 3~9cm, 굵기 0.4~1.2cm로 원통형이며 약간 굽어 있다. 자루 표면은 윗쪽은 백색에서 아래쪽으로 갈색을 띠고, 아래는 질기며 목질에 가깝다.

약용, 식용여부
식용버섯이다.

흰주름버섯

Agaricus arvensis Schaeff.
담자균문 주름균아문 주름균강 주름버섯목 주름버섯과 주름버섯속

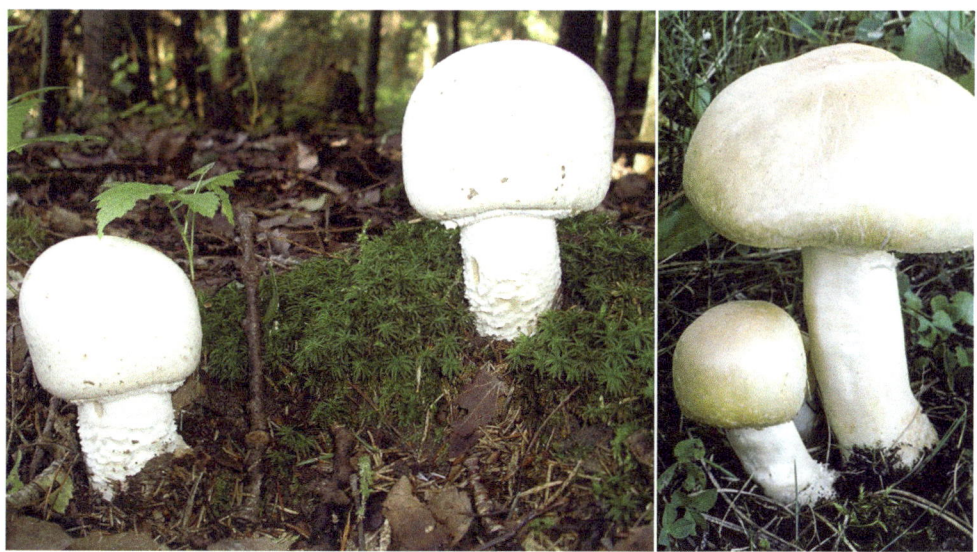

분포지역
한국, 영국, 북아메리카

서식장소 / 자생지
숲 속, 대나무밭 등의 땅

크기
버섯 갓 지름 8~20cm, 버섯 대 굵기 1~3cm, 길이 5~20cm

생태와 특징
북한명은 큰들버섯이다. 여름부터 가을까지 숲 속, 대나무밭 등의 땅에서 무리를 지어 자라거나 한 개씩 자란다. 버섯 갓은 지름 8~20cm이고 처음에 둥근 산 모양이다가 나중에 편평해진다. 갓 표면은 크림빛을 띤 흰색이나 연한 누런 흰색이고 밋밋하며 가장자리에는 턱받이가 갈라진 조각이 붙어 있다. 살은 처음에 흰색이지만 나중에 노란색으로 변한다. 주름살은 떨어진주름살이고 촘촘하며 흰색이다가 잿빛 홍색으로 변하고 나중에 검은 갈색으로 변한다. 버섯 대는 굵기 1~3cm, 길이 5~20cm이고 뿌리부근이 불룩하며 속은 비어 있다.

약용, 식용여부
식용할 수 있다.

헤진풍선끈적버섯

Cortinarius pholideus (Fr. Fr.) Fr.
담자균문 주름버섯목 끈적버섯속 끈적버섯과 끈적버섯속의 버섯

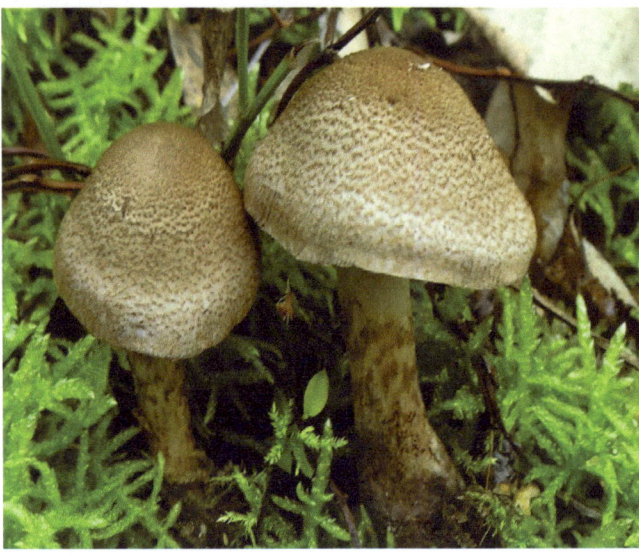
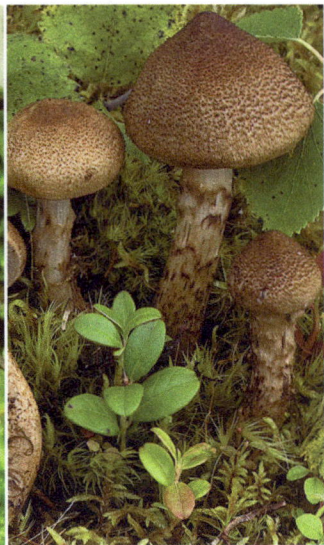

분포지역
한국

서식장소/자생지
활엽수림내 지상에 발생

크기
지름 5~15cm

생태와 특징
갓은 평반구형에서 중앙이 높은 편평형. 표면은 농갈색으로 다수의 작은 손거스러미 인편이 덮여 있다. 주름은 처음에 대자색으로 계피색으로 빽빽하다. 대는 갓과 동색이나 상부는 대자색, 거미집막 아래는 흑갈색의 손거스러미으로 덮여 있다. 조직은 회백색~담회갈색이다. 포자의 크기는 6.5-8×5-6 mm이다.

약용, 식용여부
식용버섯이다.

식용버섯으로 맛은 입감촉이 나쁘지는 않고 다소 냄세가 나는 것도 있어 참기름과 올리브유로 볶거나, 조림이 좋다.

호박젖버섯(붉은젖버섯)

Lactarius laeticolorus (Imai) Imaz.
담자균문 무당버섯목 무당버섯과 젖버섯속의 버섯

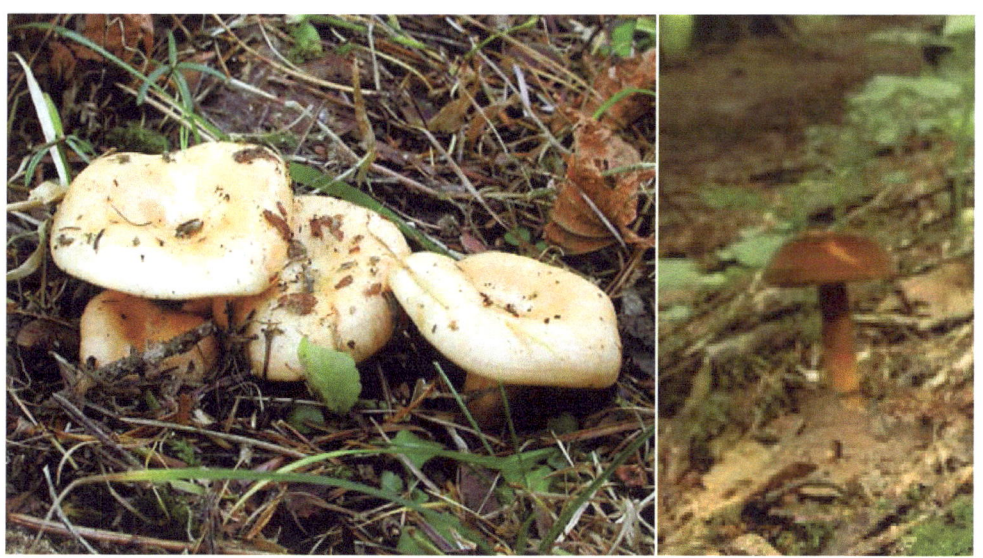

분포지역
한국, 중국, 일본, 시베리아

서식장소/자생지
전나무숲의 땅

크기
지름 5~15cm, 높이 3~10cm, 굵기 5~17 mm

생태와 특징
균모의 지름은 5~15 cm로 둥근산모양에서 편평하게 펴지며 깔때기형으로 된다. 표면은 습기가 있을 때 점성이 있다. 색은 연한 오렌지황색이나 약간 진한색의 선명하지 않은 동심원의 무늬가 있다. 살은 유백색에서 오렌지색이다. 젖은 당근색이고 다량 분비되며 변색하지 않는다. 주름살은 자루에 대하여 바른주름살 또는 내린주름살로 균모보다 색이 진하고 밀생하며 폭이 좁다. 자루의 길이는 3~10cm, 굵기는 5~17mm로 균모와 같은 색으로 간혹 점상의 얕은 요철 홈선이 생기기도 한다.

약용, 식용여부
식용버섯이다.

식용 버섯으로 맛이 좋은 편이다.
볶음, 맑은 장국 등의 요리에 어울린다.

화병벚꽃버섯

Hygrocybe acutoconica (Schw.) Murr.
담자균문 담자균아문 진정담자균강 주름버섯목 벚꽃버섯과 벚꽃버섯속

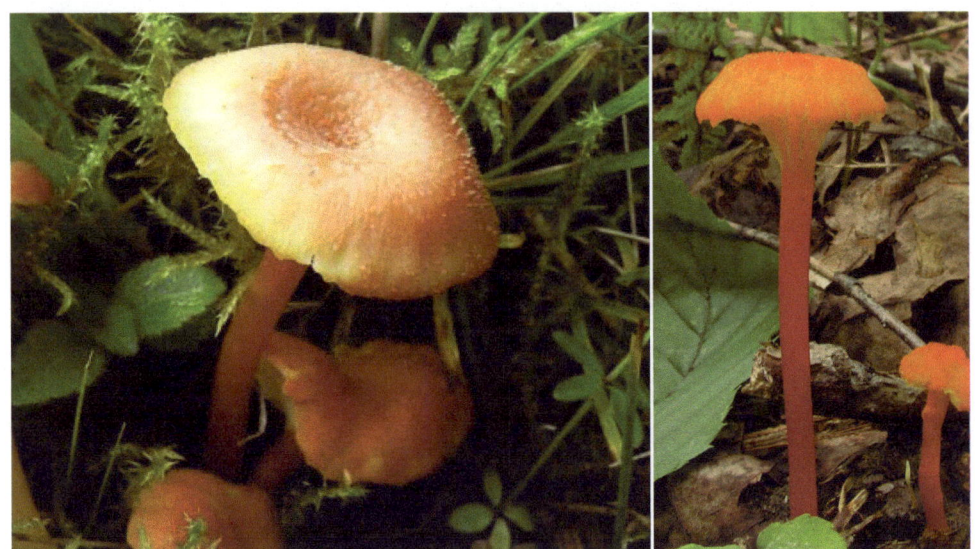

분포지역
한국 등 북반구 일대

서식장소 / 자생지
소나무 숲의 땅

크기
갓 지름 1~3.5cm, 버섯 대 길이 4~9cm, 굵기 1.5~4mm

생태와 특징
북한명은 붉은꽃갓버섯이다. 여름부터 가을까지 소나무 숲의 땅에 무리를 지어 자라거나 한 개씩 자란다. 버섯 갓은 지름 1~3.5cm로 둥근 산 모양이지만 가끔 가운데가 파인 것도 있다. 갓 표면은 점성이 없으며 붉은빛을 띠고 작은 비늘 조각으로 덮여 있지만 검은색으로 변하지 않는다. 주름살은 내린주름살로 성기며 노란색 또는 붉은빛을 띤 누런색이다. 버섯 대는 길이 4~9cm, 굵기 1.5~4mm로 붉은빛을 띠며 아래쪽이 약간 더 굵다. 홀씨는 9~12.5×6~7.5㎛로 타원형이다.

약용, 식용여부
식용버섯이다.
식용할 수 있다.

황갈낭피버섯

Cystoderma cinnabarinum (Berk. et Bt.) Harmaja
담자균문 담자균아문 진정담자균강 주름버섯목 갓버섯과 낭피버섯속

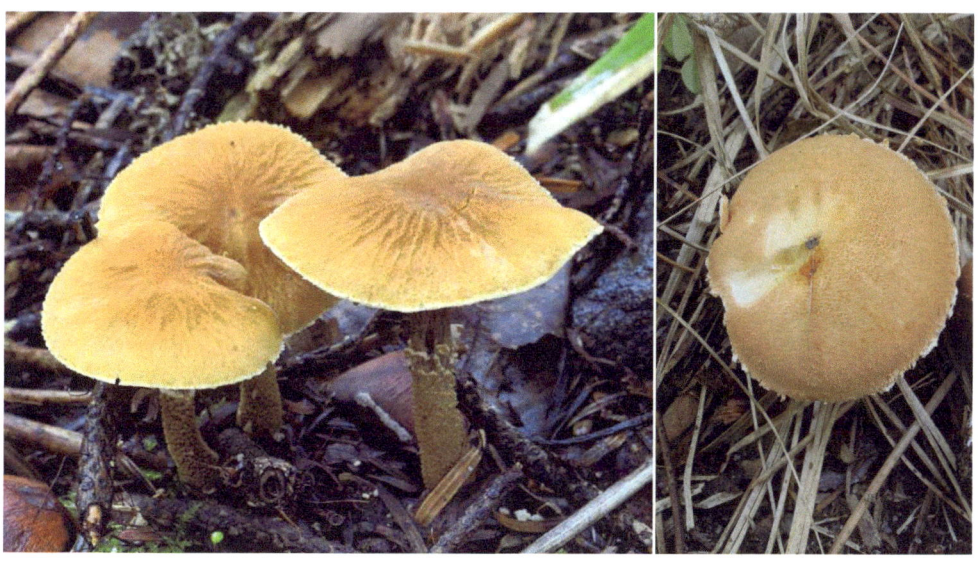

분포지역
한국 등 북반구 일대

서식장소/자생지
숲 속의 땅

크기
지름 2~6cm, 굵기 3~6mm, 높이 1.5~5cm

생태와 특징
가을철 숲 속의 땅에 무리를 지어 자란다. 버섯갓은 지름 2~6cm이고 처음에 둥근 산 모양이다가 나중에 편평해지지만, 가운데는 봉긋하다. 갓 표면은 주황색이고 작은 가루가 붉은빛을 많이 띤 갈색 또는 누런빛을 띤 갈색으로 빽빽이 덮고 있다. 살은 흰색이며 주름살은 바른주름살 또는 올린주름살이고 흐린 노랑색이나 흰색이다.

버섯대 표면은 연한 주황색이며 턱받이 아랫부분에는 붉은빛을 많이 띤 갈색의 알갱이가 많다. 홀씨는 3~5.5×2.2~3㎛의 타원 모양이다.

약용, 식용여부
식용한다.

황갈색그물버섯(분홍그물버섯)

Boletus bicolor Peck
담자균문 그물버섯목 그물버섯과 그물버섯속의 버섯

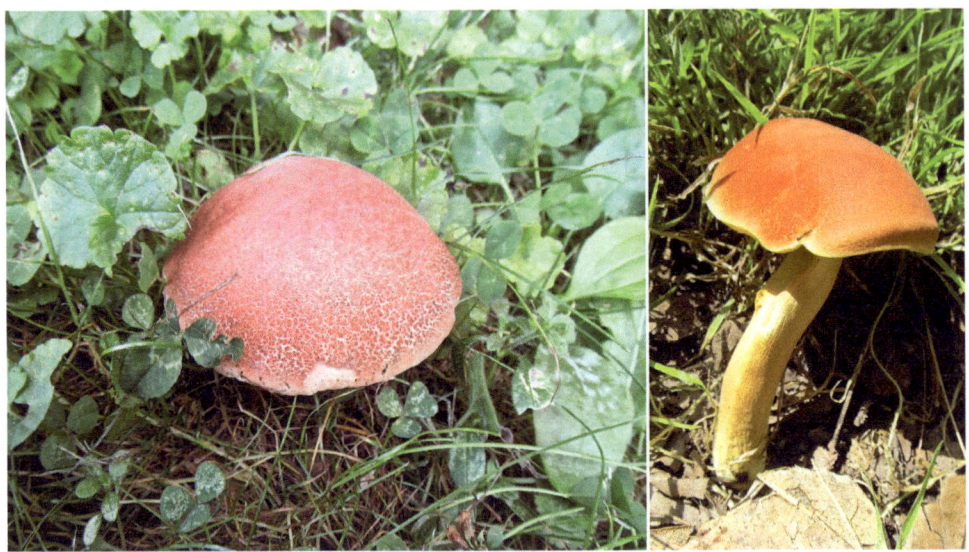

분포지역
한국

서식장소/자생지
주로 활엽수림 내의 땅 위에 홀로 나거나 무리를 이루어 나며, 침엽수림에서도 발생한다.

크기 지름 4~12cm, 높이 4~10cm

생태와 특징
갓은 크기 4~12cm정도로 어릴 때는 둥근 산 모양에서 점차 편평하게 된다. 갓 표면은 매끄럽거나 약간 벨벳모양이고, 분홍적색에서 점차 가늘게 갈라지며 약간 옅은 색으로 변해가고, 가장자리는 황색을 띠기도 한다. 살(조직)은 황색이고 상처가 나면 천천히 청색으로 변해간다. 자실층인 관공은 자루에 바르게 붙은 모양에서 약간 홈이 패어 붙은 모양으로 되고, 황색인데 부분적으로 붉은색을 띠게 되며, 구멍은 작고 다각형이며, 구멍의 밀도(간격)는 촘촘하고, 상처가 나면 청색으로 변한다.

약용, 식용여부
식용버섯이다.

회갈색눈물버섯

Psatbyrella spadiceogrisea (Schaeff.) Maire
담자균문 주름버섯목 눈물버섯과 눈물버섯속의 버섯

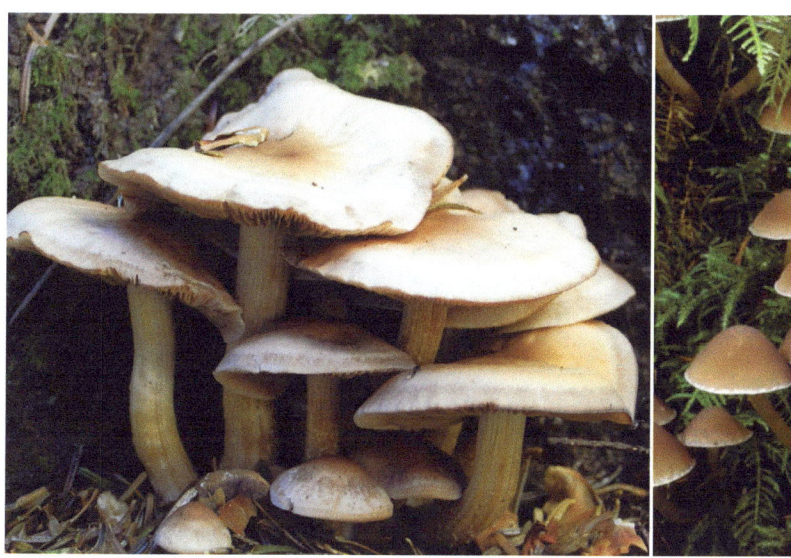

분포지역
한국 등 북반구 일대
서식장소/자생지
활엽수의 죽은 나무 근처
크기
지름 4.5~5.5cm, 버섯대 폭 0.4~0.6 cm, 높이 4.5~9.0cm
생태와 특징
봄이 되면 활엽수의 죽은 나무 근처에 무리를 지어 자란다. 버섯갓은 지름 4.5~5.5cm이고 처음에 종처럼 생겼다가 나중에 둥글게 변한다. 갓 표면은 방사상의 주름이 있으며 암갈색 또는 황갈색이지만 건조하면 색이 바래고 축축하면 가장자리에는 줄무늬가 나타난다. 주름살은 바른주름살이고 흰색에서 어두운 자갈색으로 변한다.

약용, 식용여부
식용버섯이다.
식용가능하며 맛은 온화하다.

황금꾀꼬리버섯

Cantharellus luteocomus Bigelow
담자균문 꾀꼬리버섯목 꾀꼬리버섯과 꾀꼬리버섯속의 버섯

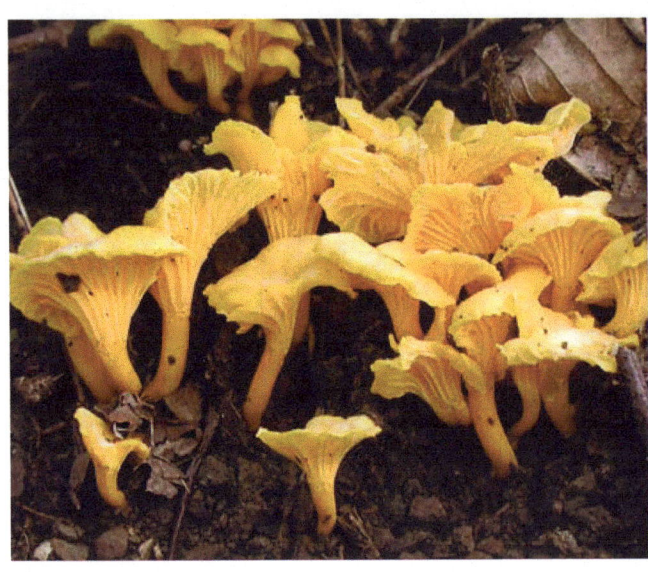
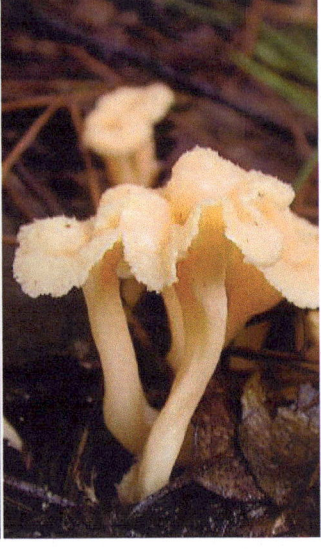

분포지역
한국, 유럽

서식장소/자생지
침엽수림내 지상

크기
지름 1~2.5cm, 길이 2~5cm, 굵기 0.2~0.4cm

생태와 특징
갓은 지름 1~2.5cm 로 오목한 평반구형에서 얕은 깔때기형이 된다. 갓표면은 백색~담황색 또는 담적등색을 띠며, 거칠고 종종 주름살이 있으며, 가장자리는 파형~ 톱니형이다. 아랫면에는 거의 평활하거나 얕은 주름이 있고 갓과 같은 색이다.

대는 2~5×0.2~~0.4cm로 원통형이며, 표면은 갓과 같은 색이고, 평활하다. 포자는 10~12×7.5~10.5㎛로 광타원형이고, 표면은 평활하며, 포자문은 백색이다.

약용, 식용여부
식용한다.

황토싸리버섯

Ramaria campestris (Yokoy. et Sag.)
담자균문 주름균아문 주름균강 나팔버섯목 나팔버섯과 싸리버섯속의 버섯

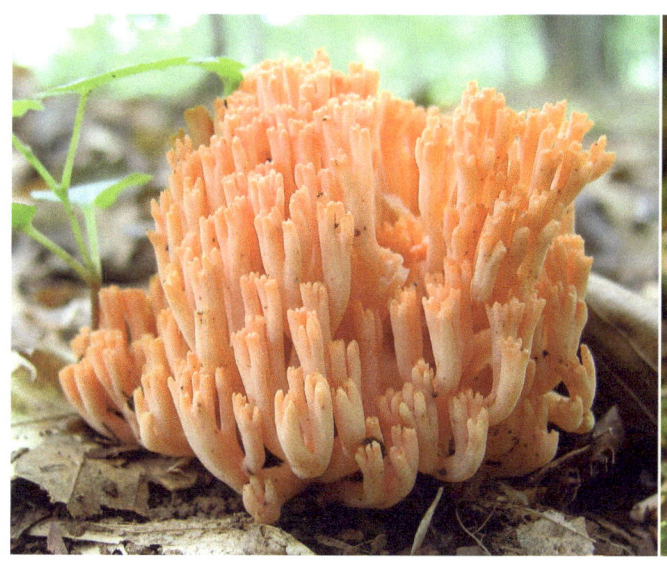
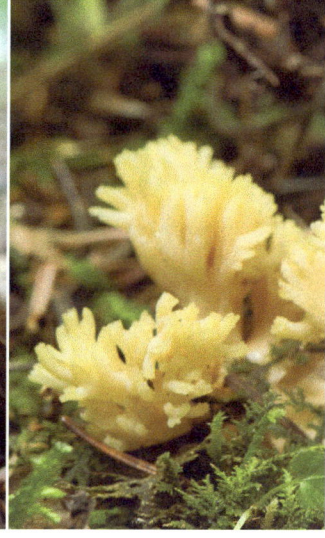

분포지역
한국, 중국, 일본

서식장소/자생지
조릿대 군락지나 삼나무 숲속의 땅에 나고 균륜을 형성

크기
자실체의 높이 3~7 cm, 굵기 3~4cm

생태와 특징
높이 15cm 정도로 덩어리모양이다. 가지는 처음에는 연한 황색–연한 황토색에서 황갈색–녹슨색으로 되며 땅속에 묻힌 밑동은 흰색이다. 하부의 가지에는 얕은 주름살이 있으며 상부의 가지는 2~4mm로 가늘다. 상처를 받으면 보라색으로 된다. 살은 흰색–회백색이며 견고하고 공기에 접촉하면 포도주색으로 변색한다.

약용, 식용여부
식용버섯이다.

식용한다. 단 싸리버섯은 중독(심한 설사 유발)되기 쉬우니 필히 하루이상 물로 우리거나 염장하여 먹는 게 좋다.

회색달걀버섯

Amanita bemibapba subsp. similis (Boed.) Corner & Bas
담자균류 주름버섯목 광대버섯과 광대버섯속의 버섯

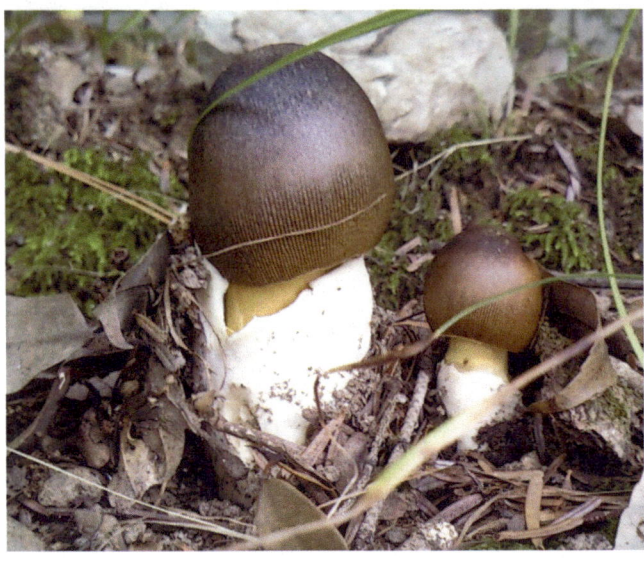
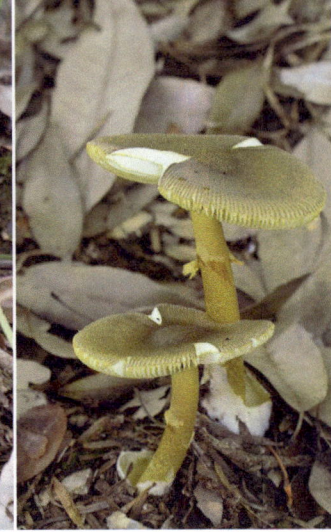

분포지역
한국

서식장소/자생지
숲속의땅에 군생

크기
자실체의 크기 7~9cm

생태와 특징
자실체의 형태는 둥근산모양에서 편평해진다. 자실체의 크기는 7~9cm이며, 자실체의 조직은 얇고, 표면은 암갈색~갈색의 올리브색이며 가장자리는 분홍색, 황색 또는 꿀색을 나타낸다. 자실층은 백황색이고 떨어진주름살로 밀생한다. 대의 위는 백색의 황색이고 아래는 황색이며 턱받이가 없다. 기부는 백색 또는 황색의 대주머니다.

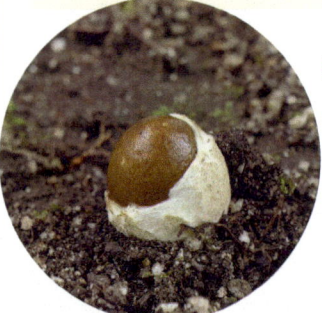

약용, 식용여부
식용버섯이다.
　날로 먹어도 맛이 좋다고 알려져 있으나, 보통 구워 먹거나, 튀김 등의 특수 요리에 주로 쓴다.

흑자색그물버섯

Boletus violaceofuscus Chiu
담자균문 주름균아문 주름균강 그물버섯목 그물버섯과 그물버섯속

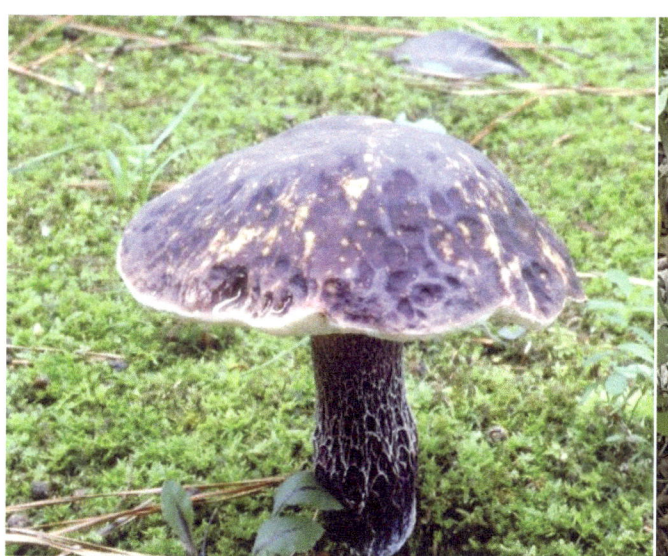
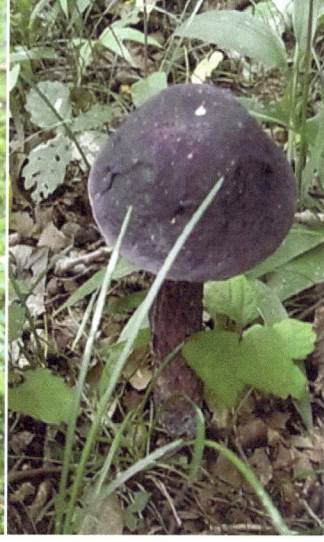

분포지역
한국, 일본, 중국

서식장소/자생지
활엽수림 속의 땅 위

크기
버섯 갓 지름 5~10cm, 버섯 대 굵기 1~1.5cm, 길이 7~9cm

생태와 특징
가지색그물버섯이라고도 한다. 여름에서 가을까지 활엽수림 속의 땅 위에 한 개씩 자란다. 버섯 갓은 지름 5~10cm이고 처음에 반구 모양이다가 둥근 산 모양으로 변하며 나중에 편평해진다. 갓 표면은 밋밋하며 축축할 때는 점성이 약간 생기고 암자색 또는 흑자색 바탕에 노란색, 올리브색, 갈색 등의 얼룩무늬가 보인다. 살은 흰색이고 두꺼우며 처음에 단단하다가 나중에는 물렁물렁해진다. 관은 길이 7~13mm이며 처음에 흰색이지만 노란색으로 변하고 나중에 황갈색이 된다. 버섯 대 표면은 암자색 바탕에 흰색의 그물무늬가 길게 나 있다.

약용, 식용여부
식용할 수 있다.

흰낙엽버섯

Marasmius prasiosmus (Fr.) Fr.
담자균류 주름버섯목 송이과의 버섯

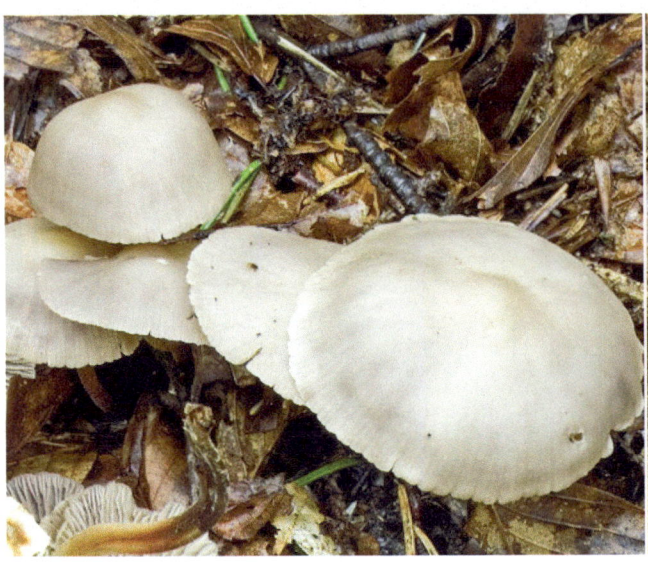
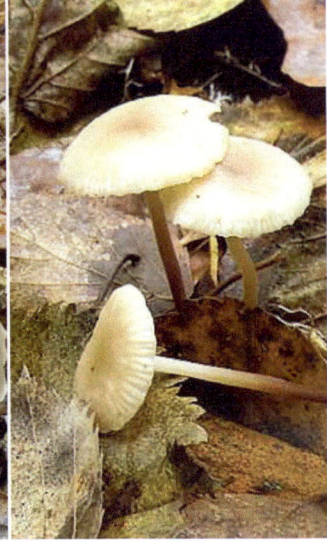

분포지역
북한, 일본, 유럽, 북아메리카

서식장소/자생지
활엽수림 속의 낙엽

크기
지름 2~4cm, 높이 5~8cm, 굵기 0.2~0.3 cm

생태와 특징
여름에서 가을까지 활엽수림 속의 낙엽에 무리를 지어 자란다. 갓 표면은 주름이 약간 있으며 물을 잘 빨아들이는 편인데 축축하면 연한 밤색 또는 누런 밤색이고 건조하면 흰색 또는 누런색이며 가운데가 색이 진하다. 갓 가장자리는 물결처럼 생겼다. 살은 흰색이며 얇다. 마늘 냄새가 심하게 난다. 주름살은 바른주름살이나 내린주름살이며 버섯갓과 색이 같은 것도 있고 연한 것도 있다.

약용, 식용여부
식용버섯이다.
마늘향이 있는 식용버섯이며, 독일에서는 가정에서 조미료 또는 향료로 이용한다.

흰돌기광대버섯

Amanita echinocephala (Vitt.) Quel.
담자균문 주름버섯목 광대버섯과 광대버섯속의 버섯

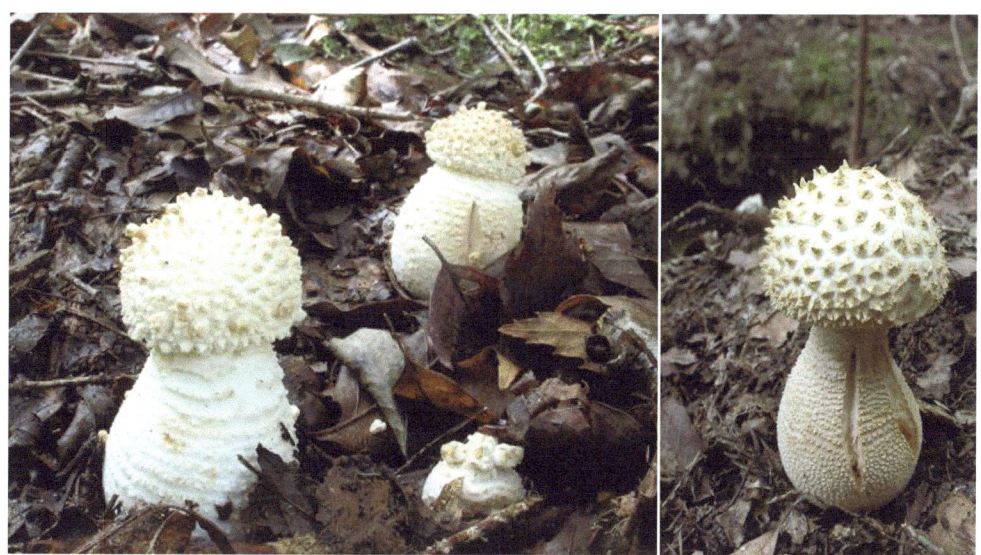

분포지역
한국, 중국, 일본
서식장소/자생지
졸참나무 등 활엽수림 땅에 단생
크기
지름 7~20cm, 굵기 2~3cm, 높이 10~15cm
생태와 특징
처음에는 반구형에서 둥근산모양을 거쳐서 평평하게 펴지며 중앙부가 약간 볼록하다. 표면은 유백색에서 연한 황갈색–연한 갈색으로 되고 다수의 끝이 추모양의 뾰족한 사마귀(외피막의 파편, 높이는 2~3mm)가 덮여 있다. 주름살은 자루에 대하여 떨어진주름살로 흰색–크림색이고 폭이 넓으며 밀생한다. 가장자리는 분상이다. 표면에는 나란히 많은 작은 사마귀점들이 부착되어 있다. 자루의 속은 차 있다. 턱받이는 두꺼운 막질이고 자루의 위쪽에 늘어져 있으며 크림색이고 윗면에는 줄무늬선이 있다.

약용, 식용여부
식용한다.

흰둘레그물버섯

Gyroporus castaneus (Bull.) Quel.
담자균문 주름균아문 주름균강 그물버섯목 둘레그물버섯과 둘레그물버섯속

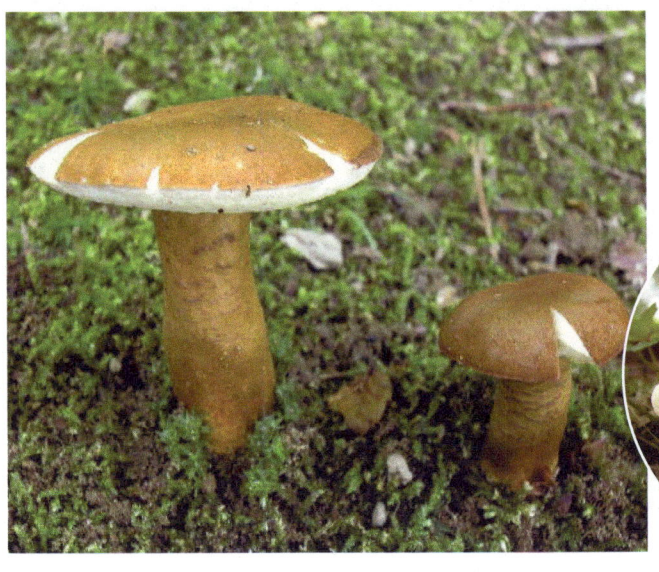
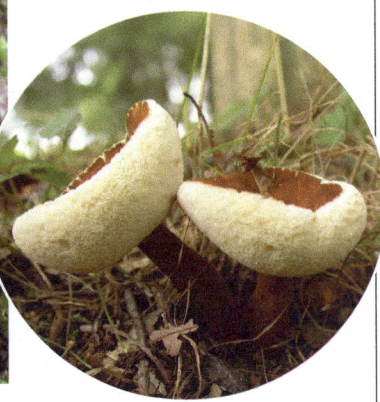

분포지역
한국 등 북반구 온대 이북

서식장소 / 자생지
소나무 등 침엽수림의 땅

크기
버섯 갓 지름 4~7㎝, 버섯 대 굵기 7~12㎜, 길이 5~8㎝

생태와 특징
북한명은 밤색그물버섯이다. 여름부터 가을까지 활엽수림의 땅에 무리를 지어 자라거나 한 개씩 자란다. 버섯 갓은 지름 3~7㎝로 처음에 둥근 산 모양이다가 나중에 편평해지고 가운데가 오목해진다. 갓 표면은 벨벳 모양이며 밤색 또는 육계색이다. 살은 단단하고 흰색이다. 관공은 처음에 흰색이다가 나중에 연한 노란색으로 변하고 구멍의 지름은 0.3~0.5㎜이다. 버섯 대는 굵기 1~2.5㎝, 길이 4~7㎝로 버섯 갓과 색이 비슷하다. 홀씨는 8~10.5×5~6.5㎛로 타원 모양이고 홀씨 무늬는 레몬색이다.

약용, 식용여부
식용할 수 있다.
혈당저하 작용이 있다.

흰보라끈적버섯

Cortinarius alboviolaceus (Pers.) Fr.
담자균문 주름균아문 주름균강 주름버섯목 끈적버섯과 끈적버섯속

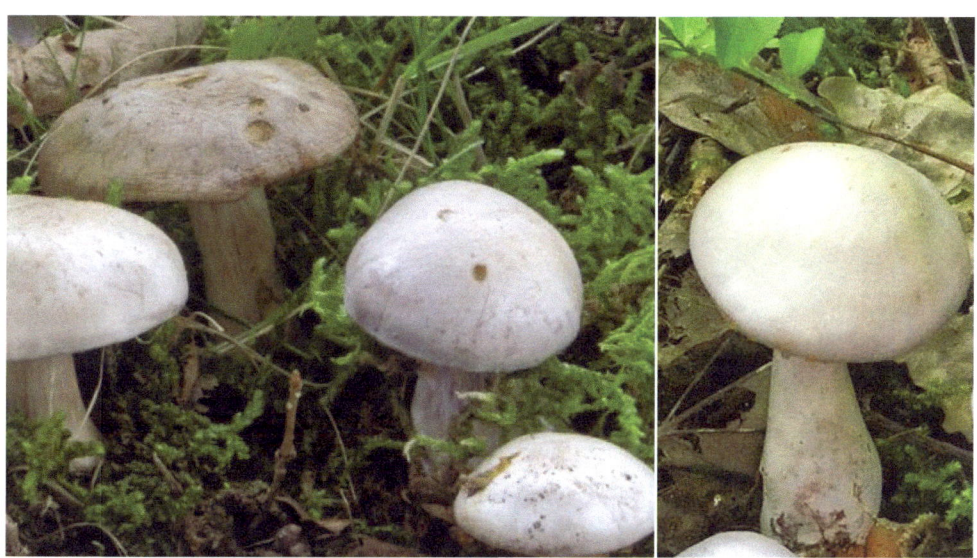

분포지역
한국 등 북반구 온대 이북 지역

서식장소/자생지
참나무와 소나무가 섞인 혼합림

크기
버섯 갓 지름 3.6~6cm

생태와 특징
여름에 참나무와 소나무가 섞인 혼합림에 흩어져 있다. 버섯 갓은 지름 3.6~6cm이고 처음에 반구 모양이다가 나중에 편평하게 펴지며 가운데가 봉긋한 것도 있다. 갓 표면은 처음에 은빛의 엷은 자주색이나 푸른빛 자주색이지만 다 자란 다음에 엷은 황토빛 갈색이 나타나며 끈적거림은 없다. 주름살은 거의 바른주름살이고 폭이 좁으며 처음에 자주색이지만 나중에 누런빛을 띤 갈색으로 변한다. 버섯 대는 아랫부분이 더 굵고 뿌리 부근은 둥근뿌리 모양이다. 버섯 대 표면은 버섯 갓 색과 비슷하고 윗부분에 흰색의 거미줄처럼 생긴 막이 있다가 사라진다. 살은 육질로서 거의 흰색이다.

약용, 식용여부
식용할 수 있다.

황갈색송이버섯

Tricholoma fulvum (DC.) Bigeard & H. Guill.
담자균문 주름균아문 주름균강 주름버섯목 송이버섯과 송이버섯속

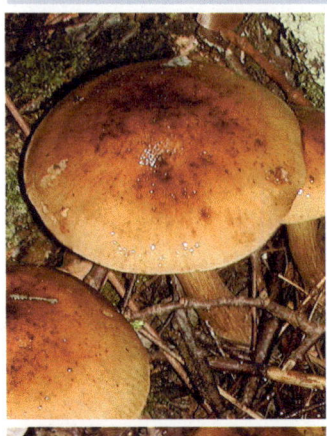

분포지역 한국, 일본, 유럽, 북미
서식장소/ 자생지 활엽수림, 특히 자작나무, 가문비나무 밑의 땅 위
크기 갓은 크기 5~10cm, 자루는 길이 5~10cm, 굵기 1~2cm

생태와 특징
가을에 활엽수림, 특히 자작나무, 가문비나무 밑의 땅 위에 단생~군생한다. 갓은 크기 5~10cm로 반구형에서 볼록 편평 형이 된다. 갓 표면은 적갈색~황갈색, 중앙부는 짙은색이고, 습할 때는 점성이 있다. 살은 백색~담황색이 되고, 약간 쓴맛이 있다. 주름살은 홈파진주름살로 약간 촘촘하다.

약용, 식용여부
식용할 수 있지만, 생식하면 중독된다.

회색깔때기버섯

Clitocybe nebularis (Batsch) Kummer
담자균문 주름균아문 주름균강 주름버섯목 송이버섯과 깔때기버섯속

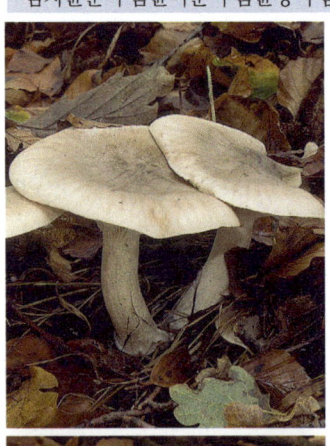

분포지역
한국, 일본, 중국, 유럽 북반구 일대
서식장소/ 자생지 활엽수림. 혼합림 내 땅위
크기 갓 크기 6~15cm, 자루길이 6~8 x 0.8~2.2cm

생태와 특징
가을에 활엽수림, 혼합림 내 땅위에 군생한다. 갓의 크기는 6~15cm 정도이고, 자루길이 6~8 x 0.8~2.2cm이다. 처음에는 반구형에서 평반구형으로 된다. 갓 끝은 안쪽으로 말려있고 표면의 중앙이 약간 짙은 색이다. 주름살은 내린 형으로 빽빽하다. 자루는 백색-담황색이고 하부는 굵다.

약용, 식용여부
식용버섯이지만 완전히 익혀 먹지 않으면 중독되고, 체질에 따라 구토, 설사 등을 일으킨다.

흰분말낭피버섯

Cystoderma carcharias (Pers.) Fayod
담자균문 주름균아문 주름균강 주름버섯목 주름버섯과 낭피버섯속

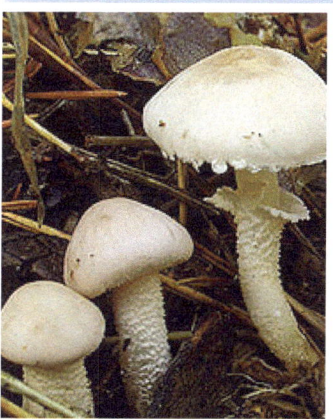

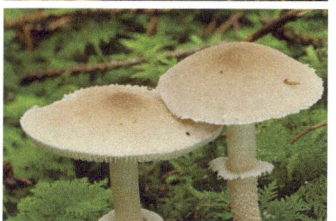

분포지역
한국, 유럽
서식장소/자생지 침엽수림 속의 땅
크기 지름 2~6cm, 버섯대 높이 6~9cm
생태와 특징
여름과 가을에 침엽수림 속의 땅에서 한 개씩 자란다. 버섯갓은 지름 2~6cm이며 우산처럼 생겼고 가장자리가 톱니 모양을 하고 있다. 갓 표면은 분홍빛 베이지색이지만 나중에 살구색이 된다. 주름살은 끝붙은주름살이며 흰색이다. 버섯대는 길이 6~9cm이고 윗부분에 살구색 턱받이가 튀어나와 있다.

약용, 식용여부
식용한다.

흰비단털버섯(노란주머니버섯)

Volvariella bombycina (Schaeff.: Fr.) Sing.
담자균문 주름균아문 주름균강 주름버섯목 난버섯과 비단털버섯속

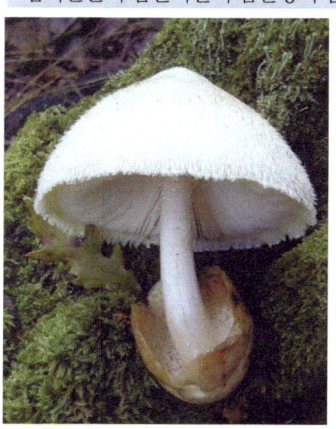

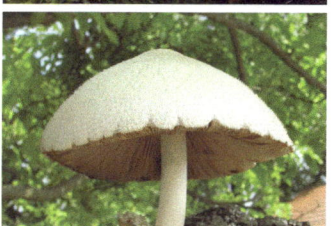

분포지역
전세계
서식장소/자생지
여름과 가을에 활엽수의 고목이나 톱밥 등의 썩은 곳
크기 갓 지름 7~21cm
생태와 특징
여름과 가을에 활엽수의 고목이나 톱밥 등의 썩은 곳에 발생한다. 갓은 지름 7~21cm이고 처음에는 종 모양이나 점차 편평하게 펴지며 중앙부는 돌출한다. 갓의 표면은 백색이며 극히 미세한 비단실과 같은 털로 덮여 있어 비로드 같은 촉감을 주고 살은 연하다. 주름은 처음에는 백색이지만 홍색으로 변하고 자루 끝에 붙어 있다.

약용, 식용여부 식용할 수 있다.

흰색처녀버섯(흰꽃갓버섯)

Camarophyllus virgineus (Wulf. Fr.) Kummer
담자균아문 진정담자균강 주름살버섯목 꽃갓버섯과의 버섯

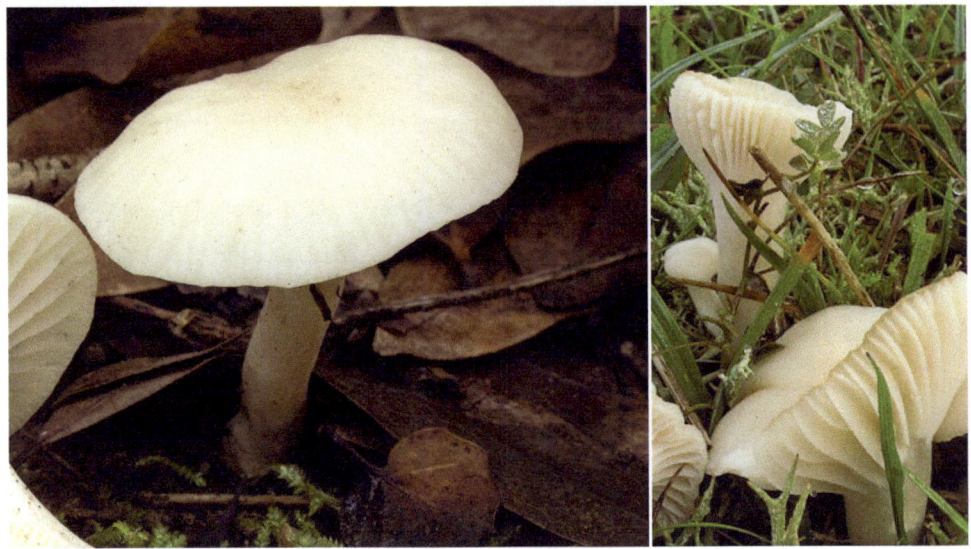

분포지역
한국

서식장소/자생지
숲 속이나 초원에 군생

크기
지름 3~6cm 굵기 3~7mm, 높이 3~4cm

생태와 특징
버섯갓은 처음에 만두모양이고 보통 가운데가 좀 두드러지며 후에 거의 편평하게 되고 나중에는 약간 오무라들며 직경은 3~6cm이다. 겉면은 흰색이고 처음에는 물기가 있으나 후에 마르면서 구렬이 생기며 나중에는 약간 섬유모양으로 되면서 가운데가 노란색을 띤다. 변두리는 처음에 안쪽으로 구불고 후에 거의 편평하게 되면서 얇아진다. 살은 희고 만문하며 냄새는 거의 없거나 약간 좋은 편이다.

버섯주름은 버섯대에 내린주름으로 붙으며 성글고 두텁고 흰색이며 중간맥이 있다. 겉면은 흰색이며 매끈하고 털이 없으며 혹은 가루를 뿌린 모양이고 속은 처음에는 차 있으나 후 해면모양으로 된다.

약용, 식용여부
식용한다.

흰조각광대버섯

Amanita esculenta Hongo & Matsuda
담자균문 주름균아문 주름균강 주름버섯목 광대버섯과 광대버섯속

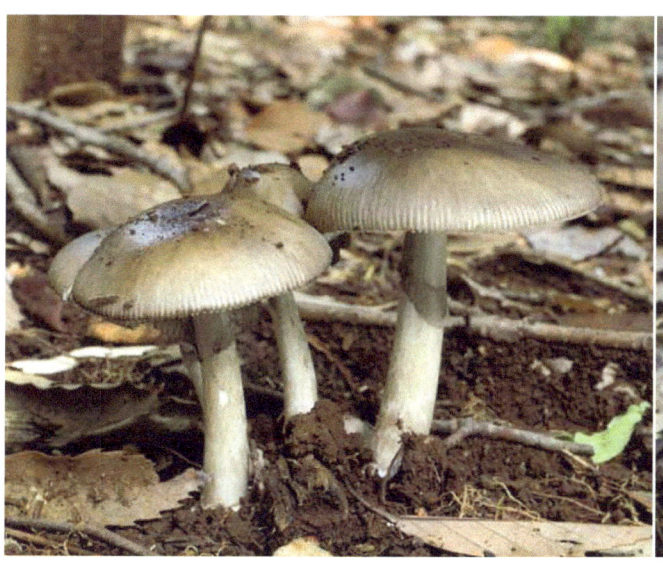
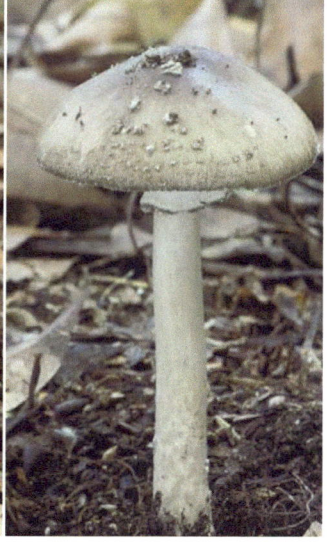

분포지역
한국, 일본

서식장소/자생지
소나무, 전나무등 침엽수림 또는 활엽수림에 단생

크기
지름 4~12cm, 높이 6~13cm, 굵기 0.5~ 1.6㎜

생태와 특징
원추형에서 차차 편평하여지고, 갓 표면은 밋밋하다. 갓 표면은 회갈색 또는 흑갈색이며 종종 백색의 큰 인편이 부착되어 있고, 가장자리에 방사선의 홈선이 있다. 조직은 백색이다. 주름살은 떨어진형이고 백색이며 다소 빽빽하다. 대 상부에는 회색 막질의 턱받이가 있고, 대주머니는 백색이고 대형이다.

약용, 식용여부
식용버섯이다.
달걀버섯 비슷한 맛이 좋은 식용버섯이다. 생식하면 중독되므로 주의가 필요하다. 유사 광대버섯에 독버섯이 많으므로 가급적 식용하지 않는 것이 바람직하다.

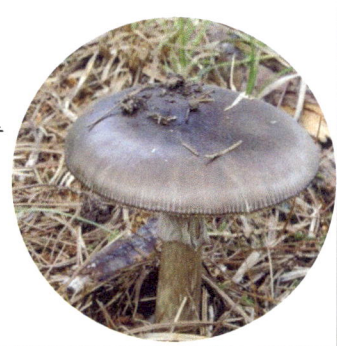

흰턱수염버섯

Hydnum repandum Fr. var. album Que′l
담자균문 담자균아문 진정담자균강 민주름버섯목 턱수염버섯과 턱수염버섯속

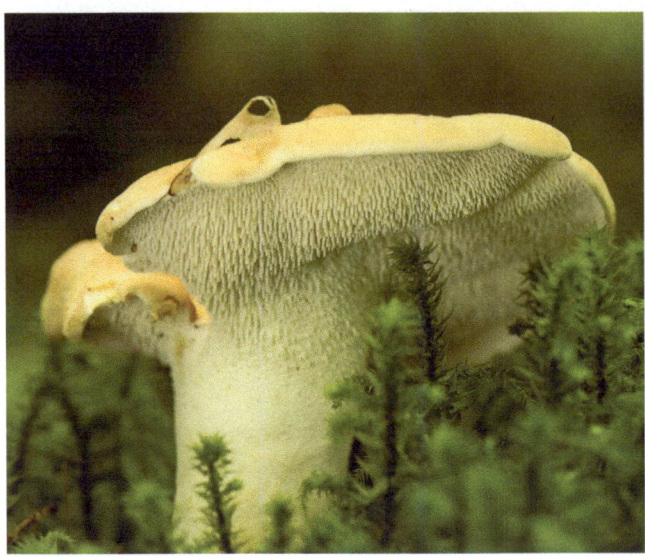
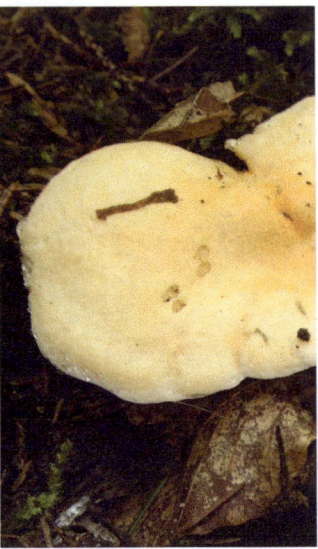

분포지역
한국, 북한, 일본 등 전세계

서식장소 / 자생지
혼합림의 땅

크기
버섯 갓 지름 2~10cm, 버섯 대 굵기 0.5~2cm, 길이 2~7cm

생태와 특징
여름에서 가을까지 혼합림의 땅에 무리를 지어 자란다. 버섯 갓은 지름 2~10cm이고 비틀린 원형이며 물결치듯이 모양이 일정하지 않다. 갓 표면은 흰색이며 밋밋한 편이다. 살은 연한 육질이며 잘 부서진다. 갓 아랫면의 침은 길이 1~5mm이고 흰색이며 내린주름살이다. 버섯 대는 굵기 0.5~2cm, 길이 2~7cm이고 비뚤어진 원기둥 모양이며 속이 차 있다. 홀씨는 7~9×6~7㎛이고 공 모양에 가까우며 색이 없다.

약용, 식용여부
식용할 수 있다.

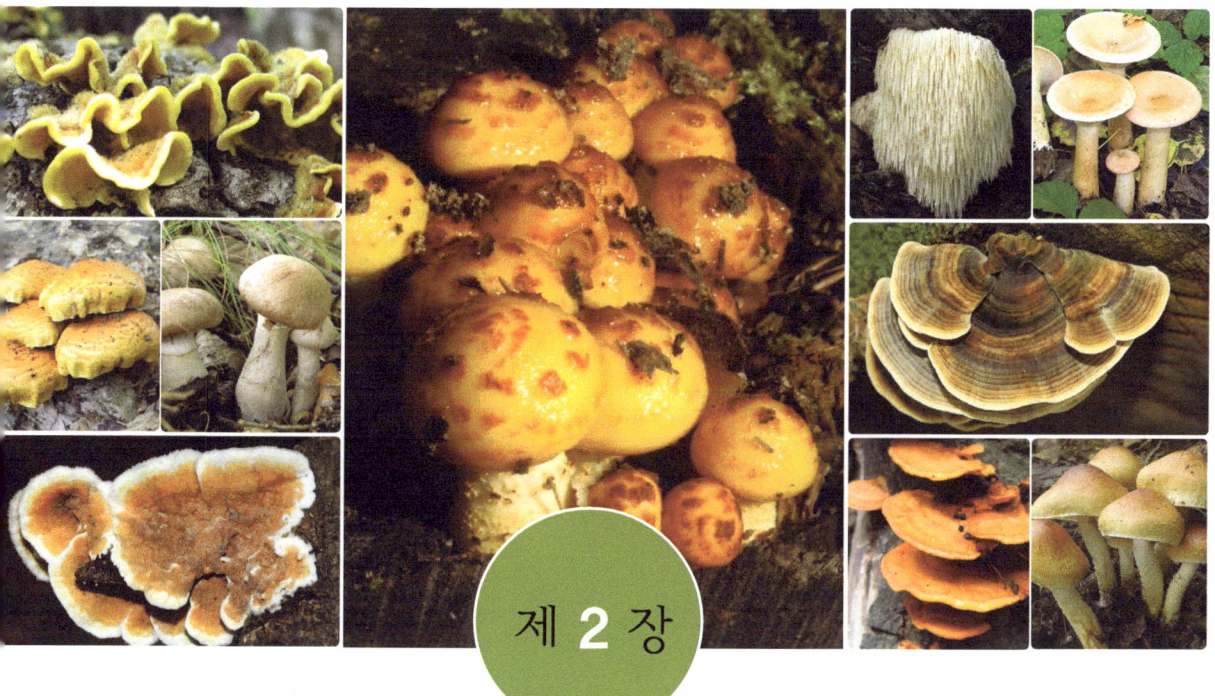

제 2 장

약용버섯

간버섯

Pycnoporus cinnabarinus (Jacq.) Karst.
담자균문 주름균아문 주름균강 구멍장이버섯목 구멍장이버섯과 간버섯속

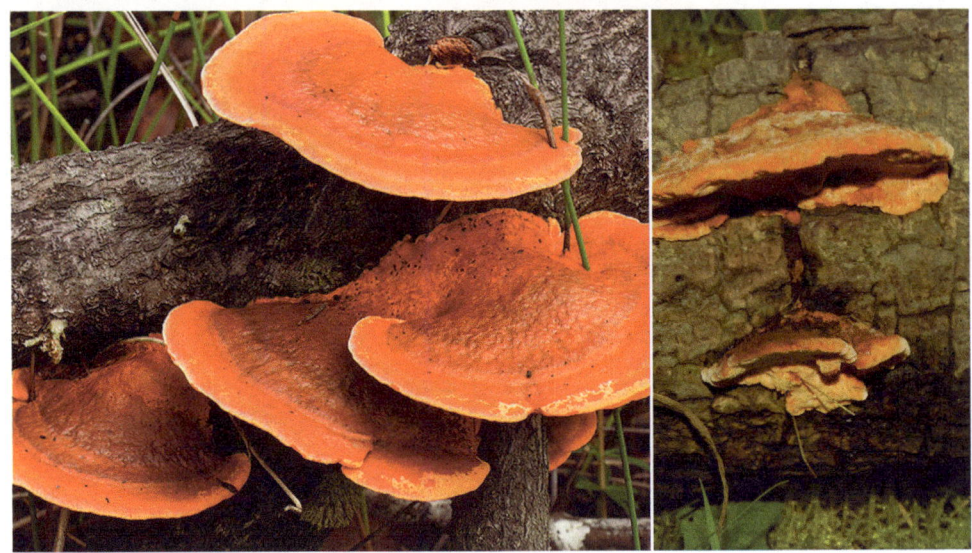

분포지역
한국, 일본 등 전세계

서식장소/자생지
침엽수와 활엽수의 죽은 줄기나 가지

크기
지름 2~15cm, 두께 5mm 이하

효능과 약리작용(임상보고)
암 억제 및 만성질환에는 햇빛에 말려 적당량을 달여 먹는다. 그러나 식품가공과 사료첨가물로 이용하기에는 아직 검토중에 있으므로 복용 및 사용에 주의를 요한다.

생태와 특징
갓 표면은 매끄럽고, 희미한 환문이 있으며, 선홍색 또는 주홍색을 띤다. 조직은 코르크질 또는 가죽처럼 질기다. 관공은 0.1~0.2cm 정도이며, 붉은색이고, 관공구는 원형이며, 1mm 사이에 6~8개가 있다. 대는 없고 기주에 부착되어 있다.

약용, 식용여부
약용버섯이다.

검은외대버섯

Entoloma atrum (Hongo) Hongo
담자균문 주름균아문 주름균강 주름버섯목 외대버섯과 외대버섯속

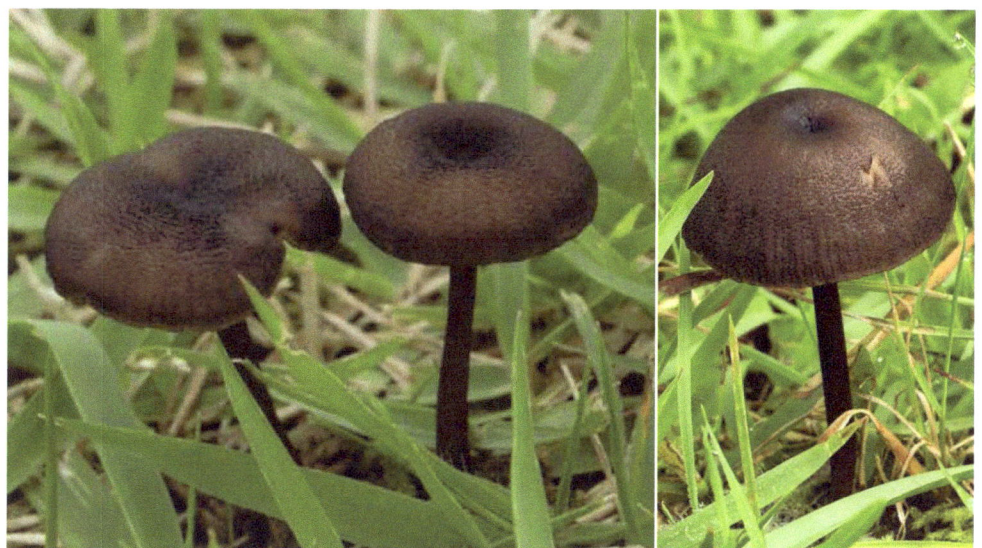

분포지역
한국, 일본, 중국 등에 분포

서식장소/자생지
숲 속의 땅

크기
지름 5~15cm, 길이 7~13cm

생태와 특징
풀밭에 있는 흙에 홀로 자라거나 무리를 지어 자란다. 버섯갓은 지름이 1.2~2cm에 이르며 처음에는 반구 모양이거나 고깔 모양이고 차차 평평해진다. 갓 표면에는 솜털같은 비늘이 있고 회갈색으로 가루가 있으며 가장자리가 불규칙하다. 주름은 홈파진주름 또는 떨어진주름이고 폭이 2~3mm로 성기며 회갈색이다. 버섯자루는 2.5~4.5cm×0.8~1.5mm이고 갓과 같은 색이며 아랫부분에 흰색 균사가 붙어 있다. 자루의 속은 비어 있다.

약용, 식용여부
약용으로만 사용한다.

겹푸른구멍장이버섯

Gloeoporus dichrous
담자균문 주름버섯강 구멍장이버섯목 아교버섯과 무른구멍장이버섯속

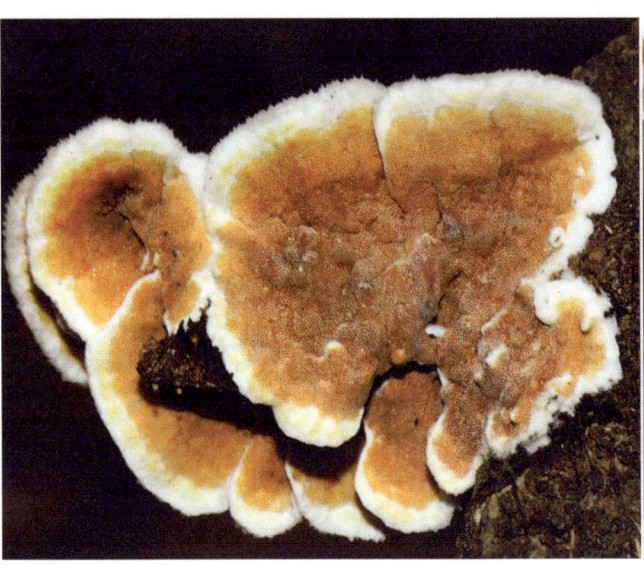
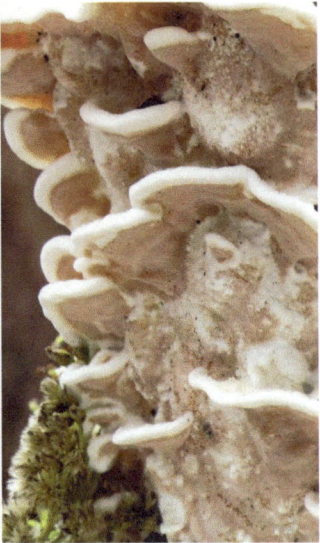

분포지역 한국 등 전세계

서식장소/자생지
일 년 내내 활엽수의 죽은 줄기나 나뭇가지에 붙어 자란다.

크기 지름 2~3.5cm, 두께 1~4mm, 자루 높이 3.0~4.0cm, 너비 3.0~4.0mm

효능과 약리작용(임상보고)
약한 항균, 항곰팡이, 돼지 phosphatase에 대한 강한 저해 효과가 있다.

생태와 특징
갓은 지름 2~3.5cm, 두께 1~4mm로 반원 모양, 조개껍데기 모양, 계단 모양이며 겹쳐서 나고 옆으로 달라붙어 선반처럼 된다. 갓의 조직은 코르크질이며 부서지기 쉽다. 갓 표면은 희거나 짚과 같은 색이며 건조하면 어두운 갈색으로 변하고 털이 짧게 자라 덮고 있다. 갓 가장자리는 좁게 갈라진 것도 있고 매끄러운 것도 있다. 살은 흰색이거나 나무 같은 색이다.

약용, 식용여부
약용버섯이다.

고목끈적버섯

Cortinarius torvus (Fr.) Fr.
담자균문 주름균아문 주름균강 주름버섯목 끈적버섯과 끈적버섯속

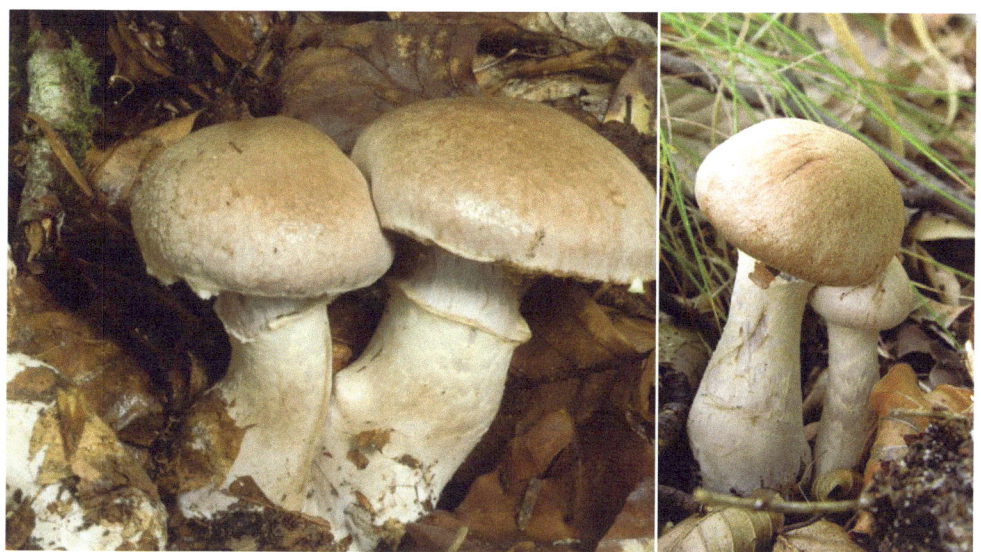

분포지역
한국, 중국, 유럽, 북반구 온대
서식장소/자생지
자작나무, 참나무류의 땅 및 소나무와의 혼효림의 땅에 군생
크기 지름은 4~10cm, 자루의 높이 4~7cm, 굵기 10~15mm

효능과 약리작용(임상보고)
약용버섯으로 항종양(Sarcoma 180/마우스, 억제율 90%, Ehrlich 복수암/마우스, 억제율 90%) 효과가 있다.

생태와 특징
흡습성이며 표면은 습기가 있을 때 자갈색이며 건조할 때는 연보라의 황토색-연한 포도주갈색이다. 가장자리는 오랫동안 아래로 굽는다. 균모와 자루 사이에 흰색의 막질 턱받이 막이 오랫동안 떨어지지 않고 붙어 있다. 살은 연한 보라색을 띤다.

약용, 식용여부
식용불명, 약용버섯이다.

구름버섯(운지버섯, 기와버섯)

Trametes versicolor (L.) Lloyd Coriolus versicolor (L.) Quel.
담자균문 주름균아문 주름균강 구멍장이버섯목 구멍장이버섯과 송편버섯속

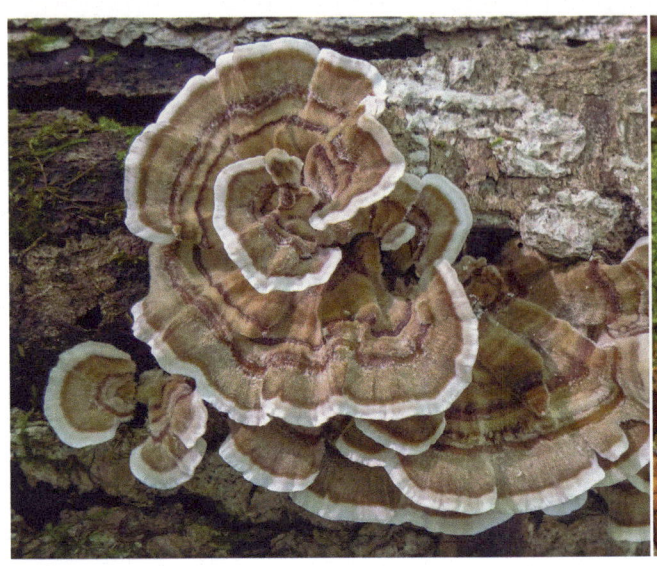
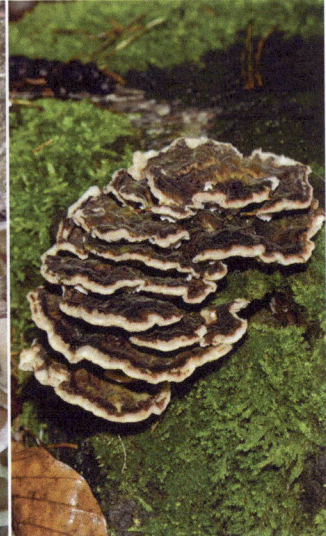

분포지역 한국, 일본, 중국 등 전 세계
서식장소/ 자생지
침엽수, 활엽수의 고목 또는 그루터기, 등걸
크기 갓 너비 1~5cm, 두께 0.1~0.2cm

효능과 약리작용(임상보고)

약용버섯으로 함유된 성분은 유리아미노산 18종을 비롯해 면역효과, 콜레스테롤저하, 항그람양성균, 항염증, 혈당증가억제, 보체활성 등이다. 약리실험에서 항종양 억제율이 100%로 나타나 항암효과에 탁월하다. 이밖에 콜레스테롤저하, 만성간염, 기관지염 등에도 효능이 있는 것으로 나타났다. 이에 따라 일본에서는 악성종창 치료제로 사용되고 있다.

생태와 특징 흑색, 흑갈색, 회색, 암갈색, 황갈색 등의 고리 무늬와 함께 짧은 털이 빼곡히 돋아 있다. 혁질의 조직에 백색을 띠고 돋아 있는 털 밑에 하피가 있다.

약용, 식용여부
약용버섯이다.

구멍장이버섯(개덕다리버섯)

Polyporus squamosus (Huds.) Fr.
담자균문 주름균아문 주름균강 구멍장이버섯목 구멍장이버섯과 구멍장이버섯속

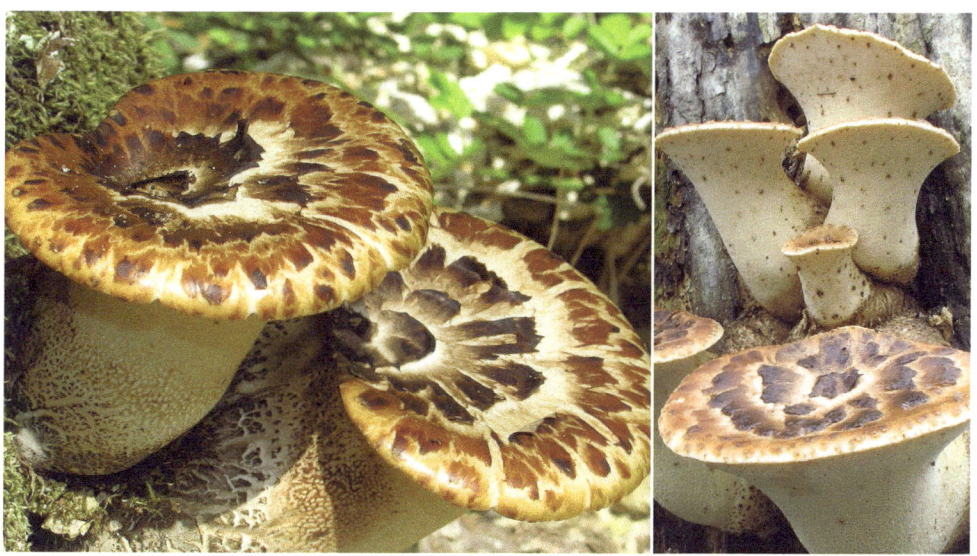

분포지역
한국, 일본, 타이완, 필리핀, 오스트레일리아

서식장소/ 자생지
활엽수의 마른나무

크기 갓 지름 5~15cm, 두께 0.5~2cm

효능과 약리작용(임상보고)
어릴 때는 식용가능하다. 배양한 균사체 추출물은 쥐의 실험에서 sarcoma 180에 대해 80%의 억제율을 보였다. 자실체추출물은 sarcoma 180에 대해 72%의 억제율을, Ehrlich 복수암에는 60%의 억제율을 나타냈다.

생태와 특징
이라고도 한다. 활엽수의 마른 나무에서 생긴다. 갓 표면은 엷은 노란빛을 띤 갈색으로 짙은 갈색의 커다란 비늘껍질을 가진다. 살은 희고 강한 육질이며 마르면 코르크 모양으로 된다.

약용, 식용여부
약용버섯이다.

균핵동충하초

Cordyceps intermedia Imai
자낭균문 동충하초강 동충하초아강 동충하초목 동충하초과 동충하초속

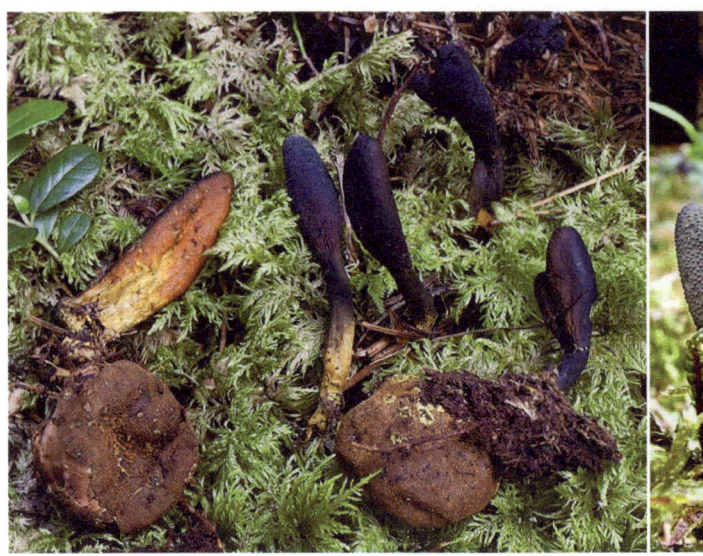
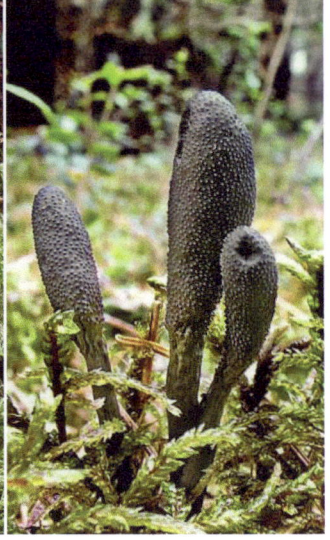

분포지역 한국, 일본, 중국
서식장소/자생지
9월에서 10월에 까치박달의 땅 속에 생긴 균핵
크기 크기 30~145mm

효능과 약리작용(임상보고)

혈액순환을 돕기 때문에 약용으로 이용한다. 글리칸(glycan)으로 Sarcoma 180에 대한 높은 항암율을 보여서 98.7%의 억제율를 가지고 있다. 표고나 운지(구름송편버섯)에서 추출한 것보다 더 광범위한 항암작용이 있다고 한다.

생태와 특징

까치박달의 땅 속에 생긴 균핵을 숙주로 하고, 자좌(stroma)는 1개만을 이룬다. 머리부분은 곤봉형, 방추형·달걀형 등이며, 연한 노란빛을 띤 갈색 또는 어두운 올리브빛을 띤 갈색이다.

약용, 식용여부
약용으로 맛이 부드럽고 신맛이 나서 식용으로 가능하다.

금빛흰구멍버섯

Perenniporia subacida (Peck) Donk
담자균문 주름버섯강 구멍장이버섯목 구멍장이버섯과 흰구멍버섯속

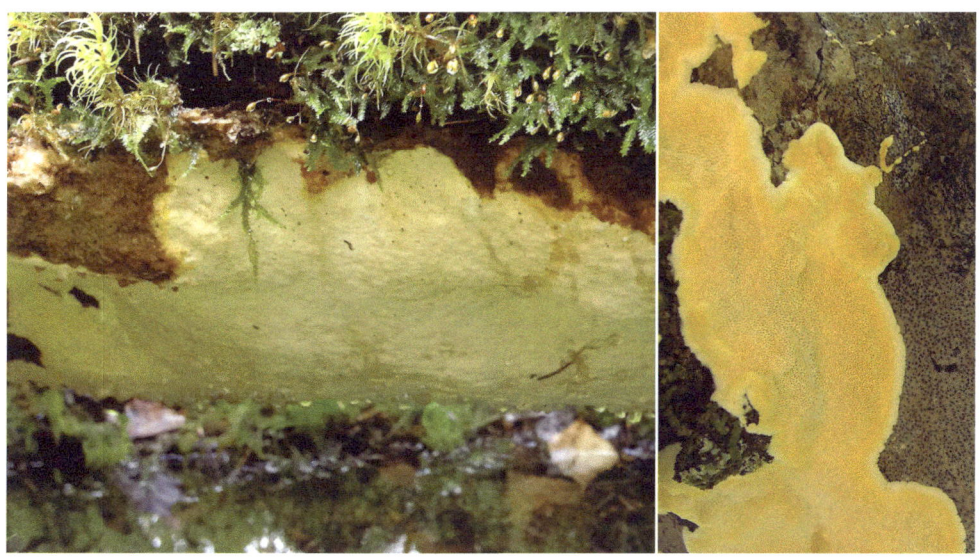

분포지역 한국
서식장소/자생지
여름부터 가을에 침엽수. 소나무 기부, 줄기 부위, 가지, 죽은 소나무 껍질에 발생
크기 지름 없음, 두께 3~10mm

효능과 약리작용(임상보고)
미국 서부지역에서 돋는 금빛흰구멍버섯은 자실체에 항종양, 항균, 항백혈병 작용이 있다는 여러 보고가 있다. 그래서 1966년 Gregory 등은 쥐실험에서 이 버섯이 백혈병(L1210) 암 세포를 억제한다는 것을 발견하였다.

생태와 특징
자실층인 표면은 여러 층의 관공으로 되어있고, 어릴 때 백색에서 옅은 백황색~ 황색을 거쳐 옅은 갈색으로 변해가며, 금속 같은 광택을 띠고, 구멍은 원형~다각형으로 미세하다.

약용, 식용여부
식용독성여부가 알려진 것이 없다. 약용버섯이다.

기계층버섯

Irpex lacteus Fr.
담자균문 진정담자균강 민주름버섯목 바늘버섯과 기계층버섯속

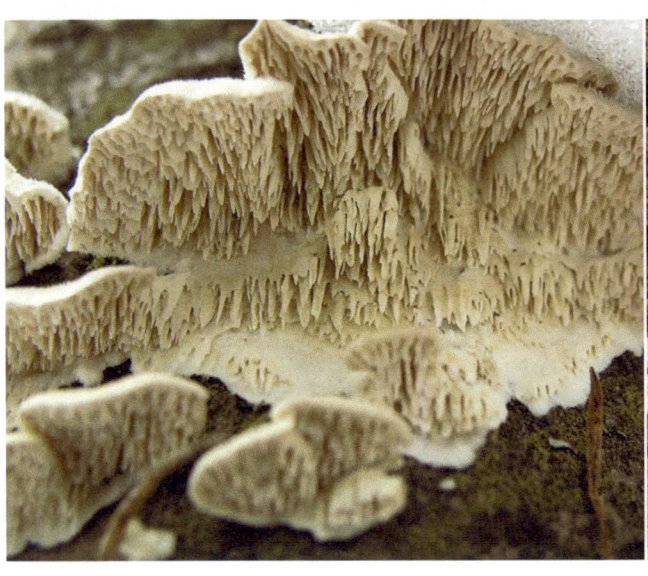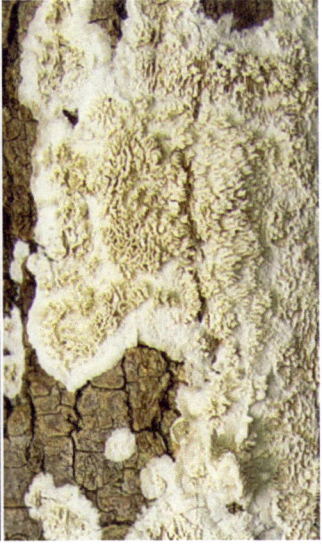

분포지역
한국, 일본, 중국, 시베리아, 유럽, 북아메리카

서식장소/자생지
1년 내내 활엽수의 고목에 반배착생으로 부생생활을 한다.

크기
폭 0.1~1.5cm, 두께 0.1~0.2cm

효능과 약리작용(임상보고)
dihydroxyirpexan이라는 성분은 발암촉진작용을 하는 활성성분을 억제하는 성분이다.

생태와 특징
버섯의 크기는 폭이 0.1~1.5cm, 두께는 0.1~0.2cm이고, 균모는 편평한 모양 또는 조개껍질 모양이나 선반형이며 겹쳐서 난다. 자실체는 기주에 넓게 붙고 가장자리가 위로 말려서 좁은 균모 또는 반원형의 균모로 된다. 표면은 백색으로 짧은 융모와 고리홈이 있으며 가장자리는 얇고 아래로 구부러져 있다.

약용, 식용여부
식용불가로 약용버섯이다.

기와옷솔버섯

Trichaptum fuscoviolaceum (Fr.) Ryv.
담자균문 진정담자균강 민주름버섯목 구멍장이버섯과 옷솔버섯속

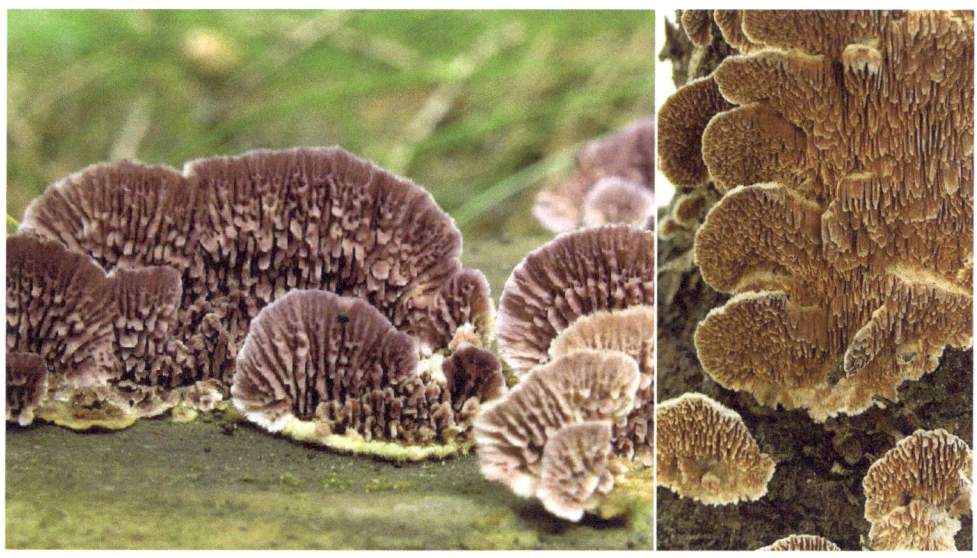

분포지역
한국, 북한
서식장소/자생지
전나무류, 솔송나무류 등의 죽은 침엽수
크기
자실체 폭 1~4cm, 두께 1~3mm

효능과 약리작용(임상보고)
약용버섯으로 항종양 작용이 있다.

생태와 특징
 자실체는 폭 1~4cm, 두께 1~3mm이다. 버섯갓은 반원 모양으로 얇고 여러 개가 기왓장처럼 겹쳐 있거나 반배착하고 있다. 갓 표면은 흰색 또는 회색이고 거친 털로 덮여 있으며 고리 무늬가 있다. 자실체는 아교질의 가죽질이며 가장자리는 톱니처럼 생겼다. 축축하면 부드러우며 건조하면 단단하다. 살은 두께가 약 1mm 이다.

약용, 식용여부
식용불가로 약용버섯이다.

기와층버섯

담Inonotus xeranticus
담자균문 주름버섯강 소나무비늘버섯목 소나무비늘버섯과 시루뺀버섯속

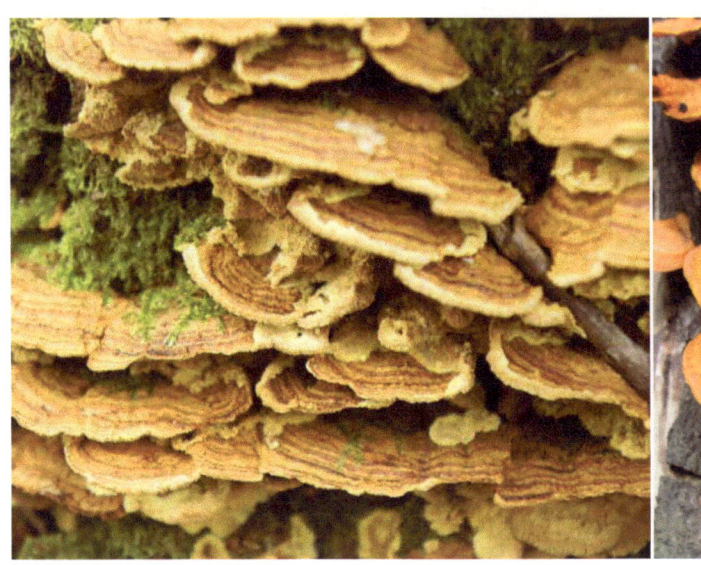
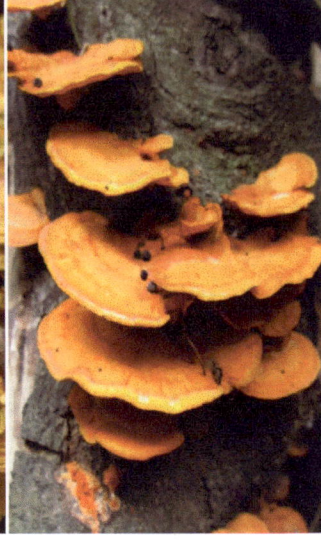

분포지역
한국, 일본, 북아메리카

서식장소/자생지
활엽수의 고목, 그루터기, 표고원목

크기
갓의 폭 3~10cm, 두께 2~5mm

효능과 약리작용(임상보고)
기와층버섯 자실체의 추출물은 높은 항산화 효과를 지닌 것으로 나타났다. 유도된부종을 저해하는 실험에서는 뒷발에 유도된 부종의 용적도 농도 의존적으로 감소되었다.

생태와 특징
갓은 편평하거나 조개껍데기 모양이고 불규칙하게 구부러져 있다. 갓 표면은 갈황색의 벨벳 같은 빽빽한 털로 덮이며 얕은 고리홈이 있고 가장자리는 선황색이다. 살은 가죽질이며 위아래 2층 사이에 선황색의 얇은 살이 있다.

약용, 식용여부
식용불가로 약용버섯이다.

꽃구름버섯

Stereum hirsutum (Willd.) Pers.
담자균문 주름균아문 주름균강 무당버섯목 꽃구름버섯과 꽃구름버섯속

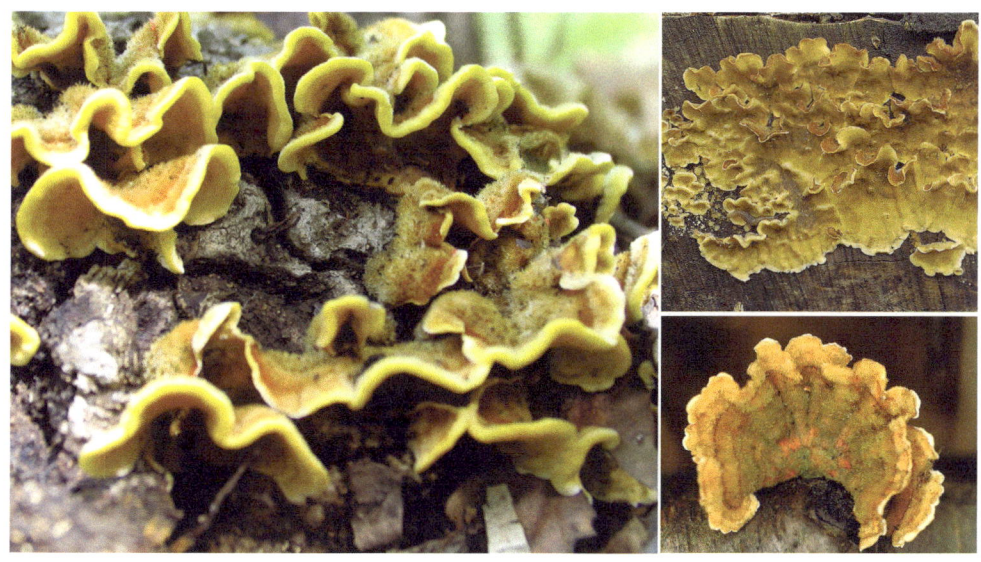

분포지역
한국, 일본

서식장소/자생지
죽은 활엽수 또는 표고 원목

크기 긴 지름 1~3cm, 두께 1mm

효능과 약리작용(임상보고)
한방에서는 풍습병, 기침과 폐질환, 화농에 좋다고 한다.

생태와 특징
표면은 회백색 또는 회황색이며 흰털이 밀생하고 동심원상으로 늘어선 고리 무늬를 나타낸다. 아랫면의 자실층은 매끄러우며 오렌지 황색 또는 연한 황색에서 퇴색한다. 단면으로는 털의 층 아래에 얇은 회갈색의 피층이 있다.

약용, 식용여부
가죽처럼 질겨서 식용할 수 없고 약용으로 사용한다.

노란대겨울우산버섯

Polyporellus varius (Pers.:Fr.) Karst.
담자균문 진정담자균강 민주름버섯목 구멍장이버섯과 구멍장이버섯속

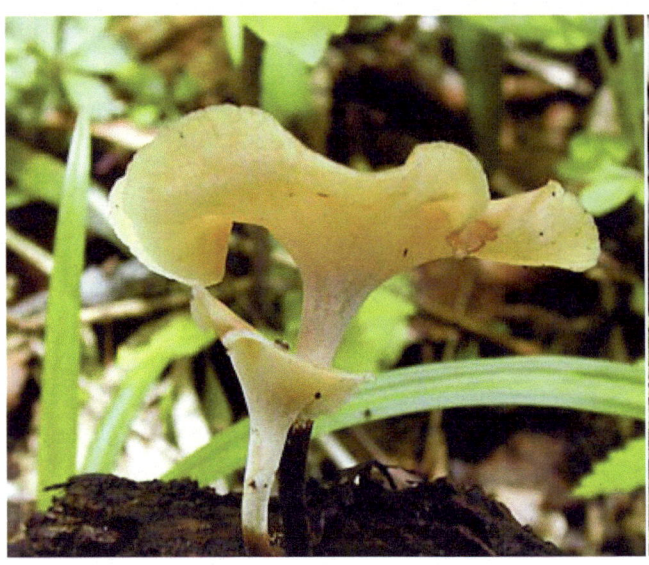 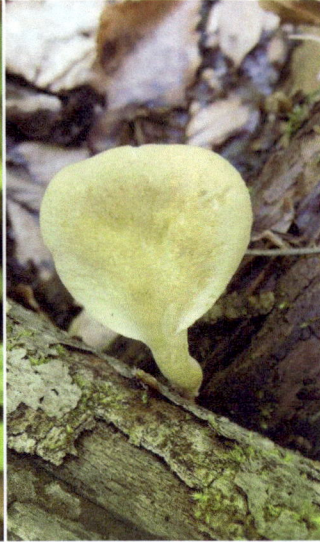

분포지역
한국, 일본

서식장소/자생지
활엽수의 죽은 가지

크기
지름 6cm, 두께 2~4mm, 버섯대 길이 2~5cm

효능과 약리작용(임상보고)
혈전 용해작용이 있으며 한방 관절약의 원료로 쓰인다.

생태와 특징
여름에서 가을까지 활엽수의 죽은 가지에 한 개씩 자란다. 버섯갓은 지름 6cm, 두께 2~4mm로 처음에 원형 또는 둥근 산 모양이다가 자라면서 편평해지며 가운데가 약간 오므라든다. 갓 표면은 백황갈색으로 뒷면은 오렌지색이며 밋밋하고 작은 섬유 무늬가 방사상으로 나 있다. 살은 연한 가죽질로 흰색이다. 아랫면의 관공은 흰색이고 길이는 1mm 정도이며 구멍은 가늘고 1mm 사이에 4~5개가 있다.

약용, 식용여부
혁질로 식용가치는 없다.

노란조개버섯

Gloephyllum sepiarium (Fr.)Karst.
담자균문 담자균아문 담자균강 민주름버섯목 구멍버섯과 Gloephyllum

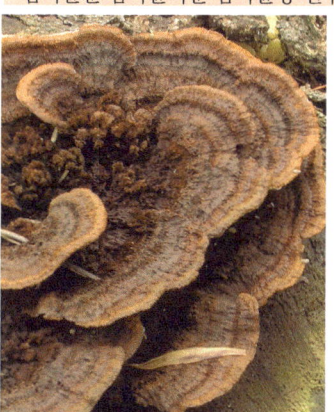

분포지역
북한, 일본, 중국, 유럽, 북아메리카

서식장소 / 자생지
일 년 내내 여러 가지 침엽수의 잎에 자란다.

크기
버섯 갓 1~5×2~15×0.3~1cm, 굵기 1~2.5cm, 길이 5~7cm

생태와 특징
자실체는 버섯 대가 없고 반배착하며 가죽질 또는 코르크질이다. 갓 표면은 선명한 누런빛을 띤 붉은색, 녹슨 색 또는 검은색으로 원형 무늬와 빗살 모양의 주름이 있고 거친 털로 덮여 있다. 갓 가장자리는 날카롭고 진흙색이다.

약용, 식용여부
약용으로 사용할 수 있다.

눈꽃동충하초

Paecilomyces tenuipes (Peck) Samson
자낭균문 흰가시동충하초강 흰가시동충하초목 꽃동충하초과 꽃동충하초속

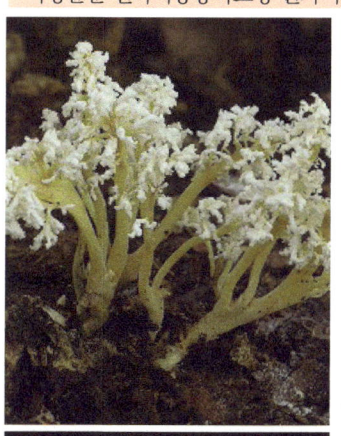

분포지역
한국, 일본, 네팔

서식장소/자생지
산지나 숲 등의 낙엽 속

크기
자실체 높이 10~40mm

효능과 약리작용(임상보고)
항종양, 면역 활성, 피로 회복, 항산화, 혈당 강하, 콜레스테롤 감소 작용이 있다.

생태와 특징
자루는 주황색이고 머리는 흰색의 밀가루처럼 생긴 분생포자 덩어리로 덮여 있으며 나뭇가지 모양이다. 머리에 있는 분생포자는 흔들리거나 외부적인 자극을 주면 쉽게 날아간다. 불완전세대형의 대표적인 동충하초이다. 숙주는 나비류와 나방류에 속하는 곤충의 어른벌레와 애벌레, 번데기 등이며 이들의 몸에 들어가 기생한다.

약용, 식용여부
약용으로 이용된다.

단색구름버섯

Cerrena unicolor (Bull.) Murrill
담자균문 균심아강 민주름버섯목 구멍장이버섯과 단색구름버섯속

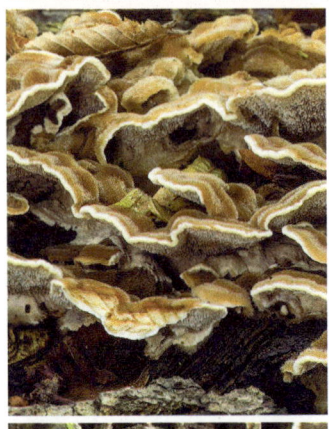

분포지역
한국, 일본, 중국 등 북반구 일대

서식장소/ 자생지
침엽수, 활엽수의 고목 또는 그루터기

크기 지름은 1~5cm, 두께는 0.1~0.5cm

효능과 약리작용(임상보고)
항종양제의 효능이 있다.

생태와 특징
표면은 회백색 또는 회갈색으로 녹조류가 착생하여 녹색을 띠며, 고리무늬가 있고, 짧은 털로 덮여 있다. 조직은 백색이며, 질긴 가죽질이다. 대는 없고 기주에 부착되어 생활한다. 포자문은 백색이고, 포자모양은 타원형이다.

약용, 식용여부 약용버섯이다.

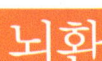

뇌환

Omphalia lapidescens Schroet.
담자균문 구멍장이버섯과 구멍장이버섯속

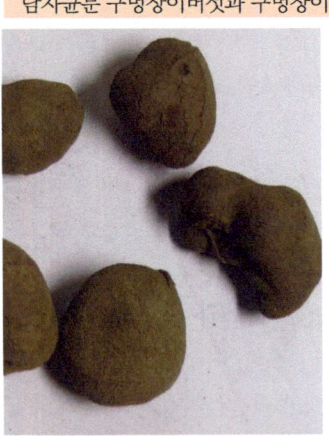

분포지역 중국, 일본, 한국

서식장소/자생지
대나무의 근경 또는 오동나무와 종려나무에 기생

크기 지름 1~3cm

효능과 약리작용(임상보고)
보통 가을에 채취하여 균핵을 말려서 건조한 것을 분말로 해서 사용한다. 맛은 쓰고 성질은 차며 독이 조금 있다. 위경, 대장경에 작용한다. 약간이지만 독성이 있다.

생태와 특징 뇌환(구멍장이버섯과 Polyporaceae)의 균핵이다. 일명 죽령이라고도 한다. 질은 단단하며 무겁고 절단면은 흰색~연한 노란색이다. 냄새가 없고 맛은 약간 쓰고 달며 씹으면 점액성이다.

약용, 식용여부
약용버섯이다.

대합송편버섯

Trametes gibbosa (Pers.) Fr.
담자균문 주름균아문 주름균강 구멍장이버섯목 구멍장이버섯과 송편버섯속

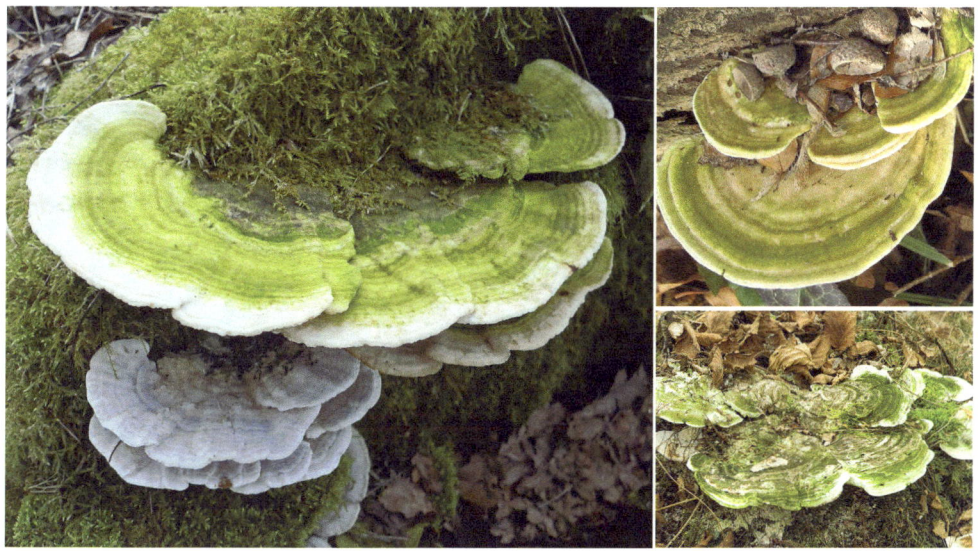

분포지역
한국, 일본, 북반구 온대 이북

서식장소/자생지
1년 내내 활엽수의 고목에 군생하며 백색부후균을 형성

크기
지름 5~15cm, 두께 1~5cm

효능과 약리작용(임상보고)
약용으로 항암작용이 있다.

생태와 특징
갓 표면이 울퉁불퉁하기 때문에 Lumpy Bracket이라고 부르거나 죽은 너도밤나무 위에 많이 돋기에 Beech Bracket이라고도 부른다. 표면은 백색에서 연한 회갈색 또는 녹조류가 번식하여 암녹색이며 전면에 비로드모양의 털이 있고 동심원상으로 늘어선 고리무늬가 있다. 살은 흰 코르크질이다.

약용, 식용여부
식용으로 부적합하며 약용버섯이다.

동충하초(번데기버섯)

Cordyceps militaris (L.) Link C. militaris f. alba Kobay. & Shim. ex Yao
자낭균문 주발버섯아문 동충하초강 동충하초아강 동충하초목 동충하초과 동충하초속

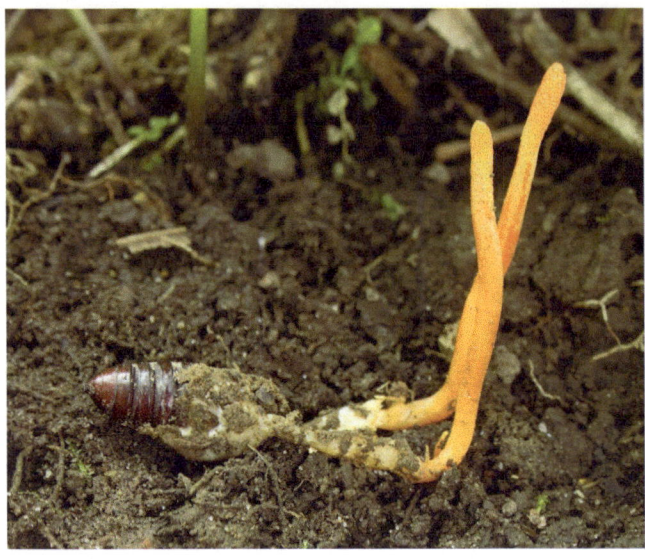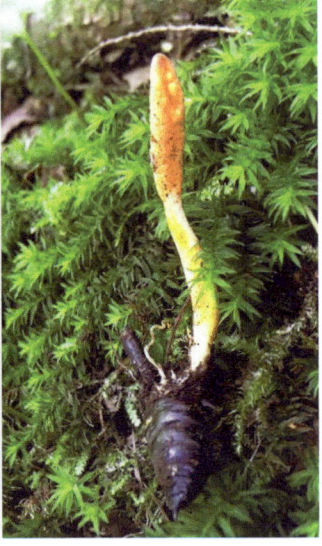

분포지역
전세계

서식장소/자생지
여름에서 가을 사이에 잡목림의 땅속에 있는 곤충체에서 나타난다.

크기 자실체는 3~6cm의 곤봉형

효능과 약리작용(임상보고)
SN-C는 표고나 운지(구름송편버섯)보다 광범위한 항암작용을 가지고 있다. 글리칸(glycan)인데, Sarcoma 180에 대한 98.7%의 억제율를 보였다. 이 성준은 Sarcoma 180에 대해 강력한 억제율을 나타냈다.

생태와 특징 동충하초를 일명 번데기버섯이라고도 부르는데, 즉 나비목 곤충번데기에 기생하며, 자실체는 번데기시체의 머리부분에서 나타나고 모양이 곤봉처럼 생겼다. 버섯 대는 둥근기둥 모양에 약간 구부러져 있다.

약용, 식용여부
식용할 수 있고 약용버섯이다.

등갈색미로버섯

Daedalea dickinsii Yasuda
담자균문 주름균아문 주름균강 구멍장이버섯목 잔나비버섯과 미로버섯속

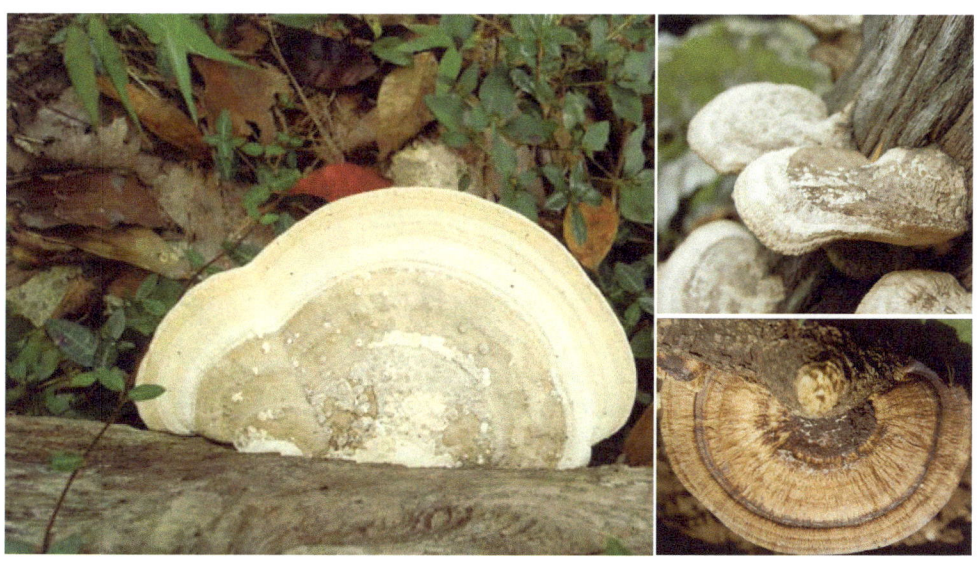

분포지역
아시아

서식장소/ 자생지
여름과 가을에 활엽수의 고목에서 자라는 한해살이 또는 여러해살이 버섯이다.
크기 폭 3~7×20cm, 두께 1~2.5cm

효능과 약리작용(임상보고)
연구기관에서 임상실험결과 암 종양저지율이 80.1%로 암예방에 상황버섯에 버금갈 정도의 효과가 있다는 결과가 나왔다. 또한 항돌연변이, 항균, 황산화작용이 있다. 항균, 항종양, 항 돌연변이, 항산화작용에 효과가 있다.

생태와 특징
버섯 대가 없고 갓은 반원형이며, 매끄러운 표면에는 털이 없고 베이지색에서 담갈색을 띤다.

약용, 식용여부
식용은 하지 않으나 약용버섯이다.

마른진흙버섯(상황버섯의 종류)

Phellinus gilvus (Schw.) Pat.
담자균문 주름균아문 주름균강 소나무비늘버섯목 소나무비늘버섯과 진흙버섯속

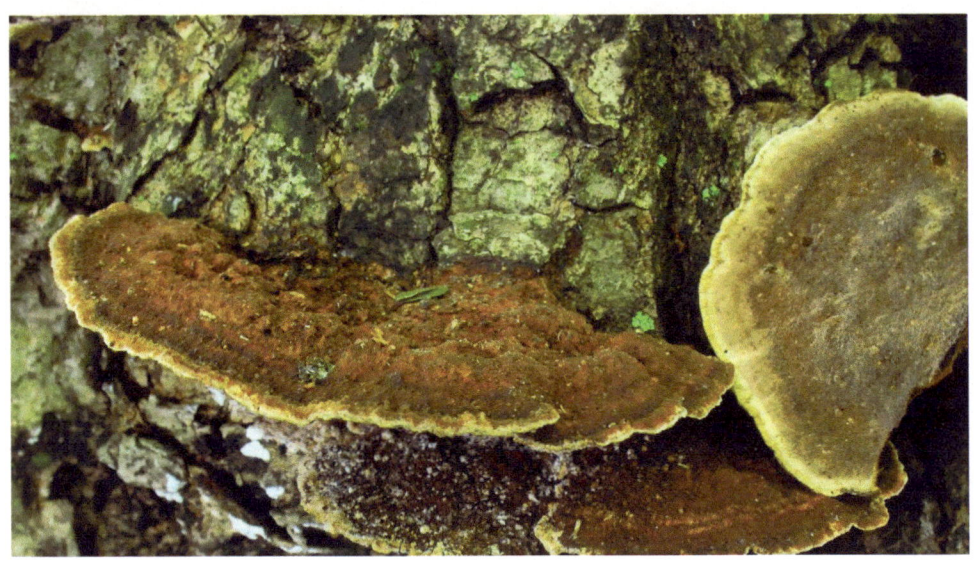

분포지역 한국 등 전세계
서식장소/자생지
죽은 활엽수
크기 지름 3~8cm, 두께 5~10mm

효능과 약리작용(임상보고)
소화기 계통의 암(위암, 식도암, 십이지장암, 결장암, 직장암, 간암)에 효험이 있다. 마른진흙버섯에는 항종양 작용이 있어 쥐 실험에서 Sarcoma 180 억제율 90%, Ehrlich 복수암 60% 억제율을 보여준다고 한다. 마른진흙버섯은 sarcoma 180 암과 P388 암세포 억제 작용이 있다고 한다.

생태와 특징
편평하고 다수가 겹쳐서 발생하며 기부가 내린주름살처럼 붙어서 위아래의 것이 서로 연결된다. 표면은 황갈색 또는 다갈색이고 희미한 고리무늬와 빳빳한 다발로 된 털이 있다.

약용, 식용여부
약용버섯이다.

말똥진흙버섯(상황버섯의 종류)

Phellinus igniarius (L.) Quel.
담자균문 주름버섯강 소나무비늘버섯목 소나무비늘버섯과 진흙버섯속

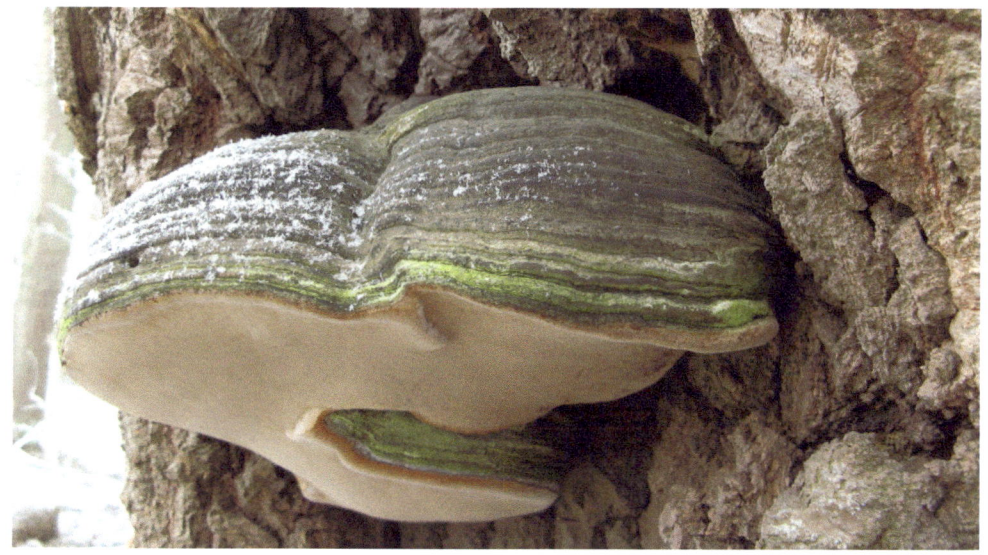

한국명
화목상황신칭

서식장소/자생지
각종 활엽수 특히 자작나무, 오리나무, 버드나무 등의 생목이나 고목위에서 자라는 목재 백색 부후성 여러해살이 버섯이다.

효능과 약리작용(임상보고)
항종양(Sarcoma 180/마우스, 억제율 87.4%, Ehrlich 복수암/마우스, 억제율 80%), 면역세포 활성, 복강식세포 활성, 땀샘분비 등에서 억제 작용을 한다.

생태
갓의 너비가 10~20cm이고 두께가 5~15cm이며, 갓 표면은 말굽형, 반구형 또는 종형이다. 표면은 중심상의 환구와 종횡으로 균열이 있고 회갈색, 회흑색 또는 흑갈색을 띠며 각피는 없다. 신생부의 갓 둘레는 갈색이고 조직은 목질로 딱딱하며, 암갈색이다. 갓 밑은 암각색이고 아래로 볼록하다.

약용, 식용여부
약용버섯이다.

찰진흙버섯(상황버섯의 종류)

Phellinus robustus (P. Karst.) Bourdot & Galzin
담자균문 주름버섯강 소나무비늘버섯목 소나무비늘버섯과 진흙버섯속

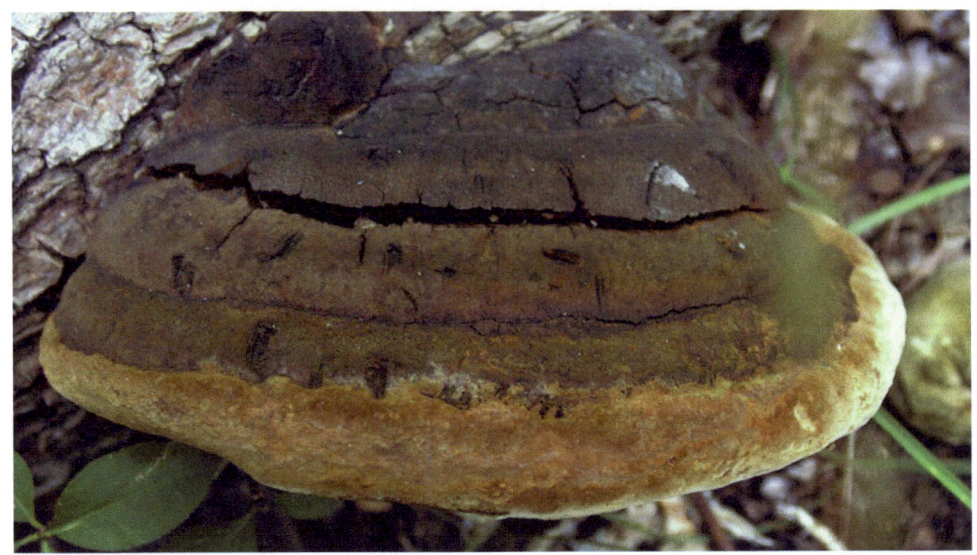

서식장소/자생지
여름에 참나무 등의 활엽수 고목에서 자라는 여러해살이의 목재백색부후성 버섯이다.

효능과 약리작용(임상보고)
항종양(Sarcoma 180/마우스, 억제율 60%, Ehrlich 복수암/마우스, 억제율 70%) 작용을 한다.

형태
갓의 너비가 10~15cm이고 두께가 10cm이며, 갓 표면은 넓은 간격의 얕은 환구가 있고 전면은 요철로 이뤄져 있다. 갓 주변은 황갈색이고 중심부는 회갈색에서 회흑색이며, 균열이 나 있다. 조직은 목질이고 두께가 1~3cm로 담황갈색과 황갈색의 환문이 있다. 자실층은 황갈색에서 갈적색을 띤다. 관공은 다층으로 되어 있고 각 층의 두께는 0.3~1cm이며, 관공구는 작고 원형으로 되어 있다. 포자는 6~9×5.5~8.5㎛이고 유구형으로 되어 있다.

약용, 식용여부
약용버섯이다.

말굽버섯

Fomes fomentarius (L.) Fr.
담자균문 주름균아문 주름균강 구멍장이버섯목 구멍장이버섯과 말굽버섯속

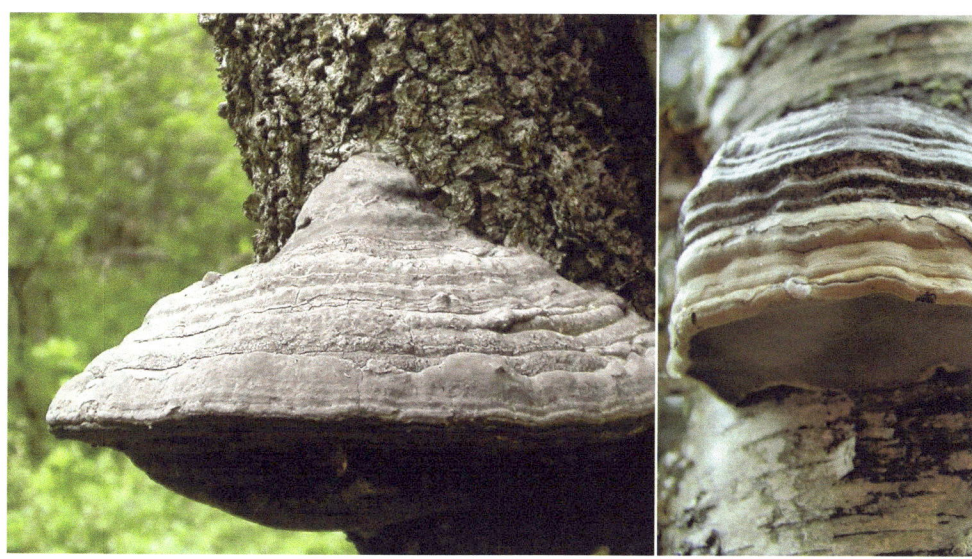

분포지역
한국 등 북반구 온대 이북

서식장소/자생지
1년 내내 자작나무, 너도밤나무, 단풍나무류와 같은 활엽수의 죽은 나무 또는 살아 있는 나무에 무리를 지어 자라며 여러해살이이다.

크기 두께 10~20cm, 지름 20~50cm

효능과 약리작용(임상보고)
항종양 억제율이 80%이고 복수암 억제율이 70%로 나타났다. 해열과 이뇨제로 사용되고 변비, 발열, 감기, 눈병, 복통, 폐결핵 등을 치료한다.

생태와 특징 갓 표면은 회색으로 두꺼우며, 단단한 껍질로 덮여 있고, 회황갈색이나 흑갈색 물결무늬 또는 가로로 심한 홈 줄이 나 있다. 갓 가장자리는 둔하고 황갈색이다. 표피는 황갈색이며 질긴 모피처럼 생겼다.

약용, 식용여부
약용버섯이다. 식용할 수 있다.

말똥먹물버섯

Coprinus sterquilinus (Fr.) Fr.
담자균문 주름균아문 주름균강 주름버섯목 주름버섯과 먹물버섯속

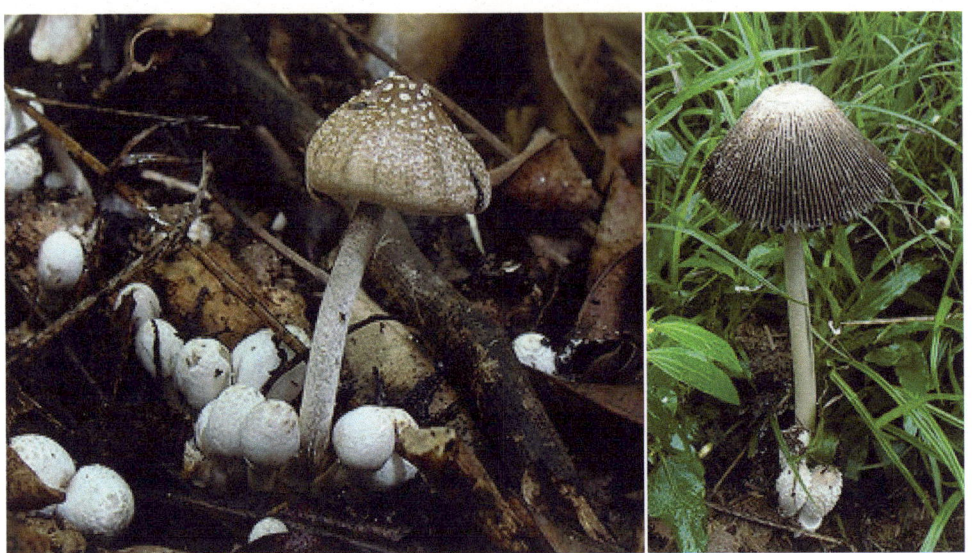

분포지역 한국, 일본, 중국
서식장소/자생지
여름부터 가을까지 말똥, 토끼똥이나 부식질이 많은 퇴비성 땅 위에 발생하는 부생성 버섯이다.
크기 지름 1~2.5cm, 높이 4~6cm

효능과 약리작용(임상보고)
약용버섯으로 항종양효과와 종기에 버섯을 곱게 빻아 초를 가해서 풀 모양으로 조제하여 환부에 바르면 좋다.

생태와 특징
갓 표면은 섬유상으로 백색이나 차차 회색, 자회색 또는 흑색이 되며, 탈락성의 인편이 있다. 갓이 피면 갓 주변부에 방사상의 홈선이 나타나 곧 깊게 갈라진다. 주름살은 떨어진형이며 빽빽하고, 초기에는 백색이나 자갈색을 거쳐 흑색으로 액화한다.

약용, 식용여부
약용버섯이다.

매미동충하초

Cordyceps sobolifera (Hill Ex Watson) Berk. & Broome
자낭균문 동충하초강 동충하초아강 동충하초목 잠자리동충하초과 포식동충하초속

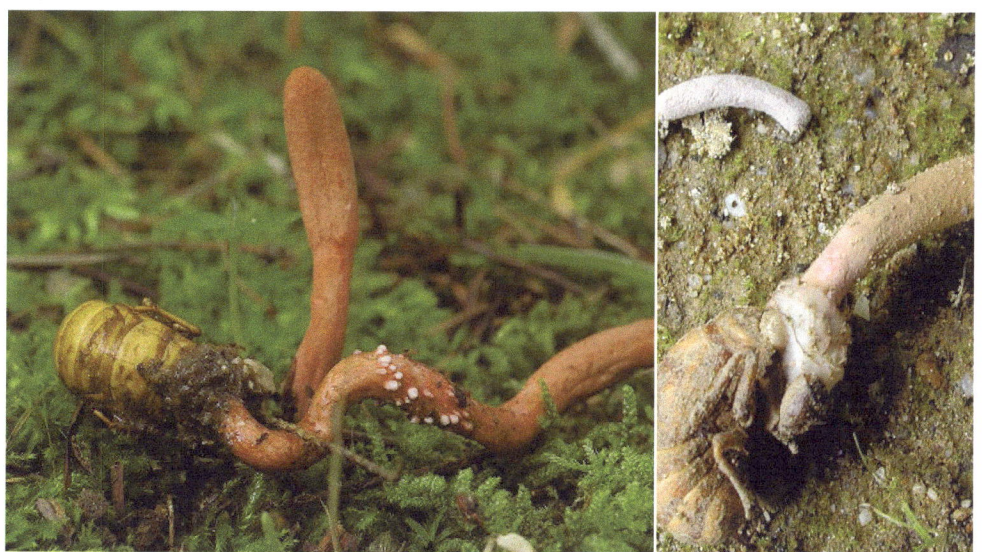

분포지역 한국, 일본, 중국, 인도, 미국
서식장소/자생지
여름에 숲 속의 땅에서 단생한다.
크기 높이 2~4cm

효능과 약리작용(임상보고)
약용으로 해열, 진통, 진경, 진정, 심계항진, 인후옹종, 눈이 어두운데, 항말라리아, 혈당강하작용, 식욕부진해소에 도움을 준다.

생태와 특징
땅 속에 있는 매미의 번데기에 기생하고 그 사체의 머리 부분에서 곤봉상의 자실체가 나온다. 자낭각은 머리 부분의 표면에 파묻히며 술병모양이고 입을 약간 돌출시킨다. 자낭포자는 처음에 실모양이나 나중에 6~12×1㎛로 원통형의 2차 포자로 갈라진다. 약용한다. 발생은 여름에 매미의 죽은 성충에 1개의 자실체가 나온다.

약용, 식용여부
약용버섯이다.

먼지버섯

Astraeus hygrometricus (Pers.) Morgan
담자균문 주름균아문 주름균강 그물버섯목 먼지버섯과 먼지버섯속

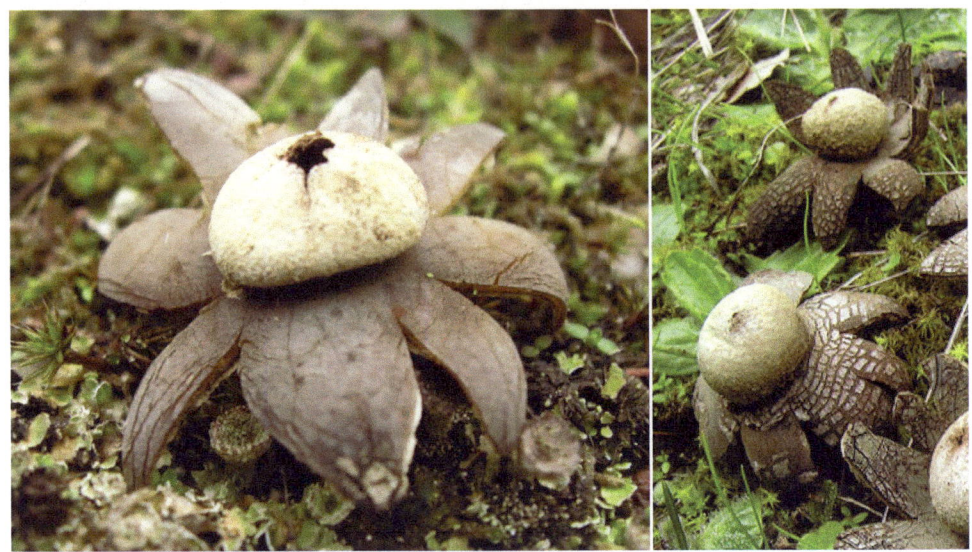

분포지역 한국, 일본, 유럽, 북아메리카
서식장소/자생지
여름부터 가을까지 등산로의 땅 또는 무너진 낭떠러지 등에 무리를 지어 자란다.
크기 지름 2~3cm

효능과 약리작용(임상보고)
폐열을 없애고 소염, 해열작용, 혈액순환을 촉진하며, 기관지염, 폐렴, 코피, 음아, 인후염을 치료하며, 지혈작용을 하여 외상으로 인한 출혈을 멈추게 하고 동상으로 인한 상처를 치료해 준다.

생태와 특징
겉껍질의 바깥쪽 면은 흑갈색이고 안쪽 면은 흰색이며 가는 거북등무늬를 이룬다. 내피는 갈색의 얇은 주머니 모양으로 꼭대기에 구멍이 있어 다 자라면 갈색 홀씨가 먼지 모양으로 뿜어나온다.

약용, 식용여부
식용불가로 약용버섯이다.

메꽃버섯부치

Microporus vernicipes (Berk.) O.Kuntze
담자균문 진정담자균강 민주름버섯목 구멍장이버섯과 메꽃버섯속

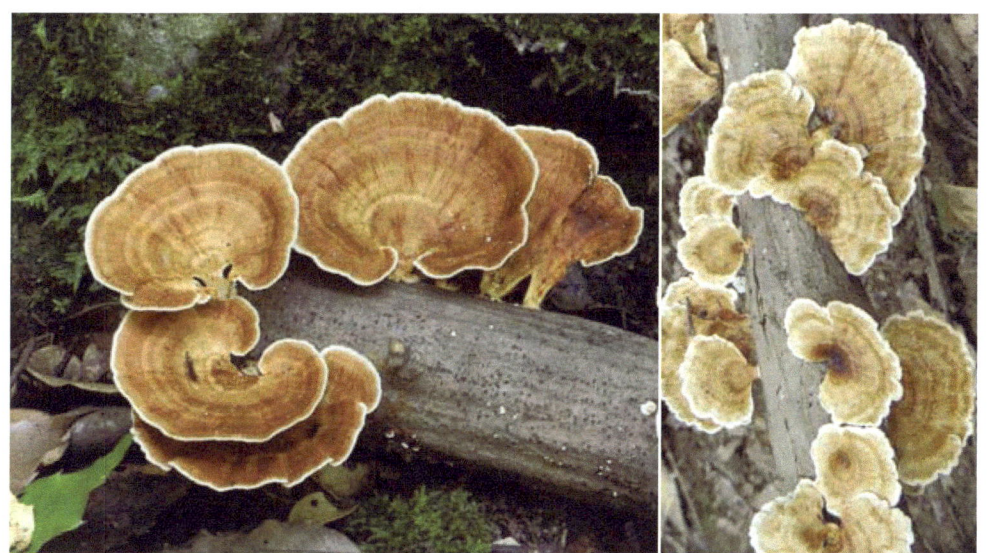

분포지역 한국, 북한, 일본, 중국 등 북반구 온대 이북
서식장소/자생지
침엽수의 살아 있거나 죽은 나무 또는 넘어진 나무
크기 가로 2~6cm, 세로 1~3cm, 높이 0.2~3cm, 굵기 0.2~0.4cm

효능과 약리작용(임상보고)
유리아미노산, 글리세롤, 아라비톨, 글루코오스(포도당), 만나톨(이노효과), 프럭토스가 함유되어 있다. 항종양과 항균작용, 면역증강, 바이러스 감염저지 등의 약효가 있다.

생태와 특징
일 년 내내 주로 침엽수의 살아 있거나 죽은 나무 또는 넘어진 나무에 무리를 지어 자란다. 버섯갓은 2~6×1~3cm로 신장 모양 또는 반원 모양이고 단단한 가죽질이며 옆에 버섯대가 붙어 있다.

약용, 식용여부
식용불가로 약용버섯이다.

목도리방귀버섯

Geastrum triplex Jungh.
담자균문 주름균아문 주름균강 방귀버섯목 방귀버섯과 방귀버섯속

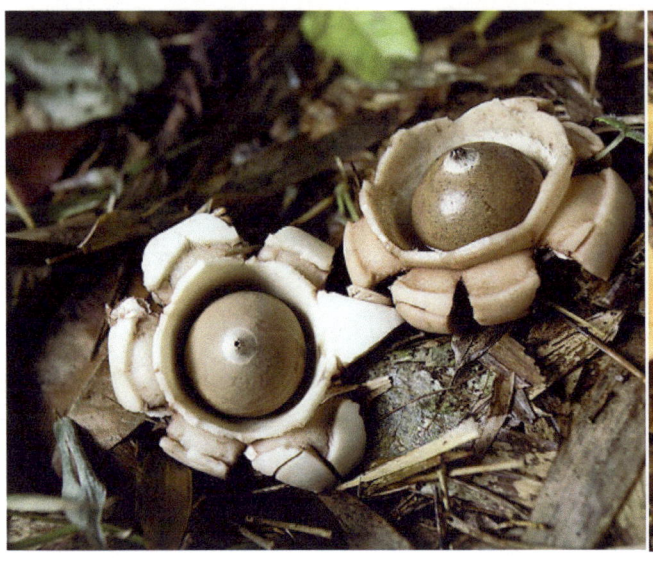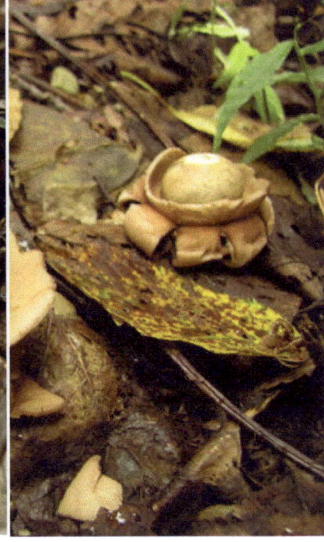

분포지역 한국, 일본, 유럽
서식장소/자생지
가을에 낙엽 속의 땅에 무리를 지어 자란다.
크기 지름 3~4cm

효능과 약리작용(임상보고)

목도리방귀버섯은 에르고스테롤(비타민D로 전환되는 물질), 올레익산(불포화지방산), 팔미틱산(노화방지), 미리스틱산(항염증), 리놀레닉(심장건강)이 함유되어 있어 염증을 가라앉히고 피를 멎게 하며 독을 풀어 준다.

생태와 특징

공 모양이며 지름 3cm 정도의 어린 버섯은 위쪽에 뾰족한 입부리를 가지고 있다. 성숙됨에 따라 겉껍질은 꼭대기에서 기부로 반 정도 찢어져서 불가사리 팔 모양의 5~6개의 조각이 되어 목도리 모양이 된다.

약용, 식용여부
식용불가로 약용버섯이다.

목질진흙버섯(상황버섯)

Phellinus linteus (Berk. & Curt.) Teng
담자균문 주름균아문 주름균강 소나무비늘버섯목 소나무비늘버섯과 진흙버섯속

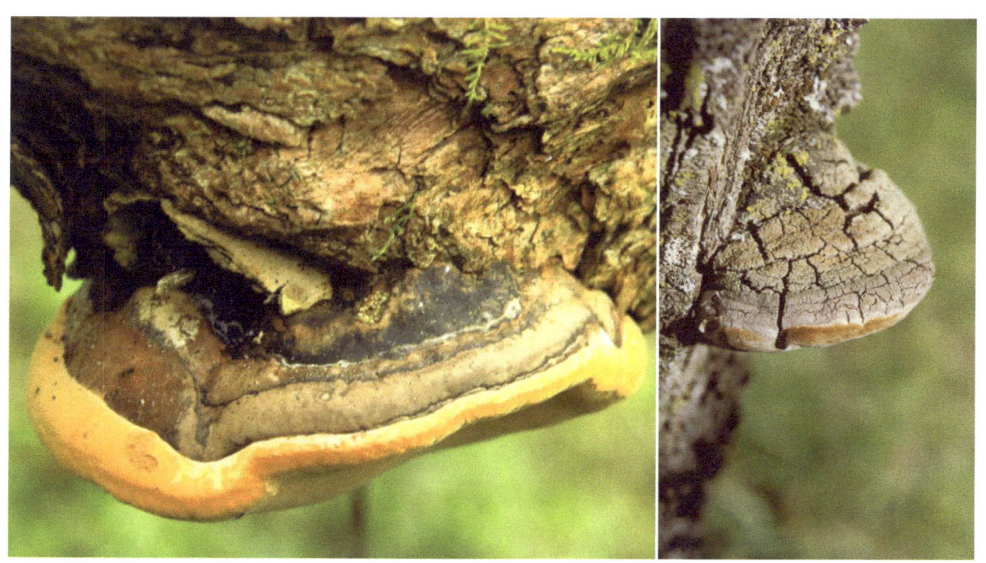

효능과 약리작용(임상보고)

상황버섯은 다른 버섯과는 달리 냄새와 맛이 전혀 없기 때문에 허약체질과 식욕부진 환자가 복용하기에 적합하다. 항암효과 즉 종양에 대한 저지율이 90%이상이었다고 했다. 특히 소화기암(위암, 식도암, 십이지장암, 결장암, 직장암, 간암)에 효과가 뛰어나다' 고 했다.

생태와 특징

상황버섯은 소나무 비닐버섯과에 속하는 흰색 부후균이다. 거의 뽕나무와 활엽수줄기에서 자생하는데, 보통 불리는 이름은 목질진흙버섯 또는 진흙버섯이다. 자라는 장소는 해발이 높은 활엽수지대의 양지에서 자생하는데, 땅의 그늘 쪽으로 성장한다. 그래서 죽은 나무의 줄기에서 발견되며, 3~4년 동안 여러해살이로 생장한다. 버섯의 종류는 마른 진흙버섯, 말똥 진흙버섯, 진흙버섯, 목질진흙버섯, 검은진흙버섯, 낙엽송버섯, 녹슨 진흙버섯, 가지진흙버섯, 벚나무 진흙버섯, 전나무 진흙버섯 등이다.

약용, 식용여부

약용버섯이다.

무리쓴맛그물버섯

담자균문 주름균아문 주름균강 그물버섯목 그물버섯과 쓴맛그물버섯속의 버섯

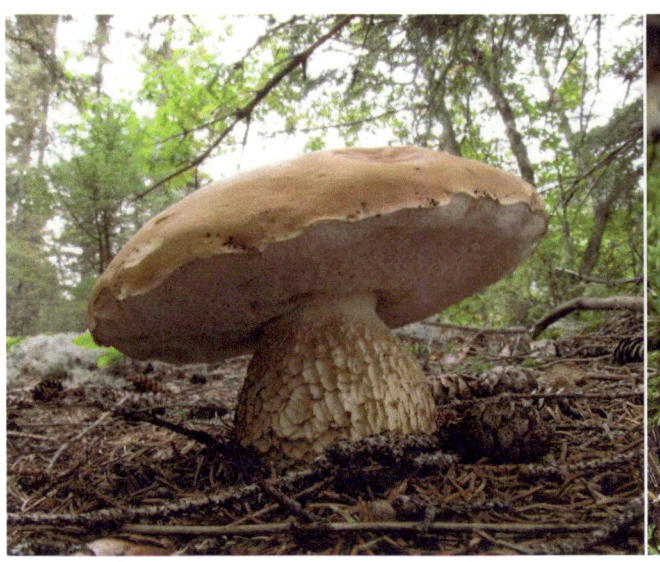
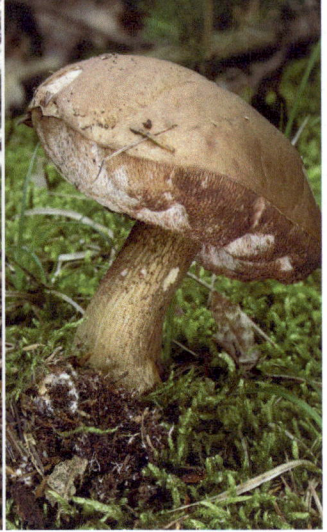

분포지역 한국, 중국, 일본, 북반구 온대
서식장소/자생지
잣나무, 활엽수림, 혼효림 또는 잡목림의 땅
크기 지름은 5~10cm, 높이 3~4cm, 굵기 1.0~1.5 cm

효능과 약리작용(임상보고)

그 맛이 몹시 써서 먹지 못하지만 쓴맛을 좋아하는 사람들은 식용하기도 한다고 한다. 일찌기 1973년 Ohtsuka 등이 쥐 실험을 통하여 쓴맛그물버섯 자실체에서 뽑아낸 추출물이 sarcoma 180 암과 Ehrlich 복수암에 대한 100% 억제율을 보여준 다는 것을 보고 하였다.

생태와 특징 어릴 때는 융모가 있으나 나중에 매끄러워진다. 살은 백색으로 두껍고 유연하며 상처 시 붉어지며 맛은 아주 쓰다. 관공은 자루에 대하여 파진관공이며 백색에서 살색으로 되며 구멍은 중등 크기이고 원형 또는 다각형이다.

약용, 식용여부
약용버섯이다.

밤갈색조개버섯

Gloeophyllum subferrugineum (Berk.) Bondartsev and Singer
담자균문 주름버섯강 조개버섯목 조개버섯과 조개버섯속

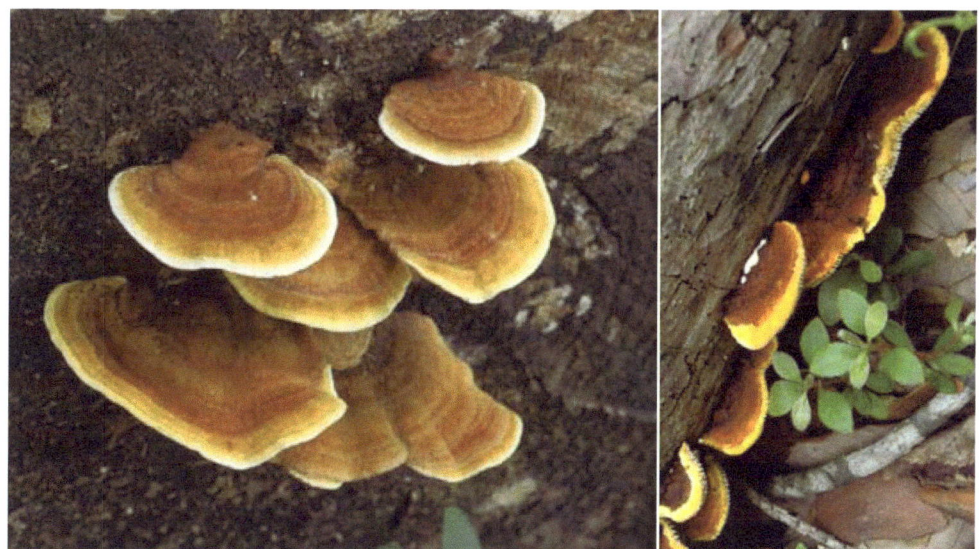

분포지역 동아시아, 동남아시아 분포
서식장소/자생지
침엽수의 죽은 가지, 통나무, 토목용재 등
크기 지름 2~7cm, 두께 0.4~1cm

효능과 약리작용(임상보고)
소화불량에 좋다.

생태와 특징
갓 표면은 어릴 때 미세한 털로 덮이고, 가운데는 밤갈색, 적갈색, 회갈색 등의 색으로 변화가 많으며, 가장자리는 황색으로 전체적으로 희미한 테 무늬를 이룬다. 살(조직)은 황록색이다. 자실층인 아랫면은 주름살모양이며, 주름살은 회색이고, 주름살 날은 황색으로 가루모양이며, 주름살 간격은 성기다. 자루는 없다. 포자는 크기 7~9×3㎛로 원통형이며, 표면은 매끄럽고 무색이다.

약용, 식용여부
식용불명으로 약용버섯이다.

백강균(백강잠)

Beauveria bassiana (Bals.-Criv.) Vuill.
자낭균문 주발버섯아문 동충하초강 동충하초아강 동충하초목 동충하초과 백강균속

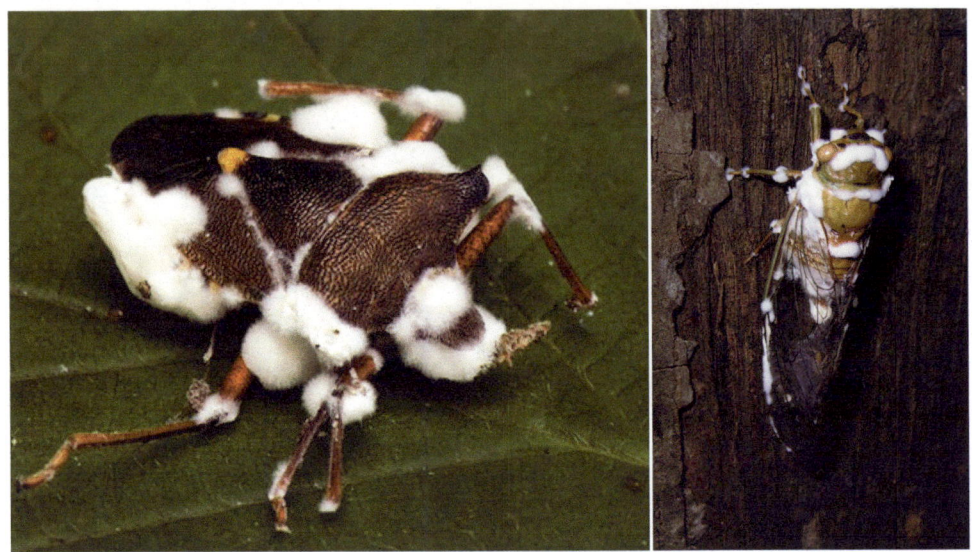

서식장소/자생지
여름부터 가을에 하늘소, 사마귀, 매미, 메뚜기, 딱정벌레 등 여러 종류의 곤충을 기주로 한다.

효능과 약리작용(임상보고)
이 균은 항진균 작용이 있는 항생제 오스포린[oosporin($C_{12}H_{10}O_8$)]을 생산한다. 이 균은 예로부터 어린이들의 경련, 간질, 뇌졸중, 마비된 목의 치료에 이용되어 왔다. 또한, 담이나 가래를 삭이고, 파상풍, 두통, 후두염, 편도선염, 실성증, 피부 가려움증, 단독의 치료에 이용되기도 한다.

생태와 특징
하늘소 등 여러 종류의 곤충을 기주로 하고, 기주의 표면에 흰색의 분생포자를 형성한다. 분생포자는 균사에서 분생자경을 형성한 다음, 그 위에 둥근 플라스크 모양의 작은 자루를 형성한다. 거의 모든 곤충군의 전 생육 단계에 걸쳐 침입하며, 곤충의 몸은 흰색의 가루 같은 분생포자에 의하여 뒤덮인다.

약용, 식용여부
약용버섯이다.

벌집버섯(벌집구멍장이버섯)

Polyporus alveolaris (DC.) Bondartsev & Singer Polyporus mori (Pollini) Fr.
담자균문 주름버섯강 구멍장이버섯목 구멍장이버섯과 구멍장이버섯속

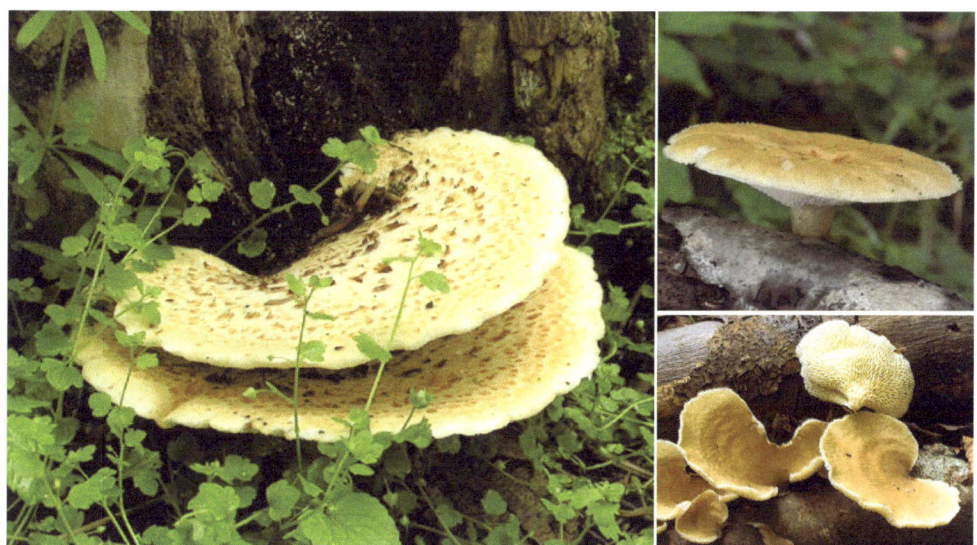

분포지역 한국, 중국, 러시아 동부, 일본, 유럽, 북아메리카, 오스트레일리아
서식장소/자생지
일 년 내내 활엽수의 죽은 나뭇가지 또는 살아 있는 뽕나무 등에 무리를 지어 자란다.
크기 가로 2~5cm, 세로 1~4cm

효능과 약리작용(임상보고)
약용으로 항종양(암억제율 실험동물-쥐-일반암 억제율72%-92% 복수암 억제율60%), 항진균 작용이 있다고 한다.

생태와 특징
버섯갓은 가로 2~5cm, 세로 1~4cm로 반원 모양 또는 콩 모양이다. 갓 표면은 검은빛을 띤 연한 노란색이며, 처음에 가는 털 모양의 비늘껍질이 덮여 있다가 차츰 벗겨지면서 노란색으로 변한다. 가장자리는 얇고 아래쪽으로 말린다.

약용, 식용여부
식용할 수는 있으나 질겨서 식용하기에는 부적합하다. 향기는 좋다.

벼깜부기 (벼맥각)

Villosiclava virens (Y. Sakurai ex Nakata) E. Tanaka & C. Tanaka
자낭균문 동충하초강 동충하초아강 동충하초목 맥각균과 벼깜부기속

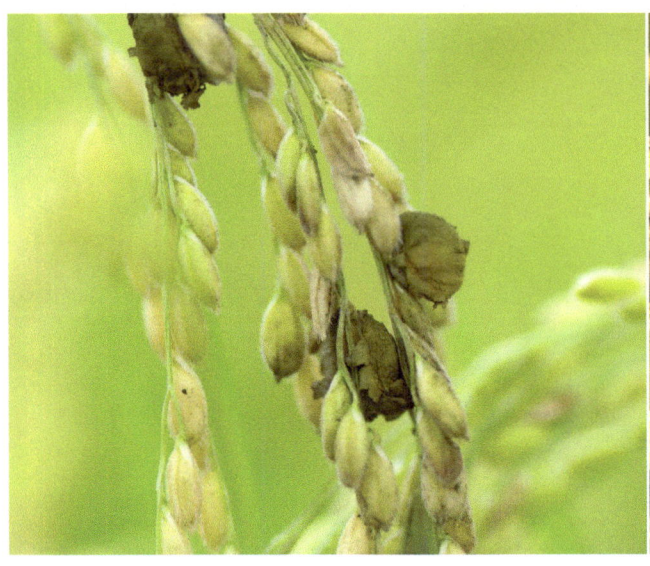
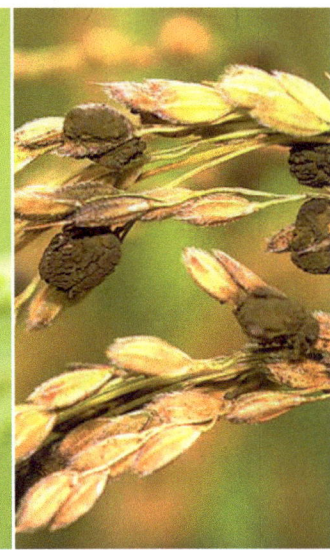

서식장소/자생지
벼알

효능과 약리작용(임상보고)
벼 줄기가 즙이 풍부하게 맛 좋은 것으로 부풀어 올랐을 때 채소로 식용한다. 이 벼 깜부기는 완화제와 이뇨제로 효험이 있다고 한다. 채취한 깜부기를 후라이팬 등으로 볶아 차로 끓여 마신다고 한다.

생태와 특징
벼알에서만 발생하며 초기에는 벼알의 표면에 황록색을 나타내어 육안으로 쉽게 구분되며, 시간이 지나면 벼 껍질이 약간 열리고 황록색의 돌출물이 보이며 표면에 가루모양의 후막포자가 형성되면 검은색으로 변한다.

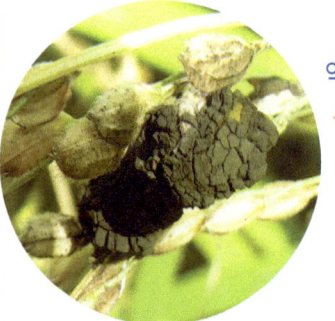

약용, 식용여부
식독불명. 중국이나 일본에서 식용한다.

변색무당버섯

Russula rubescens Beardslee
담자균문 주름균아문 주름균강 무당버섯목 무당버섯과 무당버섯속

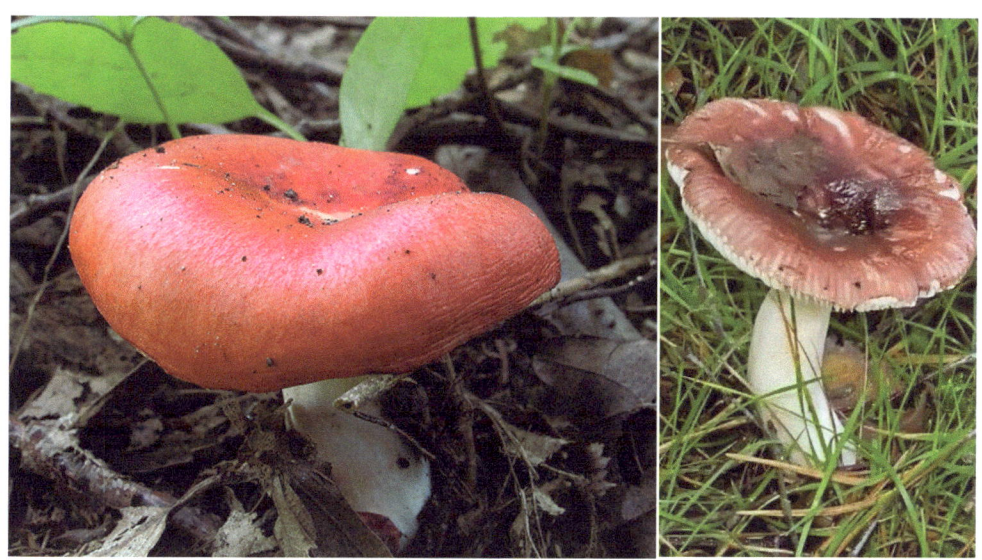

분포지역 한국, 일본
서식장소/자생지
상록활엽수림의 땅에 단생, 군생한다.
크기 지름 5~11.5cm, 높이 3~6cm, 굵기 1~2.5cm

효능과 약리작용(임상보고)
항종양(Sarcoma 180/마우스, 억제율 70%, Ehrlich 복수암/마우스, 억제율 60% 연구 보고가 있다.

생태와 특징
표면은 건조하고 다소 비로드 모양이며 흑갈색인데, 가장자리는 조금 연한 색이고 표피는 벗겨지지 않는다. 살은 두껍고 단단하며 백색인데, 공기에 닿으면 적색을 띠고 맛과 냄새는 없다. 주름살은 바른 또는 내린주름살로 크림색이나 상처를 입으면 적색으로 변색하며 부서지기 쉽다.

약용, 식용여부
독버섯으로 약용버섯이다.

별빛균핵버섯

Sclerotinia sclerotiorum (Lib.) de Bary
자낭균문 두건버섯강 고무버섯목 균핵버섯과 균핵버섯속

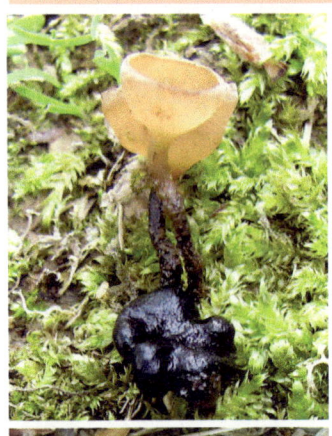

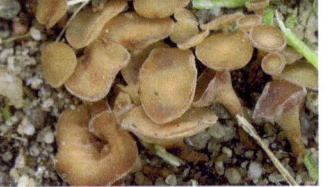

분포지역 한국, 유럽
서식장소/자생지
물에 살짝 담긴 마른잎가지에 산생 또는 속생
크기 지름 0.3~0.6cm, 대 크기 0.5~2 × 0.05~0.1cm
생태와 특징
자낭반은 지름 0.3~0.6cm로 평반구형이며 아랫면과 자실층인 윗면은 매끄럽고 반투명하며 담황갈색이다. 조직은 육질이고 담황갈색이며 대는 0.5~2 × 0.05~0.1cm로 원통형이다. 대의 표면은 반투명하고 미세한 박편이 있으며 담황갈색이며 기부는 흑색이며 균핵을 형성한다. 포자 크기는 10~11 × 5㎛로 타원형이며 표면은 매끄럽다. 포자문은 백색이다.
약용, 식용여부
식용불가로 약용버섯이다.

보리깜부기

Ustilago nuda (C.N. Jensen) Rostr.
담자균문 깜부기균강 깜부기균목 깜부기균과 깜부기균속

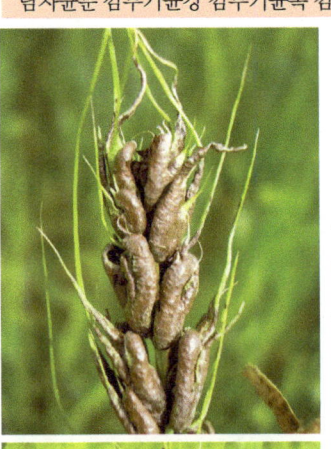

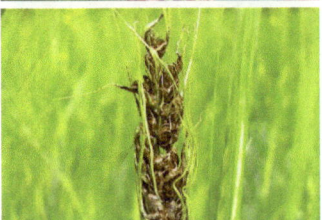

서식장소/자생지
암갈색~흑색의 후막포자 덩어리가 보리 씨알에 발생
생태와 특징
보리 깜부기는 속깜부기와 겉깜부기 두 종류가 있다. 속깜부기는 겉깜부기보다 피해가 적고 건전한 보리보다 다소 늦게 출수하거나 많은 경우에는 잎집에 싸여 출수하지 못한다. 개화기 중 상대습도가 높고 16~22℃의 온도가 유지되면 균의 포자 발아를 자극할 뿐만 아니라 개화기간을 증가시켜 포자가 화기조직과 접촉할 충분한 시간을 제공하므로서 균의 침입을 쉽게 한다.

약용, 식용여부
약용이지만 먹을 것이 없던 시절에 식용했다고 한다.

병꽃나무진흙버섯

Phellinus lonicericola Parmasto
담자균문 주름버섯강 소나무비늘버섯목 소나무비늘버섯과 진흙버섯속

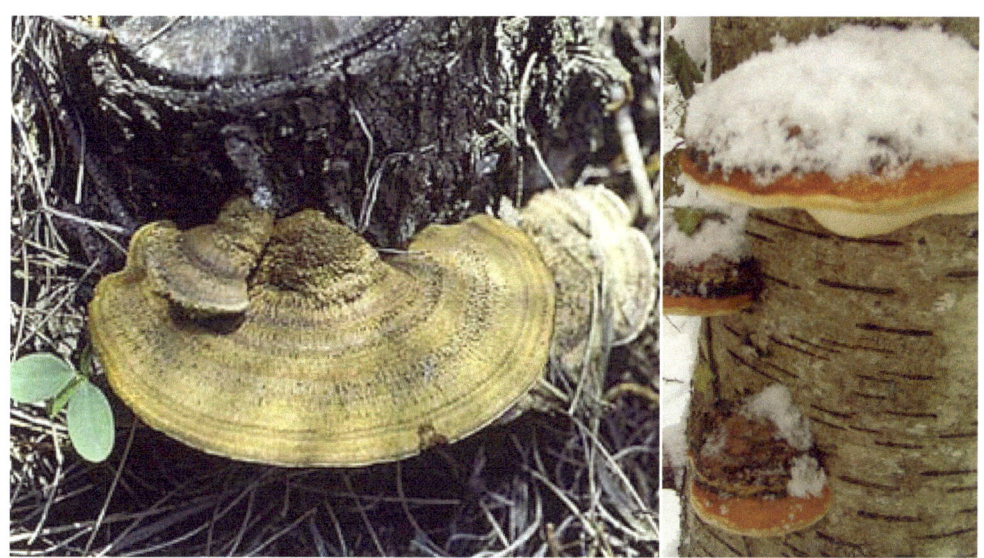

분포지역 한국
서식장소/ 자생지
썩은 병꽃나무 줄기
크기 지름 80㎜

효능과 약리작용(임상보고)
약용으로 타박상, 골절치료 및 신장염, 부종에 효과가 있다. 개복숭아 상황버섯의 약리작용은 항암효과가 뛰어나고 면역기능을 향진시키며, 자궁출혈 및 대하, 월경불순, 장출혈, 오장기능을 활성화시키고 해독작용을 한다.

생태와 특징
썩은 병꽃나무 줄기에 나는 버섯류로 자실체는 다년생이고 대부분 말굽형이며 지름이 80㎜까지 자란다. 목질이며 매우 단단하다. 표면은 갈색이며, 작은 융모가 나 있거나 반들반들하며, 동심원의 띠 모양을 하며 얇게 갈라진 모양을 한다. 구멍 표면은 갈색이고 가장자리는 뚜렷하고 황갈색을 띤다.

약용, 식용여부
약용버섯이다.

붉은목이(손바닥붉은목이)

Dacrymyces stillatus Nees
담자균문 주름균아문 붉은목이강 붉은목이목 붉은목이과 붉은목이속

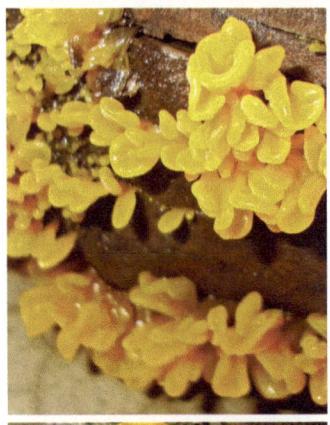

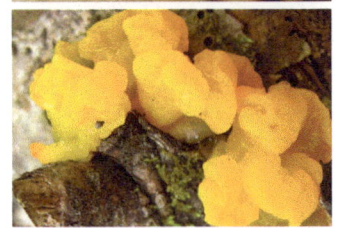

분포지역
한국, 북한 등 북반구 온대 이북 지역

서식장소/자생지 여름에서 가을까지 침엽수의 죽은 줄기나 나뭇가지에 뭉쳐서 자란다.

크기 지름 5~8cm, 높이 0.5~3.5cm

생태와 특징
뿔 모양 또는 뇌 모양이다가 위로 곧게 서고, 부채 모양으로 펴지거나 모양이 일정하지 않은 잎 모양으로 변하며 단단한 아교질이다. 갓 표면은 밋밋하거나 주름살이 있으며 자실층으로 덮여 붉은빛을 띤 누런색이지만 아래쪽은 색이 연하고 기부에 털이 있다. .

약용, 식용여부
식용불가. 약용버섯이다.

비단고리버섯

Cyclomyces tabacinus (Mont.) Pat.
담자균문 주름버섯강 소나무비늘버섯목 소나무비늘버섯과 고리버섯속

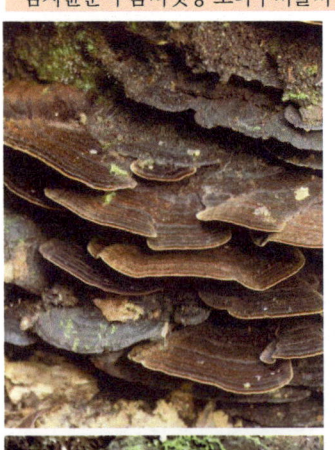

분포지역
한국, 일본, 중국, 동남아시아, 아프리카 등

서식장소/자생지
활엽수의 그루터기나 고목 위에 군생하는 목재부후균

크기
지름 3~4cm, 두께 2mm

생태와 특징
갓은 반원형에서 패각형이며 아래로 굽어있다. 상하로 중첩하며 좌우로 유착한다. 황갈색에서 다갈색이며, 점차 흑갈색을 띠게 된다. 동심원상의 무늬가 있고, 비단광택이 나는 밀모로 덮혀 있다. 1mm 정도 길이의 관공을 형성하며, 포자는 무색의 표면이 평활한 난형에서 타원형으로 크기는 5~6×2~2.5㎛이다.

약용, 식용여부 독버섯, 약용버섯이다.

복령(솔뿌리혹버섯)

Wolfiporia cocos (Schw.) Kyu. et Gilbn
담자균문 진정담자균강 민주름버섯목 구멍장이버섯과 복령속

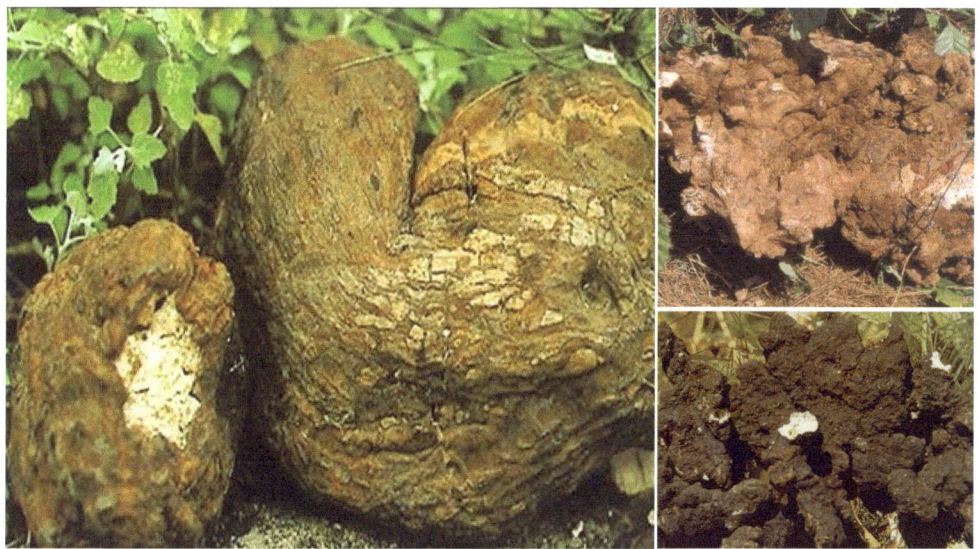

분포지역 한국, 중국, 일본, 북아메리카
서식장소/자생지
1년 내내 땅속 소나무뿌리나 나무뿌리에 기생한다.
크기 균핵의 크기는 10~30㎝이고 홀씨는 7.5~9× 3~3.5㎛이다.

효능과 약리작용(임상보고)
한약재로 사용되면 강장, 이뇨, 진정 등에 효능이 있기 때문에 신장병, 방광염, 요도염 등에 쓰인다. 약한 소화기, 전신부종, 신장염, 방광염, 요도염 등에 효과가 탁월하다. 소화기능은 튼튼한데, 열이 많아 나타나는 질환치료에는 으뜸 약재이다.

생태와 특징 버섯 갓의 표면은 적갈색, 담갈색, 흑갈색 등이고 꺼칠꺼칠하다. 가끔 뿌리의 껍질이 터져있는 것도 발견된다. 살은 흰색에서 점차적으로 담홍색으로 변해간다. 흰색은 백복령, 붉은색은 적복령으로 부르며, 복령 속에 소나무뿌리가 꿰뚫고 있으면 복신이라고 부른다.

약용, 식용여부
약용버섯이다.

뽕나무버섯

Armillaria mella (Vahl) P. Kumm.
담자균문 주름균아문 주름균강 주름버섯목 뽕나무버섯과 뽕나무버섯속

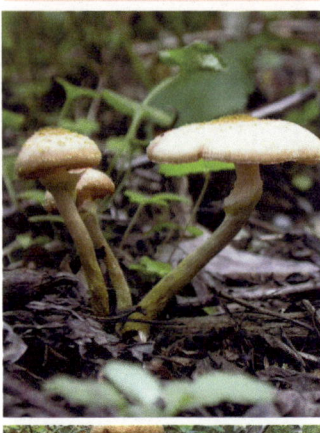

분포지역
한국 등 전세계

서식장소/자생지
여름에서 가을까지 활엽수와 침엽수의 그루터기, 풀밭 등에 무리를 지어 자란다.

크기
갓 지름 4~15cm, 대 지름 0.5~1.5cm, 길이 4~15cm

생태와 특징
갓 표면은 황갈색 또는 갈색이고 가운데에 어두운 색의 작은 비늘조각이 덮고 있으며 가장자리에 방사상 줄무늬가 보인다. 살은 흰색 또는 노란색을 띠며 조금 쓴맛이 난다. 주름살은 바른주름살 또는 내린주름살로 약간 성기고 폭이 넓지 않으며 표면은 흰색이지만 연한 갈색 얼룩이 생긴다.

약용, 식용여부
식용버섯으로 이용되고 약용되기도 한다.

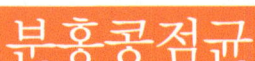

분홍콩점균

Lycogala epidendrum (J.C. Buxb. ex L.) Fr.
점균문 점균강 콩점균목 딸기점균과 콩점균속

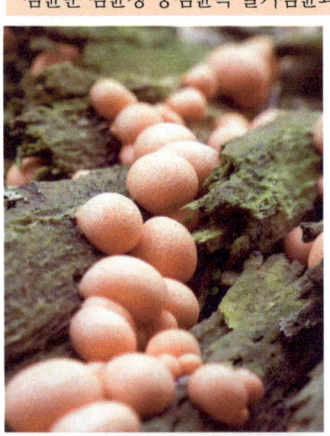

분포지역
동아시아, 북미, 유럽

서식장소/자생지
고목, 그루터기, 등걸, 나무토막에서 군생한다

크기
자실체 넓이 3~15 mm

생태와 특징
자실체는 넓이 3~15mm로 구형이며 표면은 작은 돌기가 있고 처음에는 담홍색이나 회홍색을 거쳐 녹흑색이 되고 조직은 연고상이다 발생초기에는 분홍색을 띠지만 성숙하면서 서서히 갈색계통으로 변하고 꼭대기 부분이 열려 황갈색 포자가 분산된다. 포자 자름은 6~7.8μm 로 구형이며 표면은 그물모양이다.

약용, 식용여부
식용불가. 약용버섯이다.

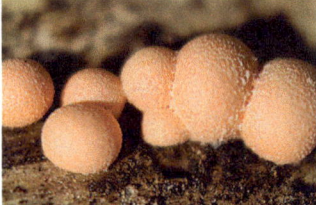

불로초(영지버섯, 만년버섯, 장수버섯)

Ganoderma lucidum (Curt.) Karst.
담자균문 주름균아문 주름균강 구멍장이버섯목 구멍장이버섯과 불로초속

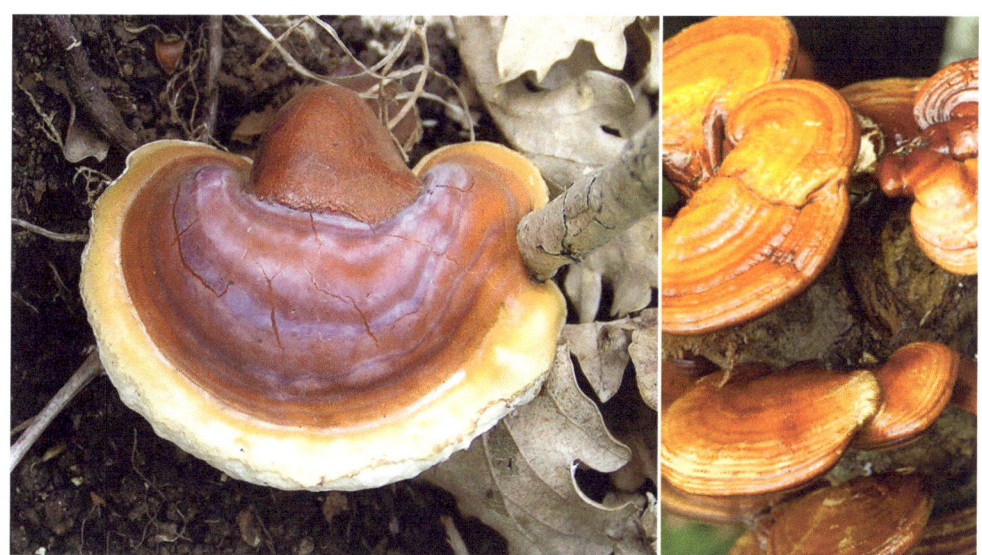

분포지역 전세계

서식장소/자생지

여름철에 활엽수의 썩은 뿌리 밑동이나 썩은 그루터기(상수리나무, 졸참나무, 떡갈나무, 굴참나무, 신갈나무, 갈참나무, 살구나무, 복숭아나무의 고목 등)에서 발생해 땅 위로 솟아오른다.

크기 지름 5~15cm, 두께 1~1.5cm, 버섯 대 3~15×1~2cm

효능과 약리작용(임상보고)

실제 항종양에 대한 억제율이 70~80%로 나타났다. 특히 산삼에 버금간다고 해서 불로초라고도 불리며, 본초강목에 의하면 영지버섯의 종류는 여섯가지가 있는데, 청지, 적지, 황지, 백지, 흑지, 자지등 6가지 색상을 띈다. 즉 색에 따라 그 효능도 제각기 다르다. 1일 성인 섭취량은 약 5g인데, 달인 물 100cc를 1일 3회 나눠 마신다.

생태와 특징 우리나라에서는 잔나비걸상과의 영지 또는 근연종의 자실체를 영지버섯이라고 한다.

약용, 식용여부

약용버섯이다.

삼색도장버섯

Daedaleopsis tricolor (Bull.) Bondartsev & Singer
담자균문 주름버섯강 구멍장이버섯목 구멍장이버섯과 도장버섯속

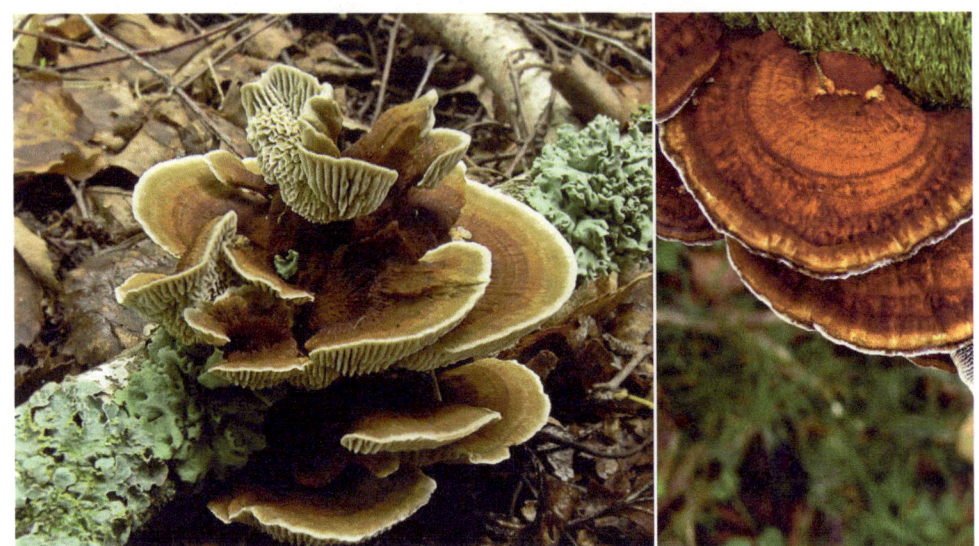

분포지역 한국, 아시아, 유럽, 미국
서식장소/자생지
밤나무, 벚나무 등의 활엽수 죽은 나무
크기 갓 2~8cm x 1-4cm, 두께 0.5~0.8cm

효능과 약리작용(임상보고)
삼색도장버섯은 약 70%의 종양 저지효과가 있었다고 한다. sarcoma을 쥐에 투여한 결과 억제율이 70.2%, Ehrlich 복수암에 90%의 억제율을 보였다.

생태와 특징
밤나무, 벚나무 등의 활엽수 죽은 나무에 무리를 지어 자란다. 갓 가장자리는 얇고 표면에는 어두운 자줏빛 갈색, 검은색, 갈색무늬가 나이테처럼 동심원의 고리무늬를 이루며 방사상으로 주름져 있다. 살은 잿빛 흰색이고 가죽질이다. 갓 밑면의 자실층은 완전한 주름을

약용, 식용여부
약용버섯으로 식용할 수 없다.

소나무잔나비버섯

Fomitopsis pinicola (Swartz.) Karst.
담자균문 주름균아문 주름균강 구멍장이버섯목 잔나비버섯과 잔나비버섯속

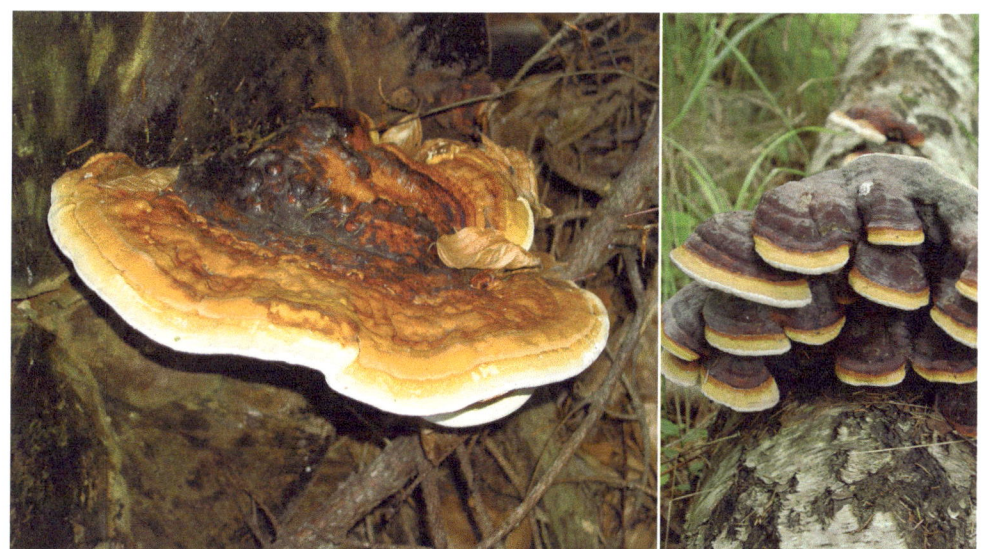

분포지역 한국, 북한, 일본 등 북반구 온대 이북
서식장소/자생지
소나무 및 각종 침엽수의 죽은 나무, 살아있는 나무의 줄기
크기 버섯 갓 지름 30㎝, 두께 15㎝

효능과 약리작용(임상보고)
항암버섯으로 이용되며 항암억제율이 50~80%를 자랑하는 귀한 약용버섯이다. 항암작용으로 위암, 식도암 등에 쓰이고 뱃속 덩어리로 통증이 나타나거나, 소화불량 등에 많이 쓰인다.

생태와 특징 일 년 내내 각종 침엽수의 죽은 나무, 쓰러진 나무, 살아 있는 나무의 줄기에 자란다. 버섯 대 없이 버섯 갓이 나무줄기에 선반처럼 붙는다. 버섯 대 윗면은 두꺼운 각피로 덮여 있기 때문에 단단하고 표면은 밋밋하며, 검은색 또는 붉은 갈색이고 동심원같이 생긴 이랑모양밑면은 누런 흰색이며 미세한 관공이 촘촘하게 나 있다.
약용, 식용여부
식용할 수 없고 약용으로 사용한다.

송곳니구름버섯

Coriolus brevis (Berk.) Aoshima
담자균문 진정담자균강 민주름버섯목 구멍장이버섯과 구름버섯속

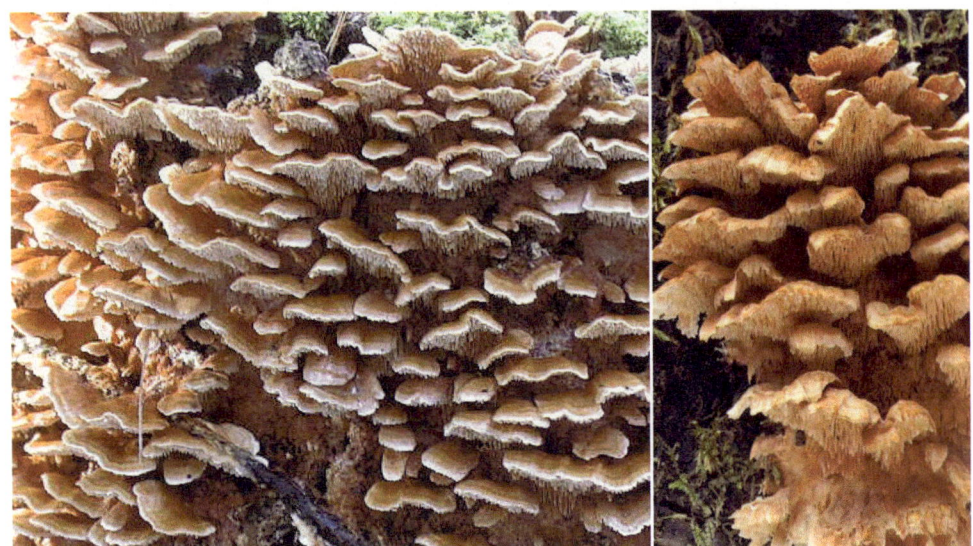

분포지역 한국, 일본, 중국, 오스트레일리아
서식장소/자생지
활엽수의 죽은 나무 또는 그루터기
크기 버섯갓 지름 1~3cm, 두께 1~2mm

효능과 약리작용(임상보고)
약용으로 항암, 항균 성분을 함유하고 있다.

생태와 특징
북한명은 흙빛밤색기와버섯이다. 일 년 내내 활엽수의 죽은 나무 또는 그루터기에 무리를 지어 자라는 한해살이 버섯이며 여러 개의 버섯이 서로 달라붙어 기와를 입힌 것같이 늘어서 붙어 있다. 버섯갓은 지름 1~3cm, 두께 1~2mm이고 반원처럼 생겼으며 얇은 가죽질이고 건조하면 아래쪽으로 말린다. 밑부분이 서로 달라붙어 아래쪽으로 내려가며 뒤로 붙어 있다.

약용, 식용여부
식용으로는 부적당하고 약용버섯이다.

살송편버섯

Trametes palisotii (Fr.) Imazeki
담자균문 주름버섯강 구멍장이버섯목 구멍장이버섯과 조개껍질버섯속

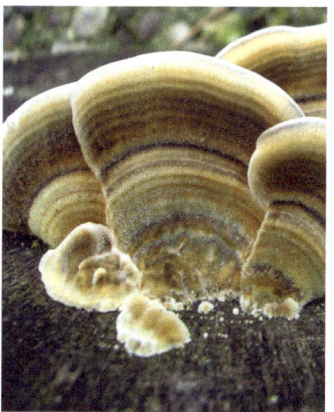

분포지역
한국, 일본, 중국, 동남아시아, 뉴질랜드 등

서식장소/자생지
활엽수의 쓰러진 둥치, 그루터기에 중생하는 목재부후균

크기 지름 5~15cm, 두께 0.5~1cm

생태와 특징
갓 표면은 백색, 백회갈색 또는 갈황색이고 털이 없이 평활하며 불분명한 환문과 환구가 있고, 기부 부근에는 홍갈적색의 환문이 있다. 조직은 두께 약 0.15~0.8cm로 백색이고 질기다. 갓 아랫면의 관공은 초기에는 백색으로 방사상 긴 미로상이고, 길이 0.2~0.8cm이다.

약용, 식용여부
식용부적합, 약용버섯이다.

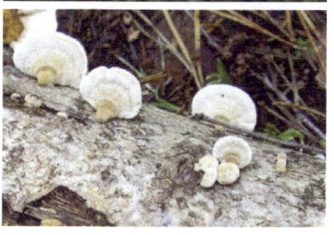

송편버섯

Trametes suaveolens (L.) Fr.
담자균문 주름균아문 주름균강 구멍장이버섯목 구멍장이버섯과 송편버섯속

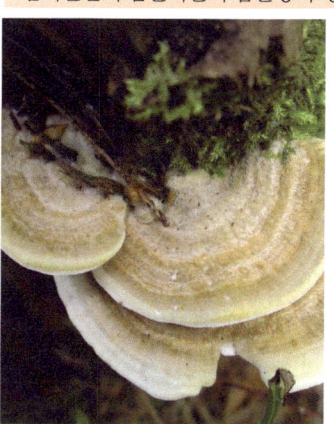

분포지역 한국, 일본, 중국, 유럽, 북아메리카

서식장소/자생지
죽은 활엽수

크기 버섯갓 3~7×3~12×1~3cm

효능과 약리작용(임상보고)
면역활성작용이 있으며, 중국에서는 결핵치료에 이용되기도 한다.

생태와 특징
봄부터 가을까지 죽은 활엽수에 무리를 지어 자라거나 한 개씩 자란다. 갓 표면은 흰색, 회색, 누른색이며 부드러운 털이 덮인 것도 있고 덮이지 않은 것도 있다. 살은 두께가 0.5~2cm인 코르크질이며 흰색 또는 누른색이다. 버섯대는 없다.

약용, 식용여부 약용버섯이다.

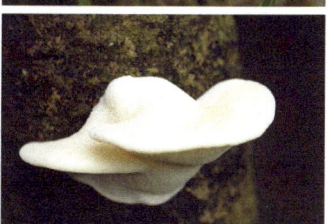

숯만가닥버섯

Lyophyllum anthracophilum (Lasch) M. Lange & Sivertsen
담자균문 주름버섯강 주름버섯목 만가닥버섯과 만가닥버섯속

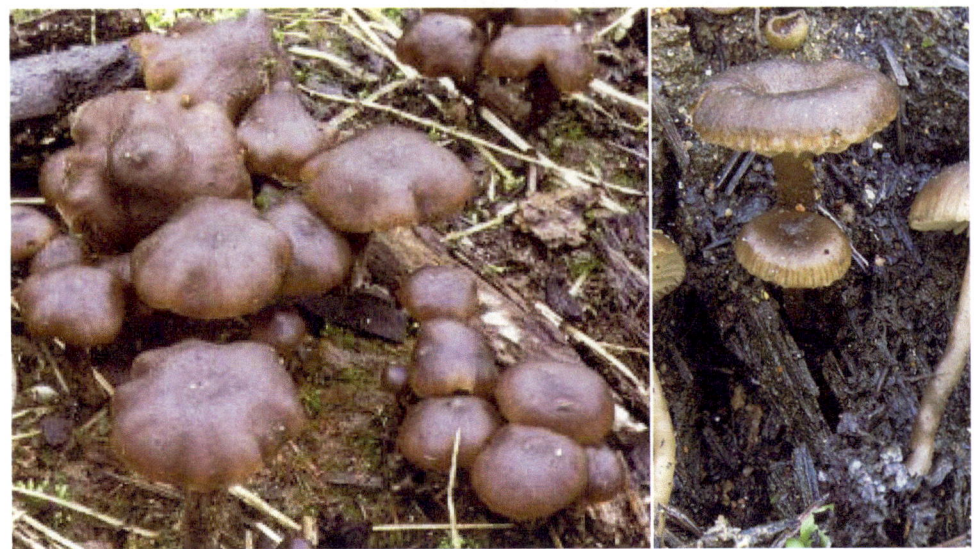

분포지역 한국, 일본, 유럽, 북아메리카 등
서식장소/자생지
숲 속 땅, 풀밭 등이 불타고 난 후 군생~ 속생한다.
크기 지름 0.7~2cm, 높이1~3, 두께 0.1~0.2cm

효능과 약리작용(임상보고)
유리 아미노산 31종과 clitocybin(항결핵 성분)으로 구성되어 있으며, 폐결핵, 소아홍역 발진부전, 불안초조, 몸살감기에 좋다.

생태와 특징
갓은 지름 0.7~2cm로 반구형에서 편평형이 된다. 갓 표면은 황록갈색~흑갈색으로 중앙부는 짙은 색이며, 습할 때는 방사상 조선이 있다. 조직은 담갈색이고 강한 밀가루 냄새와 맛이 난다. 주름살은 완전붙은형으로 약간 성기고, 담회갈색이다.

약용, 식용여부
약용버섯으로 맛이 매우 좋은 식용버섯이며, 버섯 전체가 백색으로 광택이 나고 매우 아름답다.

시루송편버섯

Trametes orientalis (Yasuda) Imaz.
담자균문 주름균아문 주름균강 구멍장이버섯목 구멍장이버섯과 송편버섯속

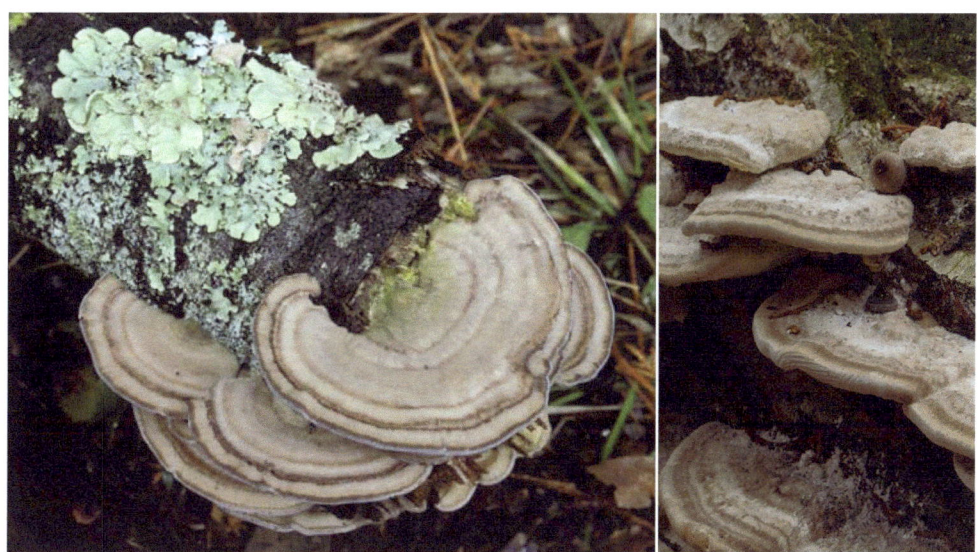

분포지역 한국, 일본, 타이완
서식장소/자생지
활엽수의 죽은 나무껍질
크기 갓 폭 5~15cm, 두께 0.5~1cm

효능과 약리작용(임상보고)
약용버섯으로 한방에서 염증, 폐결핵, 관절통 등에 도움 된다고 한다. 말린 버섯 12g과 물 700ml를 넣어 달여 마신다.

생태와 특징
활엽수의 죽은 나무껍질에 무리를 지어 옆으로 달라붙어 자란다. 버섯갓은 폭 5~15cm, 두께 0.5~1cm로 반원 모양이고 편평하며 가장자리가 조개껍데기처럼 생겼다. 갓 표면은 회색 또는 회백색으로 가루처럼 생긴 털이 있고 방사상으로 늘어선 주름이 있으며 고리 무늬가 뚜렷하지 않다. 살은 두께 5mm로 흰색의 코르크질이며 단단하다.

약용, 식용여부
식용할 수 없고 약용으로 사용한다.

아교버섯

담자균문 주름균아문 주름균강 구멍장이버섯목 아교버섯과 아교버섯속의 버섯

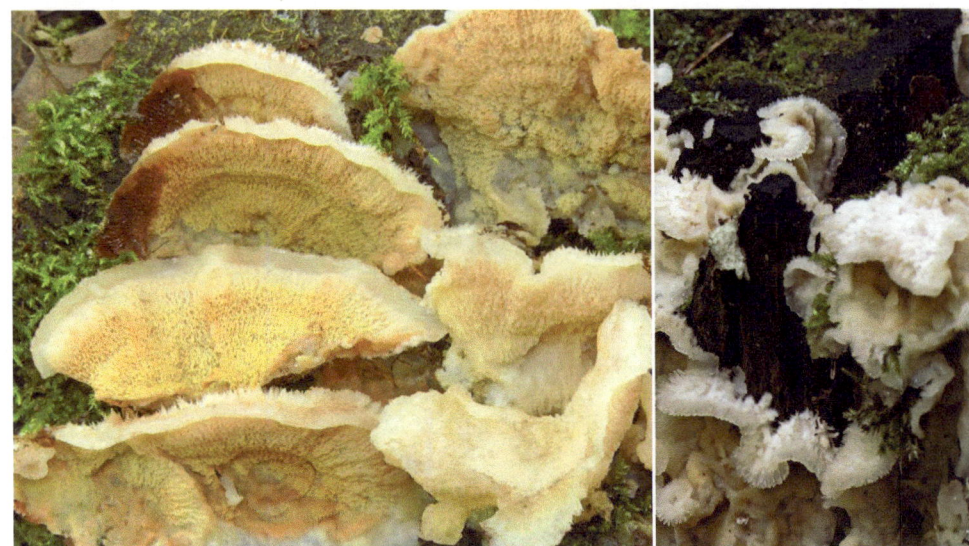

분포지역 한국, 북한 등 전세계
서식장소/자생지
썩은 나무, 그루터기, 살아 있는 나무의 나무껍질
크기 자실체 길이 2~8cm, 폭 1.5cm, 두께 2~3mm

효능과 약리작용(임상보고)

항종양 sarcoma 180 쥐실험 억제율 90%, Ehrlich 복수암 80% 억제율을 보여준다. 그 밖에도 항균, 항진균(곰팡이, 이스트) 작용이 있다. 또 항균, 항진균, 세포독, 항암 성분인 merulidial A는 Ehrlich 복수암에 효과가 있다.

생태와 특징

자실체는 반배착생이며 선반모양-반원형의 균모를 길게 형성한다. 표면은 흰색-분홍색의 황백색으로 부드러운 털이 덮여 있다. 하면의 자실층은 불규칙한 주름이 종횡으로 심하게 잡혀 있어서 얕은 각진형의 주름구멍을 형성한다. 생육 중에는 연한 황-오렌지분홍색이나 오래되면 오렌지갈색을 띤다.

약용, 식용여부

약용버섯이다.

아까시재목버섯(장수버섯)

Perenniporia fraxinea (Bull.) Ryvarden
담자균문 주름버섯강 구멍장이버섯목 잔나비버섯과 재목버섯속

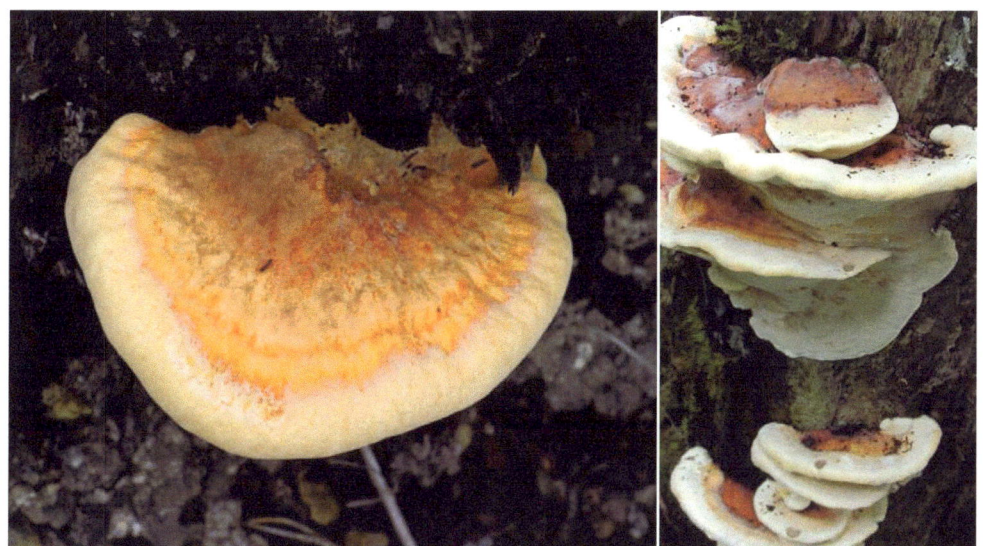

분포지역 한국, 일본, 아시아, 유럽, 아메리카 등 북반구 온대 이북
서식장소/자생지
벚나무, 아까시아나무 등 활엽수의 살아 있는 나무 밑동
크기 버섯갓 지름 5~20㎝, 두께 0.5~1.5㎝

효능과 약리작용(임상보고)
항종양 작용이 있어 sarcoma 180 암에 대한 44.2-70.2 % 억제율을 보여 준다. 아까시흰구멍버섯의 렉틴(lectin) 성분은 HD11세포 안에 있는 산화 질소 분비를 상당히 유도하고 RP9 종양세포 성장을 저지하고, 황색포도상규균을 억제하는 항균 작용이 있다.

생태와 특징 먹으면 장수한다고 하여 장수버섯이라고도 하고, 불로초라고도 불린다. 일 년 내내 살아 있는 활엽수에 수평으로 자란 버섯갓이 여러 개가 겹쳐 큰 무리를 지어 자란다. 살은 나무색 또는 누런 흰색이다. 갓 아랫면은 처음에 노란색이다가 나중에 잿빛 흰색으로 변하며 어두운 갈색의 얼룩이 있다.

약용, 식용여부
약용버섯이다.

악취애주름버섯

Mycena alcalina (Fr.) P. Kumm.
담자균문 주름균아문 주름균강 주름버섯목 애주름버섯과 애주름버섯속

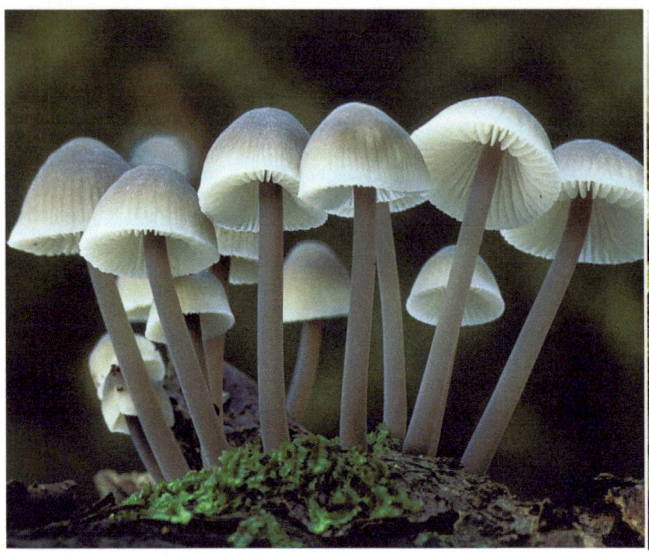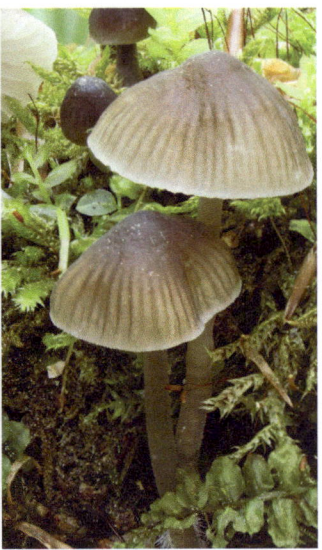

분포지역 한국 등 북반구 일대
서식장소/자생지
숲 속의 죽은 침엽수 또는 부식토
크기 버섯갓 지름 1~2cm, 버섯대 굵기 15~30mm, 높이 3~8cm

효능과 약리작용(임상보고)
항종양(sarcoma 180 / 마우스, 억제율 100% 또는 Ehrlich 복수암 / 마우스. 억제율 100%) 효과가 있다.

생태와 특징
북한명은 재냄새줄갓버섯이다. 봄부터 가을까지 숲 속의 죽은 침엽수 또는 부식토에 무리를 지어 자란다. 버섯갓은 지름 1~2cm로 종 또는 공처럼 생겼다. 갓 표면은 잿빛 갈색으로 가장자리는 색이 연하고 점성이 없다. 주름살은 바른 주름살로 흰색 또는 연한 회색이다. 버섯대는 굵기 15~30mm, 길이 3~8cm로 버섯갓과 색이 같지만 윗부분은 흰색이고 뿌리부근에는 흰색의 털이 나 있다.

약용, 식용여부
독버섯으로 식용불가하다.

애기낙엽버섯

Marasmius siccus (Schw.) Fr.
담자균문 주름균아문 주름균강 주름버섯목 낙엽버섯과 낙엽버섯속

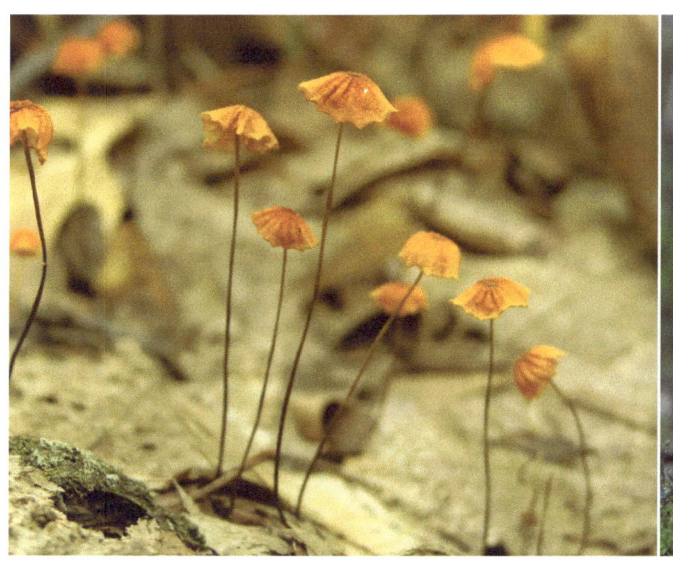
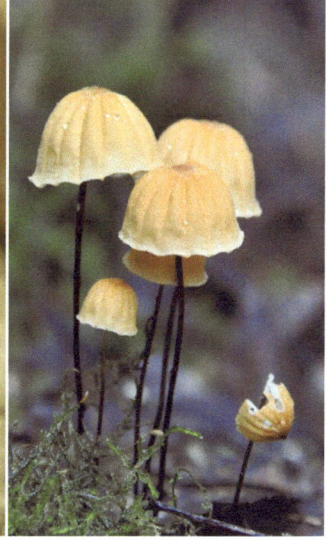

분포지역 한국, 일본, 중국, 북아메리카
서식장소/자생지
엽수의 낙엽 위
크기 지름 1~2cm, 버섯대 굵기 1mm, 높이 4~7cm

효능과 약리작용(임상보고)
혈전 용해 작용이 있으며, 한방에서 타박상, 골절, 상처 치료에 도움이 된다고 한다. 9~15g을 달여 먹는다.

생태와 특징
여름부터 가을까지 활엽수의 낙엽 위에 무리를 지어 자란다. 버섯갓은 지름 1~2cm로 종 모양이거나 둥근 산 모양이다. 갓 표면은 황토색, 육계색, 연한 홍색, 자홍색이며 방사상의 줄무늬 홈이 나 있다. 살은 종이처럼 아주 얇고 가죽질이다. 주름살은 바른 주름살 또는 떨어진주름살로 흰색이고 13~15개가 있다.

약용, 식용여부
식용할 수 없고 약용으로 사용한다.

애기말불버섯

Lycoperdon pusillum Batsch
담자균문 주름버섯강 주름버섯목 주름버섯과 찹쌀떡버섯속

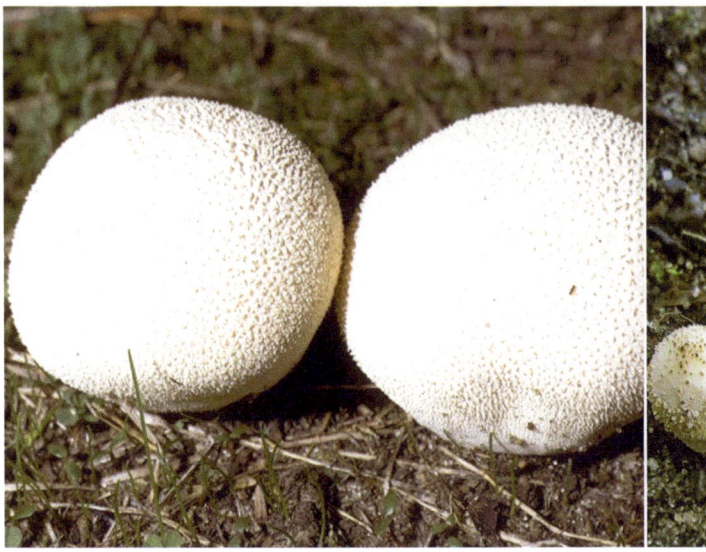
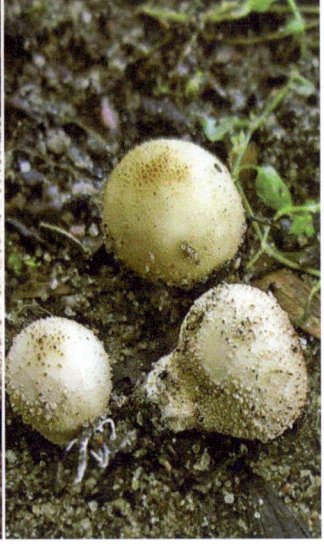

분포지역 한국, 일본, 중국
서식장소/자생지
숲속, 풀밭, 모래땅 위에 군생
크기 크기 1~1.8cm, 높이 2cm

효능과 약리작용(임상보고)
순하고 약간 쓴맛이 나며 항암, 해독, 지혈(식도, 위, 코피), 편도선염, 소염 효능이 있다고 한다.

생태와 특징
찹쌀떡버섯과는 겉 표면의 가루 같은 물질로 구분한다. 찹쌀떡버섯과는 다르게 가루로 덮여 있으며, 크기도 조금 더 작다. 오히려 말불버섯속의 목장말불버섯과 더 혼동하기 쉽다. 외피는 백색에서 갈황색을 거쳐 붉은 끼가 있는 황색이 되며 작은 가루(돌기)로 덮여 있고, 외피가 쉽게 탈락한다.

약용, 식용여부
어릴 때는 식용이 가능하지만 작아서 이용 가치는 없다.

애잣버섯

Lentinus strigosus Fr. Panus rudis Fr.
담자균문 주름균아문 주름균강 구멍장이버섯목 구멍장이버섯과 잣버섯속

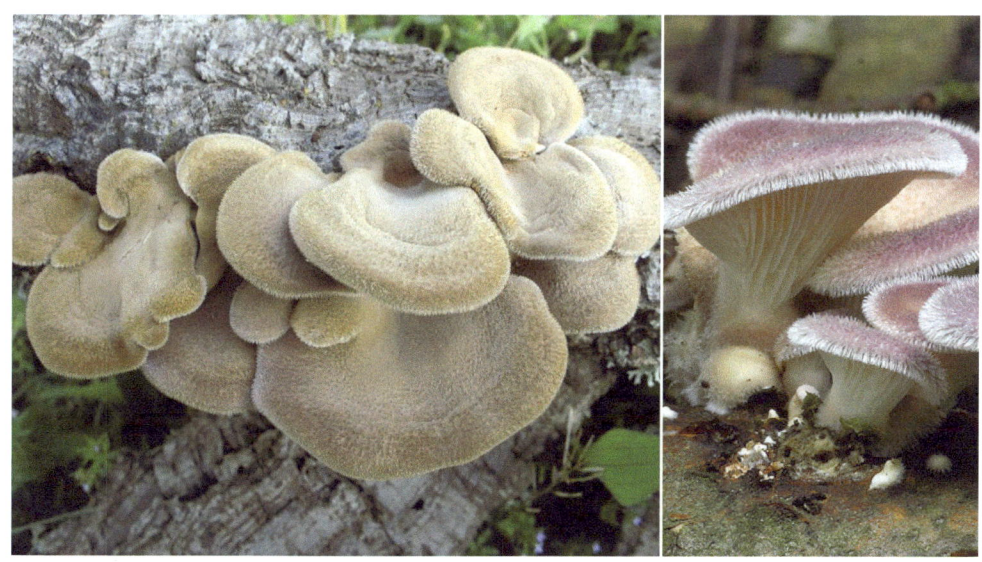

분포지역 한국 등 전세계
서식장소/ 자생지
활엽수의 죽은 나무나 그루터기
크기 지름 1.5~5cm, 굵기 0.4cm, 길이 0.5~2cm

효능과 약리작용(임상보고)
이 버섯류에서 추출한 성분 panepoxydone은 암 세포를 공격한다. 약리작용으로는 항종양에 유용한데, sarcoma 180에 대한 억제율이 60%, Ehrlich 복수암에 대해 79%의 억제율을 나타냈다.

생태와 특징 애잣버섯은 활엽수인 버드나무, 자작나무, 포플러 등의 그루터기에서 자란다. 초여름부터 가을까지 활엽수의 죽은 나무나 그루터기에 뭉쳐서 자라거나 무리를 지어 자란다. 갓 표면은 처음에 자줏빛 갈색이지만 차차 연한 황토빛 갈색으로 변하며 전체에 거친 털이 촘촘히 나 있다.

약용, 식용여부
약용버섯이다.

연지버섯

Calostoma japonicum Henn.
담자균문 주름균아문 주름균강 그물버섯목 연지버섯과 연지버섯속

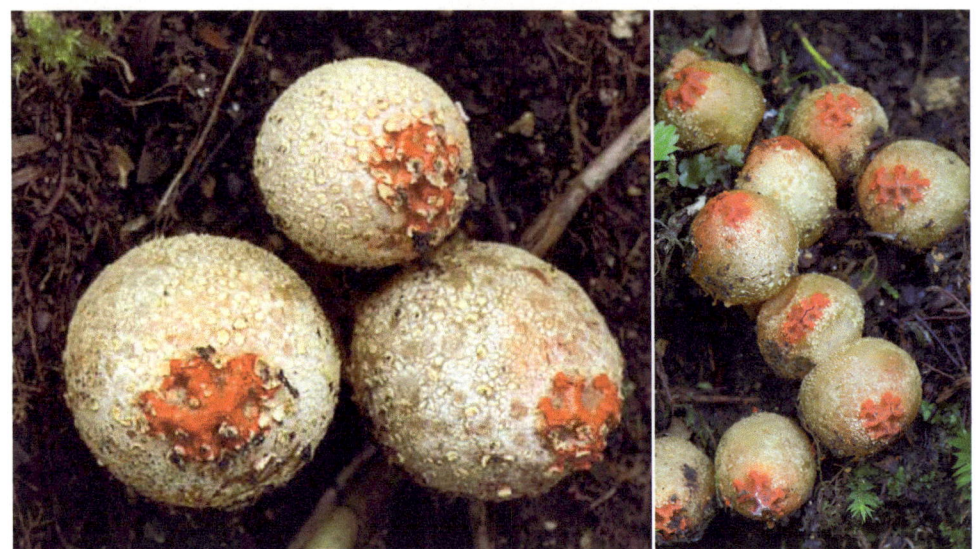

분포지역 한국, 북한, 일본
서식장소/자생지
길가 · 언덕 등의 노출된 땅 위
크기 지름 0.5~1cm, 높이 2~3cm

효능과 약리작용(임상보고)

항종양(sarcoma 180 / 마우스, 억제율 100% 또는 Ehrlich 복수암 / 마우스, 억제율 100%) 효과가 있다.

생태와 특징

여름에서 가을까지 길가 · 언덕 등의 노출된 땅 위에 무리를 지어 자란다. 자실체는 높이 2~3cm이고 공 모양의 버섯갓과 기부에 뿌리 같은 균사다발로 된 버섯대로 이루어져 있다. 버섯갓은 달걀 모양으로 끝에 별 모양으로 찢어진 작은 구멍이 있고 그 구멍 둘레는 연지를 칠한 것같이 주홍색이다. 갓 껍질은 연한 노란빛을 띤 붉은 갈색이고 표면에 흰 가루가 있다.

약용, 식용여부

식독불명으로 약용버섯이다.

이끼살이버섯

Xeramphalina campanella (Batsch) Maire
담자균문 주름균아문 주름균강 주름버섯목 애주름버섯과 이끼살이버섯속

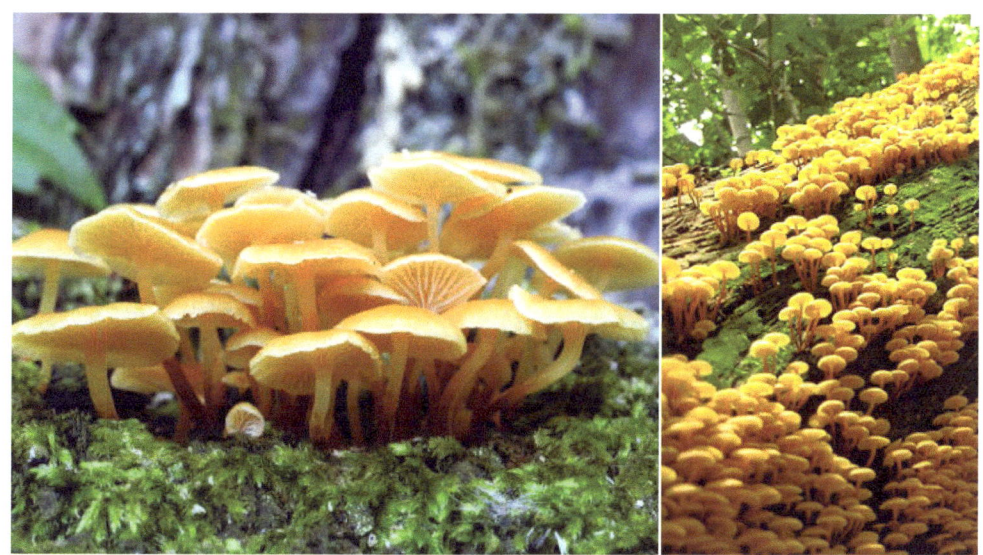

분포지역 한국, 북한 등 북반구 일대
서식장소/자생지
숲 속의 죽은 침엽수
크기 지름 0.8~2.5cm, 굵기 0.5~2mm, 길이 1~5cm

효능과 약리작용(임상보고)
모두 항종양에 작용을 한다. 또한 폴리사카리드(항종양)가 함유되어 있어 종양을 억제해주는 효과도 있다.

생태 특징
여름부터 가을까지 숲 속의 죽은 침엽수에 무리를 지어 자란다. 버섯 갓은 지름 0.8~2.5cm로 종 모양이나 둥근 산 모양이다가 가운데가 파이며 갓 표면이 밋밋하다. 살은 노란색이고 주름살은 내린주름살로 성긴 편이다.

약용, 식용여부
약용버섯이다.

자작나무버섯(차가버섯)

Piptoporus betulinus (Bull.) Karst.
담자균문 주름균아문 주름균강 구멍장이버섯목 잔나비버섯과 자작나무버섯속

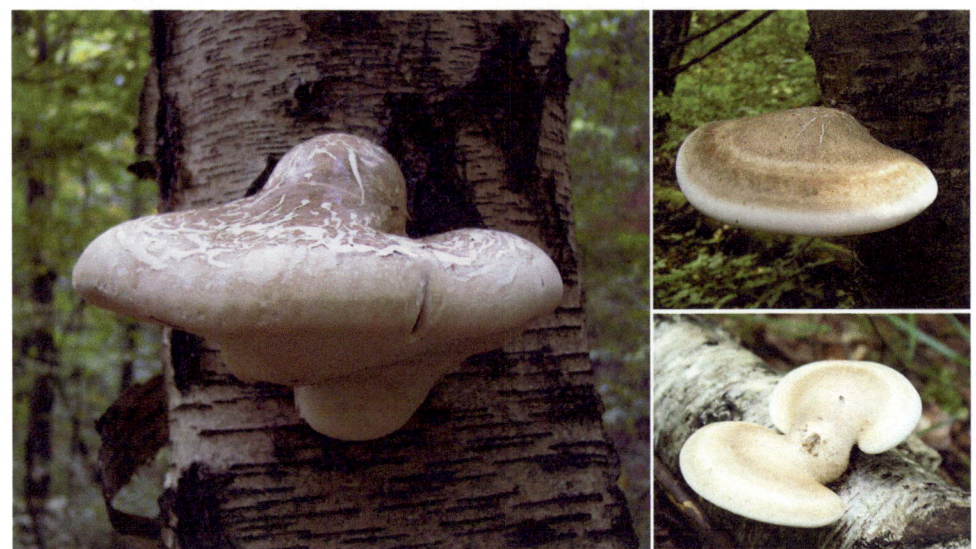

분포지역 한국, 일본, 필리핀 남부, 인도네시아, 북아메리카
서식장소/자생지
자작나무 등의 죽은 나무나 살아 있는 나무
크기 지름 10~28cm, 두께 2~5cm, 버섯 대 3~13×6~22×2.5~7cm

효능과 약리작용(임상보고)
활성산소를 소거하는 SOD(항산화효소)와 면역기능을 강화하는 베타글루칸 성분이 아가리쿠스 또는 다른 버섯보다 수십 배 이상 들어 있음이 증명됐다. 따라서 미국에서는 이 성분을 '특수천연물질'로 분류해 미래식품으로 우주인들이 음용하는 상비식품으로 개발했다.

생태와 특징 일 년 내내 자작나무 등의 죽은 나무 또는 살아 있는 나무 등에 자란다. 자실체는 두터운 혹 모양으로 착생한다. 북부 산악지대의 오래된 큰 자작나무 밑 둥에서 기생하여 혹이나 타원형, 긴 원주형으로 돋아나 검은색 또는 붉은 검은색을 띤다.

약용, 식용여부 약용버섯이다.

자흑색불로초(일본불로초)

Ganoderma neojaponicum Imaz.
담자균문 주름균아문 주름균강 구멍장이버섯목 구멍장이버섯과 불로초속

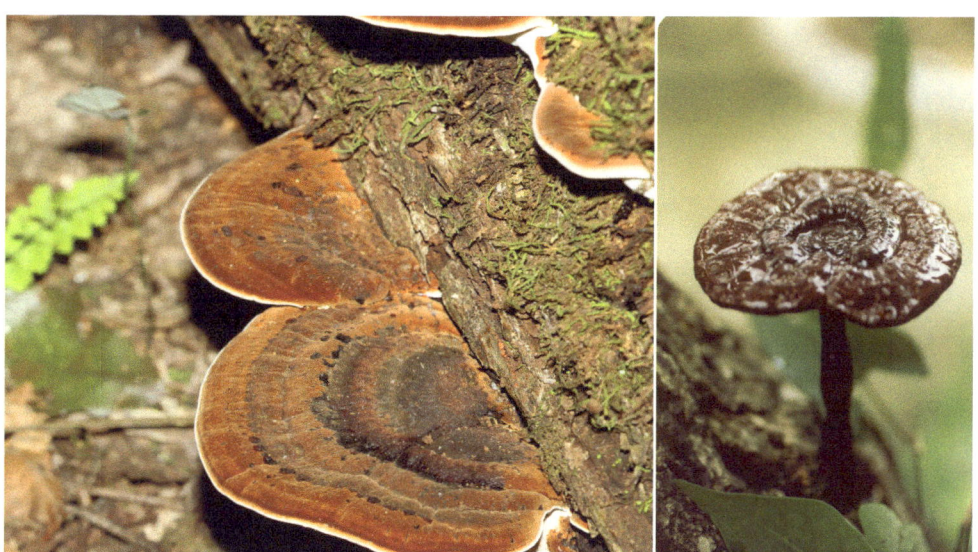

분포지역 한국, 일본, 중국, 북미
서식장소/자생지
그루터기, 살아 있는 나무의 뿌리
크기 지름 5~12cm, 자루 높이 5~25cm

효능과 약리작용(임상보고)
약용버섯으로 강심, 혈압 강하, 이뇨, 진정 등의 효능이 있어 한방에서는 신경쇠약, 고혈압, 기관지염, 간염 등 여러 질환에 이용된다고 한다. 맛은 온화고 성질은 따뜻하다.

생태와 특징
일년 내내 발생하며 목재부후균으로 흰색으로 부패를 일으킨다. 살아 있는 나무 혹은 죽은 나무의 그루터기나 뿌리 근처에 홀로 자라거나 무리 지어 자란다. 버섯갓의 지름은 원형이나 신장 모양으로 자줏빛을 띠는 갈색 혹은 검은색이며, 지름은 5~12cm이다. 자라는 과정에서 가장자리 부분이 흰색을 띤다.

약용, 식용여부
약용버섯이다.

작은조개버섯

Gloeophyllum trabeum (Pers.) Murrill
담자균문 주름균아문 주름균강 조개버섯목 조개버섯과 조개버섯속

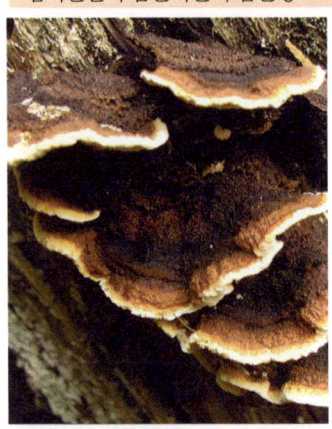

분포지역 한국, 중국, 일본, 인도, 유럽, 호주

서식장소/자생지
죽거나 살아 있는 배나무

크기 갓의 가로 5~20 mm, 세로 10~30mm, 높이 15~20mm

생태와 특징
1년내내 자생하면서 살아 있거나 죽은 배나무에 흰색 부패를 일으킨다. 자실체는 반원형, 말발굽형 혹은 둥근산모양으로 크기는 가로 5~20mm, 세로 10~30mm, 높이 15~20mm이다. 표면은 다소 거칠고, 흰색에서 누런 흰색을 띠며, 후기에는 누런색으로 변한다. 방사상의 주름 형태의 돌기가 있다.

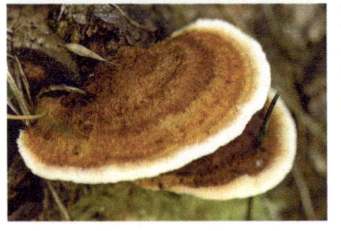

약용, 식용여부
약용으로 사용한다.

저령

Polyporus umbellatus (Pers.) Fr.
담자균문 주름균아문 주름균강 구멍장이버섯목 구멍장이버섯과 구멍장이버섯속

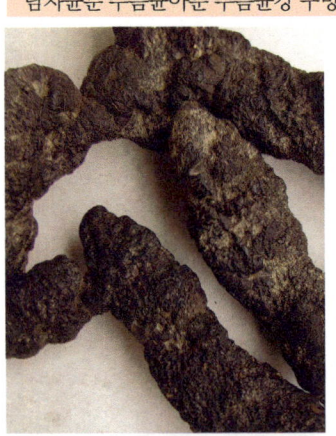

분포지역
한국, 일본, 유럽, 중국, 미국

서식장소/ 자생지
활엽수림 속의 오리나무, 참나무류의 산 뿌리

크기 자실체 높이 10~20㎝, 지름 12~20㎝

생태와 특징
잔나비걸상과의 버섯인 저령의 균핵으로 만든 약재(한국). 중국과 일본에서도 기원이 같다. 저령이란 약의 생김새에서 온 말인데 검은색 덩어리가 마치 돼지똥과 비슷하기 때문에 붙여진 이름이다. 생김새는 고르지 않은 흑갈색 덩어리 모양이며 바깥 면은 움푹 파인 듯 한 자국과 거친 주름이 많고 꺾어지기 쉽다.

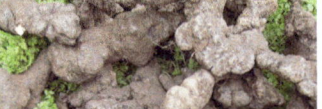

약용, 식용여부
식용불명, 약용버섯이다.

잔나비걸상(넓적떡다리버섯)

Elfvingia applanata (Pers.) Karst.
담자균문 진정담자균강 민주름버섯목 불로초과 불로초속

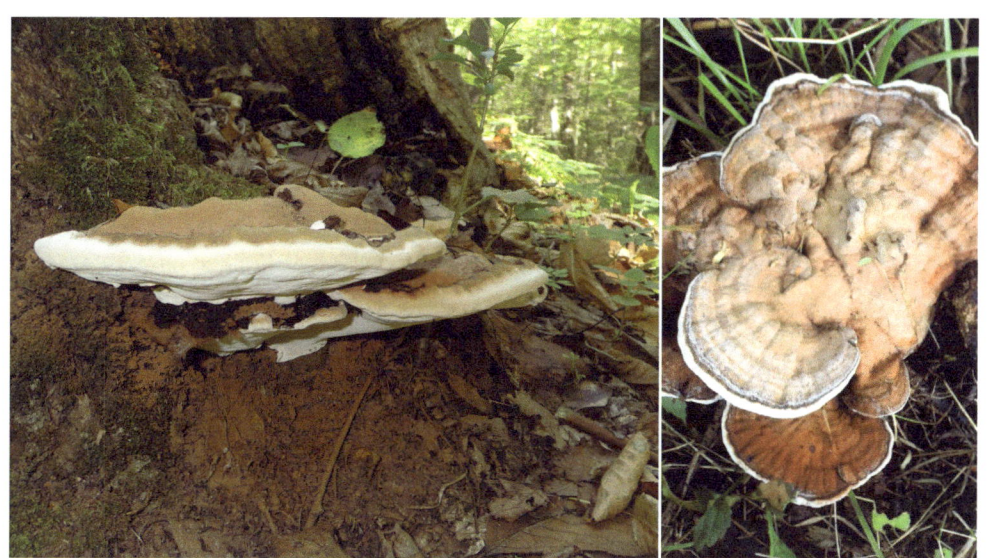

분포지역 한국, 전세계에 고루 분포
서식장소/자생지
활엽수의 죽은 나무나 산 나무.
크기 버섯갓의 너비 10~50cm, 그 이상인 것도 있다.

효능과 약리작용(임상보고)
항종양 억제율이 64.9%이며, 지혈, 건위작용을 하며 신경쇠약, 폐결핵, 심장병, 신장병, 중풍, 뇌졸중, B형 간염을 치료한다. 중국과 일본에서는 식도암, 위암의 민간약으로 이용된다. 버섯을 1~2cm로 잘게 자른다. 식수 대용으로 마셔도 되나 체내에서 흡수하는 양이 있으므로 성인 기준으로 1일 15g 정도를 사용하며 공복이나 운동 후에 마시면 좋다.

생태와 특징 활엽수의 살아 있는 나무 또는 죽은 나무에 연중 무리지어 나는 다년생 목재부후균이다. 표면은 각피로 덮여 있고 회백색이나 회갈색이며 매끈하다.

약용, 식용여부
약용버섯이다.

잔나비불로초

Ganoderma applanatum (Pers.) Pat. Elfvingia applanata (Pers.) Karst.
담자균문 주름균아문 주름균강 구멍장이버섯목 구멍장이버섯과 불로초속

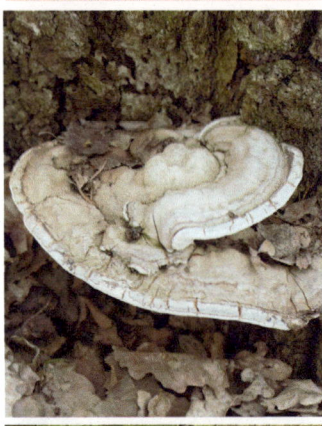

분포지역
한국 및 전 세계
서식장소/ 자생지
봄부터 가을 사이에 활엽수의 고사목이나 썩어가는 부위
크기
갓의 지름 5~50㎝, 두께 2~5㎝
생태와 특징
다년생으로 1년 내내 목재를 썩히며 성장한다. 잔나비불로초의 갓은 지름이 5~50㎝ 정도이고, 두께가 2~5㎝로 매년 성장하여 60㎝가 넘는 것도 있으며, 편평한 반원형 또는 말굽형이다. 갓 표면은 울퉁불퉁한 각피로 덮여 있으며, 동심원상 줄무늬가 있으며, 색깔은 황갈색 또는 회갈색을 띤다. 종종 적갈색의 포자가 덮여 있다.
약용, 식용여부
약용으로 이용된다.

적갈색유관버섯

Abortiporus biennis (Bull.) Sing.
담자균문 주름균아문 주름균강 구멍장이버섯목 배꽃버섯과 유관버섯속

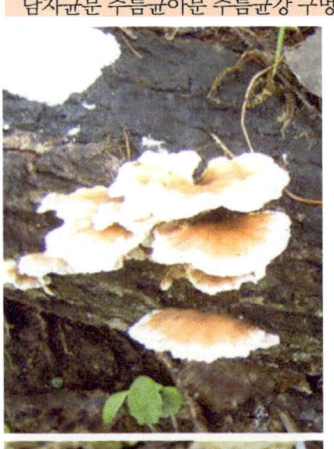

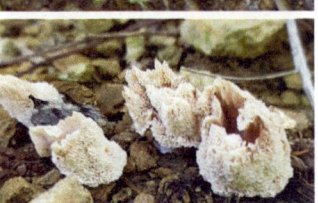

분포지역
한국, 일본, 중국, 대만, 유럽, 북아메리카, 호주 등
서식장소/자생지
활엽수의 그루터기, 등걸, 뿌리 근처에 군생
크기
지름 3~4cm, 두께 0.5~1cm, 높이 1~5cm
생태와 특징
여름과 가을에 활엽수의 그루터기, 등걸, 뿌리 근처 등에 발생하는 1년생 목재백색부후균이다. 조직은 백색이며 2층으로 되어 있다. 관공은 부정미로형이고 백홍색이다. 대는 1~5cm로 중심생, 측심생 또는 없으며 갈황색이다. 포자는 4~7×3~5㎛로 광타원형이며, 표면은 평활하고, 포자문은 백색이다.
약용, 식용여부
식용부적합. 약용버섯이다.

젖색손등버섯

Oligoporus tephroleucus (Fr.) Gilb. & Ryvarden
담자균문 균심아강 민주름버섯목 구멍장이버섯과 손등버섯속

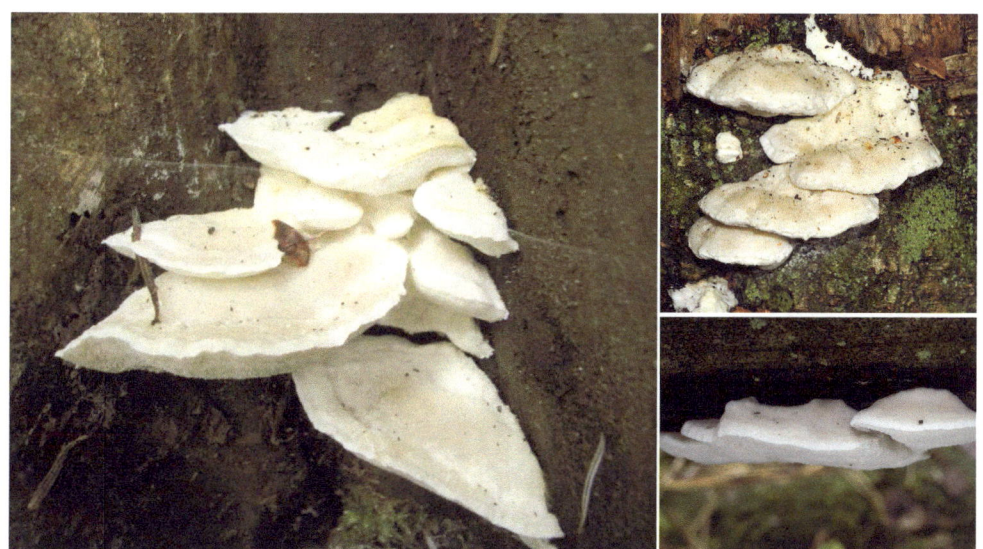

분포지역 한국, 일본, 중국 등 북반구 온대와 남반구 온대

서식장소/자생지
활엽수의 고목, 그루터기, 부러진 가지 위에 무리지어 나거나 홀로 발생하며, 부생생활을 한다.

크기 지름 2~10cm, 두께 0.5~2cm

효능과 약리작용(임상보고)
항종양, 항암 등 널리 약용버섯으로 이용된다.

생태와 특징
표면은 백색 또는 담황색이다. 조직은 질기고, 백색이다. 관공은 어린 버섯에서는 잘 보이지 않으나 성장하면 0.5~1cm 정도이며, 연한 황색이다. 관공구는 원형 또는 부정형이다. 대는 없고 기주에 부착되어 생활한다. 포자문은 백색이고, 포자모양은 원통형이다.

약용, 식용여부
식용은 불분명하나, 약용으로 사용되기도 한다.

젤리귀버섯

Crepidotus mollis (Schaeff.) Staude
담자균문 주름균강 주름버섯목 땀버섯과 귀버섯속

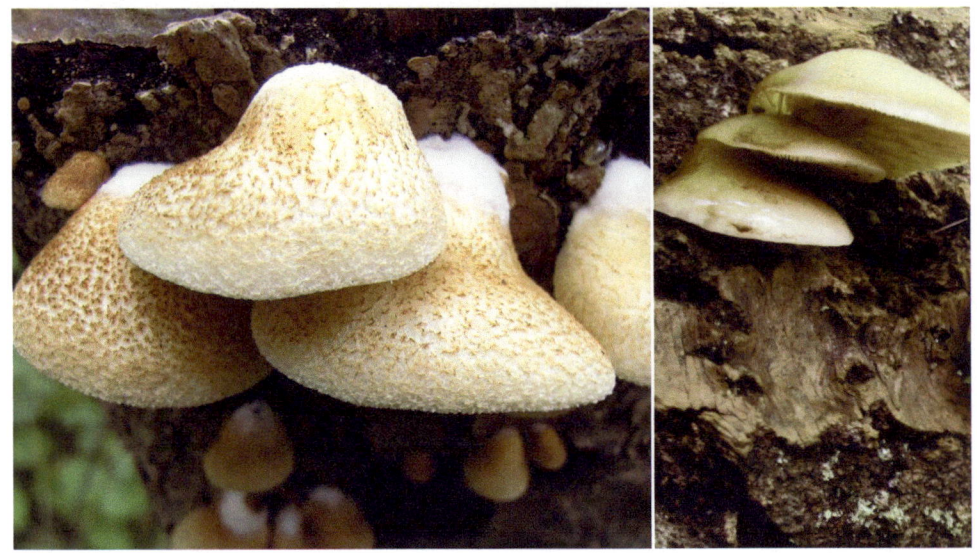

분포지역 한국, 북한, 일본, 중국, 유럽, 북아메리카, 오스트레일리아
서식장소/자생지
숲 속의 썩은 나무, 산 나무 줄기
크기 버섯갓 지름 1~5cm

효능과 약리작용(임상보고)
항종양 작용이 있다.

생태와 특징
여름에서 가을까지 숲 속의 썩은 나무, 산 나무 줄기 등에 무리를 지어 겹쳐서 자란다. 버섯갓은 지름이 1~5cm이거나 그보다 큰 것도 있으며 조개껍데기나 신장처럼 생겼고 어릴 때 봉긋하다가 차차 편평해진다. 갓 표면은 처음에 크림색이고 마르면 흰색이지만 나중에 갈색으로 변하며 털이 없고 끈적거림이 있다. 갓 가장자리는 물결 모양이다. 살은 부드럽고 흰색이며 물기가 많다.

약용, 식용여부
식독불명으로 약용버섯이다.

조개껍질버섯

Lenzites betulinus (L.) Fr.
담자균문 주름균아문 주름균강 구멍장이버섯목 구멍장이버섯과 조개껍질버섯속

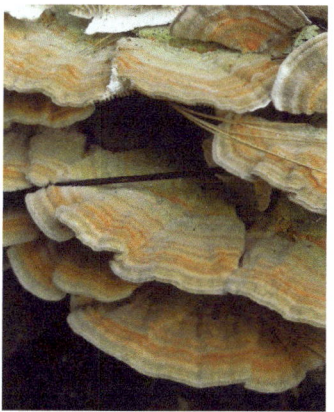

효능과 약리작용(임상보고)
항종양, 항균, 항진균, 항산화에 대한 작용이 있고, 한방에서 관절 약의 미량원료이로 쓰인다. 이밖에 날염, 탈색, 천연염료, 도료 및 제지용으로 사용된다.

생태와 특징
여름에서 늦가을까지 자라는데, 조직이 혁질로 질겨서 먹을 수가 없다. 자작나무는 조개껍질버섯이 자생하는 20여종의 활엽수 중에 하나이다. 모양은 자실체가 조금 두꺼운 구름송편버섯(운지)과 비슷하게 생겼다. 갓 위에는 회백색, 회갈색, 회황토색 등의 다양한 색상의 환문이 있으며, 가끔 노균의 갓 표면에 초록색 이끼가 생긴다.

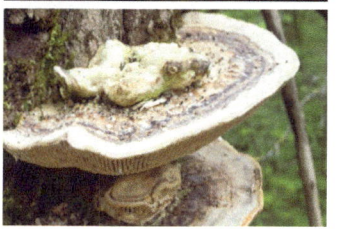

약용, 식용여부
약용버섯이다.

주름찻잔버섯

Cyathus striatus (Huds.) Willd.
담자균문 주름균아문 주름균강 주름버섯목 주름버섯과 주름찻잔버섯속

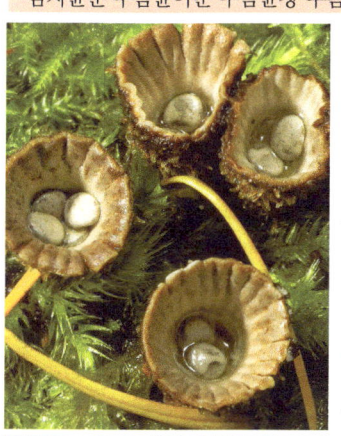

효능과 약리작용(임상보고)
결막염, 눈 충혈, 부기 등의 안과질환일 때 좀주름찻잔버섯을 물에 갈아 걸러낸 후 사용한다. 또 좀주름찻잔버섯 9~16g을 끓는 물에 달이거나 가루로 내어 위통이나 소화불량 등에 복용한다.

생태와 특징
여름에서 가을까지 유기질이 풍부한 땅, 그루터기, 낙엽, 나뭇가지 등에서 자생한다. 특히 땅에 쓰러진 죽은 자작나무나 포플러나무 위를 좋아한다. 표면에 적갈색 또는 암갈색의 털이 나 있고 컵 모양의 외피 안은 회흑색 또는 회갈색주름(세로로 난 홈선)이 있다. 비가 쏟아지면 빗방울이 외피 안에 있는 홈선을 타고 내려와 소피자를 건드려주면 포자가 튕겨져 나와 방출이 된다.

약용, 식용여부
약용버섯이다.

조개버섯

Gloeophyllum sepiarium (Wulf.) P. Karst. G. ungulatum (Lloyd) Imaz.
담자균문 주름균아문 주름균강 조개버섯목 조개버섯과 조개버섯속

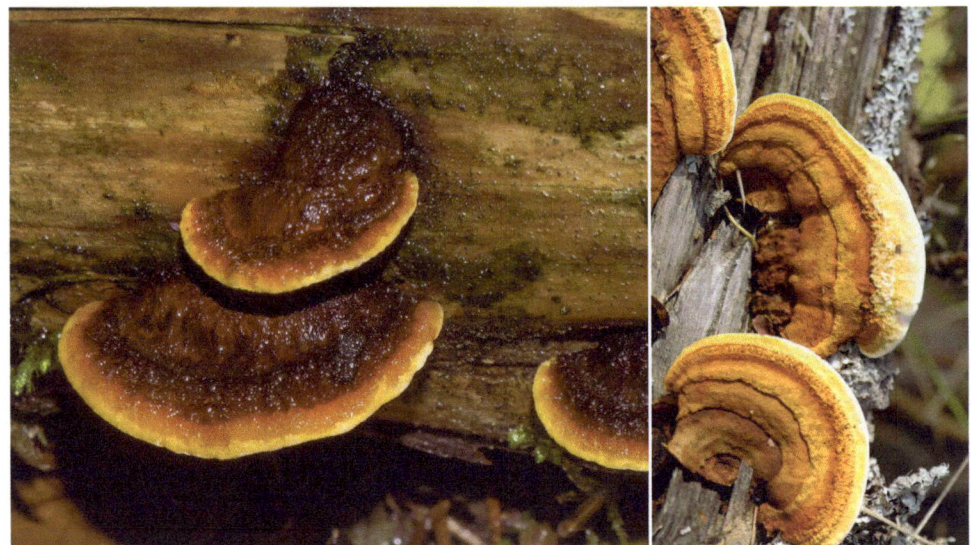

분포지역 한국, 중국, 북반구 온대 이북
서식장소/자생지
소나무 등 침엽수류의 그루터기 절단면, 야외의 건축자재나 통나무
크기 폭 2~5(8)cm, 두께 0.3~1cm

효능과 약리작용(임상보고)
조개버섯의 액체배양물은 항종양 작용을 가지고 있어서 흰쥐 실험결과를 보면 sarcoma 180 암과 Ehrlich 복수암에 대한 100% 억제율을 보여준다고 한다.

생태와 특징
자실체는 보통 1년생이며 갓은 반원형-선반모양이다. 오래된 부분은 회갈색-흑갈색으로 되며 어릴 때는 가장자리가 황백색이다. 전면에 짧은 거친 털이 덮여 있으며 진하고 연한 색으로 테무늬가 나타난다. 때로는 방사상으로 긴 홈선을 만들기도 한다. 황토갈색-회갈색이다.

약용, 식용여부
약용버섯이다.

좀주름찻잔버섯

Cyathus stercoreus (Schw.) De Toni
담자균문 주름균아문 주름균강 주름버섯목 주름버섯과 주름찻잔버섯속

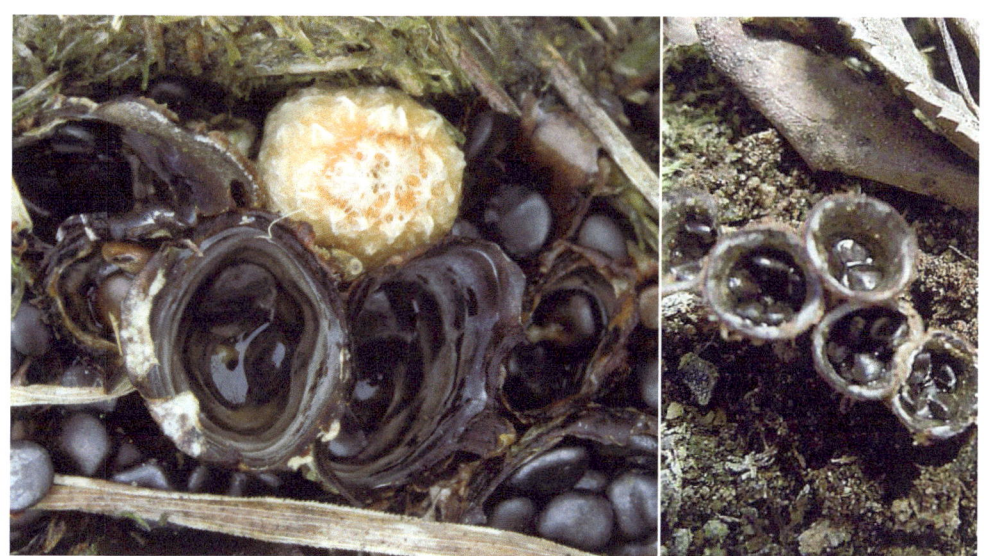

분포지역 한국, 중국, 일본, 유럽, 북아메리카, 전 세계
서식장소/자생지
부식질이 많은 땅
크기 높이 1cm, 지름 5mm

효능과 약리작용(임상보고)
좀주름찻잔버섯을 물에 갈아서 걸러낸 다음 결막염, 핏발이 선 충혈된 눈, 부기 등 안과 질환에 안약으로 사용한다. 뿐만 아니라 좀주름찻잔버섯 9~16g을 끓는 물에 달이거나 가루로 만들어 소화불량, 위통 치료에 사용한다.

생태와 특징 봄에서 가을까지 소나기 온 뒤 주로 정원에 나무 지저깨비 멀칭한 곳에 많이 돋는데 주름찻잔버섯과 달리 털이 빽빽한 황갈색 외피 안쪽 내피에 주름(세로 홈선)이 없는 대신 평활하고 회색이다. 그러나 컵(찻잔) 안에 역시 바둑돌모양의 검은색 소피자가 들어 있는 버섯이다.

약용, 식용여부
식용부적합. 약용버섯으로 이용한다.

주걱간버섯

Pycnoporus cinnabarinus (Jacq.) Fr.
담자균문 주름균강 구멍장이버섯목 구멍장이버섯과 간버섯속

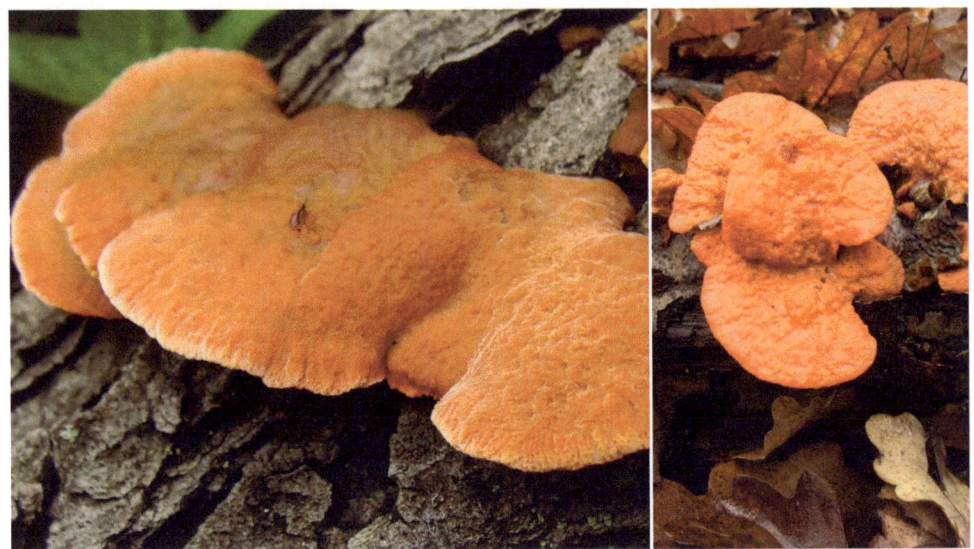

분포지역 한국, 전세계

서식장소/자생지
활엽수, 침엽수의 고목, 그루터기, 마른 가지 위

크기 지름 5~10cm

효능과 약리작용(임상보고)
sarcoma 180에 대한 억제율 90%, Ehrlich 복수암 90% 억제율을 보였다. 중국 한방에서 청혈제습, 소염해독이라 하여 피를 맑게 하고 습기를 제거하며, 염증을 없애주고 독을 풀어준다고 한다.

생태와 특징 조직은 코르크질 또는 가죽처럼 질기다. 관공은 0.5~0.8cm 정도이며 선홍색이고, 관공구는 원형 또는 다각형이고, 1mm 사이에 2~4개가 있다. 대는 없고 기주에 부착되어 있다. 포자문은 백색이고, 포자모양은 원통형이다. 부생생활을 하여 목재를 썩힌다.

약용, 식용여부
약용버섯이다.

진흙버섯(상황버섯, 나무혹버섯)

Phellinus igniarius (L.) Quel.P. nigricans (Fr.) Karst.
담자균문 주름균아문 주름균강 소나무비늘버섯목 소나무비늘버섯과 진흙버섯속

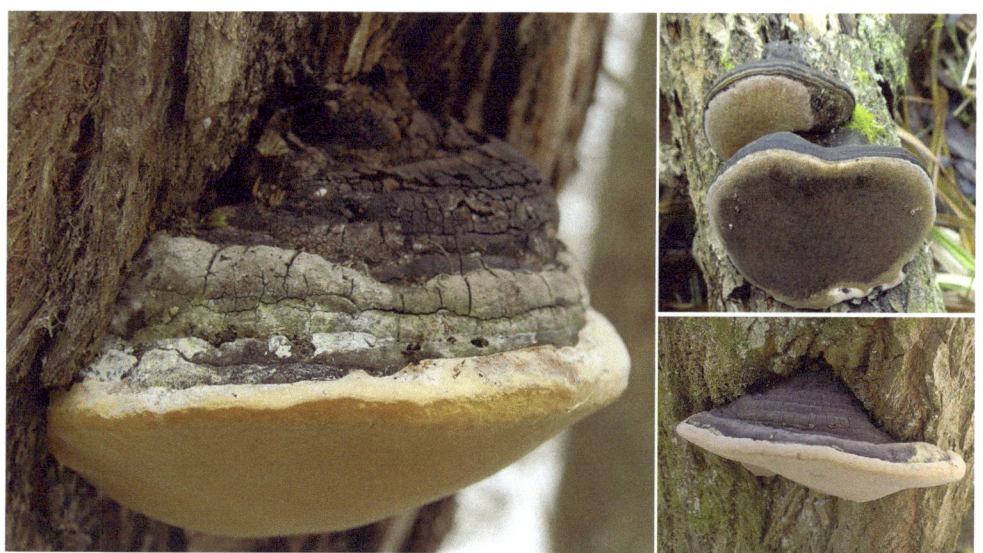

분포지역 한국, 중국, 전 세계
서식장소/자생지
활엽수(자작나무, 오리나무류)의 고목 줄기에 나는 다년생
크기 지름은 10~25cm 간혹 50cm 넘는 것도 있다.

효능과 약리작용(임상보고)
항암 효과가 큰 것으로 알려져 식용으로 쓰나 주로 약재로 애용되고 있다. 베타글루칸이라는 성분이 매우 풍부하게 함유되어 있는 것으로 알려져 있으며, 이 성분이 암세포가 재발 또는 증식하는 것을 억제하며 암세포를 파괴하는 효과가 있다. 특히 폐암, 유방암, 전립선암, 소화기계통의 암, 대장암 등에 효과가 뛰어나다고 한다.
생태와 특징 표면은 회갈색, 회흑색, 흑색 등이며 고리홈과 종횡으로 균열이 있다. 살의 두께는 2~5mm 정도이며 녹슨 갈색, 코르크질로 질기며 암갈색, 나무질이며 검게 탄화하여 각피가 있는 것처럼 보인다.

약용, 식용여부
약용버섯이다.

죽복령(대나무뿌리 혹)

담자균문 주름버섯강 구멍장이버섯목 구멍장이버섯과 구멍버섯속

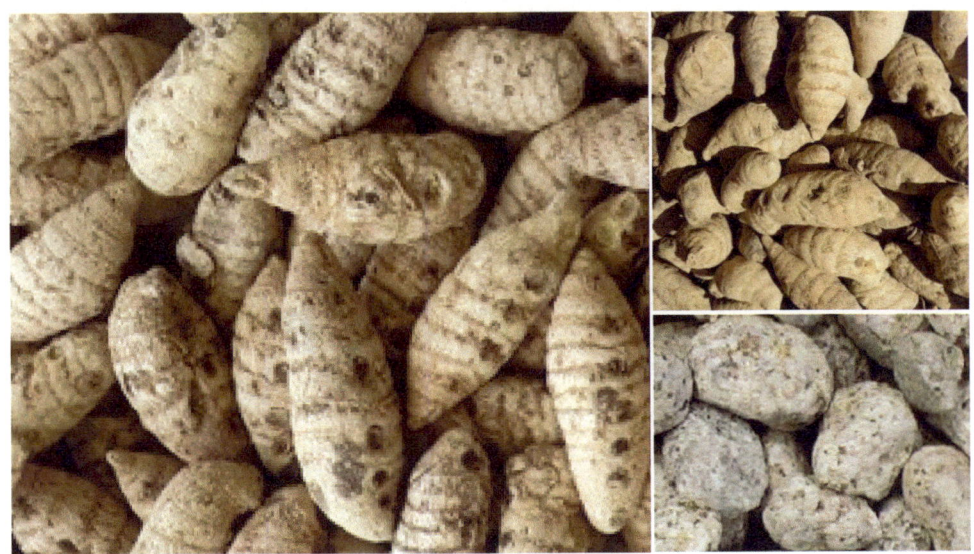

분포지역 한국, 중국, 일본

서식장소/자생지
대나무 뿌리

크기 균핵 크기 10~30cm

효능과 약리작용(임상보고)
한약재로 쓰이며, 기혈순환에 탁월하며, 해열, 해독, 신경통, 제담, 퇴행성관절염, 기침 가래, 해수, 천식, 요통, 견비통, 생리불순, 구토, 중풍, 간질, 파상풍, 자궁출혈, 토혈에 좋다.

생태와 특징 대나무 등의 뿌리에 기생한다. 균핵 크기는 10~30cm이며 둥근 모양 또는 길쭉하거나 덩어리 모양이다. 표면은 적갈색·담갈색 또는 흑갈색이고 꺼칠꺼칠한 편이며, 때로는 근피가 터져 있는 것도 있다. 살은 백색이고 점차 담홍색으로 변한다.

약용, 식용여부
약용버섯이다.

줄버섯

Bjerkandera adusta (Willd.) P. Karst, Gloeoporus adustus (Willd.) Pilat
담자균문 주름균아문 주름균강 구멍장이버섯목 유색고약버섯과 줄버섯속

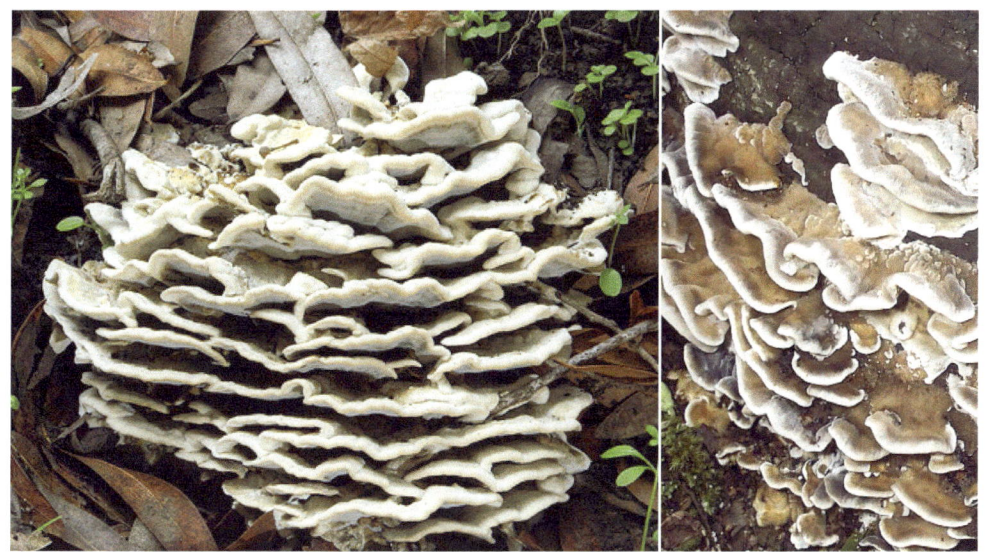

분포지역 한국, 북한을 비롯한 전세계
서식장소/자생지
1년 내내 활엽수의 고목 또는 줄기
크기 가로 1~5cm, 세로 2~10cm, 두께 0.1~0.8cm

효능과 약리작용(임상보고)
ligninperoxidase성분이 있으며, 약용버섯으로 항종양, 무 및 배추의 성장을 촉진시킨다.

생태와 특징
표면은 물결 모양이고 거칠며 방사상의 섬유 줄무늬를 나타낸다. 백색 또는 회갈색으로 가장자리는 얇고 예리하다. 균모는 조개껍질 모양이고 단단하며 건조하면 가죽질이다. 살은 연하지만 건조하면 코르크질로 백색 또는 연한 색이다. 원형 또는 각형이고 마르면 구멍은 막힌다. 자루는 없고 기주 옆에 붙는다.

약용, 식용여부
약용버섯이다.

찔레버섯(찔레상황버섯, 찔레영지버섯)

Phylloporia ribis (Schumach.) Ryvarden Phellinus ribis (Schum.) Quel.
담자균문 주름균아문 주름균강 소나무비늘버섯목 소나무비늘버섯과 범부채버섯속

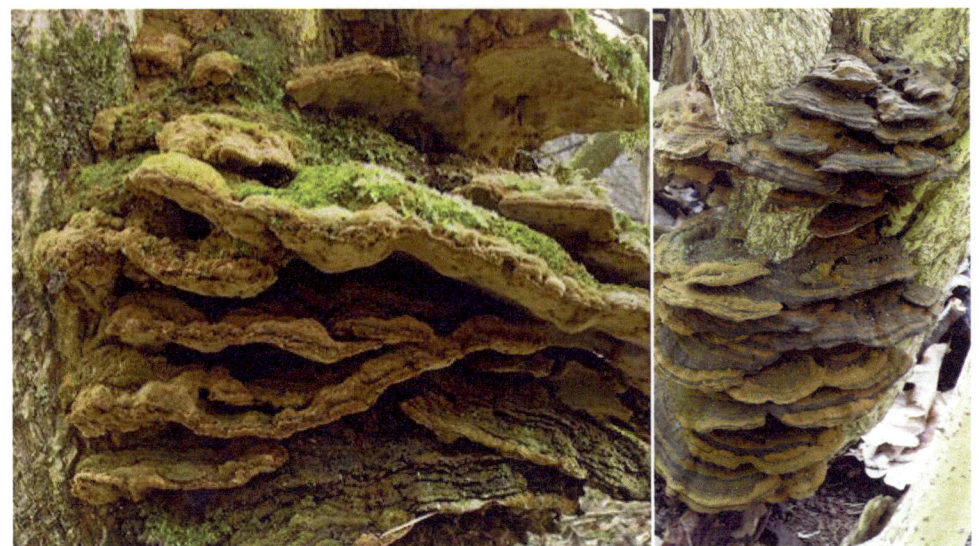

분포지역 한국, 중국, 전세계
서식장소/자생지
반 고사된 찔레나무 뿌리에 기생
크기 지름 3cm~10cm, 두께 0.3cm~1.5cm

효능과 약리작용(임상보고)
찔레버섯은 약용으로 어린이 기침, 간질, 경기, 항암효과가 있다.

생태와 특징
갓표면은 흙갈색이고 이끼가 많이 발생하며, 표면에 불명확한 환구가 있으나 없어지고 자라면서 2-3겹의 층을 형성한다. 관공은 미세하며 황갈색이고 조직은 진갈색의 연한 코르크질이다. 찔레버섯은 범부채버섯속(Phylloporia)에서 진흙버섯속으로 변경되었는데, 다소 조직이 연해 쉽게 부서진다.

약용, 식용여부
약용버섯이다.

큰낙엽버섯

Marasmius maximus Hongo
담자균문 주름균아문 주름균강 주름버섯목 낙엽버섯과 낙엽버섯속

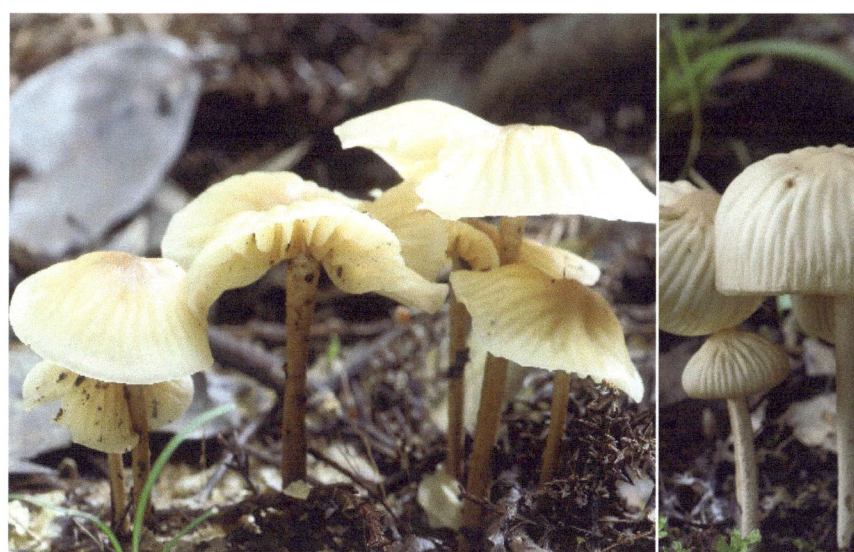

분포지역
한국, 중국, 일본, 전 세계

서식장소/자생지
숲속, 죽림의 낙엽 위에 군생하며 균사가 낙엽을 펠트모양으로 싸고 있음.

크기
지름 3.5~10cm, 굵기 2~3.5mm, 높이 5~9cm

생태와 특징
균모의 지름은 3.5~10cm로 종모양-둥근산모양에서 차차 중앙이 높은 편평형으로 된다. 표면은 방사상의 줄무늬홈선이 주름을 이루고 가죽색 또는 녹색을 띠나 중앙부는 갈색인데 마르면 백색이 된다. 살은 얇고 가죽질이다. 주름살은 자루에 대하여 올린주름살-끝붙은주름살로 균모보다 연한 색이며 성기다. 자루의 길이는 5~9cm이고 굵기는 2~3.5mm로 상하 크기가 같고 질기며 표면은 섬유상이며 상부는 가루모양이며 속은 차 있다.

약용, 식용여부
식용할수 없다. 약용버섯이다.

털가죽버섯

Crinipellis scabella (Alb. & Schwein) Murrill
담자균문 주름균아문 주름균강 주름버섯목 낙엽버섯과 털가죽버섯속

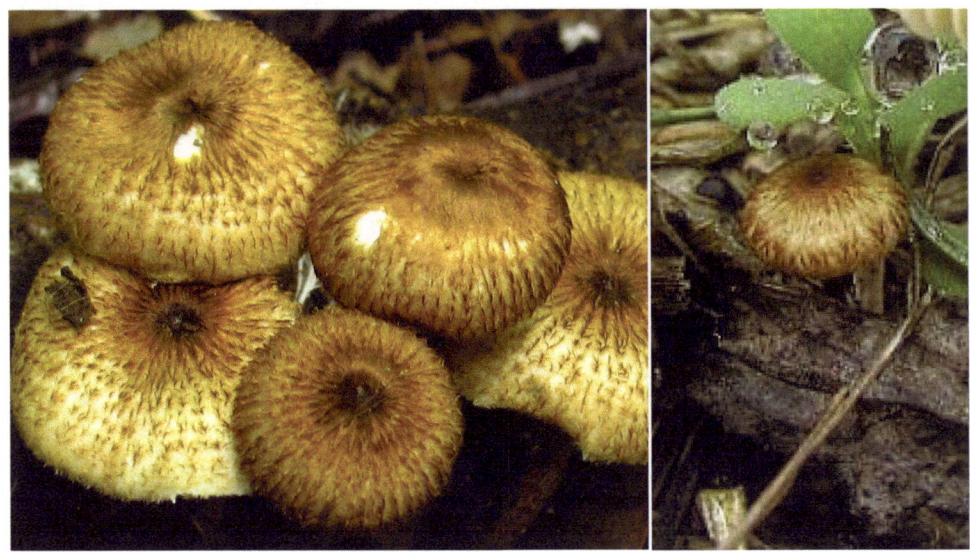

분포지역
한국, 일본, 중국, 유럽, 아프리카, 북아메리카

서식장소/자생지
초원, 정원의 화본과식물의 줄기 등에 홀로 나거나 무리지어 발생한다.

크기
지름 0.7~1.4cm, 높이 2~4.5cm, 굵기 9.1cm

생태와 특징
갓의 지름은 0.7~1.4cm 정도이며, 초기에는 반구형이나 성장하면서 볼록평반구형이 된다. 갓 표면은 건성이고, 중앙부에는 진한 갈색의 털이 있으며, 갓 둘레는 광택이 있는 갈색 털이 환문을 이루고 있다. 주름살은 백색으로 떨어진주름살형이다. 대의 길이는 2~4.5cm, 굵기는 9.1cm 정도이며, 어두운 갈색이고, 짧은 털로 덮여 있다. 포자문은 백색이며, 포자모양은 난형이다.

약용, 식용여부
식독불명. 약용버섯이다.

큰말징버섯

Calvatia cyathiformis (Bosc) Morgan
담자균문 주름균아문 주름균강 주름버섯목 주름버섯과 말징버섯속

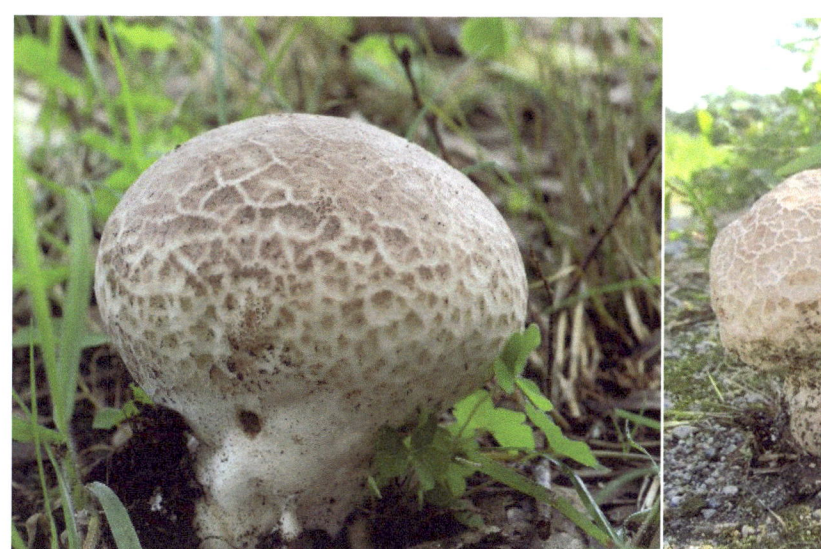

분포지역 한국, 중국, 일본, 북아메리카
서식장소/자생지
초지나 목장, 공원 등의 땅에 군생
크기 지름 7~15cm, 높이 9~20cm

효능과 약리작용(임상보고)
어릴 때 내부가 단단해서 식용하며, 자실체를 약재로 사용한다. 부기를 없애고 지혈작용이 있으며, 폐를 맑게 하고 목(후두)에 좋으며 해독작용을 한다.

생태와 특징
외피의 표면은 처음 밋밋하나 곧 작은 조각 또는 그물눈모양의 균열이 생기며 크고 작은 박막이 되어 탈락한다. 어릴 때는 백색이나 점차 그을린 회갈색, 자주색 또는 자갈색으로 된다. 내피층은 암자주색 또는 자갈색이고 밋밋하며 얇다. 성숙한 후에는 외피와 내피가 모두 탈락하고 포자가 비산되며 잔재된 자실체는 사발처럼 보인다.

약용, 식용여부
약용버섯이다.

큰번데기동충하초

Cordyceps militaris (L. ex Fr.) Link.
자낭균문 동충하초강 동충하초아강 동충하초목 동충하초과 동충하초속

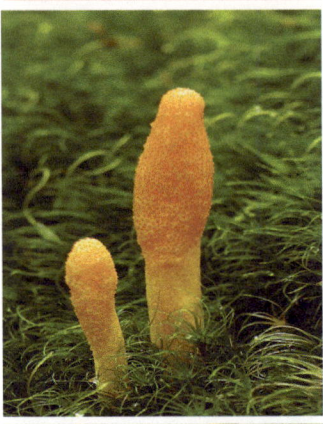

분포지역 한국, 일본, 중국, 인도, 미국 등지
서식장소/자생지
땅속에 있는 죽은 나비목의 큰번데기에서 발견된다.
크기 자좌 17~28mm, 높이 17mm, 두께 8mm
효능과 약리작용(임상보고)
약용하며, 항암효과가 뛰어나다.
한국인 암환자로부터 얻은 암세포에 대한 암세포 사멸 효과에 대한 실험 결과, 코디세핀이 독특한 약리 작용을 하는 것으로 알려졌으며, 특히 한국인의 직장암과 간암세포의 발육억제 작용이 탁월함을 확인하였다.
생태와 특징
여러 개의 자좌를 형성한다. 반이 돌출한 자낭각은 달걀 모양이고, 조밀하게 분포한다.
약용, 식용여부 약용버섯이다.

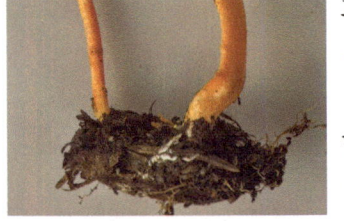

털참버섯

Lentinus tigrinus (Bull.) Fr.Panus tigrinus (Bull.) Singer
담자균문 주름균강 구멍장이버섯목 구멍장이버섯과 잣버섯속

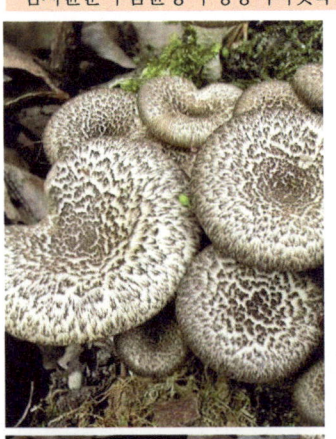

분포지역
한국, 일본, 유럽, 미국, 오스트레일리아, 시베리아
서식장소/자생지
초여름에서 가을에 광엽수의 고목위에 속생 군생한다.
크기 지름 2~5cm
생태와 특징
어린 시기는 만두형, 피면 얇은 깔때기 모양이나 부채꼴이다. 두께는 0.2~0.7mm의 원주형으로 중실이다. 표면은 조모로 덮여있다. 주름은 폭이 좁고 빽빽하며, 흰색에서 담황토갈색으로 때때로 약간 보라색을 띤다.

약용, 식용여부
식용불가, 약용버섯이다.

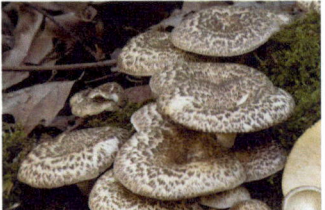

테두리방귀버섯

Geastrum fimbriatum Fr. G. sessile Pouz.
담자균문 주름균아문 주름균강 방귀버섯목 방귀버섯과 방귀버섯속

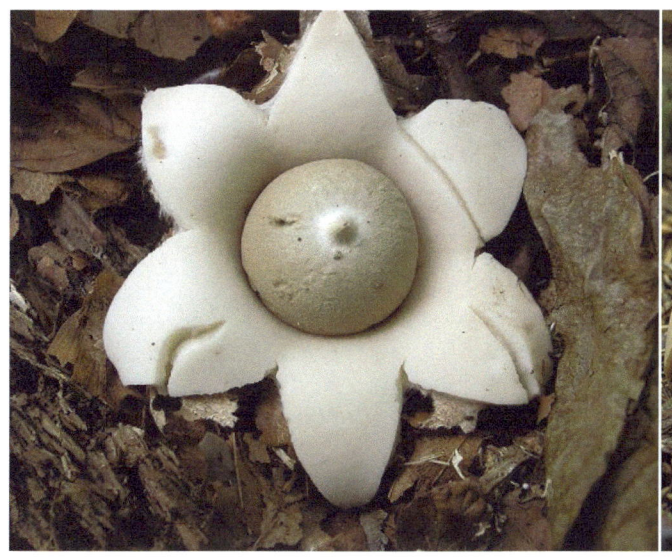
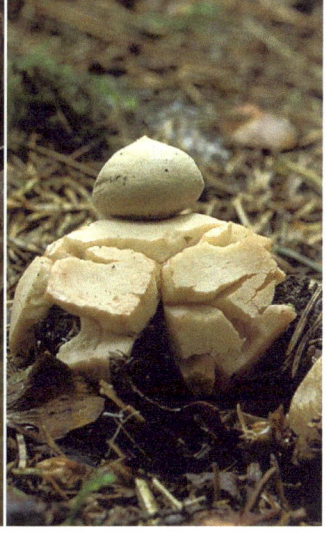

분포지역 한국

서식장소/자생지
여름부터 가을까지 숲 속의 낙엽 사이의 땅.

크기 자실체 지름 1.5~4cm

효능과 약리작용(임상보고)
편도선염, 인후염, 실음, 외상출혈, 염증, 감기, 기침, 염증을 가라앉히고 피를 멎게 하며 독을 풀어주는 효능이 있다. 상처가 났을 때 포자가루를 바른다.

생태와 특징
각 조각은 크기가 같지 않고 뒤집히며 아래쪽으로 구부러져 편평한 둥근 방석 모양이고 그 위에 내피가 있다. 내피층은 살갗색-황적갈색이며 매끄럽고 갈라진 선이 있다. 내피는 아구형으로 위쪽이 조금 뾰족하며 지름은 1.5~2cm로 백색-황갈색이다. 기본체는 세피아색(흑갈색)이고 주축은 거꾸로 된 난형이다.

약용, 식용여부
식용불가이며 약용버섯이다.

테옷솔버섯

Trichaptum biforme (Fr.) Ryvarden
담자균문 주름균아문 주름균강 소나무비늘버섯목 미상 옷솔버섯속

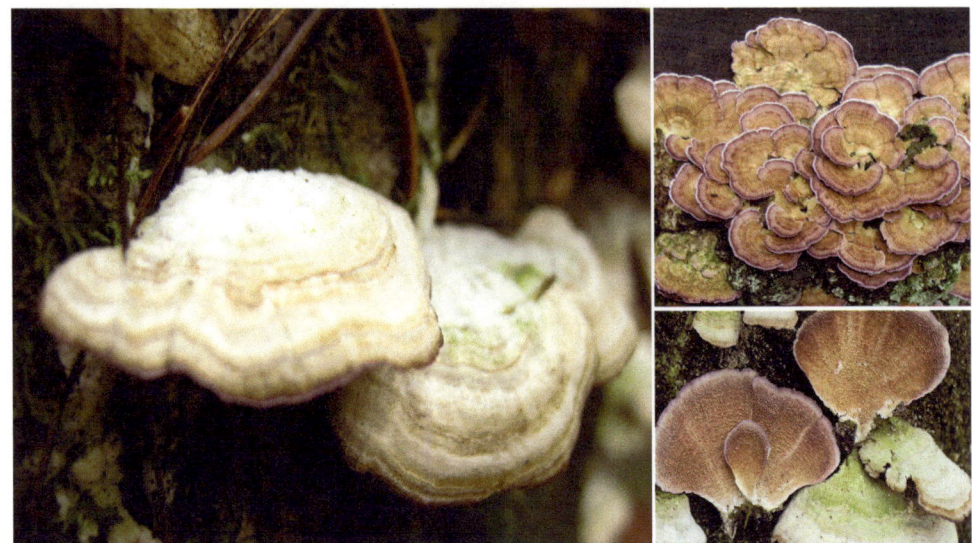

분포지역 한국, 중국, 일본, 전 세계
서식장소/자생지
보통 활엽수의 죽은 나무나 그루터기에 다수가 중첩해서 군생하며 갱목에도 발생해 백색부후균을 형성
크기 버섯갓 폭 1~6cm, 두께 1~2mm

효능과 약리작용(임상보고)
약리작용으로 항그람양성균과 항그람음성균, 항진균 작용이 있고 피부병에도 좋다고 한다. 임상 연구 결과 항종양 작용을 가지고 있다는 것을 밝혀내었다.

생태와 특징 표면은 회백색-연한 회갈색이고 암색의 테무늬가 다수 형성하며 짧은 밀모가 덮여 있다. 가장자리는 얇고 날카로우며 건조한 때는 아래쪽으로 굽는다. 살은 극히 얇고 흰색이며 강인한 가죽질이다. 관공은 어릴 때 보라색을 띠지만 점차 색이 바래서 연한 황색-연한 갈색을 띤다.

약용, 식용여부
식독불명. 약용버섯이다.

토끼털송편버섯

Trametes trogii Berk. Funalia trogii (Berk.) Bond. & Sing.
담자균문 주름균아문 주름균강 구멍장이버섯목 구멍장이버섯과 송편버섯속

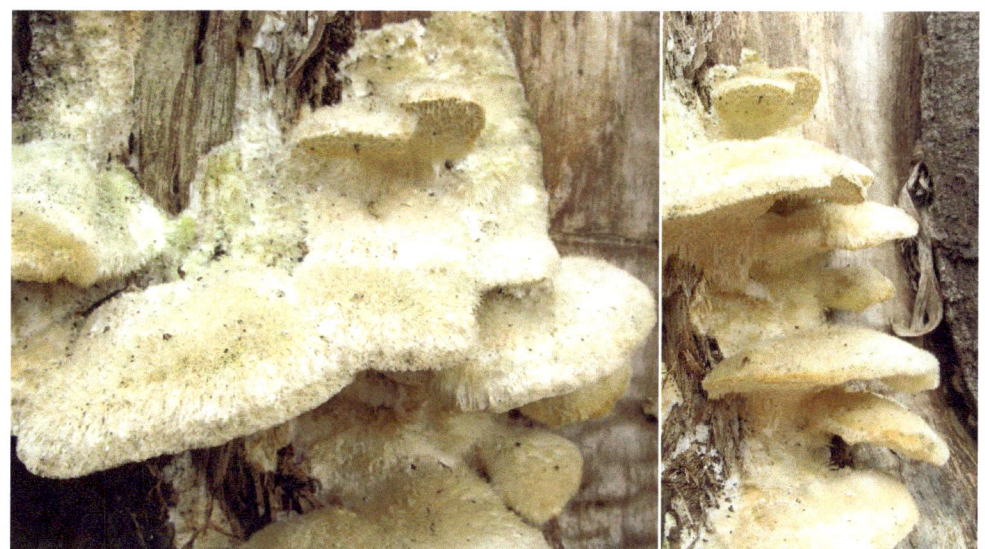

분포지역 한국 일본, 북반구 온대 이북지역
서식장소/자생지
버드나무, 황철나무 등 활엽수의 죽은 나무
크기 버섯갓 지름 3~8cm, 두께 1~3mm

효능과 약리작용(임상보고)
약용버섯으로 혈전 억제 작용이 있다.

생태와 특징
여러 개체가 겹쳐서 서로 위아래로 연결되기도 한다. 표면은 회백색 또는 회황갈색이며 털다발이 밀생하여 털가죽모양을 하고 희미한 고리무늬와 고리홈이 있다 살은 백색이며 얇고 단단한 코르크질이다. 관공의 길이는 5~10mm로 1~2층이며 구멍은 원형 약간 각형이며 구멍 가장자리는 편평하지 않으며 회황색 또는 백색이다. 무색의 원주형이고 표면은 매끄럽다.

약용, 식용여부
식용불가. 약용버섯이다.

투구버섯

Cudonia circinans (Pers.) Fr.
자낭균문 주발버섯아문 두건버섯강 투구버섯목 투구버섯과 투구버섯속

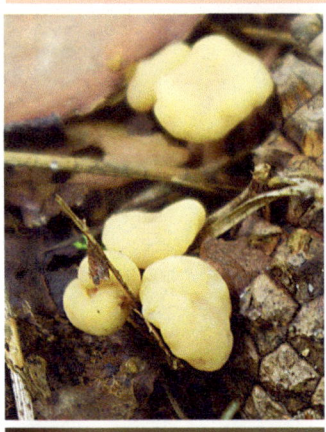

분포지역
한국, 북반구 온대

서식장소/자생지
가을에 침엽수림의 낙엽에서 무리를 지어 자란다.

크기 자실체 높이 1.5~4cm

생태와 특징
학명 중 쿠도니아(cudonia)는 가죽으로 만든 투구를 뜻한다. 버섯갓은 공 모양, 반구 모양, 안장 모양이며 가장자리는 아래로 말린다. 갓 표면은 연한 누런 갈색이다. 버섯대는 원기둥 모양이며 아랫부분이 불룩하고 표면이 연한 갈색이다. 홀씨주머니는 크기가 약 150×10㎛ 정도이고 8개의 홀씨가 들어 있다.

약용, 식용여부
식용, 독성여부가 알려진 것이 없다. 약용버섯이다.

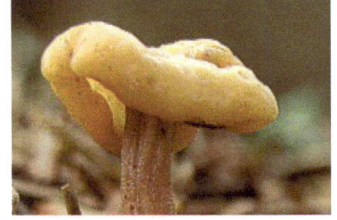

한입버섯

Cryptoporus volvatus (Peck) Shear
담자균문 주름균아문 주름균강 구멍장이버섯목 구멍장이버섯과 한입버섯속

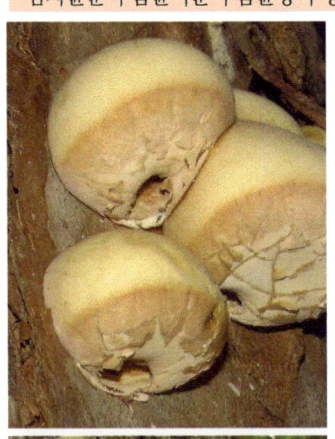

효능과 약리작용(임상보고)
이 버섯에는 에르고스테롤, 7종(A,B,C,D,E,F,G)의 쓴맛 물질을 비롯해 글루칸 등의 화학성분이 함유되어 있다. 따라서 항염과 항 순환기장애 등에 효과가 좋다. 또 ergosta-7, 22-dien-3b-ol, fungisterol 등도 함유되어 있다. 천식, 기관지 질환에 대한 항염 작용과 함께 항순환기장애, 항종양, 항진균 등에 작용한다.

생태와 특징
여름에서 가을사이에 침엽수인 소나무의 생목 또는 고사목 위에서 무리지어 자라는 일년 살이 버섯이다. 성미는 맛이 달고 쓰며 성빌이 따뜻하다. 어릴 때는 버섯 색상이 흰색이었다가 성장하면서 담황갈색으로 변하는데, 생김새가 마치 밤톨이 붙어 있는 듯하다.

약용, 식용여부 약용버섯이다.

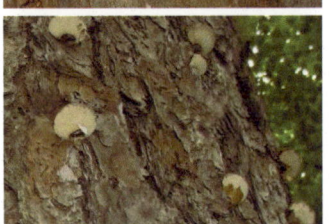

황분균

Hypomyces chrysospermus Tul. & C. Tul.
자낭균문 동충하초강 동충하초아강 동충하초목 점버섯과 점버섯균속

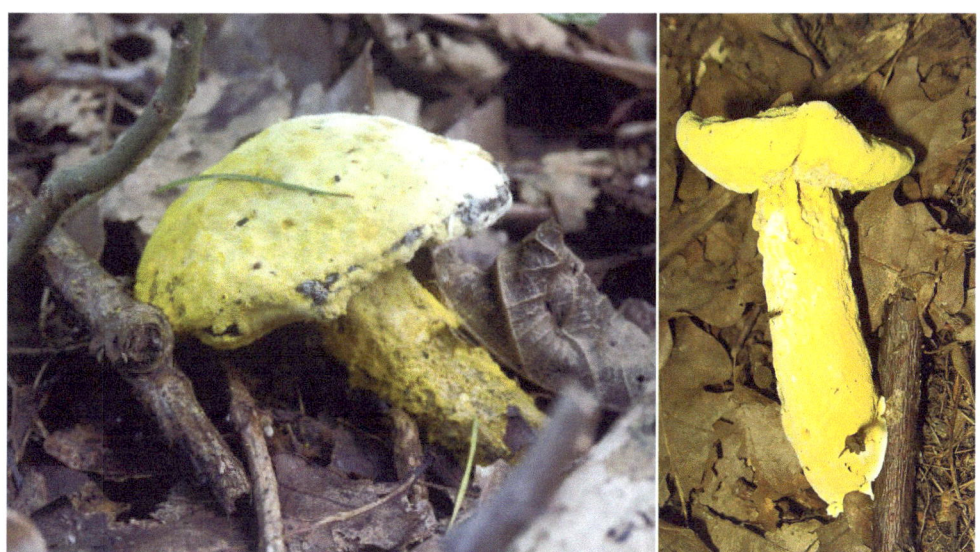

서식장소/자생지
6월에서 9월경에 그물버섯류에서 발생한다.
크기 설명할 수 없다.

효능과 약리작용(임상보고)
황분균은 외상출혈이 있을 때 포자가루를 벤 곳이나 상처 난 곳에 뿌려주거나 바르면 치료에 효과가 있다. 혹시 야외에서 다쳤을 때 얼른 황분균이 뒤덮인 버섯을 찾아 노란 가루를 상처에 바르면 좋을 것이다.

생태와 특징
황분균은 천천히 기어가듯 퍼져 번지는 균사로 그물버섯 가운데 특히 마른그물버섯 Boletus chrysenteron 위에 노란 가루투성이를 이루는 기생균으로 세 단계를 거쳐 그물버섯을 감염 시킨다.

약용, 식용여부
독성이 있을 수 있으며 약용버섯이다.

해면버섯

Phaeolus schweinitzii (Fr.) Pat.
담자균문 주름균아문 주름균강 구멍장이버섯목 덕다리버섯과 해면버섯속

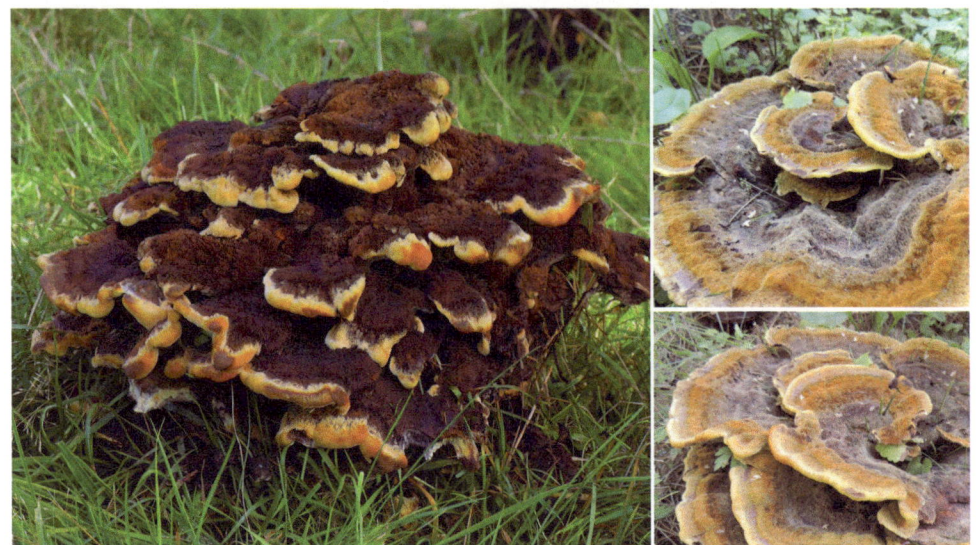

분포지역 한국, 북반구 온대 이북의 침엽수림대
서식장소/자생지
침엽수의 그루터기나 생목의 뿌리에 난다
크기 지름 20~30cm, 두께 0.5~1cm

효능과 약리작용(임상보고)
 해면버섯은 항암성 다당류를 포함하고 있어서 sarcoma 180과 Ehrlich 복수암에 대하여 80%의 억제율을 보여준다. 해면버섯에는 지방산 9종을 포함하고 있고 약리작용으로 앞서 말한 항암작용 외에도 항균작용을 가지고 있다 한다.

생태와 특징
 표면은 황갈색에서 적갈색-암갈색으로 되고 비로드 같은 털로 덮이며 희미한 고리무늬를 나타낸다. 살은 질기나 건조하면 부서지기 쉬운 갯솜질로 되고 암갈색이다. 기부에 꺾쇠가 없다.

약용, 식용여부
 식용불가하며 독이 있을 가능성이 있고, 염색원료로 사용했다고 한다.

황갈색시루뻔버섯

Inonotus mikadoi (Lloyd) Gilb. & Ryv.
담자균문 주름균아문 주름균강 소나무비늘버섯목 소나무비늘버섯과 시루뻔버섯속

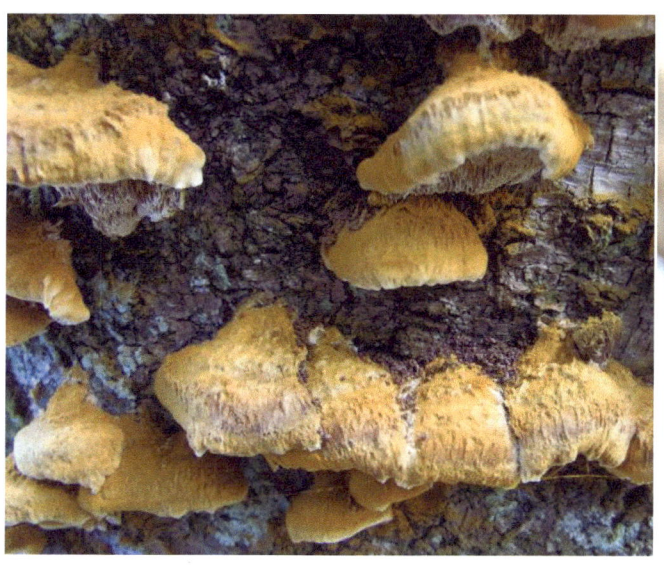
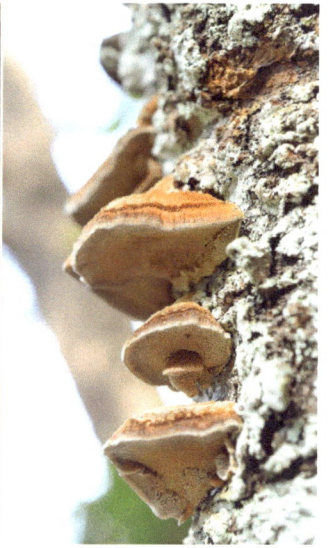

분포지역 한국, 중국, 일본
서식장소/자생지
벚나무 등 활엽수의 죽은 줄기나 가지
크기 균모의 폭 2~5cm, 두께 1~2.5cm

효능과 약리작용(임상보고)
항종양(암억제율 실험동물-쥐-일반암 억제율 95% 복수암 억제율 100%), 위장병이나 복부팽만 등에 이용하는 약용버섯이다.

생태와 특징
표면은 황갈색 또는 녹슨갈색이며 짧고 거친 털이 환상으로 나지만 오래되면 털은 탈락하고 살이 보인다. 살은 녹슨 색으로 건조하고 단단하며 부서지기도 한다. 아래면은 회색의 황백색이나 만지면 갈색으로 변한다. 관공의 길이는 1cm 정도이고, 구멍은 크며 원형이거나 갈라져서 0.1cm 사이에 2~3개 정도가 있다. 자루는 없다.

약용, 식용여부
식용불가. 약용버섯이다.

회청색방패버섯

Neoalbatrellus yasudae (Lloyd) Audet
담자균문 주름버섯강 무당버섯목 방패버섯과 방패버섯속

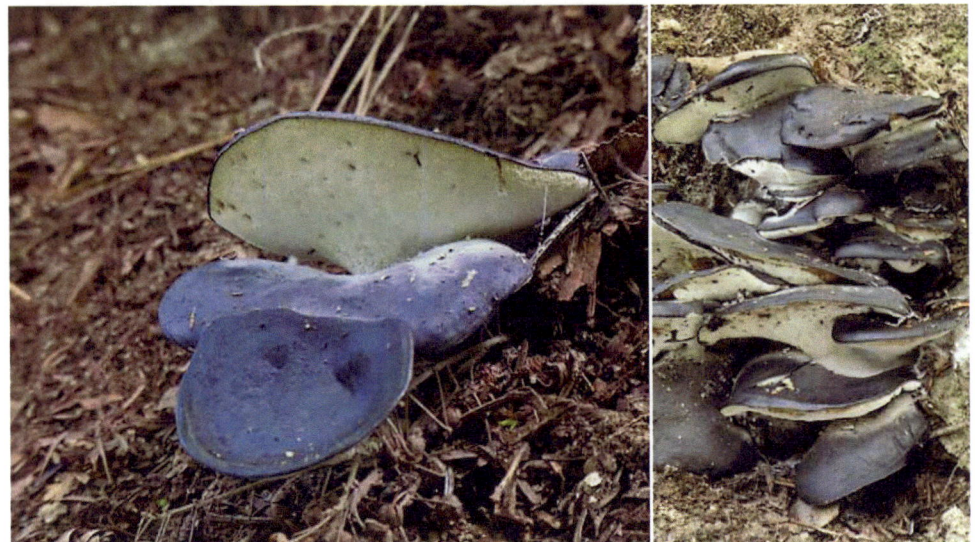

분포지역 한국, 일본, 등지
서식장소/자생지
침엽수림, 잡목림, 혼합림내 땅위에 군생
크기 지름 2~7cm, 높이 4.5~5cm, 두께 0.9cm~1cm

효능과 약리작용(임상보고)

성분은 grifolin, neogrifolin, grifolic acid, cristatic acid로 되어 있으며 항종양(Sarooma 180/마우스), 항균, 항염, 항천식 작용을 한다.

생태와 특징

갓의 형태는 지름 2~7cm로 평반구형이다
표면은 청람색이고 조직은 백색이며 쓴맛이 있다. 자실층은 백색이고 관공은 0.2~0.3cm이고 관공구는 작다. 대는 4.5~5 × 0.9~1cm 로 원통형이고 중심생이며 백회청색이며, 포자는 4.4~5 × 4~5㎛ 로 타원형이고 표면은 평활하다. 포자문은 백색이다.

약용, 식용여부

약용버섯이다. 맛은 쓰고 평이하다.

흰구름버섯

Coriolus hirsutus (Wulfen) Pat.
담자균문 주름버섯강 구멍장이버섯목 구멍장이버섯과 송편버섯속

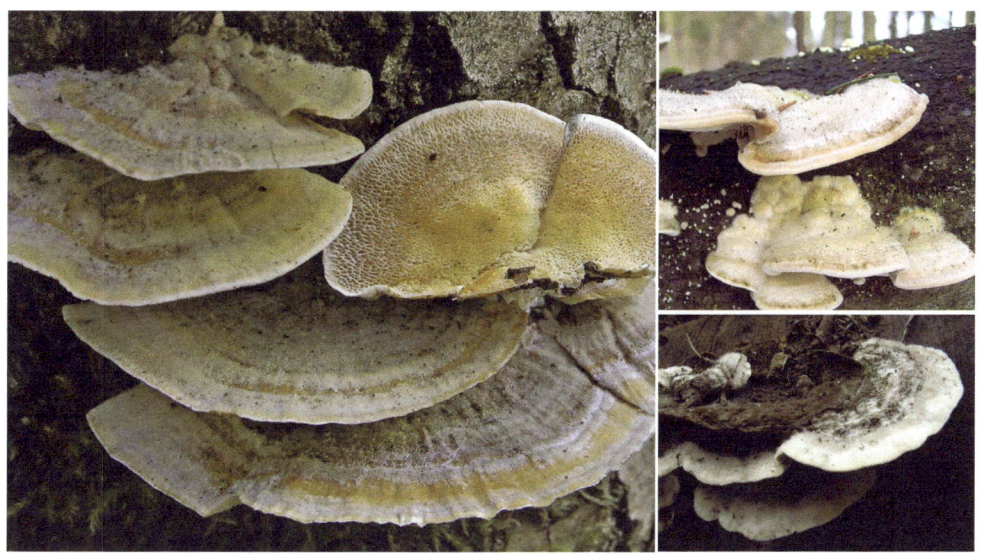

분포지역 한국, 북한 등 전세계
서식장소/자생지
활엽수의 죽은 나무
크기 버섯갓 폭 2~7cm, 두께 2~8mm

효능과 약리작용(임상보고)
항종양, 혈당저하 작용이 있고, 한방에서 기침, 관절통, 폐질환에 도움을 준다고 한다. 말린 버섯 12g과 물 700ml를 넣어 달여 마신다. 달이면 노르스름한 물이 나오고 조금 쓴맛이 난다.

생태와 특징
일 년 내내 활엽수의 죽은 나무에 무리를 지어 자라며 한해살이이다. 갓 표면은 흰색 또는 회백색이며 촘촘하게 털이 나 있고 고리무늬와 고리 홈이 뚜렷하게 보인다. 살은 흰색의 가죽질이다.

약용, 식용여부
식용부적합한 약용버섯이다.

회갈색무당버섯

Russula sororia (Fr.) Romell
담자균문 주름균아문 주름균강 무당버섯목 무당버섯과 무당버섯속

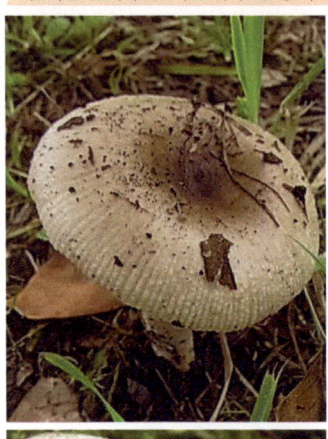

분포지역
한국, 일본, 유럽, 북미, 아프리카

서식장소/자생지
여러 가지 숲, 정원, 길가 등의 땅 위에 몇 개씩 흩어져 나거나 무리를 이루어 난다.

크기 지름 3~9cm, 길이 2~6cm

생태와 특징
유사한 버섯이 많아 구분이 쉽지 않다. 두드러지지는 않지만 비교할 수 있는 하나의 특징이며, 자루 형태가 위, 아래 쪽으로 가늘어지는 것도 중요한 특징이다. 흔하게 볼 수 있다. 갓 표면은 옅은 회갈색으로 가운데는 짙은 색이고, 습할 때는 끈적거리고, 가장자리에는 뚜렷한 알갱이 모양의 주름진 홈 선이 있다.

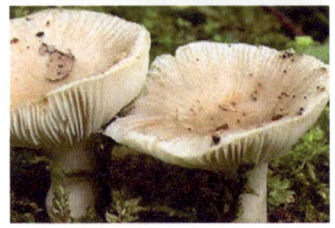

약용, 식용여부 식독불명, 약용버섯이다.

흰그물송편버섯

Trametes albida (Fr.) Fr.
담자균문 주름버섯강 구멍장이버섯목 잔나비버섯과 구멍주름버섯속

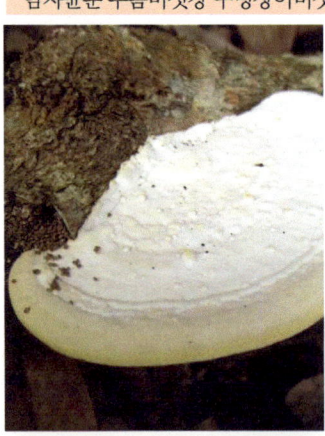

분포지역
한국, 유럽 등 전세계

서식장소/자생지
죽은 나무 또는 재목

크기 버섯갓 폭 1~3cm, 두께 3~6mm

생태와 특징
균모는 반원형 또는 조개껍질모양으로 백색 또는 담황갈색으로 중생하고 나비 1~3cm, 두께 3~6mm로 표면은 민둥하며, 애매한 고리무늬가 있다. 살은 가죽질이다. 하면은 관공상, 미로상으로 주름살모양, 얇은 이빨모양 등이다. 포자는 긴 타원형으로 무색, 민둥하고, 6~7×3.5㎛이다.

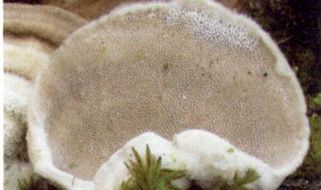

약용, 식용여부
식용불가. 약용으로 사용한다.

흰둘레줄버섯

Bjerkandera fumosa (Pers.) Karst.
담자균문 주름균아문 주름균강 구멍장이버섯목 유색고약버섯과 줄버섯속

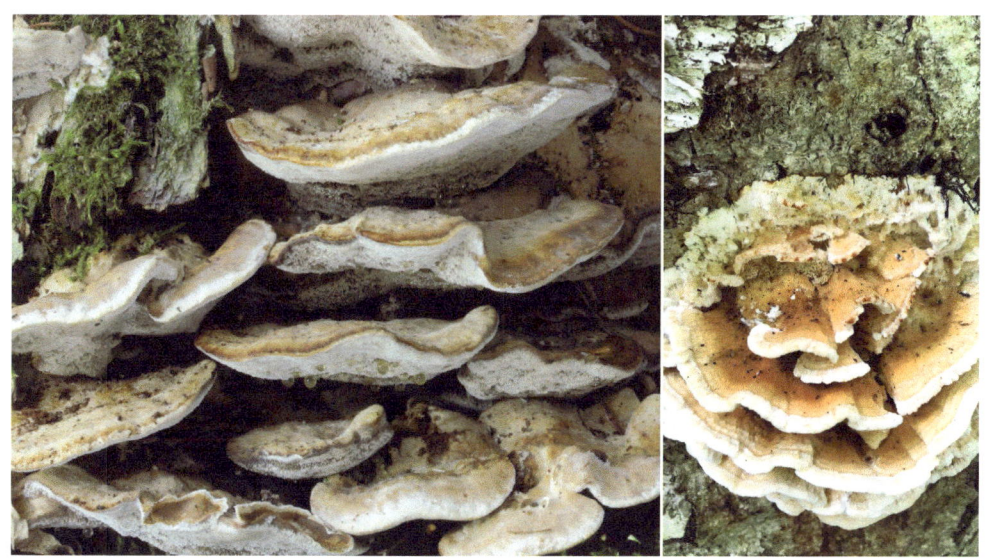

분포지역 한국, 중국, 일본, 유럽, 북아메리카

서식장소/자생지
버드나무, 포플러, 물푸레나무, 참나무류 등의 그루터기, 죽은 나무

크기 지름 2~12cm 두께 0.2~0.8cm

효능과 약리작용(임상보고)
중국에서는 자궁암, 자궁경부암에 달인 물을 사용한다고 한다.

생태와 특징
자실체는 불규칙한 반원형으로 기질에 직접 부착된다. 흔히 줄을 지어 나거나 연접된 균모가 기와꼴로 융합되거나 중첩해서 층상으로 난다. 미세한 털이 덮여 있고 흡습성이며 때로는 동심원상의 테무늬가 있다. 색깔은 백갈색, 황갈색, 다갈색 등이며 만지면 갈색으로 변색한다. 가장자리는 어릴 때는 둔하나 나중에 날카롭다.

약용, 식용여부
식독불명이며 약용버섯이다.

흰융털구름버섯

Trametes pubescens (Schumach.) Pilat Coriolus pubescens (Schumach.) Quel.
담자균문 주름버섯강 구멍장이버섯목 구멍장이버섯과 송편버섯속

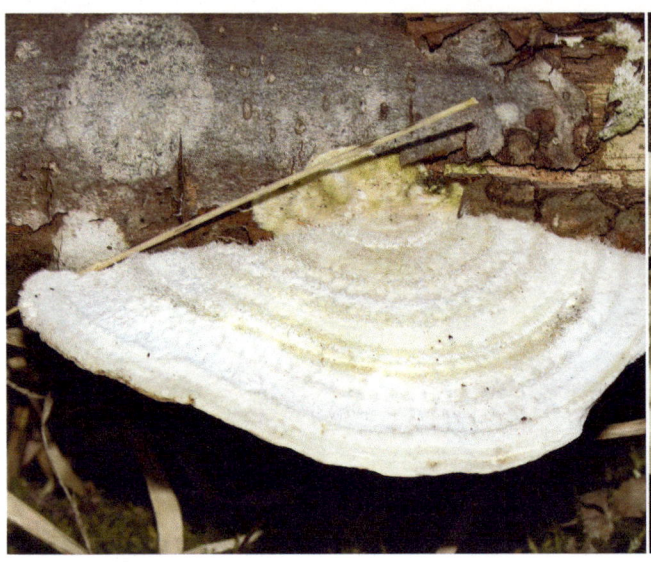
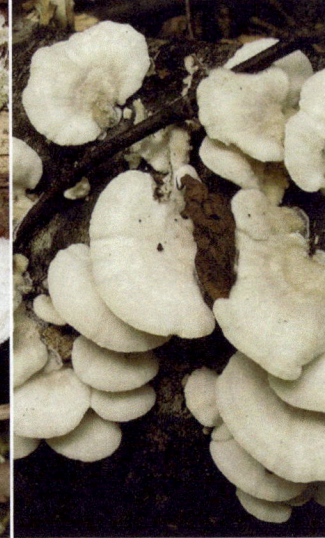

분포지역 한국, 북한, 일본 등 북반구 온대 이북 지역
서식장소/자생지
초여름에서 가을에 땅에 쓰러진 활엽수에 무리지어 발생한다.
크기 자실체 폭 2~6cm, 두께 3~8mm

효능과 약리작용(임상보고)
항종양 작용이 있다. 말린 버섯 12g에 물 700ml를 붓고 달여 마신다.

생태와 특징
일 년 내내 땅에 쓰러진 활엽수에 무리를 지어 자란다. 기와 모양으로 여러 장이 겹쳐서 발생하며 전체가 흰색이지만 나중에 탁한 노란색으로 변한다. 살은 육질 비슷한 가죽질이며 부드럽다. 버섯갓은 반원 모양, 신장 모양, 편평한 모양, 조개껍데기 모양이고 가장자리가 얇은 편이다. 갓 표면에는 고리무늬가 뚜렷하지 않으며 섬유처럼 생긴 털이 있다.

약용, 식용여부
식용부적합하며 약용버섯이다.

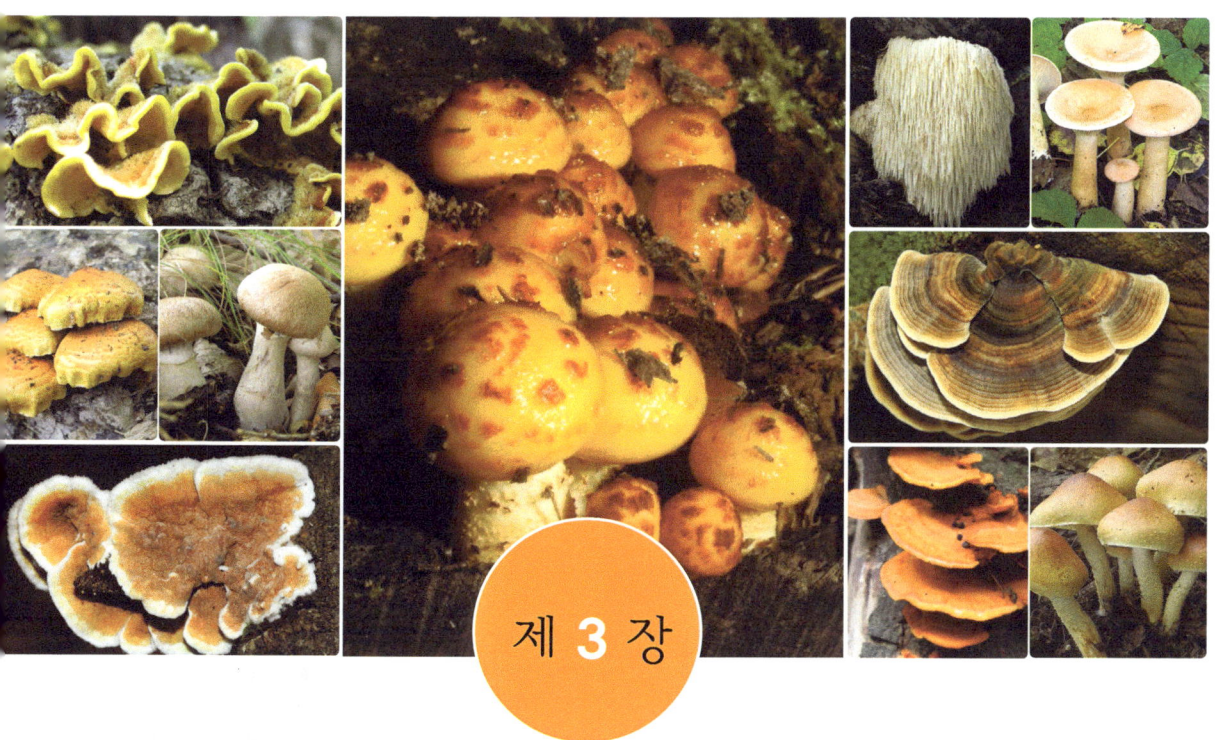

제 3 장
약용식용 버섯

가지색그물버섯

Boletus violaceofuscus W.F. Chiu
담자균문 주름버섯강 그물버섯목 그물버섯과 그물버섯속

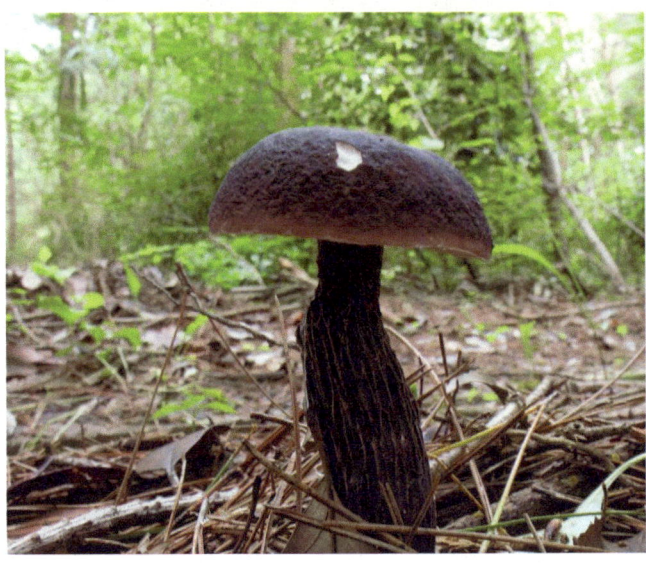
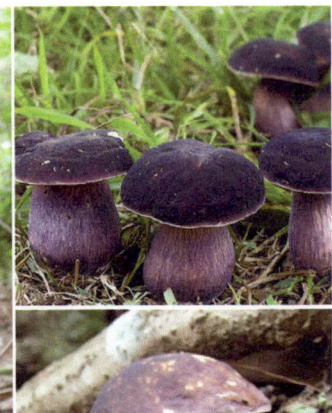
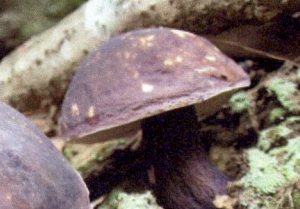

분포지역
한국, 일본, 중국

서식장소/자생지
활엽수림 속의 땅 위

크기
지름 5~10cm, 높이 7~9cm

생태와 특징
가지색그물버섯이라고도 한다. 여름에서 가을까지 활엽수림 속의 땅 위에 한 개씩 자란다. 버섯갓은 지름 5~10cm이고 처음에 반구 모양이다가 둥근 산 모양으로 변하며 나중에 편평해진다. 갓 표면은 밋밋하며 축축할 때는 점성이 약간 생기고 암자색 또는 흑자색 바탕에 노란색, 올리브색, 갈색 등의 얼룩 무늬가 보인다. 살은 흰색이고 두꺼우며 처음에 단단하다가 나중에는 물렁물렁해진다. 관은 길이 7~13mm이며 처음에 흰색이지만 노란색으로 변하고 나중에 황갈색이 된다. 구멍은 둥글고 작다.

약용, 식용여부
약용할 수 있으나 맛은 없다.

개덕다리벌집버섯

Polyporellus squamosus
담자균문 민주름버섯목 구멍장이버섯과 겨울우산버섯속

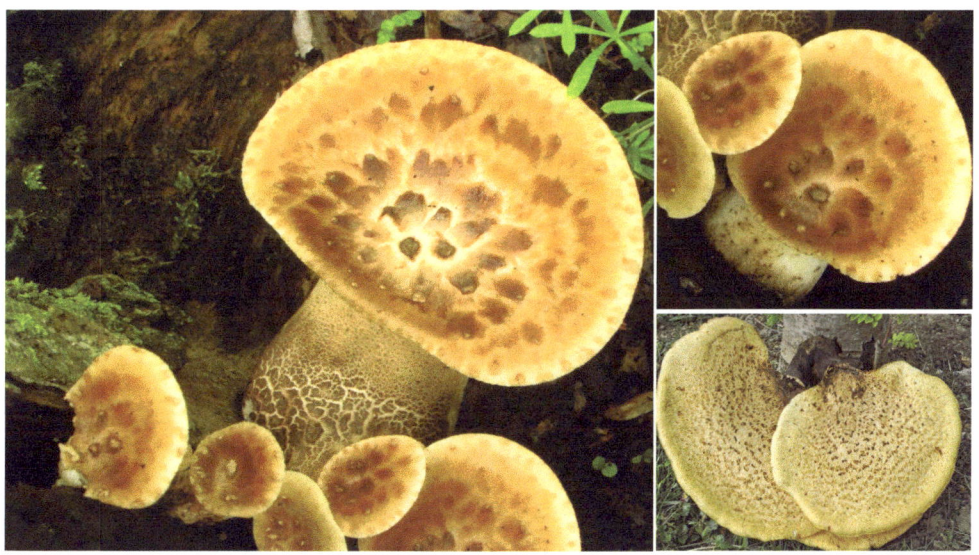

분포지역
한국, 일본, 타이완, 중국 등 전세계에 분포

서식장소/자생지
여름에 활엽수 고목 위에 단생~군생하는 목재 백색부후성 버섯이다.

크기
지름 5~15cm, 높이 2~5×1~3cm

생태와 특징
갓은 지름 5~15cm, 두께 0.5~2cm로 콩팥형~부채형이고, 표면은 담황갈색~갈황색이며, 농갈색의 큰 인편이 있다. 조직은 백색의 육질이고 건조하면 코르크질이 된다. 갓 하면의 관공은 원형이며 방사상으로 배열되고 길이는 0.2~0.5cm이며, 크기는 0.1~0.2cm이고 백색~담황백색이다. 대는 2~5×1~3cm로 기부 쪽이 가늘고 단단하며, 관공면과 같은 색이나 기부는 검다. 포자는 11~14×4~5㎛로 장타원형이며, 포자문은 백색이다.

약용, 식용여부
어린 버섯은 식용. 맛은 별로 없다.

갯어리알버섯

Scleroderma bovista Fr.
담자균문 주름균아문 주름균강 그물버섯목 어리알버섯과 어리알버섯속

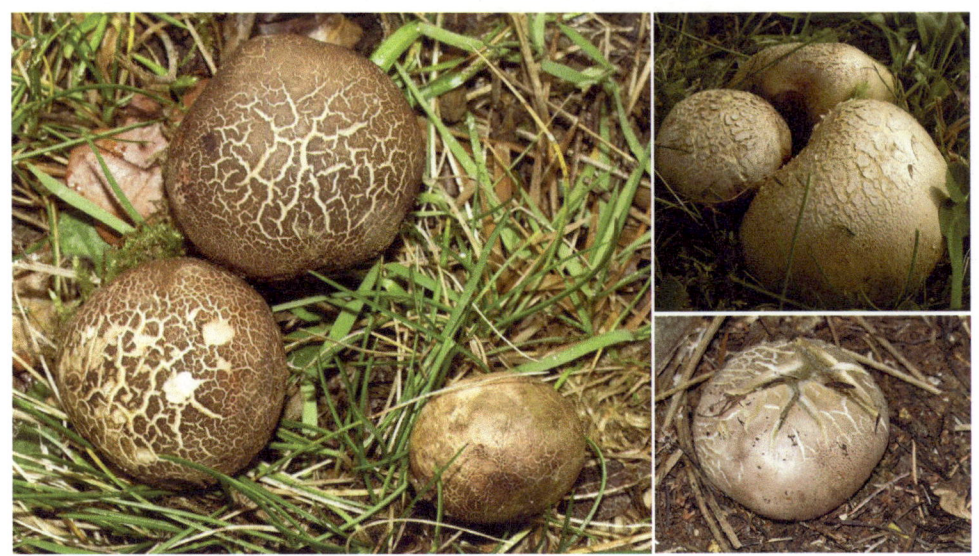

분포지역 한국, 일본, 유럽, 북아메리카, 오스트레일리아
서식장소/자생지
바닷가의 모래땅
크기 지름 3~4.5cm, 높이 2~2.5cm

효능과 약리작용(임상보고)
유균일 때 사용가능하며 순하고 맵다. 지혈(식도,위출혈), 종양에 좋다고한다.

생태와 특징
여름에서 가을까지 바닷가의 모래땅에 무리를 지어 자란다. 자실체는 지름 3~4.5cm, 높이 2~2.5cm로 편평한 공 모양이고 기부에 흰색의 균사덩어리가 붙어 있다. 표면은 매끄러우나 꼭대기 부분에 작고 얕은 균열이 생기며 연한 노란색 또는 황갈색으로 꼭대기는 검은색이다. 각피는 두께 0.7~1mm이고 단면은 흰색으로 성숙한 후 불규칙하게 터져서 포자를 날려 보낸다.

약용, 식용여부
어린 버섯은 식용가능하며, 약용으로도 쓴다.

검은비늘버섯

Pholiota adiposa (Batsch) Kummer
담자균문 주름균아문 주름균강 주름버섯목 독청버섯과 비늘버섯속

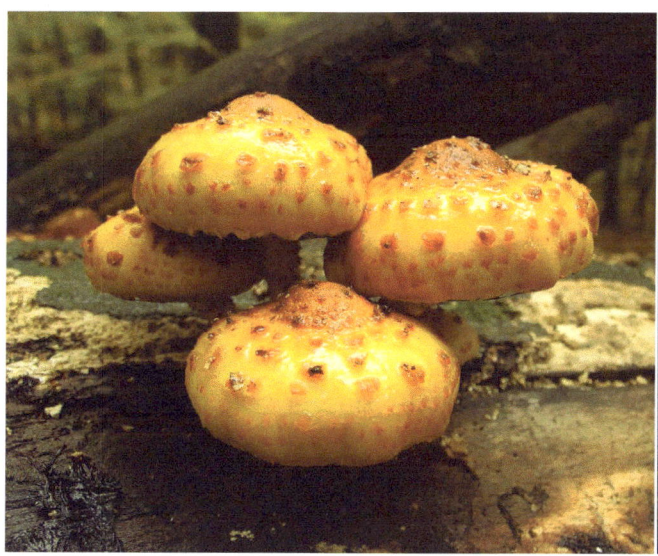
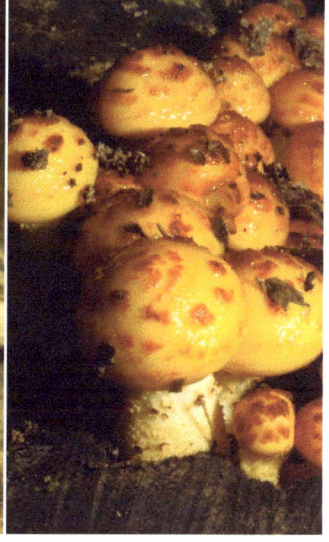

분포지역 한국, 중국, 유럽, 북미
서식장소/ 자생지
활엽수 또는 침엽수의 죽은 가지나 그루터기
크기 갓 지름 3~8cm, 대 길이 7~14cm, 직경 0.7~0.9cm

효능과 약리작용(임상보고)
혈압 강하, 콜레스테롤 저하, 혈전 용해 작용이 있으며, 섭취하면 소화에도 도움이 된다.

생태와 특징 봄부터 가을에 걸쳐 활엽수 또는 침엽수의 죽은 가지나 그루터기에 뭉쳐서 무리지어 발생한다. 처음에는 반구형이나 성장하면서 평반구형 또는 편평형이 된다. 갓 표면은 습할 때 점질성이 있으며, 연한 황갈색을 띠며, 갓 둘레에는 흰색의 인편이 있는데 성장하면서 탈락되거나 갈색으로 변한다.

약용, 식용여부
식용버섯이지만 많은 양을 먹거나 생식하면 중독되므로 주의해야 한다.

귀신그물버섯

Strobilomyces strobilaceus (Scop.) Berk.S. floccopus (Vahl) P. Karst.
담자균문 주름균아문 주름균강 그물버섯목 그물버섯과 귀신그물버섯속

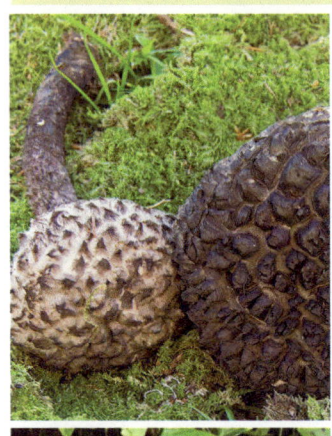

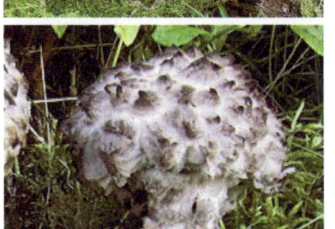

분포지역
한국, 유럽, 북아메리카

서식장소/ 자생지
숲속의 땅 위

크기 갓 지름 3~12cm, 길이 5~15cm, 지름 5~15mm

생태와 특징
여름부터 가을 사이에 숲속의 땅위에 무리지어 나며 공생생활을 한다. 표면은 검은 자갈색 또는 흑색의 인편으로 덮여 있다. 균모의 아랫면은 백색의 피막으로 덮여 있으나 흑갈색으로 되고, 나중에 터져서 균모의 가장자리나 자루의 위쪽에 부착한다. 살은 두껍고 백색이지만, 공기에 닿으면 적색을 거쳐 흑색으로 된다.

약용, 식용여부 식용과 약용으로 이용할 수가 있다. 외생균근을 형성하는 버섯이기 때문에 이용가능하다.

그물버섯(왕그물버섯)

Boletus edulis Bull.
담자균문 주름균아문 주름균강 그물버섯목 그물버섯과 그물버섯속

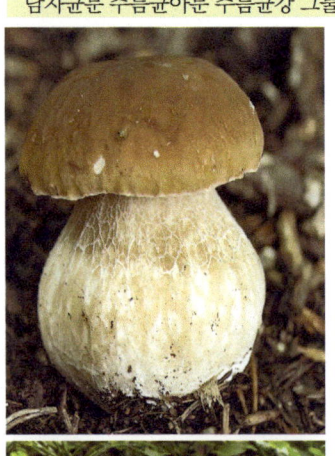

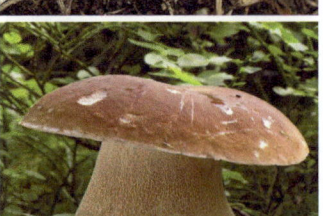

분포지역
북한, 일본, 중국, 유럽, 북아메리카, 아프리카

서식장소/자생지
혼합림 속의 땅

크기 지름 7~22cm, 대 지름 1.2~3cm, 길이 7~12cm

생태와 특징
여름에서 가을까지 혼합림 속의 땅에 무리를 지어 자라거나 한 개씩 자란다. 갓 표면은 축축하면 약간 끈적끈적하고 거의 밋밋하며 밤색, 어두운 밤색, 붉은밤색, 누런밤색 등이다. 대개 가장자리는 색깔이 연하다. 살은 두꺼우며 흰색 또는 누런색이고 겉껍질 밑과 관공 주위는 붉은빛을 띠는데 공기에 닿아도 푸른색으로 변하지 않는다.

약용, 식용여부 식용하거나 약용할 수 있다.

검은무당버섯

Russula albonigra (Kormb.) Fr.
담자균문 주름균아문 주름균강 무당버섯목 무당버섯과 무당버섯속

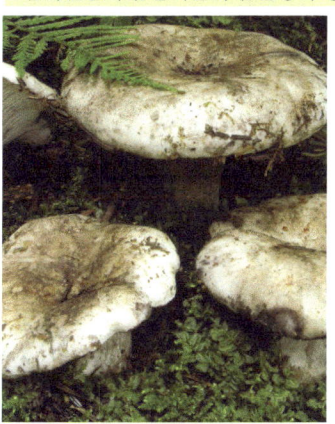

분포지역
한국, 중국, 일본, 유럽, 북아메리카, 호주
서식장소/자생지
침엽수림, 혼합림내의 땅위에 단생~군생한다.
크기 지름 5~12cm, 높이 3~6cm
생태와 특징
어릴 때는 반구형-둥근산모양에서 차차 평평해지고 가운데가 약간 오목해진다. 표면은 고르지 않고 다소 엽맥상 또는 약간 결절형이며 습기가 있을 때 점성이 있다. 처음에는 탁한 유백색에서 흑갈색-거의 흑색으로 된다. 살은 유백색이고 자르면 흑색으로 변한다. 주름살은 자루에 대하여 내린주름살이며 유백색에서 연한 색으로 되고 폭이 좁으며 촘촘하다.

약용, 식용여부 식용, 약용한다.

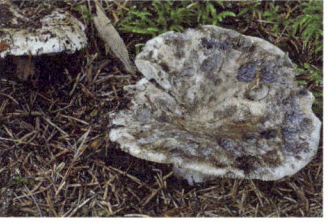

굽다리깔대기버섯

Infundibulicybe geotropa (Bull.) Harmaja
담자균문 주름균아문 주름균강 주름버섯목 송이버섯과 굽다리깔때기버섯속

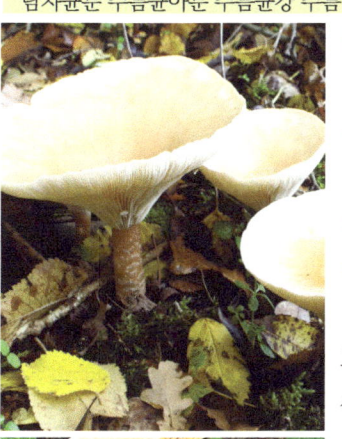

분포지역
한국, 중국, 일본
서식장소/자생지
침엽수림의 낙엽이 쌓인 곳의 땅 또는 풀밭에 발생
크기 지름은 7~14cm, 높이 7~13cm
생태와 특징
표면은 연한 가죽색이며 가운데는 진하다. 살은 두껍고 단단한데 백색이다. 주름살은 백색 또는 연한 크림색이며 폭은 약5mm로 밀생하고 내린주름살이다. 발생은 여름에서 가을에 걸쳐서 숲속의 전나무의 낙엽이 많이 쌓인 또는 풀밭에 군생 또는 산생한다.

약용, 식용여부
식용, 약용버섯이다.

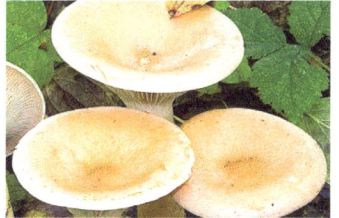

기와무당버섯

Russula crustosa Peck
담자균문 주름균아문 주름균강 무당버섯목 무당버섯과 무당버섯속

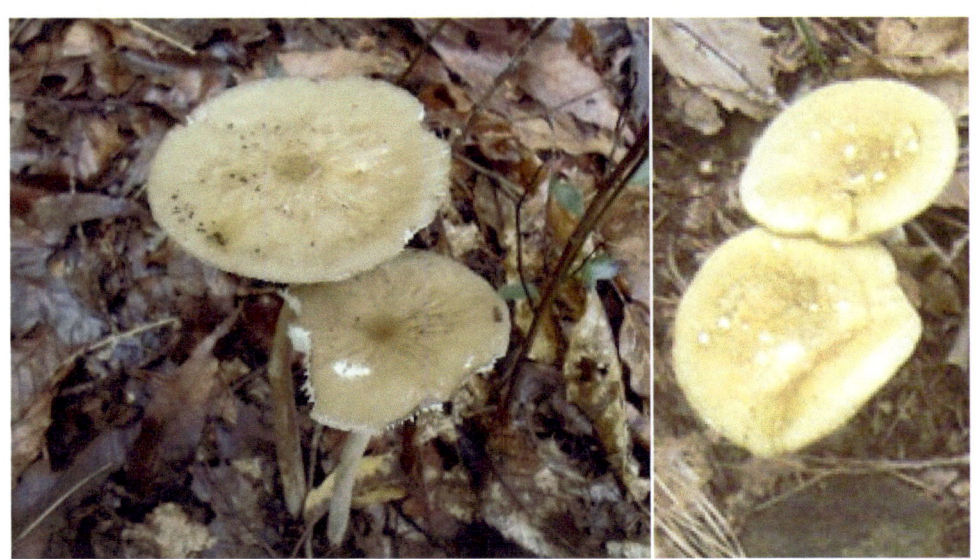

분포지역 한국, 일본, 대만, 중국, 시베리아, 유럽, 북아메리카
서식장소/자생지
여름부터 가을 사이에 활엽수림
크기 지름 5~11cm, 높이 4~7cm

효능과 약리작용(임상보고)
항암 버섯으로 이용할 수가 있다.

생태와 특징
기와버섯과 마찬가지로 갓 표면에 비교적 큰 균열이 생기는 것이 특징이다. 하지만 표면 색이 다양해서 구별이 그리 쉽지는 않다. 주로 황갈색이 주를 이루지만 회색과, 녹색, 황색 등의 농도에 따라 다른 버섯으로 착각할 수 있는 여지가 남아있다. 더구나 흔히 발생하지도 않는 편이어서 익히는데는 다소 시간이 필요하다. 갓 표면은 습기가 있을 때 끈적거리고 황토색, 황갈색, 회색 끼가 있는 녹황색, 회갈색 등으로 다양하며 가운데는 좀 더 어두운 색이다.

약용, 식용여부
식용, 약용버섯이다.

기와버섯

Russula virescens (Schaeff.) Fr. Russula virid-rubrolimbata Ying
담자균문 주름균아문 주름균강 무당버섯목 무당버섯과 무당버섯속

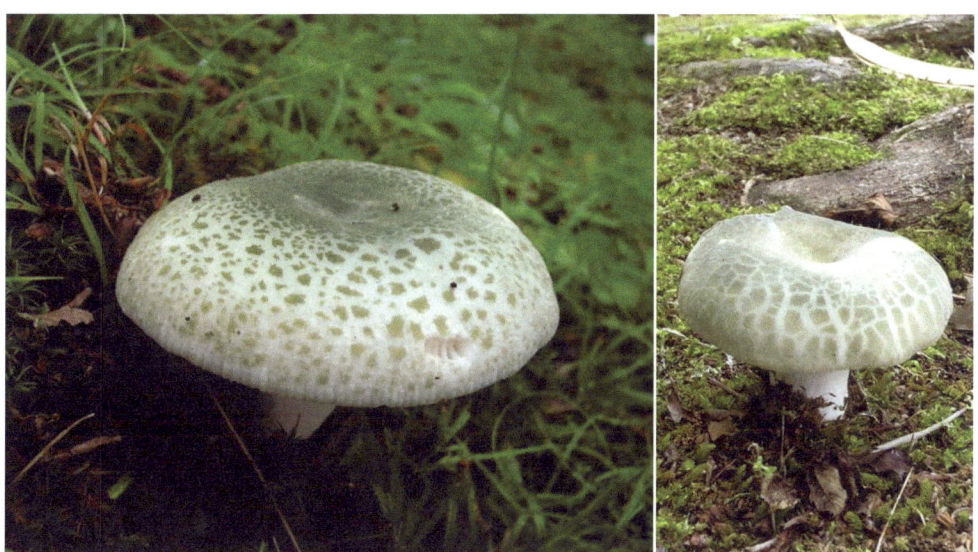

분포지역 한국, 일본, 타이완, 중국, 시베리아, 유럽, 북아메리카
서식장소/자생지
활엽수림의 땅 위
크기 지름 6~12cm, 버섯 대 굵기 2~3cm, 길이 5~10cm

효능과 약리작용(임상보고)

기와버섯은 식용으로 맛뿐만 아니라 시력향상, 간과 신체의 해열, 기력향상 등을 비롯해 항암, 우울증, 콜레스테롤저하, 간의 효소생산 감소 등에 효능이 좋다. 또한 항암효과와 간암세포 억제효과가 있어 만성 간질환 환자에게 효과가 있다. 암세포의 성장을 억제하므로 암의 치료뿐만 아니라 예방의 효과도 좋다.

생태와 특징

가을까지 활엽수림에서 1개씩 자란다. 갓의 겉은 녹색 또는 녹회색을 띠고 표피는 불규칙한 다각형으로 갈라지면서 얼룩무늬로 변한다. 흰색의 살은 단단하고 주름살은 흰색에서 점차 크림색으로 바뀐다.

약용, 식용여부

식용, 약용버섯이다.

꽃송이버섯

Sparassis crispa (Wulf.) Fr.
담자균문 주름균아문 주름균강 구멍장이버섯목 꽃송이버섯과 꽃송이버섯속

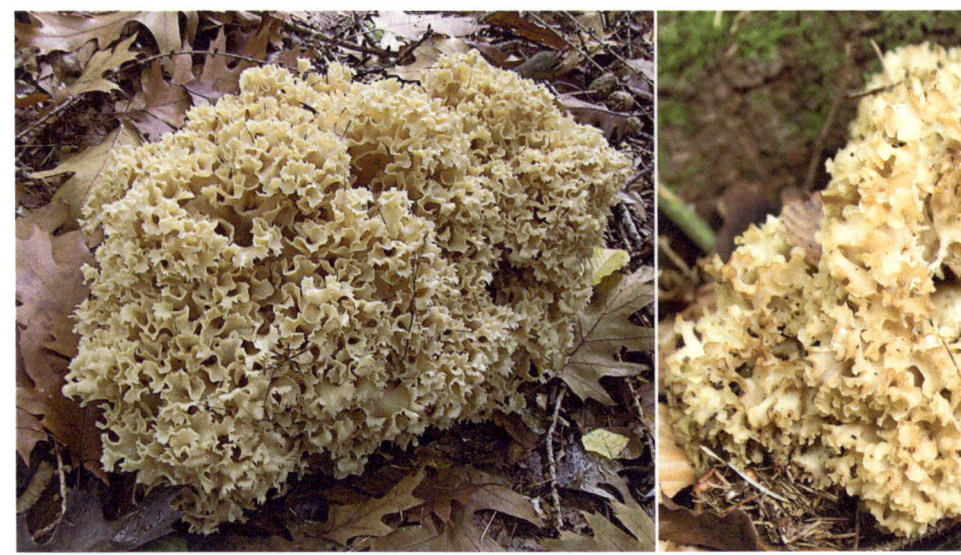

분포지역 한국, 일본, 중국, 북아메리카, 유럽, 오스트레일리아 등
서식장소/자생지
가을철 침엽수 뿌리근처의 땅 위쪽
크기 지름 10~25cm, 높이 4~7cm

효능과 약리작용(임상보고)

꽃송이버섯이 항암효과 면에서는 최고라고 할 수가 있다.
시각적으로도 아름답게 보이는 이 버섯은 항암과 항균작용에 뛰어나며, 이밖에 알레르기, 기관지 천식에도 효능이 있다. 더구나 우리네 식탁에서도 별미로 사랑받고 있다.

생태와 특징 육질이 좋은 식용버섯으로 자실체는 흰 꽃 모양으로 크기가 이며, 꽃양배추와 비슷하게 생겼다. 전체가 담황색 또는 흰색을 띠며 두께가 1mm정도로 평평하다. 갓의 둘레는 물결모양이고 겉은 백색에서 담황색을 띤다.

약용, 식용여부
약용버섯이다.

꽈리비늘버섯

Pholiota lubrica (Pers.) Sing.
담자균문 주름균아문 주름균강 주름버섯목 독청버섯과 비늘버섯속

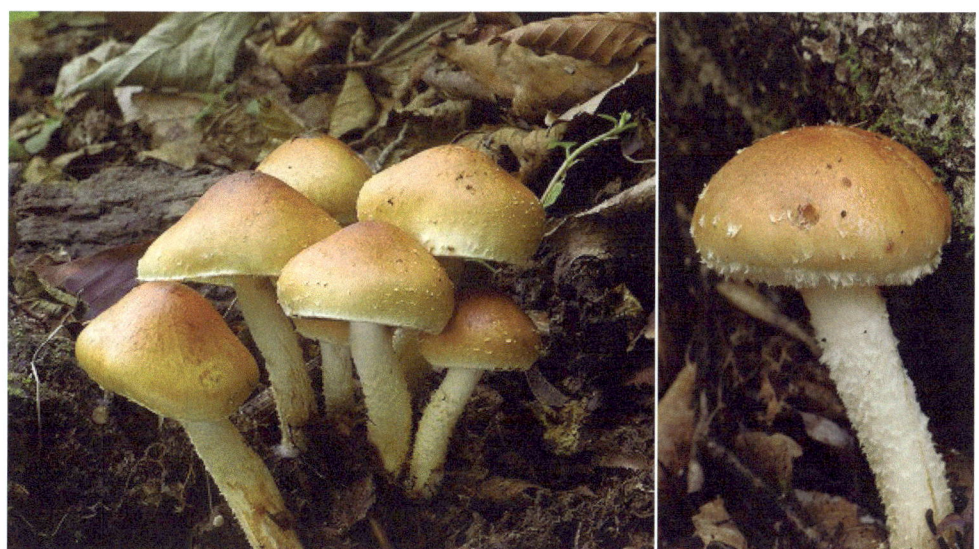

분포지역 한국, 일본, 유럽, 북미
서식장소/ 자생지
숲속의 부엽토, 썩은 그루터기, 나무토막 위
크기 갓 크기 5~10cm, 자루 길이 5~10cm, 굵기 0.6~1cm

효능과 약리작용(임상보고)
콜레스테롤 감소 작용이 있다.

생태와 특징
가을에 숲속의 부엽토, 썩은 그루터기, 나무토막 위에 단생~산생한다. 갓은 크기 5~10cm로 평반구형에서 편평하게 되며, 전체가 약간 파형이 된다. 갓 표면은 습할 때는 강한 점성이 있으며 평활하고, 담황갈색~담적갈색이 된다. 중앙부는 짙은색이며 가장자리는 옅은색이고. 황백색의 작은 인편이 산재한다. 살은 백색이다. 주름살은 바른주름살~홈파진주름살이 되고 밀생하며 백색에서 갈색이 된다.

약용, 식용여부
식용버섯으로 맛이 좋으며 약용버섯이다.

너도말불버섯

Lycoperdon umbrinum Pers.
담자균문 주름균아문 주름균강 주름버섯목 주름버섯과 말불버섯속

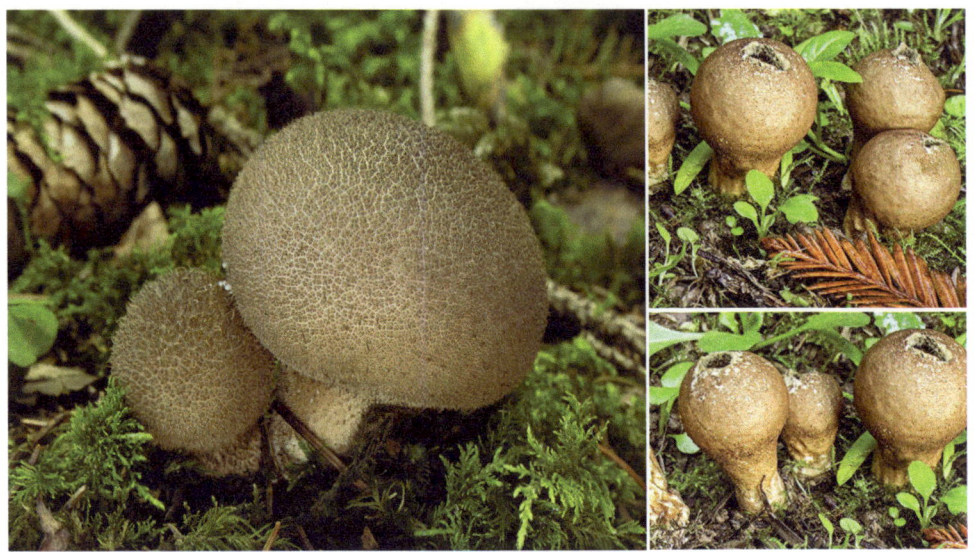

분포지역 한국, 일본, 중국
서식장소/자생지
숲 속, 길가의 모래 땅, 풀 사이, 잔디밭 등
크기 지름 2.5~3cm, 높이 3~4cm

효능과 약리작용(임상보고)
민간에서 기침, 인후통, 외상 출혈 시에 이용한다고 한다.

생태와 특징
여름에서 가을까지 숲 속 땅에 무리를 지어 자란다. 자실체는 지름 2.5~3cm, 높이는 3~4cm정도로 머리 부분과 자루로 구분해 볼 수 있다. 머리 부분은 동그란 공 모양 또는 찌그러진 둥그런 공 모양으로 어릴 때는 회갈색 또는 연한 갈색이나 나중에 황갈색 또는 갈색으로 되며, 표면에는 짧은 가시모양의 돌기와 미세한 사마귀로 덮여 있다.

약용, 식용여부
약용버섯이다. 속이 백색인 어릴 때는 식용한다.

노란띠버섯(주름띠버섯)

Rozites caperata (Pers.:Fr.) Karst.
담자균문 진정담자균강 주름버섯목 끈적버섯과 노란띠버섯속

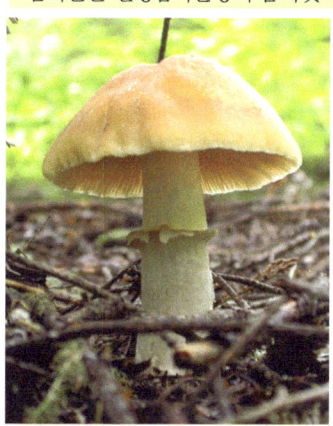

분포지역
한국등 북반구 일대
서식장소/ 자생지
가을에 숲속의 땅에 단생 또는 군생한다.
크기 갓 지름 4~15cm, 대 굵기 7~25mm, 길이 6~15cm
생태와 특징
자실체는 반구형~난형이었다가 편평하게 된다. 표면은 황토색~자주색이나 백색~자주색 비단 광택이 있는 섬유로 덮였다가 없어지고 방사상의 주름을 나타낸다. 자실층은 백색에서 녹슨 색이며 바른~올린~끝붙은 주름살이다. 대길이 6~15cm이고 속은 차 있고 섬유상인데 균모보다 담색이며 위에 백색의 막질 턱받이가 있고 내피막은 불완전하고 없어진다.
약용, 식용여부 식용, 약용이다.

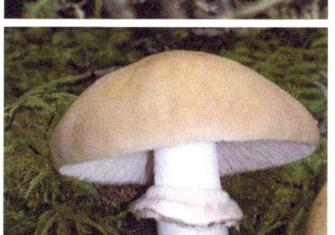

노란망태버섯

Phallus luteus (Liou & L. Hwang) T. Kasuya
담자균문 주름균아문 주름균강 말뚝버섯목 말뚝버섯과 말뚝버섯속

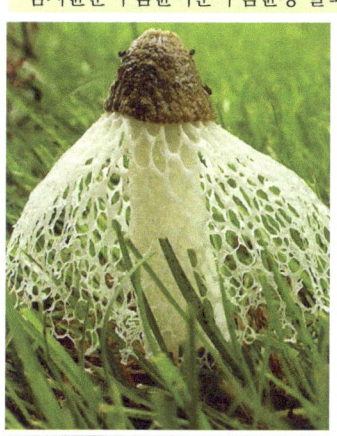

분포지역 한국, 일본, 중국, 북아메리카
서식장소/자생지
여름 장마철과 가을에 혼합림 내의 땅 위
크기 지름 2~4cm, 높이 10~15cm
생태와 특징
노란망태버섯 어린 시기의 알은 난형 또는 구형이고, 백색 또는 연한 자색을 띠며, 성숙하면 외피막의 정단 부위가 갈라지며, 원통상의 대가 빠르게 신장된다. 대의 길이는 10~15cm 정도이며, 속이 비어 있으며, 표면은 백색이며, 무수한 홈 반점이 있고, 잘 부서진다. 표면은 백색 또는 연한 황색을 띠며 망목상이고, 점액화된 진한 올리브 갈색의 포자가 있어 악취가 난다.
약용, 식용여부 식용버섯이나 독성이 있어 생식은 금물이다. 생식시 심한 설사를 한다. 약용버섯이다.

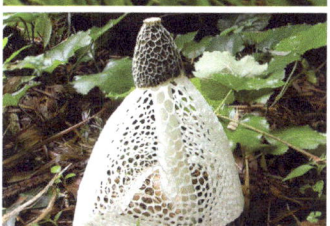

노루털버섯(수능이버섯)

Sarcodon imbricatus (L.) P. Karst.
담자균문 주름버섯강 사마귀버섯목 노루털버섯과 노루털버섯속

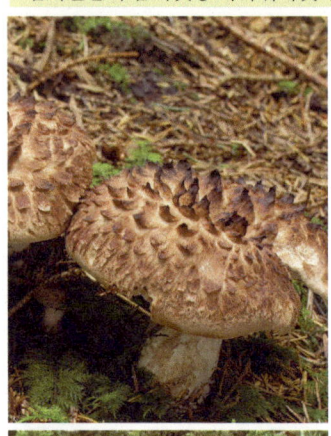

분포지역 한국, 일본, 중국, 유럽
서식장소/자생지
여름에서 가을사이에 침엽수림의 땅
크기 지름 5~23cm, 높이 2.5~5cm
효능과 약리작용(임상보고)
민간에서는 급체했을 경우 다려서 먹으면 큰 효과가 있다고 한다.
생태와 특징
자실체는 자루가 있으며 육질이다. 표면은 다갈색 또는 흑갈색의 기와 모양이며 큰 인편으로 덮여 있다. 살은 두껍고 강한 육질이며 백색에 연한 적갈색을 띠고 때로는 선이 있으며 맛이 쓰다.
약용, 식용여부
식용가능하나 매우 써서 식용하기에 부적합하다.

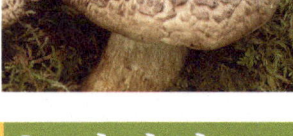

능이버섯

Sarcodon asparatus (Berk.) S. Ito
담자균문 주름균아문 주름균강 사마귀버섯목 능이버섯과 능이버섯속

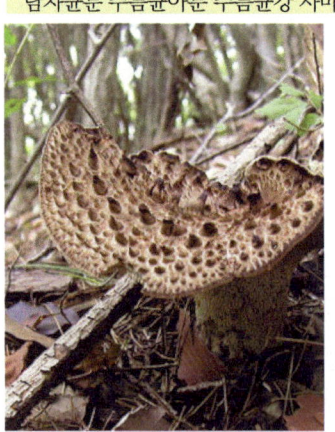

분포지역 한국, 중국, 일본, 북아메리카
서식장소/자생지
여름에서 가을사이에 침엽수림
크기 지름 5~23cm, 길이 2.5~5cm
효능과 약리작용(임상보고)
항종향, 항산화, 항균 작용이 있고, 콜리스테롤 감소에도 도움이 된다. 능이버섯에 풍부하게 함유되어 잇는 레티안 성분이 우리 몸에서 암세포를 억제시키는 효능을가지고 있다.
생태와 특징
살은 두껍고 강인한 육질이며 맛은 쓰며 백색에서 연한 적갈색으로 되며 자루의 살은 질기며 백색이거나 약간 연한 갈색을 띠고 매끄럽다.
약용, 식용여부 식용약용버섯이다.

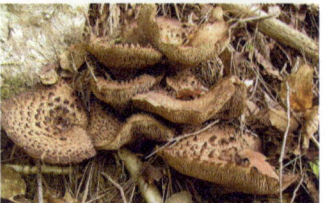

노루궁뎅이버섯

Hericium erinaceus (Bull.) Pers. H. caput-medusae (Bull.) Quel.
담자균문 주름균아문 주름균강 무당버섯목 가시버섯과 노루궁뎅이속

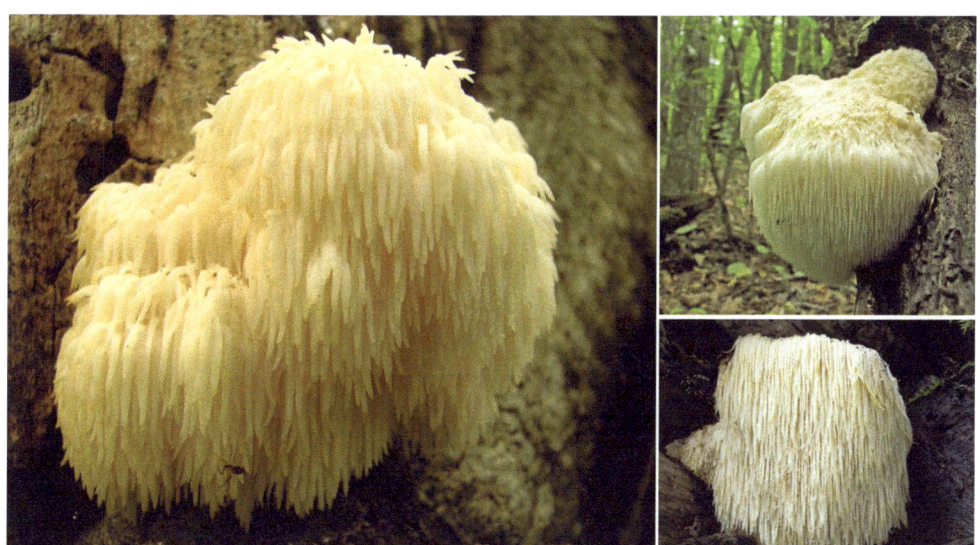

분포지역 한국, 북반구 온대 이북
서식장소/ 자생지
활엽수의 줄기
크기 지름 5~20cm

효능과 약리작용(임상보고)

노루궁뎅이 버섯은 강한 항암제로 위암, 식도암, 장암, 분문암 등을 다스린다. 노루궁뎅이 버섯은 맛이 뛰어나다. 식용버섯과 항암버섯으로 사용되고 있으며, 농가에서 재배하기도 한다.

생태와 특징

이 버섯은 여름에서 가을까지 활엽수의 줄기에서 발생해 부생생활을 한다. 윗면에는 짧은 털이 빽빽하고, 전면에는 길이 1~5cm의 많은 침이 고슴도치처럼 돋아 있다. 처음엔 백색인데, 자라면서 황색 또는 연한황색으로 변한다.

약용, 식용여부

식용약용버섯이다.

댕구알버섯

Lanopila nipponica Kawam. ex Kobay.
담자균문 주름균아문 주름균강 주름버섯목 주름버섯과 댕구알버섯속

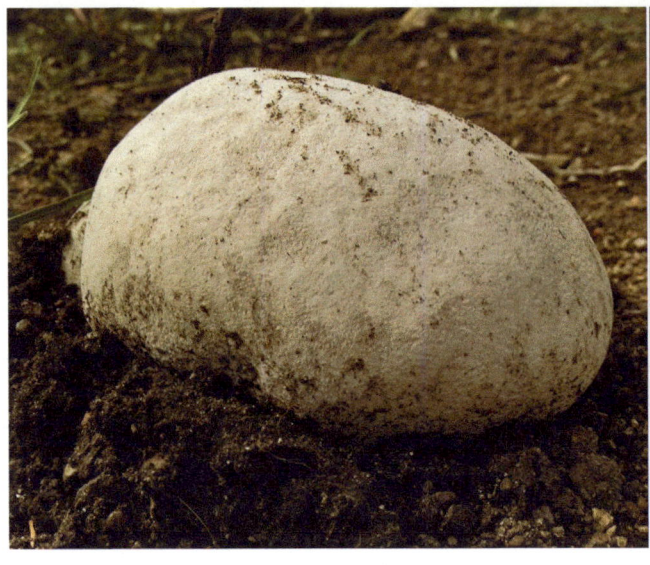
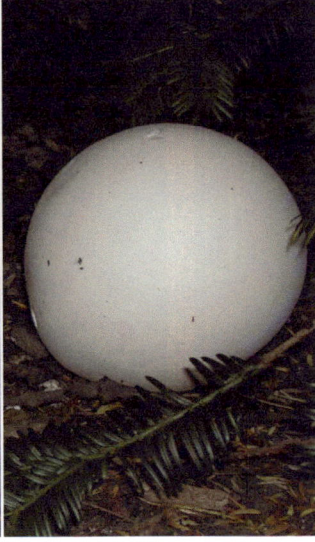

분포지역 한국, 일본
서식장소/자생지
여름에서 가을 사이에 풀밭 또는 대나무 숲
크기 지름 10~20cm

효능과 약리작용(임상보고)
댕구알버섯에는 지혈 소염 효능이 있고 중국에서 현대 의학적으로 댕구알버섯 포자로 467명의 수술환자 98% 지혈에 성공하였다.

생태와 특징
여름에서 가을에 걸쳐 유기질이 많은 대나무 숲 속에서 발생한다. 가죽질 피막으로 덮여 있고 처음에는 흰색이지만 자라면서 내부조직이 자기 소화되어 노란색 즙액이 침출되어 오염, 붕괴된다. 그리고 노란빛을 띤 갈색에서 자줏빛을 띤 갈색으로 변하여 껍질이 벗겨지고 마침내 헌 솜덩어리 모양으로 된다.

약용, 식용여부
약용버섯이다.

독청버섯아재비

Stropharia rugosannulata Farlow ex Murr.
담자균문 주름균아문 주름균강 주름버섯목 배주름버섯과 독청버섯속

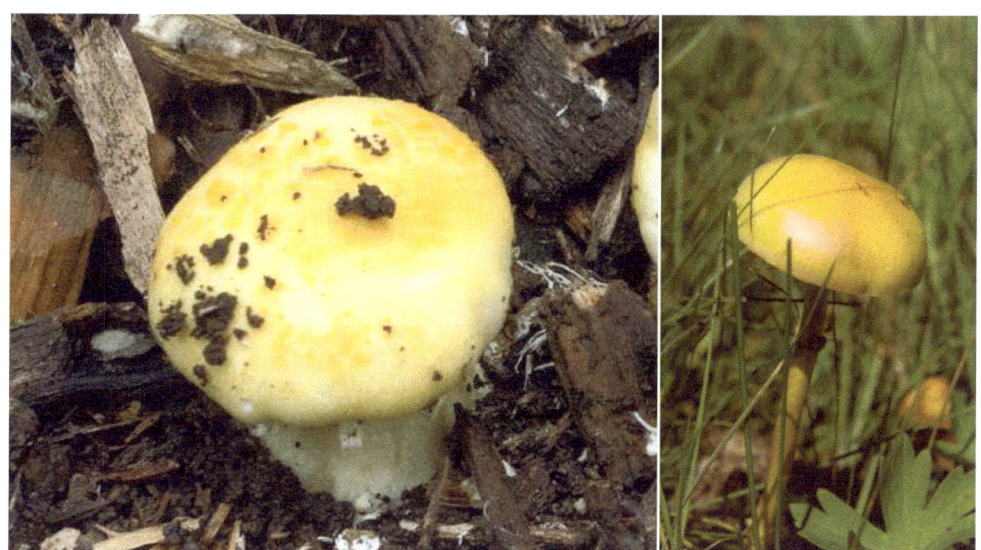

분포지역 한국, 일본, 중국

서식장소/자생지
봄부터 가을까지 풀밭, 밭, 쓰레기장, 동물의 똥에 홀로 또는 무리지어 남

크기 지름 4~15cm, 길이 6~15cm

효능과 약리작용(임상보고)
항암식품으로도 이용한다. 중국에서 연구한 바에 따르면 독청버섯아재비는 항종양 작용을 가지고 있어 쥐실험 sarcoma 180에 대한 70% 억제율과 Ehrlich 복수암에 대한 역시 70% 억제율을 보여준다고 한다.

생태와 특징
표면은 적갈색 또는 어두운 갈색으로 시간이 지나면 퇴색하여 갈색이나 회갈색으로 된다. 표면은 매끄럽거나 가는 섬유상 인편으로 덮여 있고 습기가 있을 때는 끈적거린다. 살은 두껍고 희다. 주름살은 바른주름살로 백색에서 어두운 자회색으로 되며 폭은 넓고 밀생한다.

약용, 식용여부
약용, 식용으로 보기와는 다르게 깔끔한 맛을 지녔다.

마늘낙엽버섯

Marasmius scrodonius (Fr.) Fr.
담자균문 주름균아문 주름균강 주름버섯목 낙엽버섯과 낙엽버섯속

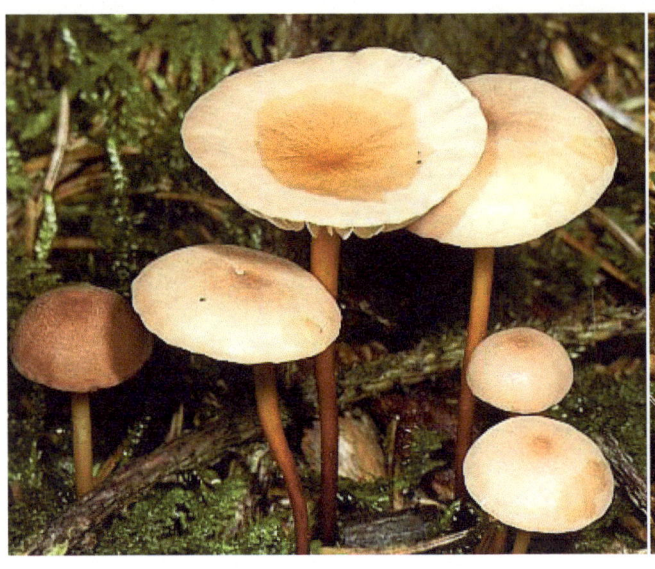
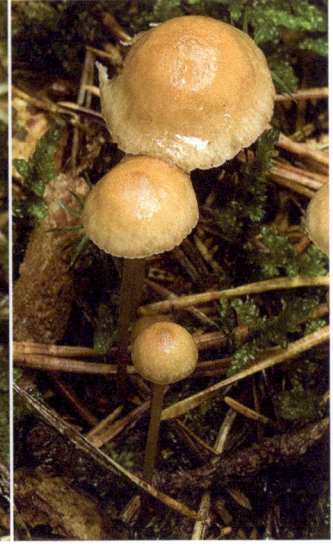

분포지역 한국, 중국, 일본, 유럽
서식장소/자생지
여름에서 가을까지 소나무, 잣나무 등의 침엽수림의 낙엽이나 나무 잔재물
크기 지름 0.5~3cm, 대 1.5~6cm

효능과 약리작용(임상보고)

마늘, 파 냄새가 난다. 강한 마늘 향기 때문에 독일에서는 가정에서 조미료로 사용한다고 한다.

생태와 특징

갓 표면은 평활하고, 처음에는 담적갈색~황갈색이나 차차 등황색~담황색이 되며 희미한 방사상의 선이 있다. 가장자리는 초기에는 굽은형이나 차차 파도형이 된다. 조직은 백색이고 마늘냄새가 난다. 주름살은 끝붙은형이고 성기거나 또는 빽빽하며 백색이다.

약용, 식용여부

식용불명이며, 약용버섯이다.

말뚝버섯

Phallus impudicus L.
담자균문 주름균아문 주름균강 말뚝버섯목 말뚝버섯과 말뚝버섯속

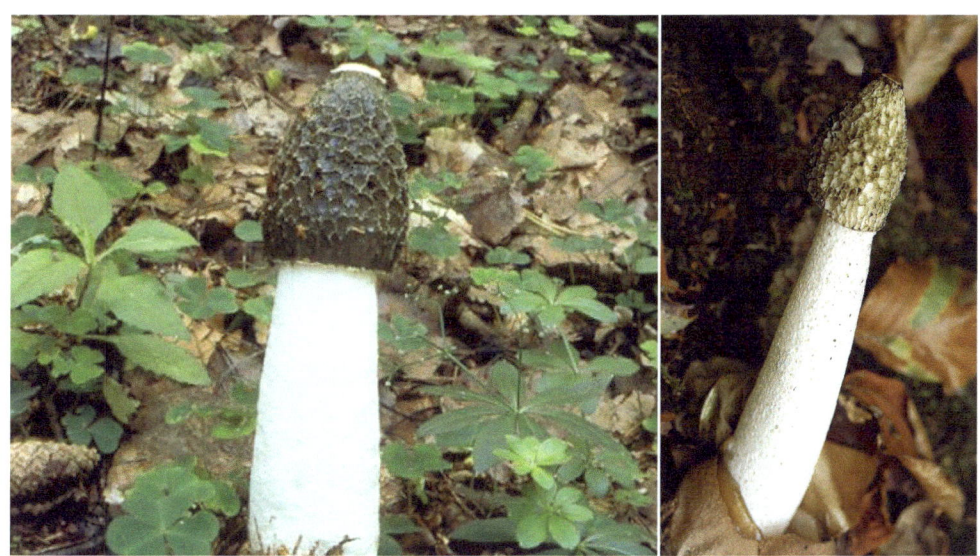

분포지역 한국 등 전세계
서식장소/자생지
임야, 정원, 길가, 대나무 숲
크기 버섯 갓 지름 4~5, 버섯 대 높이 10~15cm

효능과 약리작용(임상보고)
알 모양의 어린 버섯은 식용으로 하며, 암 환자의 보조요법에 활용되고 있다. 면역 증강, 항염, 항스트레스 작용이 있다는 것도 발견되었고, 또 항암작용 가운데서도 특히 여성 생식기관에 생긴 암에 좋다고 한다.

생태와 특징
여름에서 가을철 사이에 임야, 길가, 대나무 숲 등에서 홀로 자생한다. 이릴 때는 반지하생의 흰색으로 알 모양이다. 밑 둥에 뿌리와 비슷한 균사다발이 붙어 있고 윗부분이 터지면서 버섯이 돋는다. 갓의 전면에 주름이 생기면서 다각형의 그물모양 돌기가 생기고 암 녹갈색 점액에서는 악취가 풍긴다.

약용, 식용여부
어린 버섯은 식용하며 약용버섯이다.

말불버섯

Lycoperdon perlatum Pers. L. gemmatum Batsch
담자균문 주름균아문 주름균강 주름버섯목 주름버섯과 말불버섯속

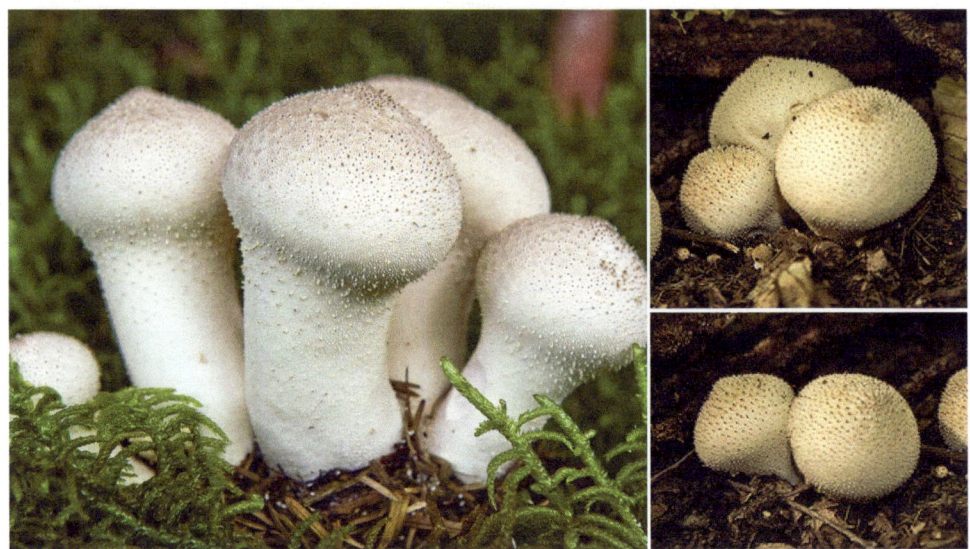

분포지역 한국등 세계 각지

서식장소/자생지
여름에서 가을철 사이에 산야나 길가, 공원 같은 곳에서 자생한다.

크기 자실체 높이 3~7cm, 지름 2~5cm

효능과 약리작용(임상보고)
입술이나 잇몸의 출혈 때도 사용했다. 피부궤양과 동상으로 진물이 날 때 바르는 약으로도 즐겨 사용했다.

생태와 특징
자실체 전체의 모양이 서양배를 닮았다. 어릴 때 속살은 흰색이고 조직은 탄력 있는 스펀지처럼 생겼으며, 내벽 면에 홀씨가 있다. 수분이 증발되면 솜뭉치처럼 변하고 후에는 머리 끝부분에 작은 구멍이 생기면서 홀씨가 먼지처럼 공기 속으로 날아간다.

약용, 식용여부
약용버섯이다.

모래밭버섯

Pisolithus arhizus (Scop.) Rausch, P. tinctorius (Pers.) Coker & Couch
담자균문 주름균아문 주름균강 그물버섯목 어리알버섯과 모래밭버섯속

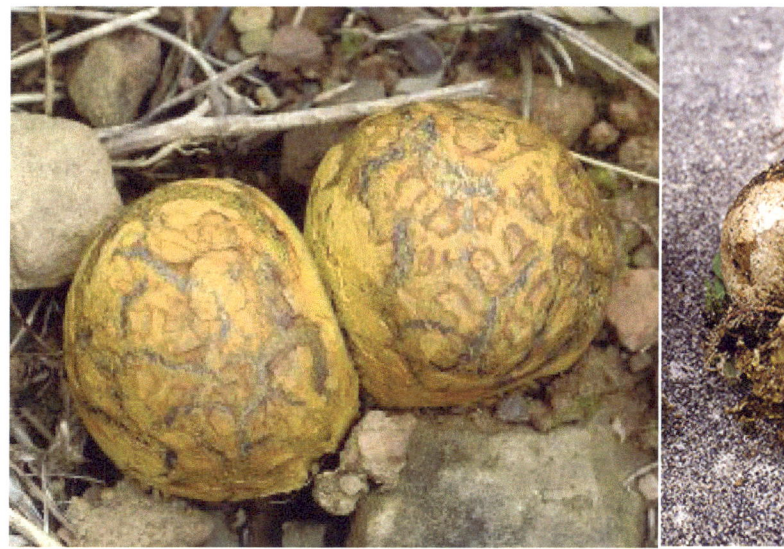
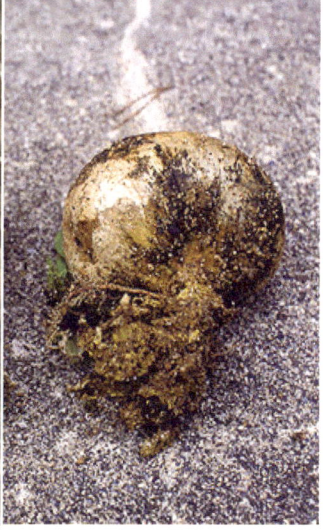

분포지역 전세계
서식장소/ 자생지
소나무 숲, 잡목림, 길가의 땅 위
크기 자실체 지름 3~10cm,

효능과 약리작용(임상보고)
색깔이 곱기 때문에 염색 원료로 사용된다. 혈전용해 작용이 있으며, 지혈, 소염의 효능이 있어 한방에서 기침, 상처치료에 이용된다.

생태와 특징
자실체는 지름 3~10cm로 유구형이며, 기부는 좁아져 대 모양이 된다. 표피는 얇으며 백색에서 갈색이 되고, 성숙하면 표피의 윗부분이 붕괴되어 포자를 방출한다. 기본체는 초기에는 불규칙한 모양의 백색~황색~갈색의 작은 입자 덩어리로 구성되어 있으나, 차츰 윗부분에서부터 갈색의 분말상 포자가 된다.

약용, 식용여부
약용버섯이다. 버섯은 식용하지만, 맛은 별로 없다.

목이버섯

Auricularia auricula-judae (Bull.) Quel. A. auricula (Hook.) Underw.
담자균문 주름균아문 주름균강 목이목 목이과 목이속

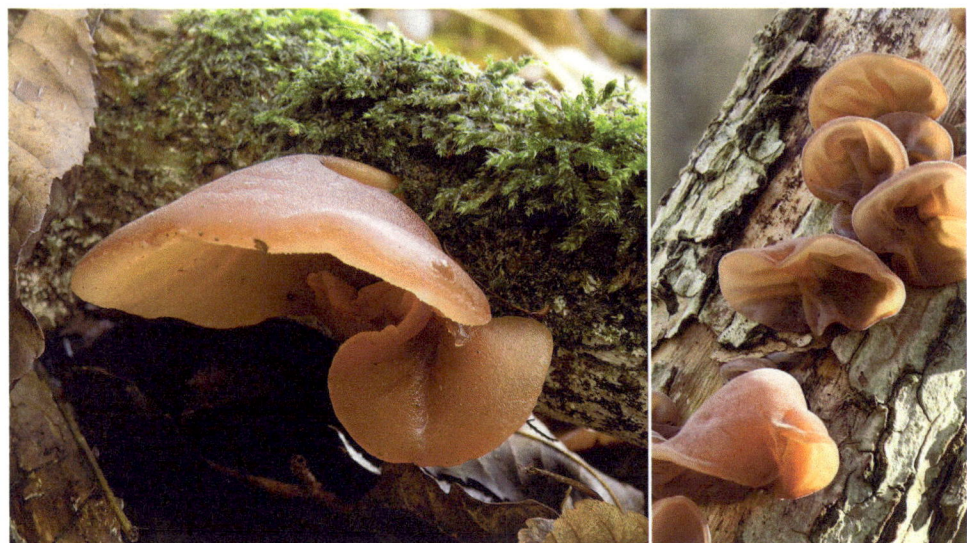

분포지역 한국, 전세계
서식장소/자생지
활엽수의 죽은 나무
크기 지름 3~12cm

효능과 약리작용(임상보고)
목이버섯의 종류는 검은 것과 흰 것이 있는데, 최근에 실험에서 항종양 억제율이 90.8%였다.

생태와 특징
흐르레기라고도 한다. 여름에서 가을까지 활엽수의 죽은 나무에 무리를 지어 자란다. 몸 전체가 아교질로 반투명하며 울퉁불퉁하게 물결처럼 굽이친 귀 모양을 이루고 있다. 윗면은 자갈색이고 극히 작은 촘촘하며, 아랫면은 밋밋하고 광택이 있으며 자실 층으로 덮여 있다.

약용, 식용여부
약용버섯이다.
생산지에서는 생것으로 식용되나 일반적으로 건조품이 이용된다.

민긴뿌리버섯(긴뿌리버섯)

Oudemansiella radicata (Relhan.:Fr.) Sing.
담자균문 진정담자균강 주름버섯목 송이버섯과 긴뿌리버섯속

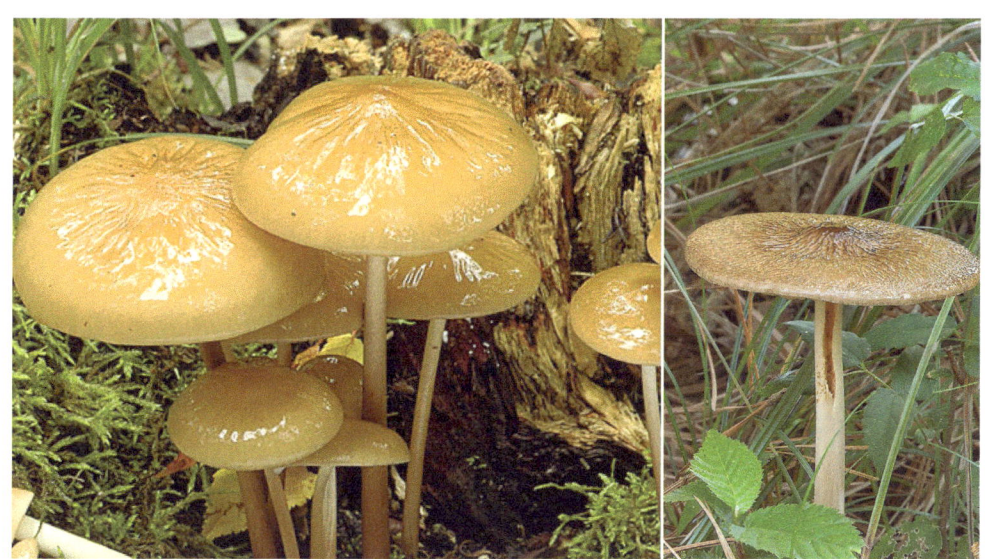

분포지역 한국, 일본, 뉴기니, 동아프리카

서식장소/자생지
여름부터 가을까지 숲속 또는 대나무밭의 썩은 나무

크기 지름은 4~10cm, 길이 5~12cm, 굵기 0.4~0.9cm

효능과 약리작용(임상보고)

1973년 일본의 Ohtsuka 등은 민긴뿌리버섯의 약리작용으로 항종양 작용이 있다는 것을 보고하였는데 sarcoma 180 복수암 100% 억제율, Ehrlich 암세포 90% 억제율을 가지고 있다 한다.

생태와 특징

표면은 연한 갈색또는 연한 회갈색인데 심한 주름이 있으며, 습기가 있으면 끈적거린다. 살은 얇고 회갈색 또는 흰색이다. 주름살은 바른주름살 또는 올린주름살로 백색이며 넓고 성기다.

약용, 식용여부

식용, 약용, 항암 버섯으로 이용할 수가 있다. 줄기는 질겨서 먹을 수 없고 갓은 깨끗하다.

방망이싸리버섯

Clavariadelphus pistillaris (L.) Donk
담자균문 주름균아문 주름균강 나팔버섯목 방망이싸리버섯과 방망이싸리버섯속

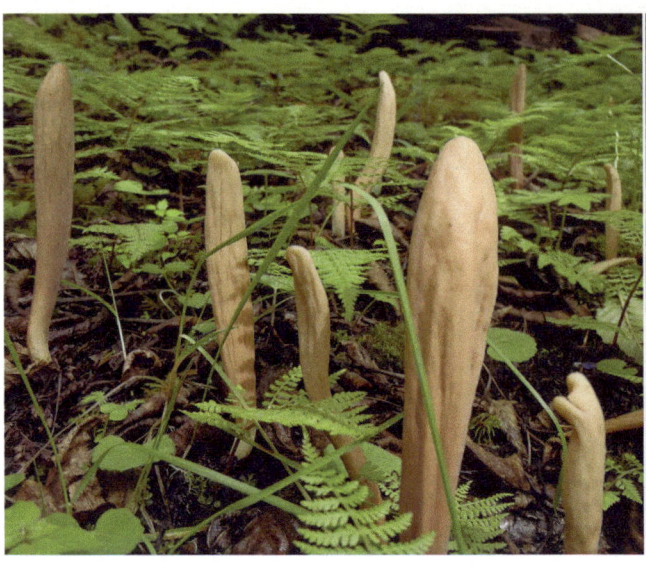
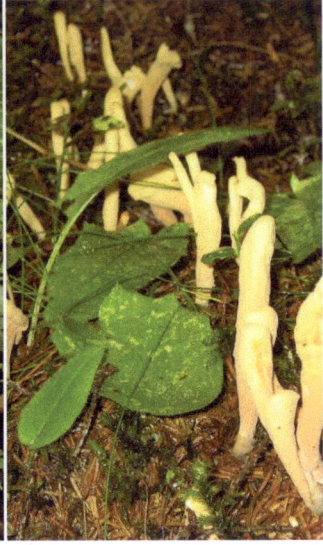

분포지역 한국, 일본 등 북반구 온대 이북
서식장소/자생지
활엽수림 속의 땅 위, 가을철에 활엽수림의 땅 위에서 홀로 또는 무리지어 자생한다.
크기 높이 10~30cm, 굵기 1~3cm

효능과 약리작용(임상보고)

암을 치료해주는 유용한 성분이 함유되어 있어 항암과 항균작용에 유용한 식품이기도 하다. 1973년 Ohtsuke 등이 연구한 결과는 sarcoma 180암에 대해 60~90%의 억제율과 Ehrlich 복수암에 대해 60~100%의 억제율이 나타났다.

생태와 특징 자실체의 표면은 노란색 또는 연한 노란색을 띤 갈색이고 세로주름이 거칠게 나 있다. 하지만 다른 것과 마찰이 되는 부분은 자줏빛을 띤 갈색의 얼룩이 된다. 버섯 살은 연한 육질의 흰색이지만, 흠집이 생기면 이 역시 자줏빛을 띤 갈색으로 변한다.

약용, 식용여부
약용버섯이다.

버들볏짚버섯

Agrocybe cylindracea (DC.:Fr.) Maire
담자균문 진정담자균강 주름버섯목 소똥버섯과 볏짚버섯속

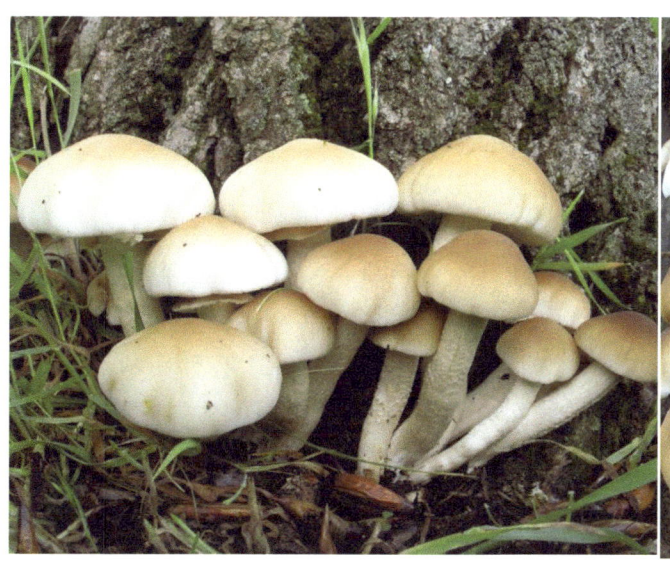
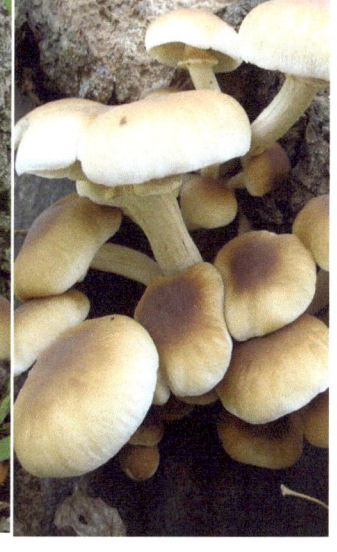

분포지역 한국, 유럽

서식장소/ 자생지
활엽수림의 죽은 줄기나 살아 있는 나무의 썩은 부분

크기 지름은 5~10cm

효능과 약리작용(임상보고)
항암버섯으로 인공재배가 가능하다.

생태와 특징
이 버섯은 봄부터 가을에 걸쳐 활엽수림의 고목이나 살아있는 줄기의 썩은 곳에서 무리지어 부생생활을 한다. 송이버섯류로 착각할 수 있지만, 소나무와 공생하는 송이와는 전혀 다르다.

약용, 식용여부
약용버섯으로 식용할 수 있다. 이 버섯의 매력은 자연송이와 같은 향과 아삭아삭한 육질에 있다. 육질이 부드럽고 볶음이나 찌개 등에 넣어서 활용해도 좋다.

변색그물버섯

Boletus versicolor Rostk.
담자균문 주름버섯강 그물버섯목 그물버섯과 해그물버섯속

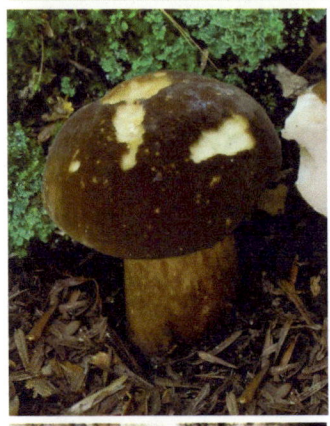

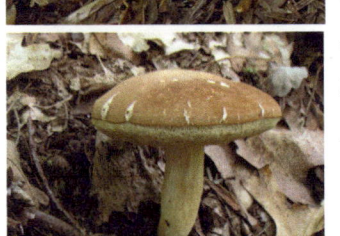

분포지역
한국, 유럽
서식장소/자생지 늦여름에서 가을까지 소나무와 참나무의 이끼, 풀밭에 자란다.
크기 지름 2.5~5.5cm, 버섯대 4~7.5×0.7~1.3cm
생태와 특징
　버섯갓 표면은 붉은색, 주홍색, 포도주색, 붉은빛을 띠는 노란색이고 가장자리는 안으로 감긴다. 살은 얇다. 버섯대 위의 살은 노란색이고 흠집이 생기면 푸른색으로 변하며 맛과 냄새는 확실하지 않다. 관공은 오각형으로 길고 오래되면 적녹색을 띤 레몬빛 노란색으로 변한다.
약용, 식용여부
약용할 수 있으나 맛은 없다.

볏짚버섯(가락지밭버섯)

Agrocybe praecox (Pers.) Fayod A. gibberosus (Fr.) Fayod
담자균문 주름균아문 주름균강 주름버섯목 독청버섯과 볏짚버섯속

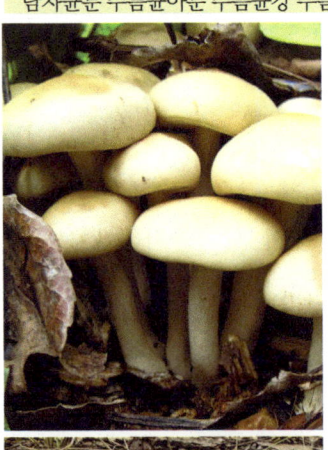

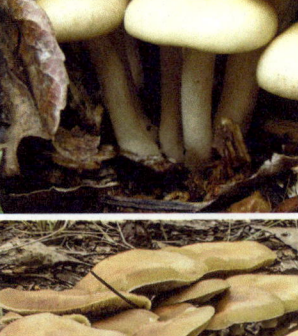

분포지역
한국 등 북반구 온대 일대와 아프리카
서식장소/자생지
황무지, 맨땅, 풀밭
크기 지름 4~8cm, 대 길이 5~10cm, 지름 0.7~1cm
생태와 특징
초여름에 황무지, 맨땅, 풀밭에 뭉쳐서 자란다. 버섯갓은 지름 4~8cm로 처음에 둥근 산 모양이다가 나중에 편평해진다. 갓 표면은 크림색 또는 짚색이고 밋밋하며 가장자리에는 작은 비늘조각이 붙어 있다. 살은 흰색이고 두꺼운 육질이다. 주름살은 바른주름살로 촘촘하게 폭이 넓으며 처음에 누런 흰색이다가 어두운 갈색으로 변한다.
약용, 식용여부 식용, 약용할 수 있다.

붉은그물버섯

Boletus fraternus Peck
담자균문 주름균아문 주름균강 그물버섯목 그물버섯과 그물버섯속

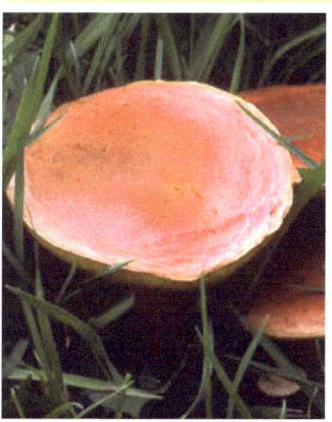

분포지역
한국. 일본. 중국. 유럽
서식장소/ 자생지
여름부터 가을에 숲속의 땅 위나 잔디밭에 난다.
크기 갓 지름 4~7㎝
생태와 특징
　갓 표면은 매끄럽고 건조하며 적갈색 또는 혈홍색을 띠고, 표피는 갈라져서 가늘게 갈라지기 쉽다. 살은 황색이며 표피 바로 아래는 담홍색이나 공기와 접촉하면 잠시 후 청색으로 변한다. 관은 황색인데, 상처를 입은 부분은 녹색이 된다. 자루는 높이 3~6㎝로 황색 바탕에 붉은 선이 있고 때로는 비뚤어진다.

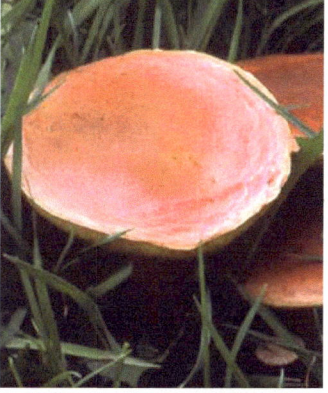

약용, 식용여부
식용과 약용할 수 있다.

비늘송이버섯

Tricholoma vaccinum (Schaeff.) Kummer
담자균문 주름균아문 주름균강 주름버섯목 송이버섯과 송이버섯속

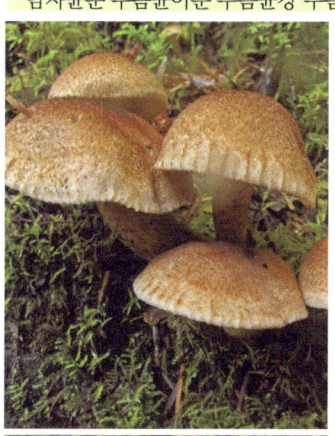

분포지역
한국(백두산), 중국, 일본
서식장소/자생지 혼효림 또는 분비나무, 가문비나무 숲의 땅에 군생하며 소나무, 분비나무, 가문비나무 등과 외생균근을 형성
크기 지름 3~6cm, 높이 4~8cm, 굵기 0.5~1.2cm
생태와 특징
　표면은 마르고 계피색 또는 홍갈색이며 섬유상 인편이 있고 이것이 더 밀집된 중앙부는 색깔이 진하다. 가장자리는 처음에 아래로 감기며 가는 융털이 있다. 살은 두꺼운 편이며 처음은 백색이고 노후 시 상처가 나면 홍색으로 변색되며 냄새가 난다.

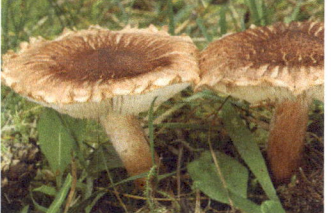

약용, 식용여부
식용과 약용할 수 있다.

산호침버섯

Hericium coralloides (Scop.) Pers.
담자균문 주름균강 무당버섯목 노루궁뎅이과 산호침버섯속

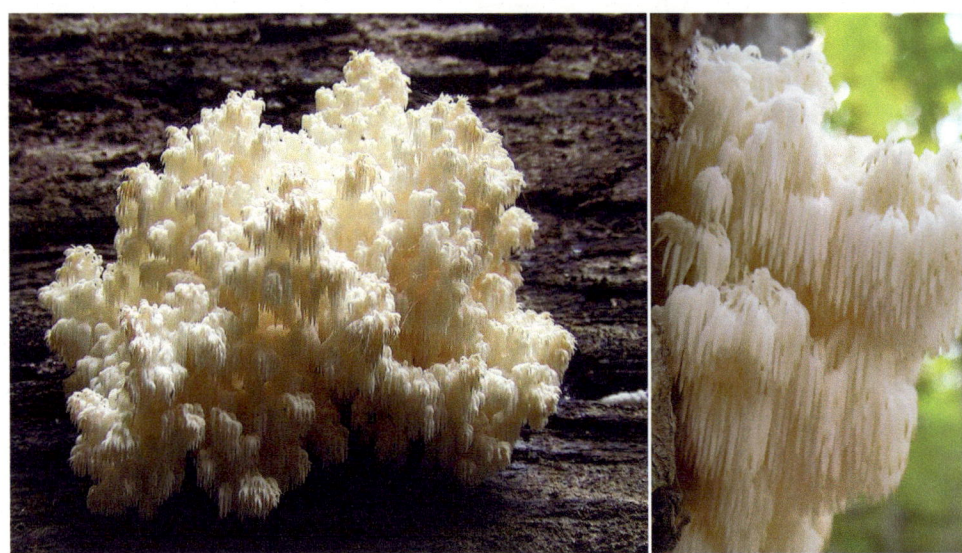

분포지역 한국, 북아메리카, 유럽
서식장소/ 자생지
침엽수의 고목, 그루터기, 줄기
크기 자실체크기 직경 10~20cm, 침의 길이 1~6mm

효능과 약리작용(임상보고)
강력한 각종 암에 쓰이는 항암제로서 항종양, 항균, 함염작용과 항암작용으로 각종 암에 효능이 있다.

생태와 특징
여름에서 가을에 걸쳐 침엽수의 고목이나 썩은 그루터기 등에서 홀로 자란다. 산호모양으로 가지가 뻗어 옆으로 분지하면서 많은 침을 밑으로 내린다. 자실체의 표면은 전체가 백색이고 건조되면 황적색 또는 적갈색으로 변한다.

약용, 식용여부
식용과 약용이다. 회나 숙회, 초간장절임, 튀김으로 좋다.

새주둥이버섯

Lysurus mokusin (L.) Fr.Lysurus mokusin f. sinensis (Lloyd) Kobay.
담자균문 주름균아문 주름균강 말뚝버섯목 말뚝버섯과 새주둥이버섯속

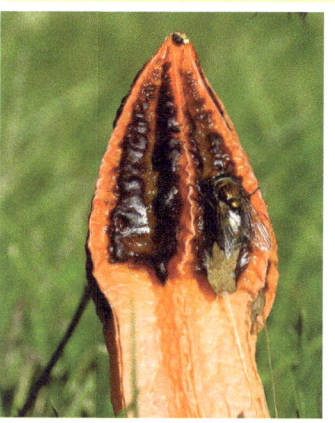

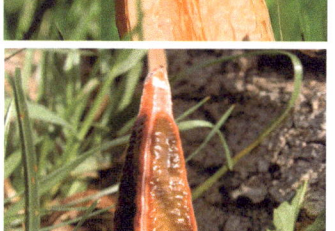

분포지역
한국, 북한, 일본, 중국, 타이완, 오스트레일리아

서식장소 / 자생지
숲 속이나 정원의 땅 위

크기 버섯 높이 5~12cm, 굵기 1~1.5cm

생태와 특징
초여름부터 가을까지 숲 속이나 정원의 땅 위에 무리를 지어 자라며 특히 불탄 자리에 많이 난다. 자실체 위쪽은 버섯 대의 능선과 같은 수만큼의 팔이 각 모양으로 갈라지나 그 팔은 안쪽에 서로 붙어 있으며 끝은 하나로 뭉쳐진다. 팔의 내면은 홍색이며 그곳에 어두운 갈색인 점액처럼 생긴 기본체가 붙는다.

약용, 식용여부
독성이 없어 식용과 약용으로 이용된다.

소혀버섯(간버섯)

Fistulina hepatica (Schaeff.) With.
담자균문 주름균아문 주름균강 주름버섯목 소혀버섯과 소혀버섯속

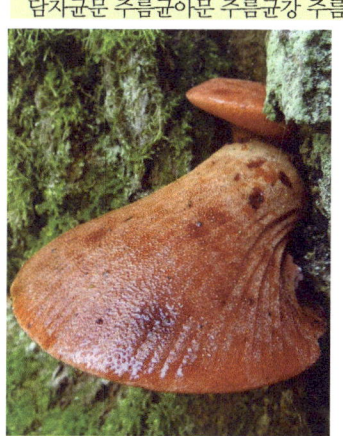

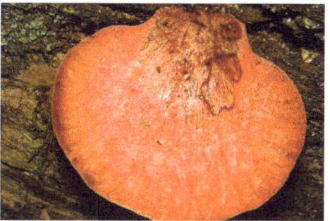

효능과 약리작용(임상보고)
소혀버섯 추출물은 sarcoma(육종) 180 암세포에 대해 억제율 95%, 에를리히 복수암에 대해 90%의 억제율를 나타냈다. 특히 이 버섯에는 암 세포의 성장을 억제시키는 엘라그산 49.7% 외에 사과산과 능금산도 58%가 들어 있다.

생태와 특징
거의 죽은 참나무, 밤나무 위에서 자라지만, 가끔은 살아 있는 참나무에서도 자라는 반기생균이다. 그래서 참나무의 심재부후를 일으키는데, 썩는 과정이 몹시 늦다. 부후를 일으키는 과정을 보면, 참나무가 썩기 전에 참나무 속을 적갈색 얼룩으로 변화시키기 때문에 '갈색 참나무'로 불리면서 목수들에게 인기가 높다.

약용, 식용여부 약용버섯이다.

송이버섯

Tricholoma matsutake (S. Ito. & Imai.) Sing.
담자균문 주름균아문 주름균강 주름버섯목 송이버섯과 송이버섯속

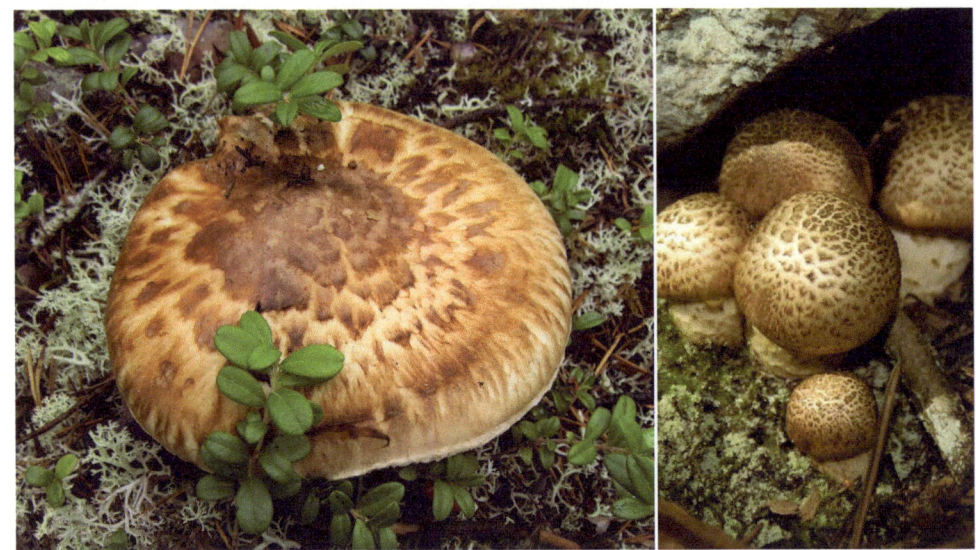

분포지역 한국, 북한, 일본, 중국, 타이완
서식장소/자생지
20~60년생 소나무 숲 땅 위
크기 버섯 갓 지름 8~20㎝, 버섯 대 길이 10㎝, 굵기 2㎝

효능과 약리작용(임상보고)
최근 항종양 성분에 대한 연구에서 sarcoma 180암에 대해 91.8%의 억제율을 보였다. 쥐의 실험을 통해 55%의 치료효과가 나타났는데, 이 결과는 표고와 매우 흡사했다. Ehrlich 복수암의 경우 100%의 억제율이 있었다.

생태와 특징 가을 추석 무렵에 소나무 숲 땅 위에서 무리를 지어 자라거나 한 개씩 자란다. 처음 땅에서 솟아나올 때는 공 모양이나, 점차 커지면서 만두 모양이 되고 편평해지며 가운데가 약간 봉긋하다.

약용, 식용여부
향기가 진하고 색깔이 선명하며 탄력성이 큰 것이 우량품이다.

솜귀신그물버섯

Strobilomyces floccopus (Vahl) P. Karst.
담자균문 주름균아문 주름균강 그물버섯목 그물버섯과 귀신그물버섯속

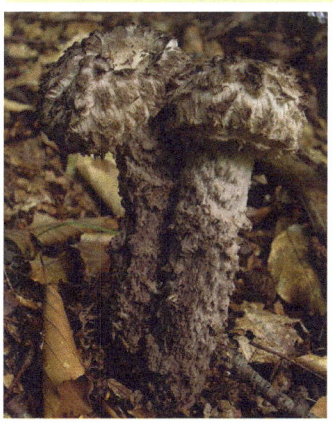

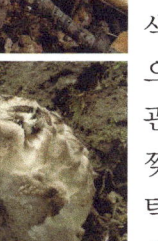

분포지역
한국, 일본, 중국, 시베리아 등 북반구

서식장소/자생지
산림 속 땅 위

크기 지름 3~12cm, 길이 5~15cm, 지름 5~15mm

생태와 특징
표면은 처음 회백색에서 연한 갈색을 거쳐 흑색으로 되며 껄껄한 인편과 사마귀로 덮인다. 살은 두껍고 백색 또는 연한 백색이며 상처 시 연한 홍색을 거쳐 흑색으로 된다. 관공은 자루에 대하여 바른관공 또는 내린관공이며 처음에 내피막으로 덮이고 나중에 내피막은 찢어져 일부는 가장자리에 붙어 있고 일부는 자루에 턱받이로 남는다.

약용, 식용여부 약용할 수 있다.

실끈적버섯

Cortinarius hemitrichus (Pers.) Fr.
담자균문 주름균아문 주름균강 주름버섯목 끈적버섯과 끈적버섯속

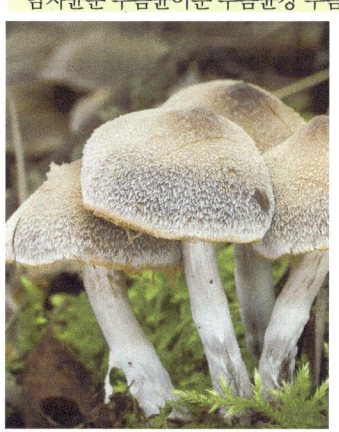

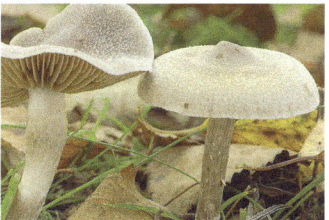

분포지역
한국, 중국, 일본, 러시아 연해주, 유럽, 북아메리카

서식장소/자생지
침엽수림의 땅 또는 활엽수림의 땅에 군생

크기 지름 3~5cm, 높이 2~5cm, 굵기 2~5mm

생태와 특징
표면은 암갈색-흑갈색이며 어릴 때는 회갈색 바탕에 흰색의 미세한 섬유상의 피막이 덮여 있지만 나중에 소실되고 밋밋해진다. 살은 얇고 암갈색이다. 주름살은 자루에 대하여 바른주름살로 어릴 때는 라일락회색에서 진한 황토갈색으로 되고 약간 성기며 폭이 넓다.

약용, 식용여부
약용할 수 있다.

쓴맛끈적버섯

Cortinarius vibratilis (Fr.) Fr.
담자균문 주름균아문 주름균강 주름버섯목 끈적버섯과 끈적버섯속

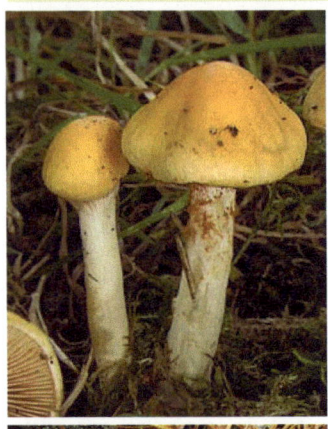

분포지역
한국 등 북반구 이북
서식장소/자생지
가을철 침엽수림의 땅에 무리를 지어 자란다.
크기
지름 6~13cm, 대 굵기 4~10mm, 높이 8~9cm
생태와 특징
갓 표면은 갈색으로 가장자리는 자주색이며 축축하면 점성이 있지만 마르면 섬유처럼 변한다. 살은 두껍고 처음에 청자색이다가 나중에 색이 바랜다. 주름살은 바른주름살로 촘촘하며 처음에 청자색에서 검붉은빛을 띤 누런색으로 변하고 가장자리는 물결 모양이다.

약용, 식용여부
약용할 수 있다.

연보라무당버섯

Russula lilacea Quel.
담자균문 주름균아문 주름균강 무당버섯목 무당버섯과 무당버섯속

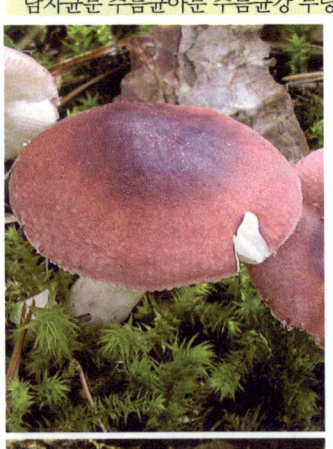

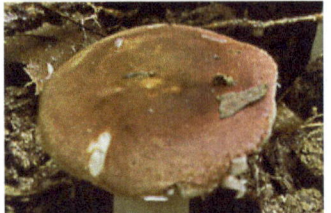

분포지역
한국, 일본, 중국, 유럽
서식장소/자생지
여름부터 가을까지 숲 속의 땅에 무리를 지어 자란다.
크기
지름 3~8cm, 대 굵기 7~10mm, 높이 2~4cm
생태와 특징
갓 표면은 벨벳처럼 생겼으며 축축하면 점성이 있고 적포도색, 자적색, 살홍색 등으로 가운데는 검은색이다. 갓 가장자리에는 짧은 줄무늬가 있다. 살은 처음에 흰색이다가 나중에 누런 갈색 또는 탁한 회색으로 변하고 맛이 부드럽다.

약용, 식용여부
약용버섯으로 식용할 수 있다.

옥수수깜부기

Ustilago zeae (Link) Unger Ustilago maydis (DC.) Corda
담자균문 깜부기균강 깜부기균목 깜부기균과 깜부기균속

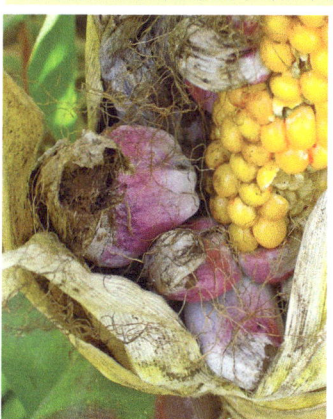

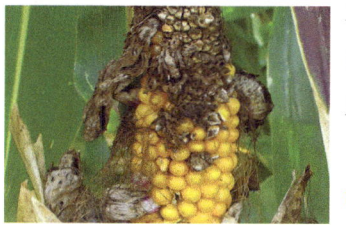

분포지역
멕시코, 미국, 유럽, 중국 등

서식장소/자생지
옥수수 꽃, 잎, 줄기, 지하경 뿌리 부분 나무에 기생

생태와 특징
본래 깜부기는 전 세계적으로 귀리, 보리, 밀, 수수와 같은 여러 종류의 곡물 이삭에 기생하는 기생균이다. 그런데 유독 옥수수깜부기는 옥수수의 꽃, 잎, 줄기, 지하경, 심지어 뿌리 부분에 까지 침범하여 옥수수나무에 기생하는 식용 담자균으로 혹처럼 뭉치어 덩이진 버섯을 말한다. 특히 옥수수의 암수술에 기생하여 포자퇴를 형성한다.

약용, 식용여부 식용하기에 아주 좋은 것은 진주광택이 나는 하얀 은회색을 가진 단단한 깜부기이다.

이끼볏짚버섯

Agrocybe paludosa (J. E. Lange) Kuhn. & Romagn.
담자균문 주름균아문 주름균강 주름버섯목 독청버섯과 볏짚버섯속

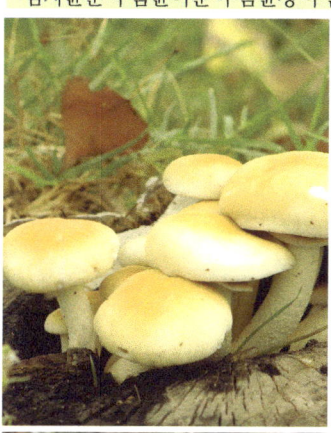

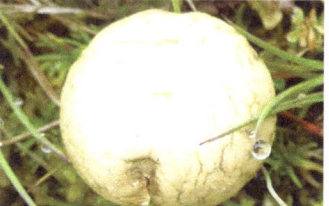

분포지역
한국, 일본, 북미, 유럽

서식장소/자생지 봄에서 여름에 걸쳐 습지 등에서 서식하는 이끼류 근처에서 무리 지어 난다.

크기 지름 1.5~4cm

생태와 특징
가장자리는 뒤집혀 위로 말린다. 표면은 매끄러우며 습할 때 끈적기가 있다. 전체적으로 누런색을 띠며 가운데 부분이 갈색이다. 주름살은 초기에는 흰색이었다가 점차 옅은 잿빛 갈색으로 변화하며, 가장자리는 흰 가루형태를 띠며, 다소 빽빽하다. 형태는 홈파진주름살 혹은 올린주름살이다.

약용, 식용여부
약용할 수 있다.

잎새버섯

Grifola frondosa (Dicks.) S.F. Gray G. albicans Imaz.
담자균문 주름균아문 주름균강 구멍장이버섯목 잎새버섯과 잎새버섯속

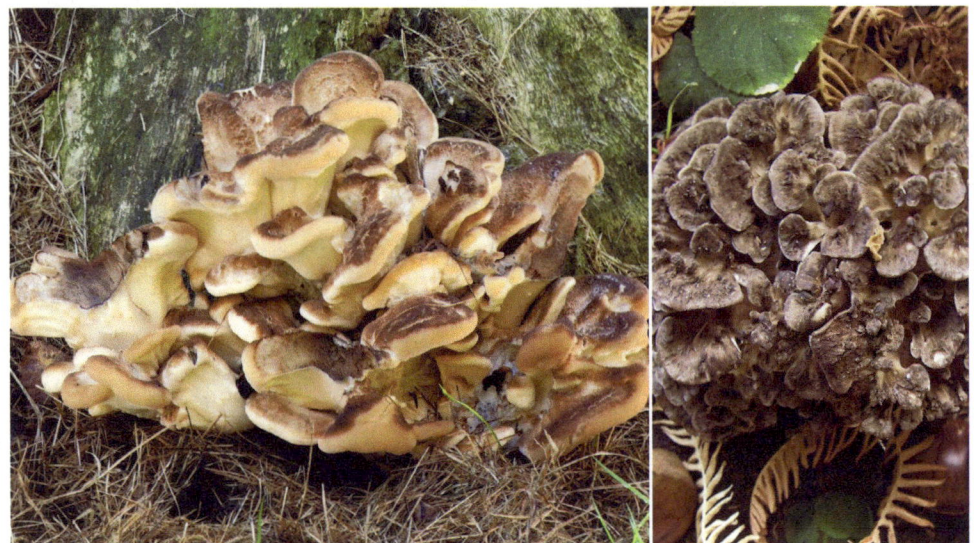

분포지역 한국, 일본, 유럽, 미국
서식장소/자생지
활엽수의 밑동
크기 버섯 갓 폭 2~5cm, 두께 2~4mm

효능과 약리작용(임상보고)

 일주일에 3-5번 잎새버섯을 음식으로 섭취하든지 차로 끓여 마시면, 암 예방, 면역력 증강, 화학요법 중인 암환자나 AIDS바이러스에 감염된 환자의 체력 유지에 유효하다. 뿐만 아니라 혈당강하 작용으로 당뇨병 환자에게 유효하고 콜레스테롤 저하 작용으로 혈압환자에게도 좋은 버섯이다.

생태와 특징

 여름과 가을에 활엽수의 밑동에 무리를 지어 자란다. 자실체는 여러 갈래로 가지를 친 버섯 대의 가지 끝에 작은 버섯 갓이 무수히 많이 모여 집단을 이루는 복잡하고 큰 버섯덩이이다.

약용, 식용여부

약용버섯이다.

자주졸각버섯

Laccaria amethystea (Bull.) Murr.
담자균문 진정담자균강 주름버섯목 송이버섯과 졸각버섯속

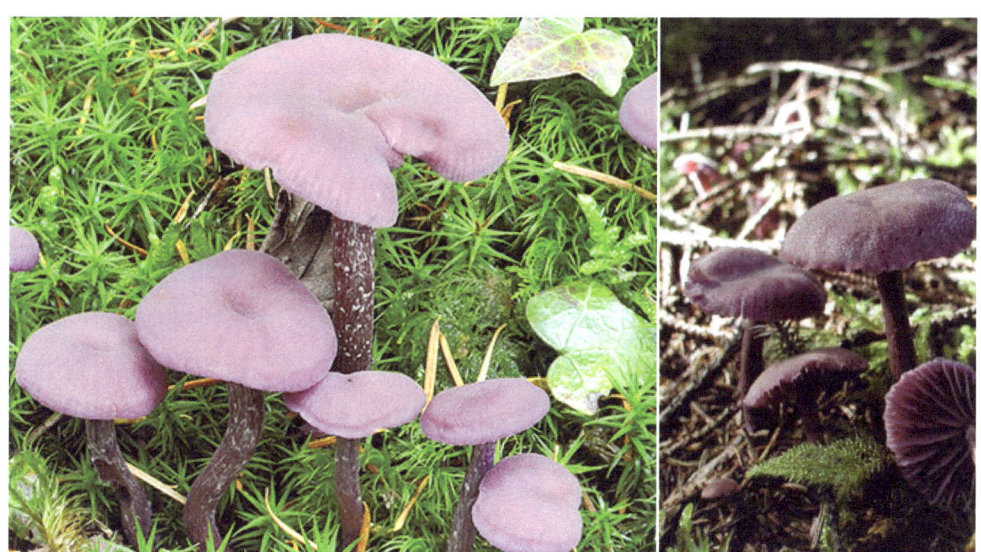

분포지역 한국, 일본, 중국, 유럽 등 북반구 온대 이북
서식장소/ 자생지
여름에서 가을에 걸쳐 양지바른 돌 틈이나 숲속의 땅에 무리지어 자생한다.
크기 지름 1.5~3cm, 버섯대는 길이 3~7cm, 굵기 2~5mm

효능과 약리작용(임상보고)
특히 항종양 작용이 있는데, sarcoma 180암과 ehrlich 복수암에 대해 70~80%의 억제율을 나타냈다.

생태와 특징
산 모양이었다가 자라면서 편평해지고 가운데가 패여 있다. 자주색 갓 표면은 밋밋하고 가늘게 갈라져 작은 비늘조각처럼 변한다. 주름살은 올린주름살로 두껍고 성기며, 짙은 자주색은 띤다. 마르면 주름살 이외에는 황갈색 또는 연한 회갈색으로 변한다.

약용, 식용여부
식용과 함께 항암버섯으로 활용되고 있다.

장미무당버섯(졸각무당버섯)

Russula rosea Pers. R. lepida Fr.
담자균문 주름균아문 주름균강 무당버섯목 무당버섯과 무당버섯속

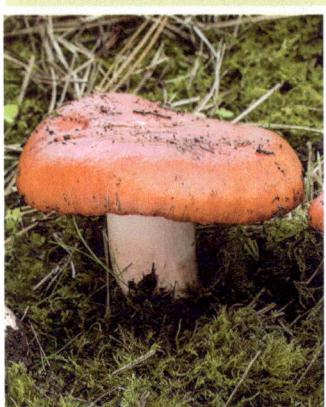

분포지역 한국, 중국, 일본

서식장소/자생지
신갈나무 숲, 소나무, 활엽수, 혼효림 또는 가문비나무, 분비나무 숲의 땅에 군생, 산생

크기 지름 3.5~7cm, 높이 3.5~7cm, 굵기 0.6~1.6cm

생태와 특징
표면은 습기가 있을 때 끈기가 있으며 장미홍색, 혈홍색, 복사홍색으로 중앙부는 진하고 가장자리로 가면서 점차로 연해지며 오래되면 퇴색된 반점이 나타난다. 가장자리는 얇고 날카로우며 매끄럽고 오래되면 사마귀점의 줄로 된 능선이 나타난다.

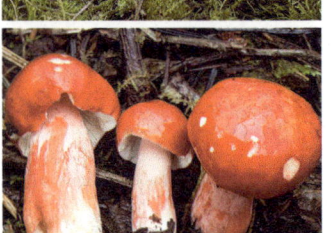

약용, 식용여부
약용할 수 있다.

장미주걱목이(주름목이)

Auricularia mesenterica (Dicks.) Pers.
담자균문 주름균아문 주름균강 목이목 목이과 목이속

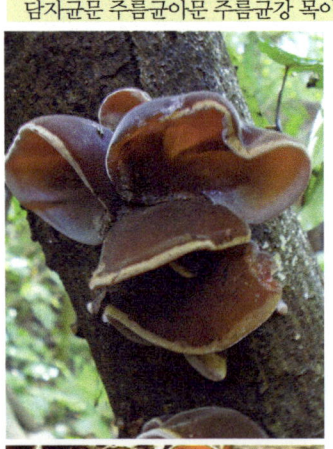

분포지역
전세계

서식장소/자생지
여름부터 가을까지 침엽수림, 혼합림내의 땅위 또는 고목이나 죽은 가지위에 군생 또는 단생한다.

크기 지름 1~7cm, 높이 2.5cm~10cm

생태와 특징
자실체는 담홍색, 장미색, 적등색이며 비단상의 광택이 있고, 갓 끝은 굽은형이다. 자실층은 갓 아랫면에 있고 장미색~적등색을 띈다. 편심생이며 짧고 자실층과 같은 색이다. 담자기는 구형이며 세로막에 의해 2~4실을 이룬다.

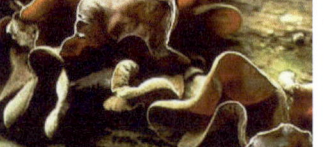

약용, 식용여부
식용가능하나 작아서 식용가치는 없다.

젖버섯아재비(붉은물젖버섯)

Lactarius hatsutake Nobuj. Tanaka
담자균문 주름균아문 주름균강 무당버섯목 무당버섯과 젖버섯속

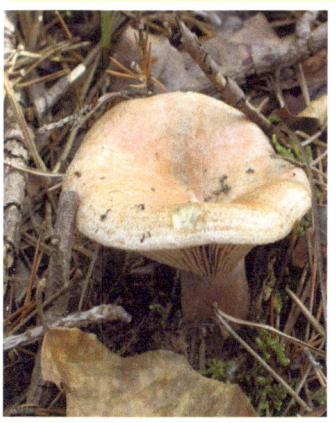

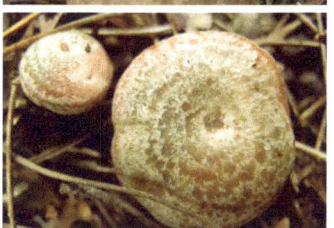

분포지역
한국, 일본, 중국, 타이완
서식장소/자생지
소나무, 곰솔나무 등으로 이루어진 숲 속의 땅
크기 지름 5~8cm, 버섯대 2~5cm×0.6~1.2cm
생태와 특징
가을철 소나무, 곰솔나무 등으로 이루어진 숲 속의 땅에 무리를 지어 자란다. 갓 표면은 축축할할 때 끈적끈적하고 연한 홍색을 띤 연한 적갈색이며 진한 동심원 무늬가 몇 개 있다. 주름살은 올린주름살로 촘촘하며 갓과 색이 같고 자루에 바로 붙어 있다.

약용, 식용여부
식용, 약용한다.

제주쓴맛그물버섯

Tylopilus neofelleus Hongo
담자균문 주름균아문 주름균강 그물버섯목 그물버섯과 쓴맛그물버섯속

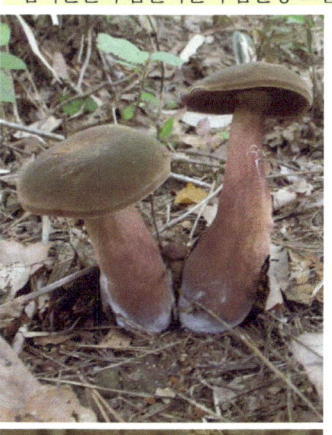

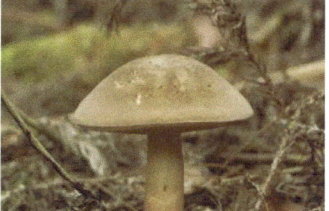

분포지역
한국, 일본, 뉴기니섬
서식장소/자생지 여름부터 가을까지 혼합림 속의 땅 위에 여기저기 흩어져 자라거나 무리를 지어 자란다.
크기 지름 6~11cm, 대 굵기 1.5~ 2.5cm, 길이 6~11cm
생태와 특징
버섯 갓은 지름 6~11cm이고 처음에 둥근 산 모양이다가 나중에 편평해진다. 갓 표면은 끈적거림이 없으며 벨벳과 비슷한 느낌이고 올리브색 또는 붉은빛을 띤 갈색이다. 살은 흰색이고 단단하며 두꺼운 편이다. 관은 처음에 흰색이다가 나중에 연한 붉은색으로 변하며 구멍은 다각형이다.
약용, 식용여부
식용가능하나 매우 쓰고, 항균작용이 있다.

잿빛만가닥버섯

Lyophyllum decastes (Fr.) Sing,L. fumosum (Pers.) P. D. Otron
담자균문 주름균아문 주름균강 주름버섯목 만가닥버섯과 만가닥버섯속

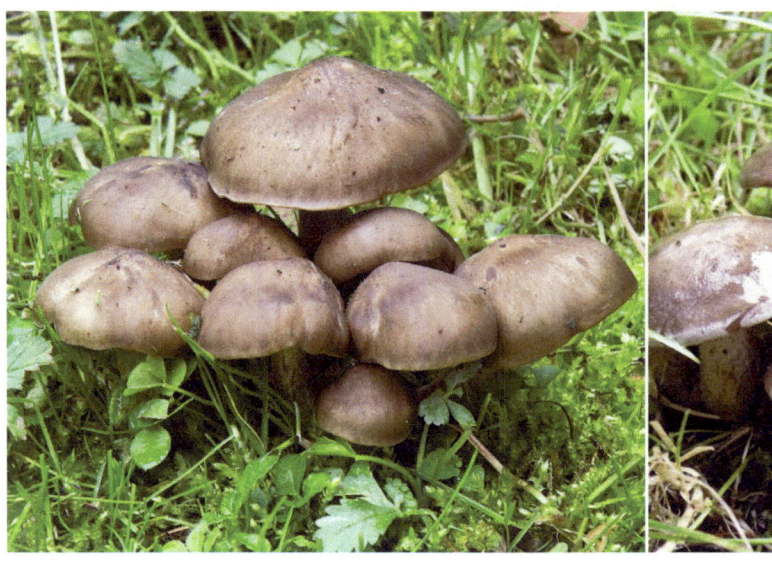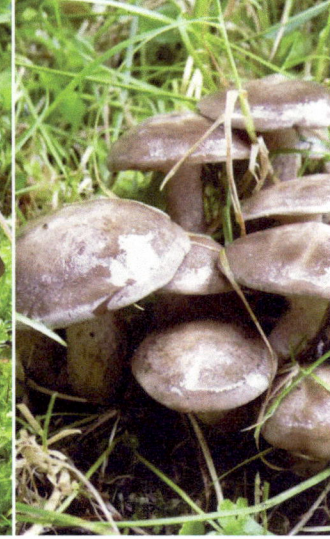

분포지역 북반구 온대 이북
서식장소/ 자생지
숲, 정원, 밭, 길가 등의 땅 위
크기 갓 지름 4~9cm, 자루 길이 5~8cm

효능과 약리작용(임상보고)
방사선요법과 병행할 때 면역세포에 대한 방사선요법 보완에서 항암효과가 높아졌다. 또한 쥐의 실험에서 항종양 sarcoma180암에 대한 억제율이 65.4%였다.

생태와 특징
여름에서 가을에 숲, 정원, 밭, 길가 등의 땅 위에 군생한다. 조직은 백색이며 밀가루 냄새가 난다. 주름살은 백색의 완전붙은형~홈형, 끝붙은형(바른~내린주름살) 등 다양하며 빽빽하다.

약용, 식용여부
약용버섯이다.

저령

Dendropolyporus umbellatus (Pers.) Jul., Grifola umbellata (Pers.) Pilat
담자균문 주름균아문 주름균강 구멍장이버섯목 구멍장이버섯과 구멍장이버섯속

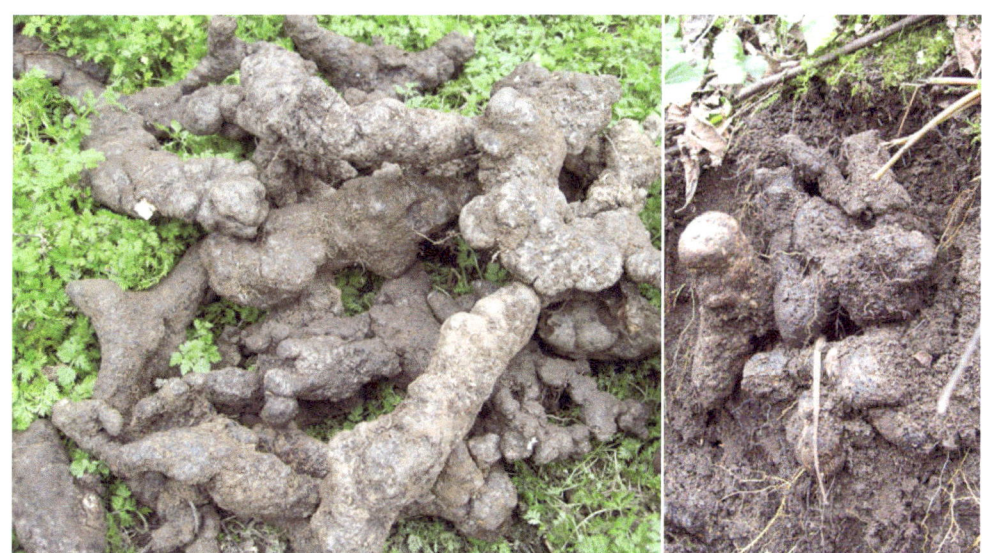

분포지역 한국, 일본, 중국, 유럽, 북아메리카
서식장소/자생지
오리나무 참나무류의 뿌리에 기생하여 생강모양의 균핵을 형성
크기 높이 10~20cm, 지름 10~30cm

효능과 약리작용(임상보고)
약용으로 이뇨작용를 하며 아주 희귀종이다. 저령은 소변 배설이 잘 안되는 증상이나 부종, 설사, 백탁뇨, 여성의 대하증 등에 응용된다. 근래에는 폐암이나 유행성출혈열, 요로결석 등의 치료에 응용하여 좋은 치료 효과를 보고 있다.

생태와 특징
자루는 밑동에서 몇 번 갈라지며 각각의 가지 끝에 균모를 편다. 살은 백색이고 두꺼우며 마르면 부서지기 쉽다. 하면의 관공은 자루에 대하여 내린관공이고 길이 1~2mm이고 백색이다. 구멍은 원형이며 백색이다.

약용, 식용여부
약용으로 많이 사용하는 버섯이다.

조각무당버섯

Russula vesca Fr.
담자균문 주름균아문 주름균강 무당버섯목 무당버섯과 무당버섯속

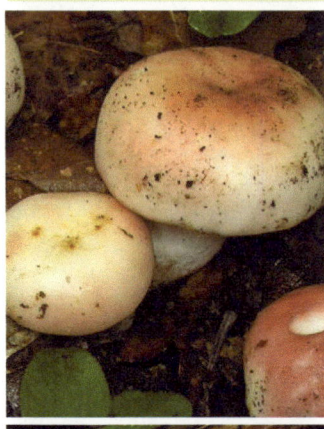

분포지역
한국, 북한, 일본, 중국, 시베리아, 유럽
서식장소/자생지 여름에서 가을까지 활엽수림 속의 땅 위에 무리를 지어 자라거나 한 개씩 자란다.
크기 버섯갓 지름 6~7cm, 버섯대 높이 3~4cm
생태와 특징
갓 가장자리는 밋밋하다. 갓 표면은 갈색빛을 띤 살구색 또는 자주색이고 축축해지면 끈적거림이 조금 생긴다. 갓 표피는 가장자리의 살에서 떨어지며 살은 흰색이고 촘촘한 조직으로 이루어져 있다. 주름살은 바른주름살이나 내린주름살이며 촘촘하고 흰색이다.

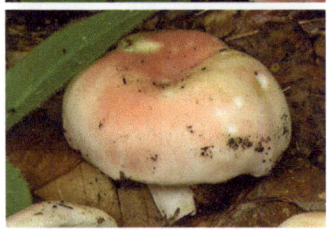

약용, 식용여부
약용으로 맛과 냄새는 없지만 식용할 수 있다.

좀말불버섯

Lycoperdon pyriforme Schaeff.
담자균문 주름균아문 주름균강 주름버섯목 주름버섯과 말불버섯속

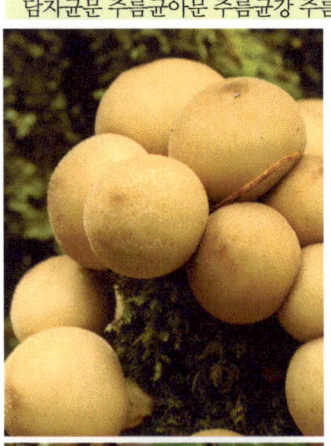

분포지역
한국, 북한, 일본 등 전세계
서식장소/자생지
여름과 가을에 숲 속의 썩은 나무에 무리를 지어 자란다.
크기 자실체 높이 2~4cm
생태와 특징
자실체의 머리 부분은 표면이 처음에 흰색이다가 나중에 회갈색으로 변하며 밋밋한 것도 있고 작은 알갱이가 있는 것도 있다. 머리 부분의 꼭대기 끝에 작은 주둥이가 있다. 자실체 내부는 처음에 흰색이지만 나중에 누런빛을 띤 초록색이나 초록빛 갈색으로 변한다. 홀씨는 지름 4㎛의 공 모양이다.

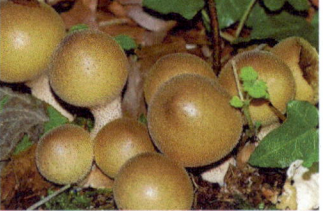

약용, 식용여부
어린 것은 식용할 수 있다.

졸각버섯(살색깔대기버섯)

Laccaria laccata (Scop.) Cooke
담자균문 주름균아문 주름균강 주름버섯목 졸각버섯과 졸각버섯속

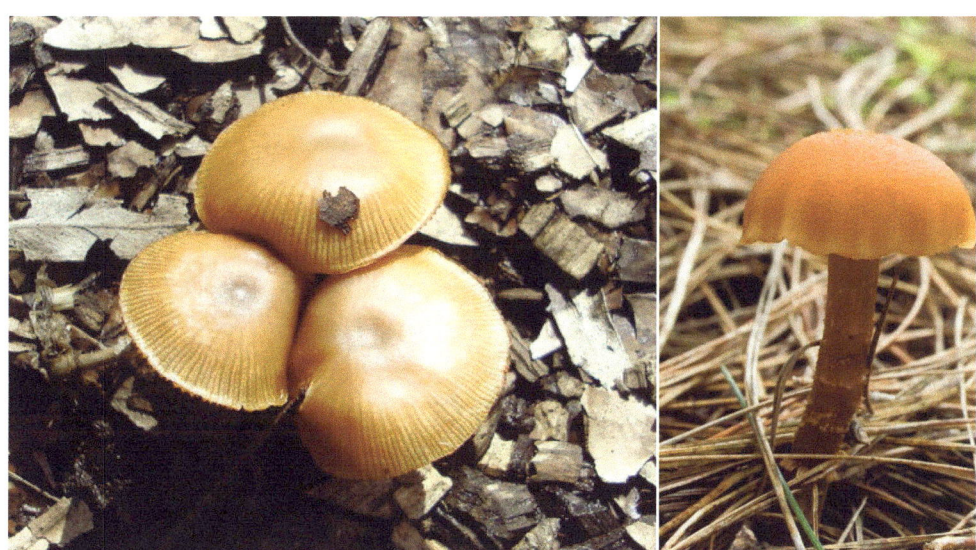

분포지역 한국 등 북한구 온대
서식장소/자생지
여름과 가을에 주로 활엽수림 속이나 길가의 땅에 흔히 무리를 지어 자란다.
크기 지름 1.5~3cm, 버섯대 2.5~7.5×0.3~0.5cm

효능과 약리작용(임상보고)
자주졸각버섯에는 불포화지방산인 올레산(oleic acids)이 32%나 함유되어 있다. 그리고 항종양작용이 있어 sarcoma 180암과 Ehrlich 복수 암에 대한 70~80%의 억제율을 보였다. 큰졸각버섯도 sarcoma 180암과 Ehrlich 복수암에 대한 60~70%의 억제율을 나타냈다.

생태와 특징
처음에는 둥글고 후에는 편평해지며 가운데가 배꼽 모양으로 파여 낙하산을 편 것 같다. 갓 표면은 연한 홍갈색이고 주름살은 홍갈색이며 자루에 올려붙어 있다.

약용, 식용여부
약용버섯이다.

주름목이버섯

Auricularia mesenterica (Dicks.) Pers.
담자균문 주름균아문 주름균강 목이목 목이과 목이속

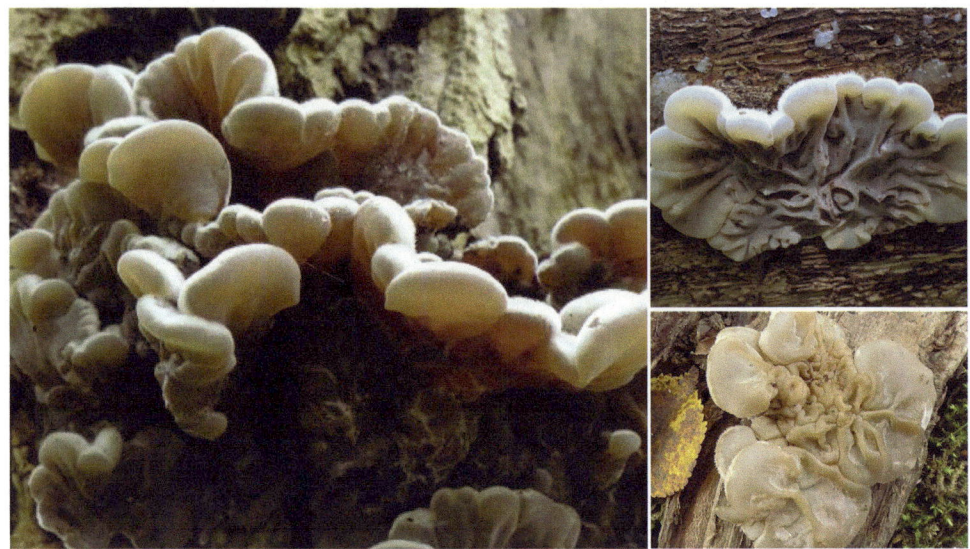

분포지역 한국, 일본, 중국, 시베리아, 유럽, 북아메리카, 오스트레일리아

서식장소/자생지
이 버섯은 죽은 활엽수에 군을 이뤄 무리지어 자생한다.

크기 자실체 지름 5~15cm, 두께 1.5~2.5mm

효능과 약리작용(임상보고)
식용버섯이나 크기가 작아 식용가치가 없다. 항종양(실험동물-흰쥐-암억제율 42.6~60% 복수암억제율 60%정도)

생태와 특징
자실체는 거의버섯 갓처럼 생겼는데, 위쪽으로 뒤집혀 말려 올라간다. 단단한 아교질로서 가장자리가 얇게 갈라진다. 버섯 갓은 반원모양이고 가장자리가 갈라지거나 밋밋하다. 갓의 표면은 동심원처럼 생긴 고리무늬가 있고 검은색을 띤 곳은 밋밋하며, 잿빛 흰색에는 부드러운 털이 돋아 있다.

약용, 식용여부
식용과 약용할 수 있다.

주름버섯(들버섯)

Agaricus campestris L.
담자균문 주름균강 주름버섯목 주름버섯과 주름버섯속

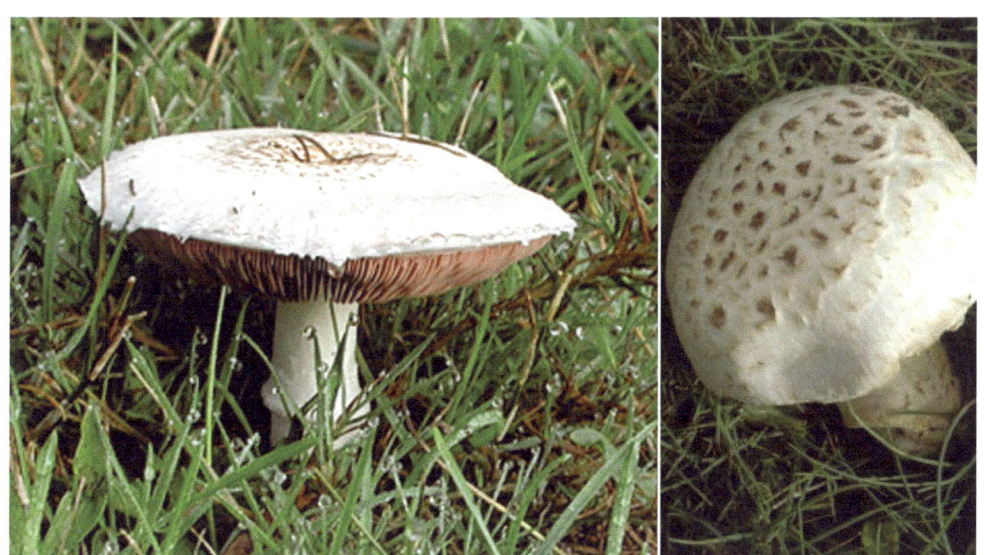

분포지역 한국, 일본, 중국, 시베리아, 유럽, 북아메리카, 호주, 아프리카
서식장소/자생지
여름부터 가을까지 풀밭이나 밭에 무리를 지어 자라며 가끔 균륜을 만든다.
크기 지름 5~10cm, 버섯 대 크기 5~10cm×7~20mm

효능과 약리작용(임상보고)
전통적으로 폐결핵과 부비강염을 치료하는데 사용했다. 특히 조효소인 Q10(ubiquinone)가 들어 있는데, 세포에너지의 생산과 관련이 있다.

생태와 특징
살은 두껍고 흰색인데 흠집이 생기면 약간 붉은색을 띤다. 주름살은 끝붙은주름살로 촘촘하며 처음에 보라색이다가 자갈색 또는 흑갈색으로 변한다. 버섯 대 표면은 흰색이며 손으로 만지면 갈색으로 변한다.

약용, 식용여부
약용으로 식용할 수 있다.

진흙끈적버섯

Cortinarius collinitus (Sowerby) Gray C. mucigenus Peck
담자균문 주름균아문 주름균강 주름버섯목 끈적버섯과 끈적버섯속

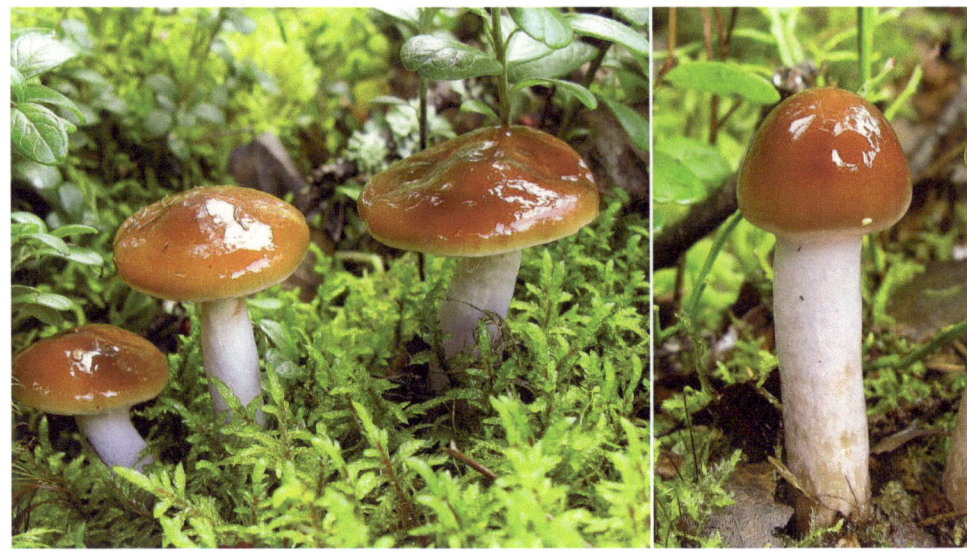

분포지역
한국 등 북반구 온대 이북

서식장소/자생지
침엽수림의 땅

크기
지름 4~7cm, 버섯대 굵기 1~1.5cm, 높이 5~8cm

생태와 특징
가을철 침엽수림의 땅에 자란다. 버섯갓은 지름 4~7cm이고 처음에 종처럼 생겼다가 나중에 편평해지지만 가운데가 봉긋하다. 갓 표면은 진흙빛을 띤 갈색 또는 오렌지빛을 띤 누런 갈색이며 심한 점액물질로 덮여 있어 끈적끈적하다. 살은 흰색이다가 갈색으로 변하며 냄새와 맛이 나지 않는다. 주름살은 바른주름살 또는 올린주름살이고 촘촘하다.

약용, 식용여부
약용으로 식용한다.

참부채버섯(참버섯)

Panellus serotinus (Pers.) Kuhner
담자균문 균심아강 주름버섯목 송이과 부채버섯속

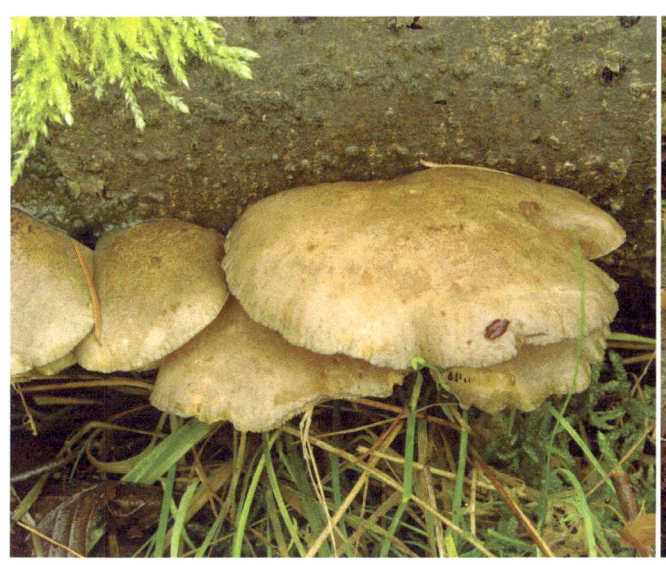
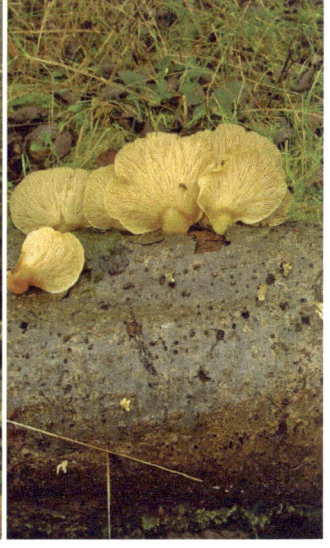

분포지역 북반구 온대 이북

서식장소/자생지
늦가을에 활엽수 고사목에 돋는데 비교적 흔하고 많이 돋는 편이다.

크기 지름 5~10cm , 대 높이 0.5~1cm

효능과 약리작용(임상보고)
항종양 성분도 함유되어 있는데, 쥐의 실험에서 sarcoma 180암에 대한 억제율이 70%, Ehrlich 복수 암에 대한 억제율이 70%였다. 이 버섯의 초록색은 리보플라빈, 메틸리보플라빈 등의 성분 때문이다. 또 A형인 사람의 적혈구를 응집시키는 성분도 함유되어 있다.

생태와 특징 갓 표면은 편평하고 엷은 노란색 또는 누런 갈색으로 전체에 짧고 부드러운 털로 덮여 있고 축축하면 끈적끈적하다. 노성하면 표면에 푸른 이끼들이 낀다. 살은 흰색이고 질기며 촘촘하다.

약용, 식용여부
약용으로 식용한다.

좀목이버섯

Exidia glandulosa (Bull.) Fr.E. truncata Fr.
담자균문 주름균아문 주름균강 목이목 목이과 좀목이속

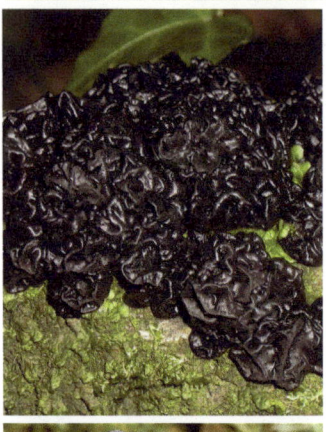

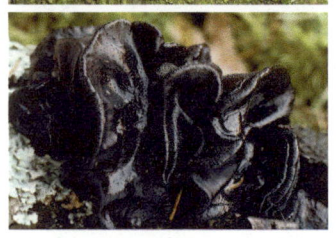

분포지역
한국 등 전세계

서식장소/자생지
여름에서 가을에 걸쳐 각종 활엽수의 죽은 가지나 그루터기에 무리를 지어 자란다.

크기
자실체 지름 10cm, 두께 0.5~2cm

생태와 특징
자실체는 지름 10cm로 자라 죽은 나무 위에 편평하게 펴진다. 자실체 두께는 0.5~2cm로 연한 젤리질이며 작은 공 모양으로 무리를 지어 자라지만 차차 연결되어 검은색 또는 푸른빛이 도는 검은색으로 되고 뇌와 같은 주름이 생긴다. 마르면 종이처럼 얇고 단단해진다. 자실체 표면에는 작은 젖꼭지 같은 돌기가 있다.

약용, 식용여부
식용과 약용할 수 있다.

찹쌀떡버섯

Bovista plumbea Pers.
담자균문 주름균강 주름버섯목 주름버섯과 찹쌀떡버섯속

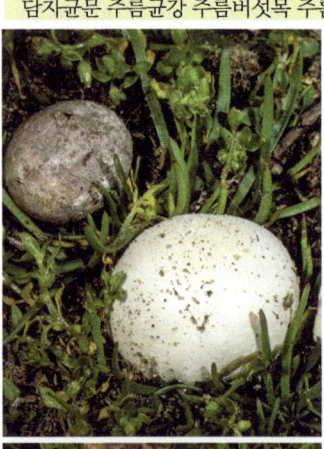

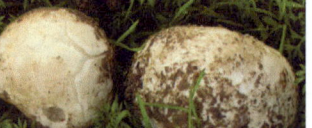

분포지역
한국, 유럽, 북아프리카

서식장소/자생지
초원이나 공터 등에 무리지어 발생한다.

크기
지름은 1~4cm

생태와 특징
성숙하면 연약한 외피가 벗겨지고, 견고한 내피가 나타나며, 표면이 황토색으로 변하고, 상단부위에 하나의 소공이 생긴다. 하부쪽은 뿌리형태의 균사가 토양과 연결되어 있으며, 어떤 것은 종으로 주름살이 있는 것도 있다. 포자모양은 꼬리가 있는 난형이며, 연한 갈색이다.

약용, 식용여부
약용으로 어린 것은 식용가능하다.

치마버섯(나무틈새버섯)

Schizophyllum commune Fr.
담자균문 주름균아문 주름균강 주름버섯목 치마버섯과 치마버섯속

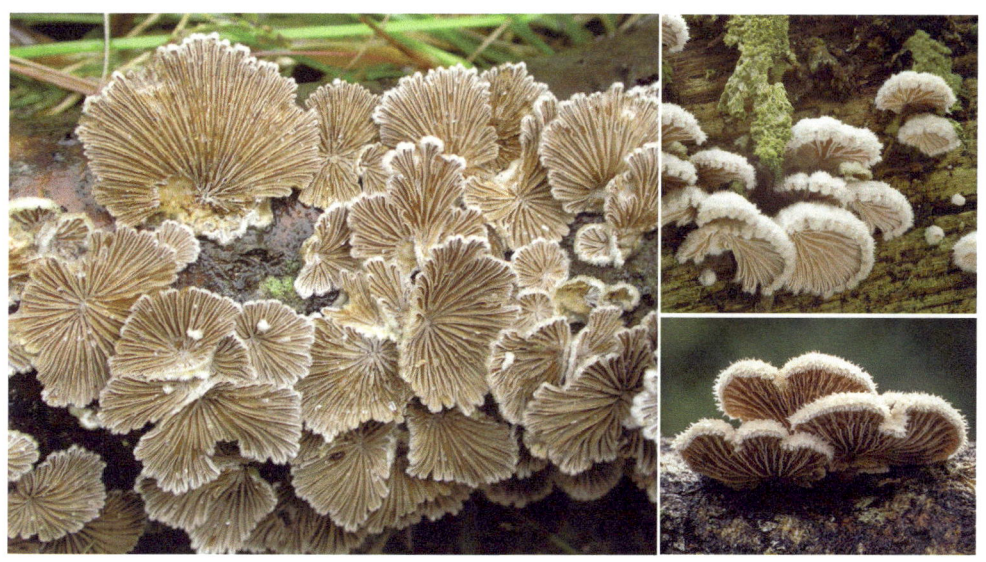

분포지역 한국, 유럽, 북아메리카 등 전세계
서식장소/자생지
말라 죽은 나무 또는 나무 막대기, 활엽수와 침엽수의 용재
크기 버섯 갓 지름 1~3cm

효능과 약리작용(임상보고)
자양강장에 유용하고 항종양, 면역강화, 상처치유, 항산화에 대한 작용을 한다. 1994년 기무라 등은 Schizophyllan으로 두경부암 환자를 치료했는데, 생존율이 훨씬 높았다. 특히 일본에서는 항종양제 배양액 제품으로 Sizofiran, SPG, Schizophyllan 등이 생산되면서 자궁경부암 치료제로 활용되고 있다.

생태와 특징
봄에서 가을에 걸쳐 자란다. 부채꼴 또는 치마처럼 생겼으며, 손바닥처럼 갈라지는 것도 있다. 갓의 표면은 회색, 회갈색, 흰색 등이고 거친 털이 밀생한다.

약용, 식용여부
어린 버섯을 식용하는데 약용버섯이다.

콩나물애주름버섯

Mycena galericulata (Scop.) Gray
담자균문 주름균강 주름버섯목 애주름버섯과 애주름버섯속

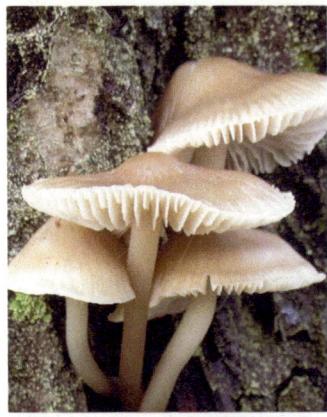

분포지역
한국, 중국, 일본, 유럽, 북미주, 아프리카, 호주
서식장소/ 자생지
봄에서 여름에 걸쳐서 활엽수의 고목 또는 잘라진 나무
크기
지름 2~5cm, 자루 길이 5~13cm, 굵기 2~6cm
생태와 특징
균모의 지름은 2~5cm이고 원추상의 종 모양에서 차차 편평한 모양으로 되지만 가운데는 볼록하다. 표면에는 방사상의 주름이 있고 회갈색이며 가운데는 짙다. 건조하면 엷어진다. 주름살은 바른주름살이며, 주름살의 폭이 넓고 성기다. 백색 또는 회백색에서 나중에는 연한 홍색으로 된다.

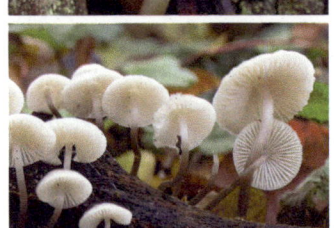

약용, 식용여부
식용할 수 있는 약용버섯이다.

키다리끈적버섯(기름풍선버섯)

Cortinarius elatior Fr. C. elatior var. microporus Kawam.
담자균문 주름균아문 주름균강 주름버섯목 끈적버섯과 끈적버섯속

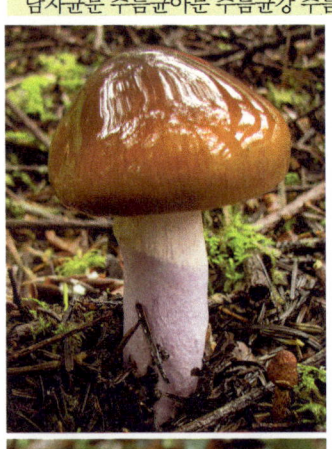

분포지역
한국 등 북반구 온대 이북
서식장소/ 자생지
활엽수림 속의 땅
크기
지름 5~10cm, 버섯대 굵기 1~2cm, 길이 5~15cm
생태와 특징
가을철 활엽수림 속의 땅에 한 개씩 자라거나 무리를 지어 자란다. 갓 표면은 매우 끈적끈적하고 올리브빛 갈색이나 자줏빛 갈색이며 건조하면 진흙빛 갈색 또는 황토색으로 변한다. 갓 가장자리에는 홈으로 된 주름이 있다. 살은 흰색이거나 황토색이다.

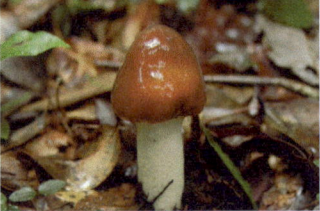

약용, 식용여부
식용할 수 있다. 식용약용이다.

큰비단그물버섯

Suillus grevillei (Klotz.) Sing.
담자균문 주름균아문 주름균강 그물버섯목 비단그물버섯과 비단그물버섯속

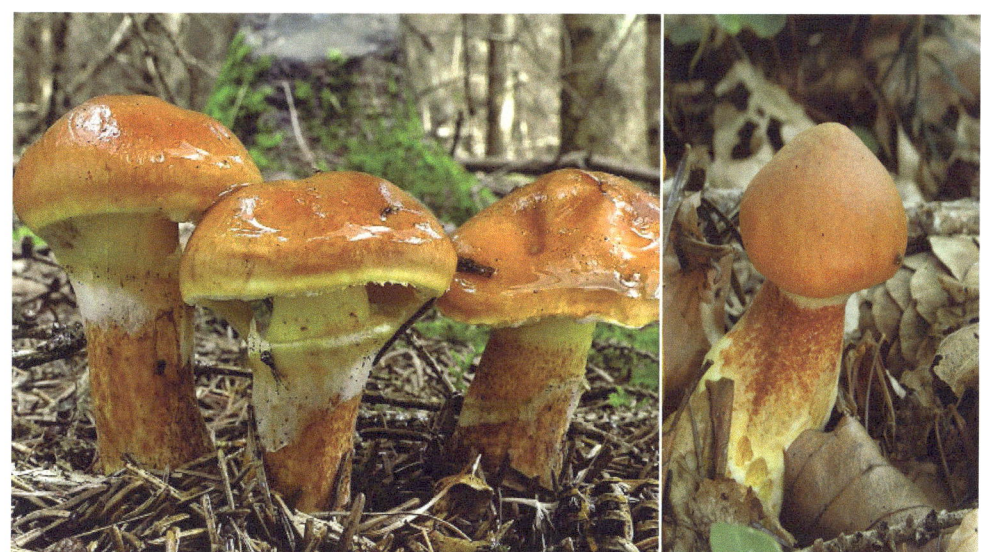

분포지역 한국, 북한, 일본, 중국, 유럽, 북아메리카, 오스트레일리아
서식장소/자생지
여름에서 가을까지 낙엽수림의 땅에 무리를 지어 자란다.
크기 지름 4~15cm, 버섯 대 굵기 1.5~2cm, 길이 4~12cm

효능과 약리작용(임상보고)
항산화, 혈당저하 작용이 있으며, 한방 관절약의 원료이다.

생태와 특징
 처음에 둥근 산 모양이다가 나중에 편평한 산 모양으로 변하며 가운데가 파인 것도 있다. 갓 표면은 밋밋하고 끈적끈적한데 노란색 또는 적갈색의 아교질이 있다. 갓 표면의 색깔은 처음에 밤갈색 또는 황금빛 밤 갈색이다가 나중에 레몬 색 또는 누런 붉은색으로 변하며 가장자리에는 내피 막의 흔적이 남아 있다.

약용, 식용여부
식용할 수 있는 약용버섯이다.

큰졸각버섯

Laccaria proxima (Boud.) Pat.
담자균문 주름균아문 주름균강 주름버섯목 졸각버섯과 졸각버섯속

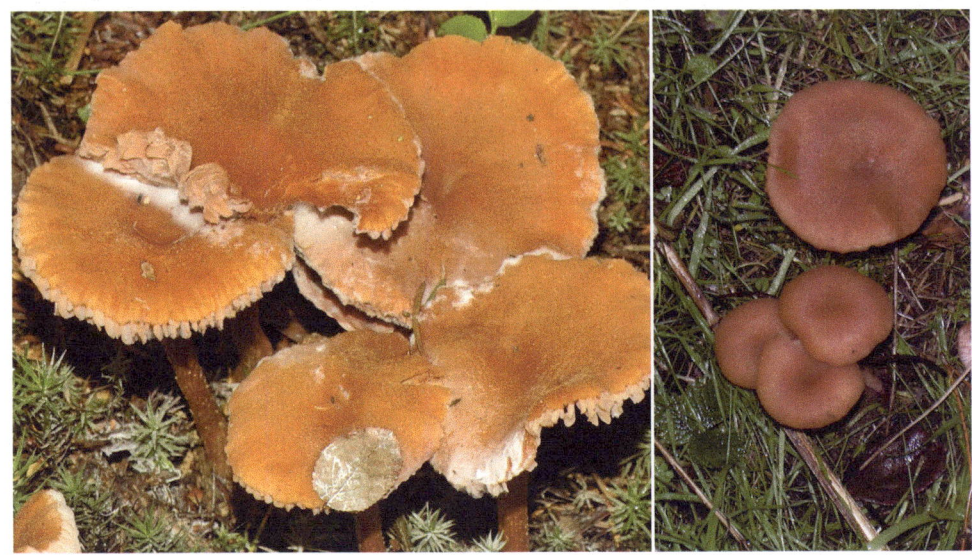

분포지역 한국, 중국, 일본, 유럽, 북아메리카
서식장소/자생지
여름과 가을에 숲 속의 땅, 소변 본 자리 등에 여기저기 흩어져 자라거나 무리를 지어 자란다.
크기 지름 2.5~6cm, 버섯대굵기 4~7mm, 높이 7.5~11cm

효능과 약리작용(임상보고)
큰졸각버섯에는 항종양 작용이 있어 sarcoma 180암과 Ehrlich 복수암에 대한 60-70% 억제율을 가지고 있다.

생태와 특징
처음에 둥근 산 모양이다가 나중에 편평해지며 가운데가 약간 파여 있다. 갓 표면은 누런 갈색을 띤 살구색이며 작은 비늘조각이 덮고 있다. 살은 얇고 단단하다. 주름살은 바른 주름살 또는 내린주름살이며 약간 성기며 자주색이다.

약용, 식용여부
식용할 수 있다. 식용약용이다.

털목이버섯(분홍목이)

Auricularia polytricha (Mont.) Sacc.
담자균문 이형담자균강 목이목 목이과 목이속

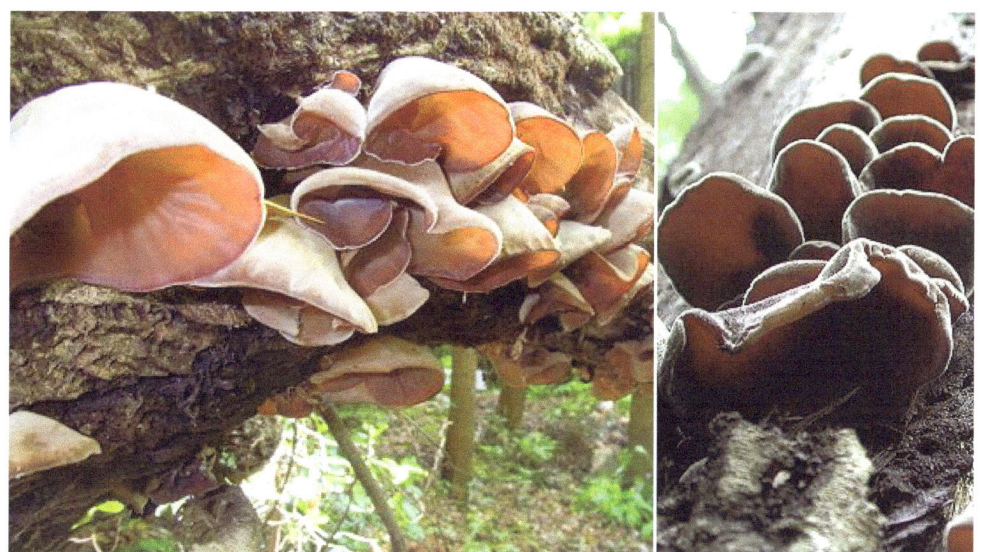

분포지역 한국, 일본, 아시아, 남아메리카, 북아메리카
서식장소/자생지
봄에서 가을까지 활엽수의 죽은 나무 또는 썩은 나뭇가지에 무리를 지어 자란다.
크기 버섯 갓 지름 3~6㎝, 두께 2~5㎜

효능과 약리작용(임상보고)
항알레르기, 항산화, 콜레스테롤 저하작용이 있으며, 한방에서는 산후허약, 관절통, 출혈 등에 도움이 된다고 한다.

생태와 특징
버섯 갓이 습하면 아교질로 부드럽고 건조해지면 연골질로 되어 단단하다. 버섯 갓 표면에는 잿빛 흰색 또는 잿빛 갈색의 잔털이 있다. 갓 아랫면은 연한 갈색 또는 어두운 자줏빛 갈색이고 밋밋하지만, 자실 층이 있어 홀씨가 생기며 흰색 가루를 뿌린 것처럼 보인다.

약용, 식용여부
식용할 수 있으나, 독성분도 일부 들어있다.

포도무당버섯

Russula xerampelina (Schaeff.) Fr.
담자균문 주름균아문 주름균강 무당버섯목 무당버섯과 무당버섯속

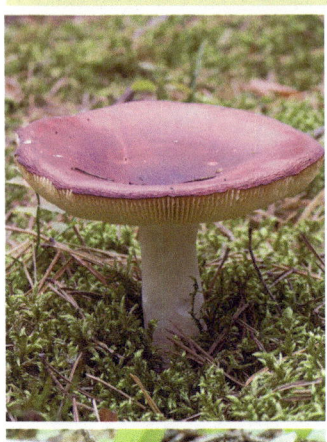

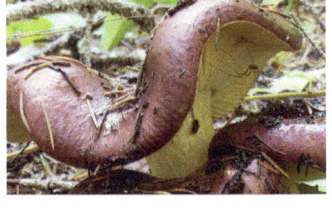

분포지역
한국, 일본, 중국, 유럽, 아프리카, 오스트레일리아

서식장소/자생지
가을철 소나무숲의 땅에서 자란다.

크기 지름 5~8cm, 버섯대 굵기 1.5~3cm, 높이 4~8cm

생태와 특징
처음에 둥근 산 모양이다가 나중에 깊이가 얕은 깔때기처럼 변한다. 갓 표면은 어두운 핏빛 붉은색, 포도주색, 갈색이며 가운데로 갈수록 색이 진해진다. 주름살은 크림색이거나 연한 황토색이다. 살은 촘촘하며 흠집이 생기면 색이 갈색으로 변한다.

약용, 식용여부
맛이 없으나 게와 같은 냄새가 나고 식용할 수 있다.

풀버섯

V. volvacea (Bull.) Sing. var. volvacea
담자균문 주름균아문 주름균강 주름버섯목 난버섯과 비단털버섯속

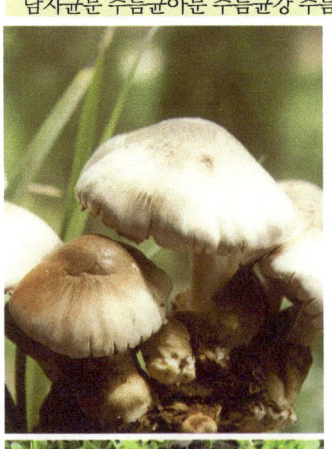

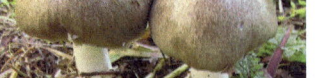

분포지역
한국, 일본, 동남아시아, 유럽, 북아메리카

서식장소/자생지
가을에 볏짚더미 또는 땅 위에서 자란다.

크기 갓 지름 5~10cm, 버섯 대 5~12×0.5~1.2cm

생태와 특징
처음에 종 모양 또는 둥근 산 모양이다가 나중에 편평해진다. 갓 표면은 건조한 편이며 검은빛을 띠고 검은색 또는 검은 갈색의 섬유가 덮고 있다. 살은 흰색이고 주름살은 끝붙은주름살이며 처음에 흰색이다가 나중에 살구 색으로 변한다. 버섯 대는 5~12×0.5~1.2cm이고 밑부분이 불룩하고 속이 차 있다.

약용, 식용여부
식용할 수 있다. 볏짚으로 인공재배를 하기도 한다.

팽나무버섯(팽이버섯)

Flammulina velutipes (Curt.) Sing.
담자균문 주름균아문 주름균강 주름버섯목 뽕나무버섯과 팽이버섯속

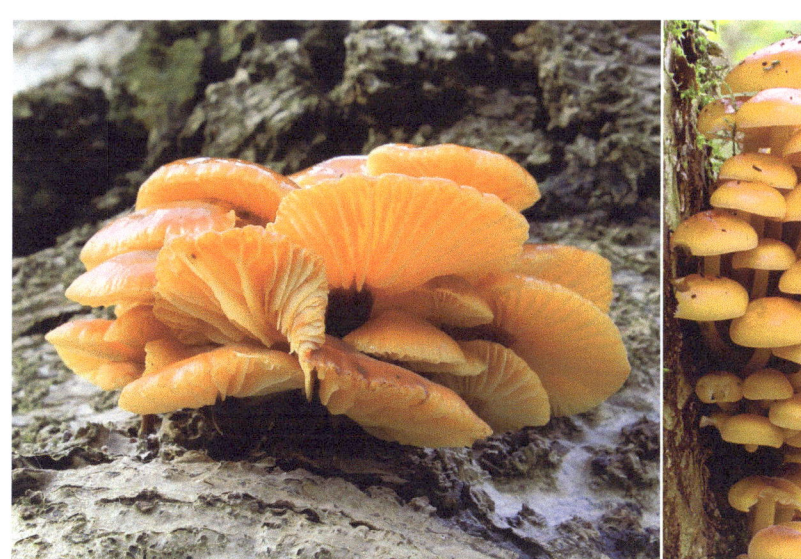

분포지역 한국, 일본, 중국, 유럽, 북아메리카
서식장소/자생지
늦가을에서 이른 봄 사이에 팽나무 등의 활엽수 고사목줄기, 그루터기 위에 무리지어 자란다.
크기 지름 2~8cm, 버섯 대 굵기 2~8mm, 길이 2~9cm

효능과 약리작용(임상보고)
1963년 Komatsu 등은 처음으로 팽이버섯에서 항암에 유익한 flammulin성분을 발견했다. 1968년 Ikekawa 등은 flammulin이 물에 녹는 수용성단백질로 sarcoma 180암과 Ehrlich 복수 암에 대해 80~100%의 억제율이 있음을 보고했다.

생태와 특징
버섯 갓은 어릴 땐 반구모양에서 성장하면서 편평해진다. 점성이 높은 갓의 표면은 노란색 또는 누런 갈색이며, 가장자리에 가까워질수록 색이 연하게 된다. 속살은 흰색이나 노란색이고 주름살은 흰색이나 연한 갈색이며, 올린주름살에 성기어 있다.
약용, 식용여부
식용하거나 약용할 수 있다.

푸른끈적버섯

Cortinarius salor Fr.
담자균문 주름균아문 주름균강 주름버섯목 끈적버섯과 끈적버섯속

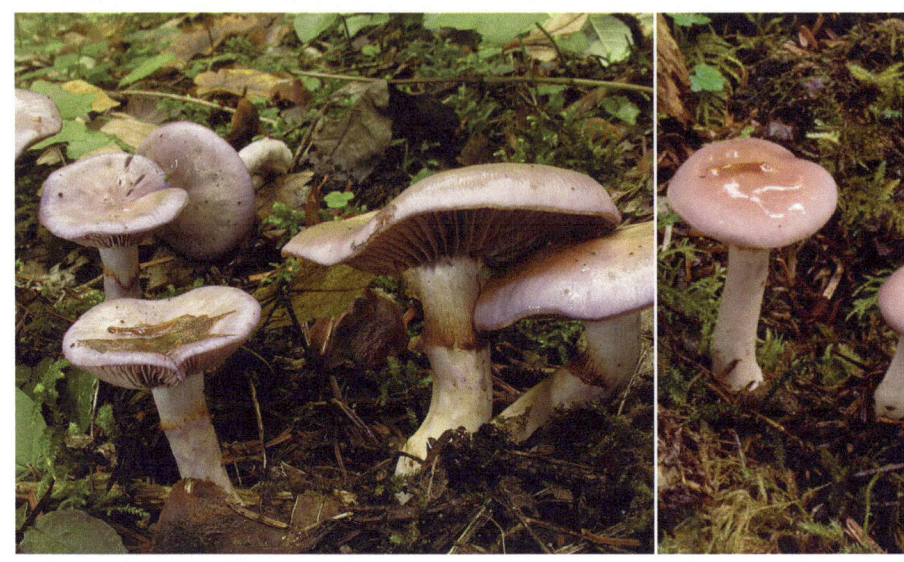

분포지역 한국, 일본, 중국, 러시아, 유럽
서식장소/자생지
가을철 활엽수가 섞인 소나무숲 속의 땅에 무리를 지어 자란다.
크기 지름 2.5~5cm, 버섯대 굵기 5~19mm, 높이 4~7cm

효능과 약리작용(임상보고)
항종양 효과(실험동물) 쥐- 암억제율 80% 복수암 억제율 90%]가 있다.

생태와 특징
갓 표면은 끈적끈적하고 청자색이며 가운데는 갈색이다. 살은 연한 자주색이고 물렁물렁하다. 주름살은 폭이 5~6cm인 바른 주름살 또는 올린 주름살이며 성기고 연한 자주색이다가 검붉은 빛을 띤 누런색으로 변한다.

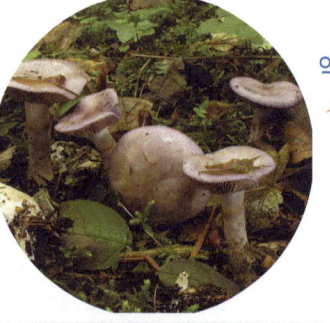

약용, 식용여부
식용 약용 버섯이다.

푸른주름무당버섯

Russula delica Fr.
담자균문 주름균아문 주름균강 무당버섯목 무당버섯과 무당버섯속

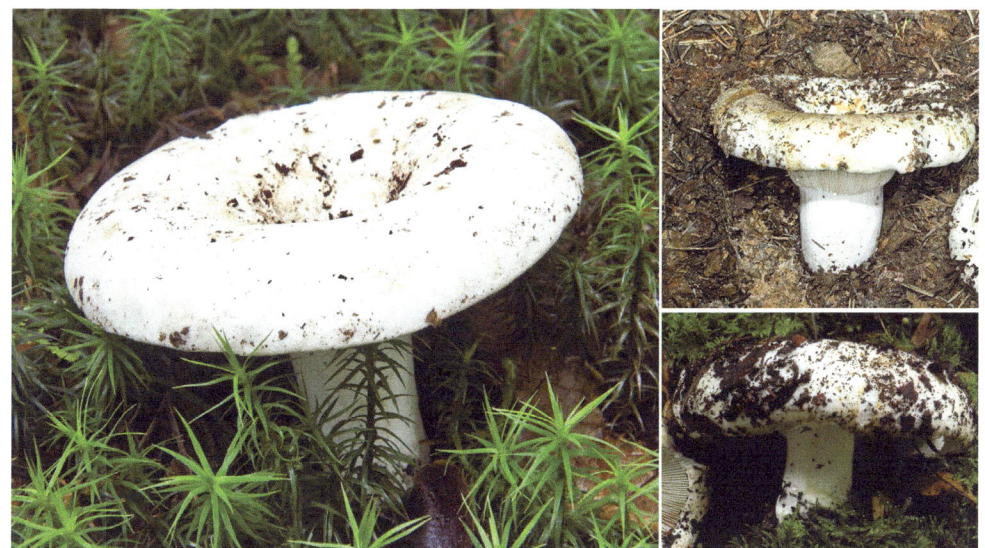

분포지역 한국 등 북반구 온대 이북과 오스트레일리아
서식장소/자생지
여름부터 가을까지 침엽수림과 활엽수림 속의 땅에 자란다.
크기 지름 9~13cm, 버섯대 굵기 1.8~3cm, 높이 2~4cm

효능과 약리작용(임상보고)
항산화 작용이 있다.

생태와 특징
갓 표면은 밋밋하며 처음에 흰색이다가 나중에 진흙색 또는 탁한 황토색으로 변한다. 살은 단단하면서 흰색이다. 주름살은 내린 주름살이며 푸른빛을 띤 초록색이다. 버섯대는 굵기 1.8~3cm, 길이 2~4cm이며 표면은 흰색이고 꼭대기는 푸른빛을 띤 초록색을 조금 띤다.

약용, 식용여부
식용버섯으로 볶음, 조리, 구이, 튀김 등의 요리에 어울린다.

표고버섯

Lentinula edodes (Berk.) Pegler Lentinus edodes (Berk.) Sing.
담자균문 주름균아문 주름균강 주름버섯목 배꼽버섯과 표고속

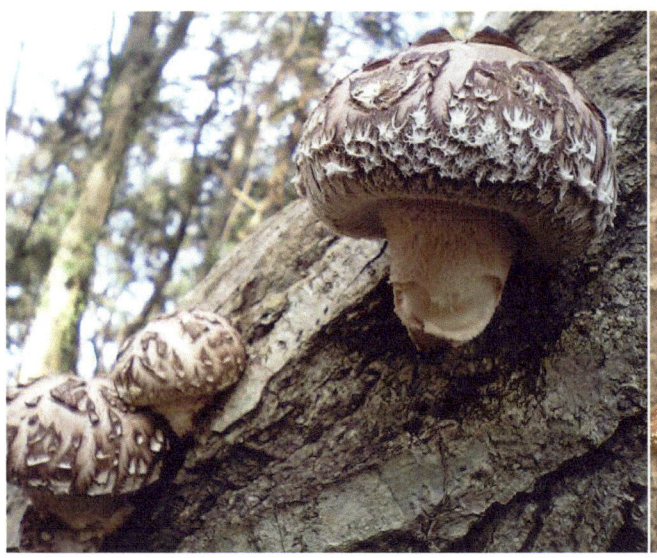
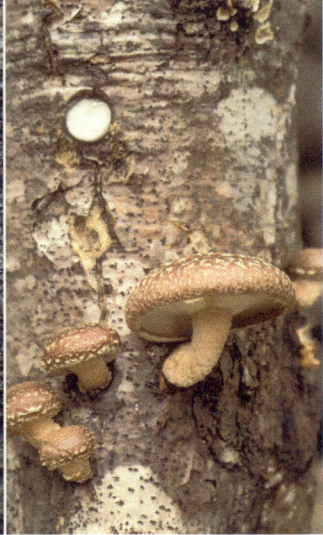

분포지역 한국, 일본, 중국, 타이완

서식장소/자생지
봄과 가을사이에 활엽수인 참나무류, 밤나무 등의 마른나무에서 자란다.

크기 버섯 갓 지름 4~10cm, 버섯 대 3~6cm×1cm

효능과 약리작용(임상보고)
레시틴 물질이 풍부하게 함유되어 있기 때문에 항암예방과 작용에 뛰어나다.

생태와 특징
　버섯 갓은 어릴 때는 반구모양에서 점차 성장하면서 펴져 편평해진다. 갓 표면의 색상은 다갈색이고 흑갈색의 솜털 같은 비늘조각이 덮여 있다. 종종 표면이 터져 흰 살을 보이기도 한다. 갓 가장자리는 어릴 때는 안쪽으로 감기고 흰색이나 연한 갈색의 피막으로 쌓여 있다.

약용, 식용여부
식용하거나 약용할 수 있다.

혈색무당버섯

Russula sanguinea Fr.
담자균문 주름균아문 주름균강 무당버섯목 무당버섯과 무당버섯속

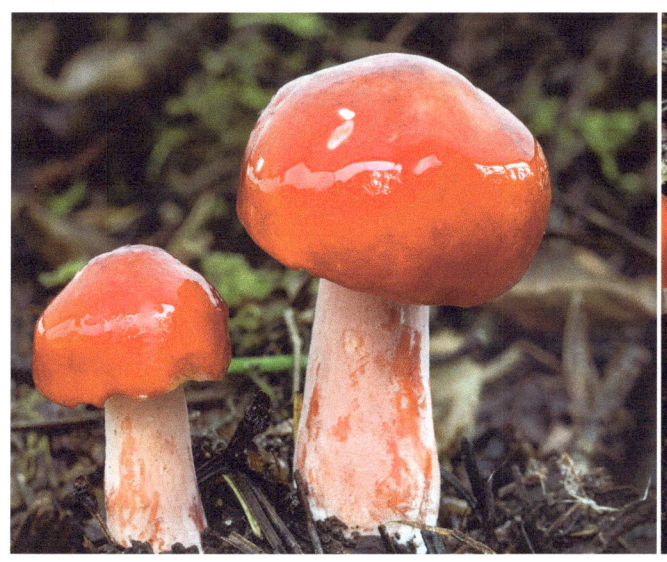
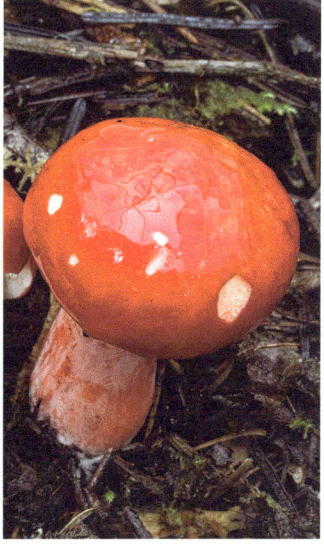

분포지역
한국, 일본, 유럽, 북아메리카, 오스트레일리아

서식장소/자생지
소나무숲 속의 모래땅

크기
지름 4~10cm, 버섯 대 길이 8~13cm

생태와 특징
가을철 소나무숲 속의 모래땅에 무리를 지어 자란다. 버섯 갓은 지름 4~10cm이고 처음에 호빵 모양이다가 나중에 깔때기 모양으로 변한다. 갓 표면은 핏빛이고 가장자리는 편평하면서 매끈하며 표피는 잘 벗겨지지 않는다. 주름살은 폭이 좁고 촘촘하며 처음에 흰색이다가 나중에 크림색으로 변한다. 살은 조직이 촘촘하고 흰색이며 맛이 맵다. 버섯 대는 길이 8~13cm이고 처음에 흰색이다가 나중에 흰색빛을 띤 붉은색으로 변한다.

약용, 식용여부
식용과 약용할 수 있다.

황금그물버섯

Pulveroboletus auriflammeus (Berk. & Curt.) Sing.
담자균문 주름균아문 주름균강 그물버섯목 그물버섯과 황금그물버섯속

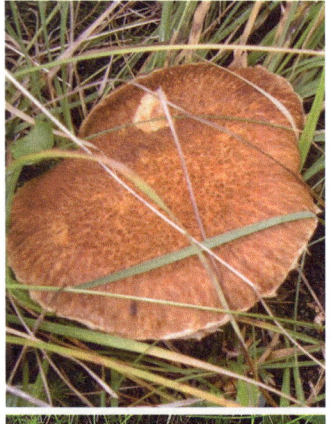

분포지역
한국, 북한, 일본, 중국, 시베리아, 유럽, 북아메리카
서식장소/자생지
가을에 높은 산 위에 있는 침엽수림 속의 땅에 무리를 지어 자라거나 여기저기 흩어져 자란다.
크기
지름 3~8cm, 버섯대 높이 5~8cm
생태와 특징
버섯갓은 지름 3~8cm이고 더 큰 것도 있으며 호빵처럼 생겼다. 갓 표면은 섬유처럼 생긴 비늘조각으로 덮여 있어 부드러우며 황갈색 또는 적갈색이다. 살은 단단한 편이고 색깔은 연한 노란색이며 흠집이 생겨도 색이 변하지 않는다. 관은 내린주름살이고 처음에 노란색이다가 나중에 황토색으로 변한다.

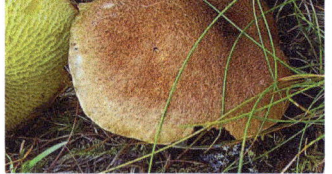

약용, 식용여부
식용가능한 약용버섯이다.

황금무당버섯

Russula lutea Sacc.
담자균문 주름균아문 주름균강 무당버섯목 무당버섯과 무당버섯속

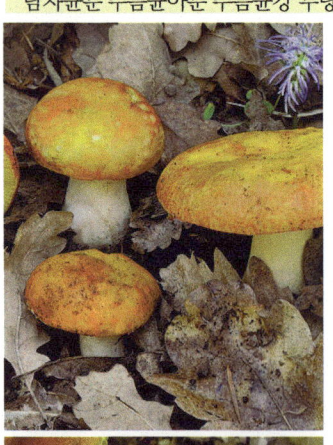

분포지역
한국, 일본, 중국, 유럽 등 북반구 일대
서식장소/자생지
활엽수림, 침엽수림 내 땅 위에 홀로 발생한다.
크기
지름 4~8cm, 대 높이 5~9cm
생태와 특징
갓은 지름 4~8cm 정도로 처음에는 반구형이나 성장하면서 오목편평형이 된다. 갓 표면은 적황색 또는 연한 황색이나 습하면 점성이 나타난다. 조직은 백색이나 표피 밑은 황색이다. 주름살은 떨어진주름살형이며, 빽빽하고, 처음에는 백색이나 성장하면서 연한 황색이 되며, 주름살 끝은 황색이다.

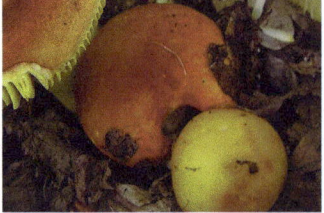

약용, 식용여부
식용가능한 약용버섯이다.

황소끈적버섯

Cortinarius bovinus Fr.
담자균문 주름균아문 주름균강 주름버섯목 끈적버섯과 끈적버섯속

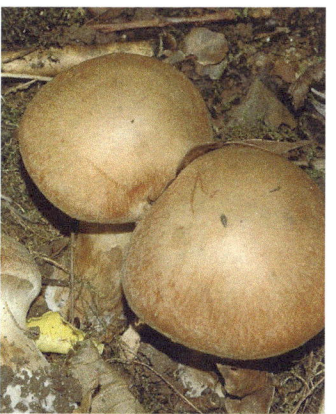

분포지역
한국 등 북반구 온대 이북
서식장소/자생지
소나무 등 침엽수림의 땅
크기 지름 4~7cm, 버섯대 굵기 7~12mm, 높이 5~8cm
생태와 특징
가을철 소나무 등 침엽수림의 땅에 무리를 지어 자란다. 갓 표면은 점성이 없고 육계갈색 또는 잿빛 갈색이며 가장자리는 처음에 흰색 섬유처럼 보인다. 주름살은 올린주름살로 성긴 편이며 처음에 잿빛 갈색이다가 육계갈색으로 변한다.

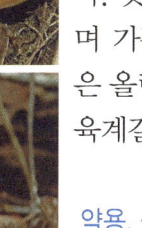

약용, 식용여부
식용가능한 약용버섯이다.

황소비단그물버섯

Suillus bovinus (L.) Rouss. Boletus bovinus L.
담자균문 주름균아문 주름균강 그물버섯목 비단그물버섯과 비단그물버섯속

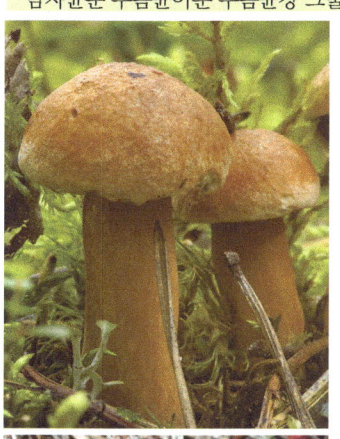

분포지역
한국, 북한, 중국, 일본, 북아메리카, 유럽, 아프리카
서식장소/자생지
나무숲 속의 땅
크기 지름 3~10cm, 버섯대 굵기 5~10mm, 높이 3~6cm
생태와 특징
여름에서 가을까지 소나무숲 속의 땅에 무리를 지어 자란다. 처음에 반구 모양이다가 둥근 산 모양으로 변하며 나중에는 편평해진다. 갓 표면은 점성이 있고 적갈색 또는 진흙빛 갈색이다. 살은 흰색 또한 연한 살구색이고 부드럽다.

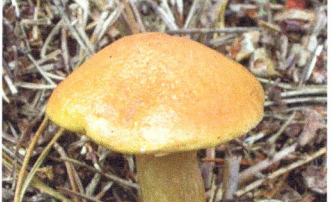

약용, 식용여부
식용가능한 약용버섯이다.
여러 가지 요리에 적합하다. 씹는 맛이 좋다.

흰굴뚝버섯(검은가죽버섯)

Boletopsis leucomelas
담자균문 균심아강 민주름버섯목 사마귀버섯과 굴뚝버섯속

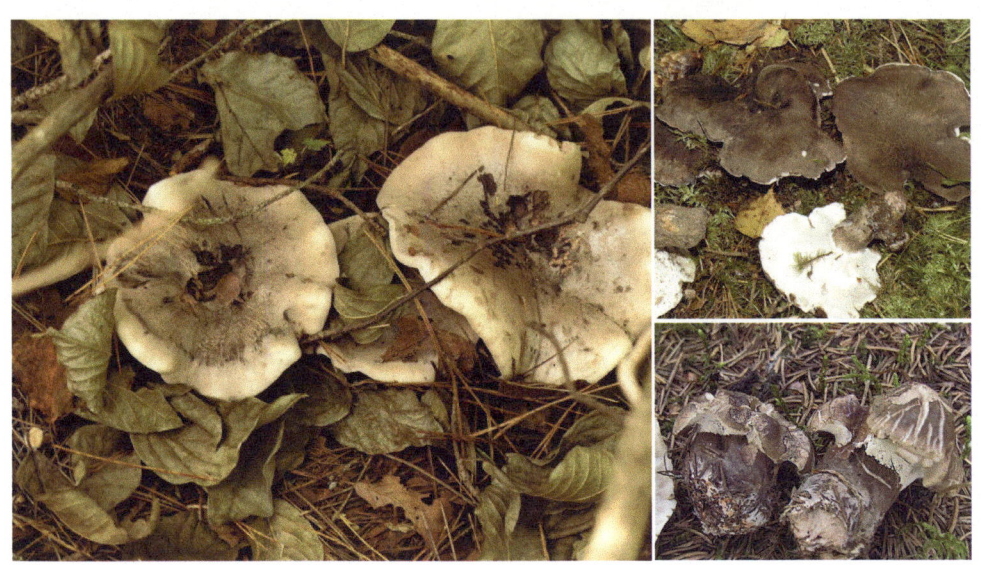

분포지역 한국, 일본, 유럽, 북아메리카
서식장소/자생지
가을에 침엽수림이나 소나무가 섞여 있는 숲 속의 땅에서 무리를 지어 자란다.
크기 지름 5~20㎝, 버섯대 높이 2~10㎝, 지름 1~2.5㎜

효능과 약리작용(임상보고)
인체의 어혈을 녹이고 콜레스테롤을 분해하며 정혈작용을 하고, 소화촉진, 간보호, 항암(바이러스), 강장에 효과가 있다. 삼겹살이나 고기쌈에 넣어 먹거나, 고기 볶음 등에 넣어 먹으면 쓴맛이 식욕을 돋궈 주기도 한다.

생태와 특징
처음에 둥근 산 모양이다가 점차 평평해지며 어떤 것은 가운데 부분이 오목하게 들어가 있다. 갓 표면은 처음에는 회색빛을 띠는 흰색이다가 점차 진한 회색으로 되며 미세한 털로 덮여 있고 가죽 같은 느낌을 준다.

약용, 식용여부
식용가능한 약용버섯이다.

흰비늘버섯

Pholiota lenta (Pers.) Sing.
담자균문 주름균아문 주름균강 주름버섯목 독청버섯과 비늘버섯속

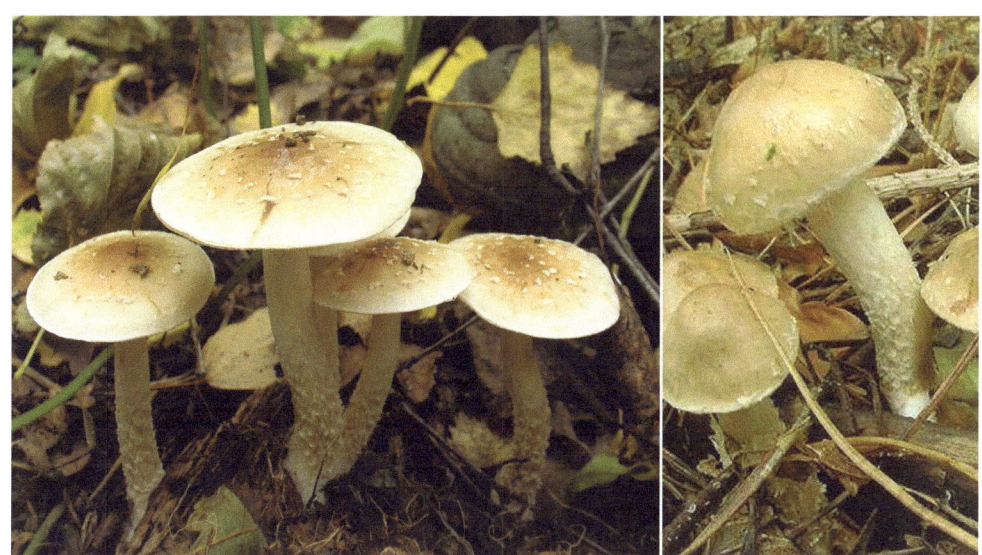

서식장소/ 자생지
침엽수림, 활엽수림 내의 땅 위

크기
갓 크기 3~9cm, 자루 길이 3~9cm, 굵기 0.4~1.2cm

생태와 특징
봄~가을에 침엽수림, 활엽수림 내의 땅 위에 단생~군생한다. 갓은 크기 3~9cm 로 둥근산형에서 편평형이 된다. 갓 표면은 어릴 때는 백색~백갈색이며 가장자리에 백색의 인편이 있으나 후에 탈락하게 되고, 중앙은 갈색이나 마르면 담백 갈색이다. 습할 때는 점성이 있다.

살(조직)은 백색이다. 주름살은 바른~끝붙은주름살로 주름살 간격이 촘촘하고, 백색~갈색이 된다. 가장자리에는 거미줄 모양의 턱받이 잔존물이 붙어 있다. 자루 표면은 윗쪽은 백색에서 아래쪽으로 갈색을 띠고, 아래는 질기며 목질에 가깝다. 턱받이는 쉽게 탈락한다. 기부는 땅 속의 나무나, 종종 나무 뿌리에 연결되어 있다.

약용, 식용여부
식용가능한 약용버섯이다.

흰주름버섯(큰들버섯)

Agaricus arvensis Schaeff.
담자균문 주름균아문 주름균강 주름버섯목 주름버섯과 주름버섯속

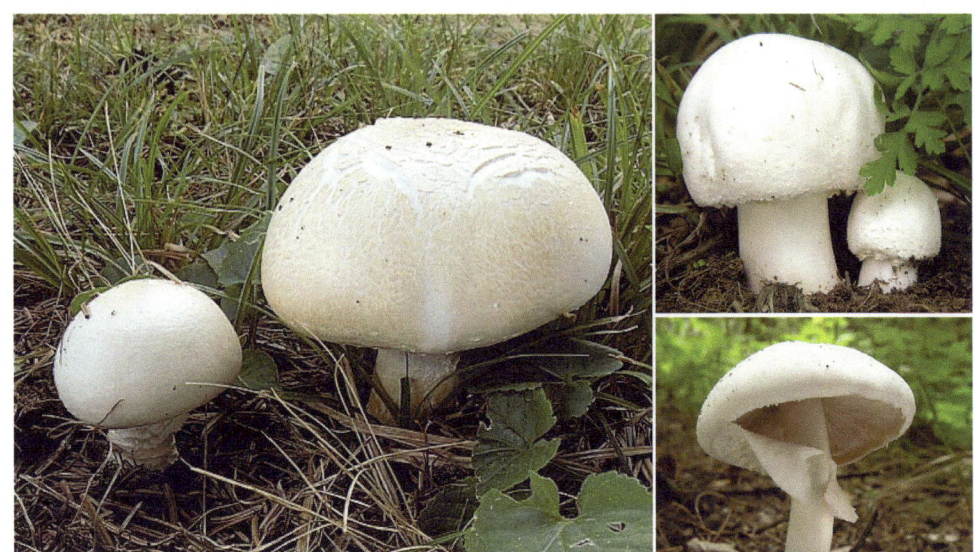

분포지역 한국, 북한, 영국, 북아메리카
서식장소/자생지
숲 속, 대나무밭 등의 땅에 여름부터 가을에 걸쳐 무리지어 자란다.
크기 지름 8~20㎝, 버섯 대 굵기 1~3㎝, 길이 5~20㎝

효능과 약리작용(임상보고)
항종양작용이 있는데, 흰쥐의 실험을 통해 sarcoma 180암과 일반 암에 대해 100%의 억제율을 보였다.

생태와 특징 버섯의 갓은 어릴 땐 둥근 산 모양에서 성장하면서 점차적으로 편평하게 펴진다. 갓의 표면은 매끄럽고 크림백색 또는 연한 황백색이며, 가장자리에는 턱받이의 파편이 부착한다. 살은 어릴 때는 흰색이지만, 성장하면 노란색이 된다.

약용, 식용여부
식용가능한 약용버섯이다. 아몬드 향이 나는데, 위장장애가 있기 때문에 소량을 먹는 것이 좋다. 인공재배가 가능한데, 균사체 발효로 배양된다.

황토볏짚버섯

Agrocybe pediades (Fr.) Fayod
담자균문 주름버섯강 주름버섯목 포도버섯과 볏짚버섯속

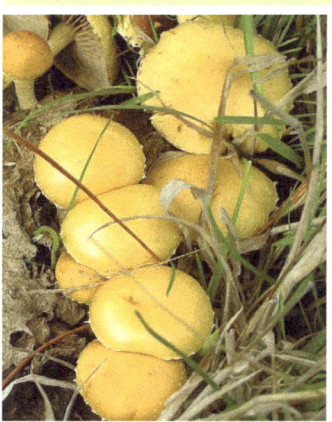

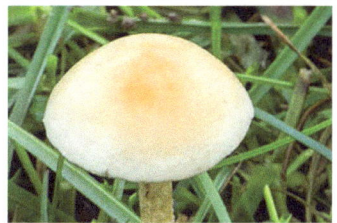

분포지역
한국 등 전세계

서식장소/자생지
밭, 길가, 목장 등 유기물이 많은 땅 위나 썩은 짚 위

크기 버섯갓 지름 6~18mm, 버섯대 높이 3~4cm

생태와 특징
봄에서 가을까지 밭, 길가, 목장 등 유기물이 많은 땅 위나 썩은 짚 위에 자란다. 버섯갓은 지름 6~18mm이고 처음에 둥근 산처럼 생겼다가 편평해진다. 갓 표면은 황토색이고 밋밋하며 축축할 때는 점성이 있다. 주름살은 어두운 갈색의 바른주름살이다.

약용, 식용여부
식용가능한 약용버섯이다.

흑갈색무당버섯

Russula adusta (Pers.) Fr. Russula nigricans Fr.
담자균문 주름균아문 주름균강 무당버섯목 무당버섯과 무당버섯속

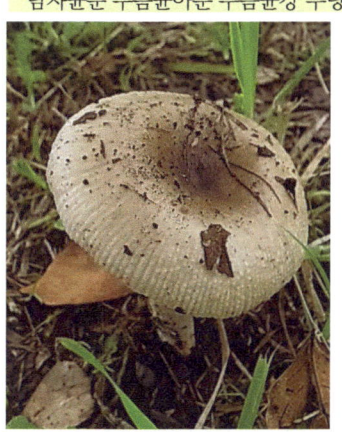

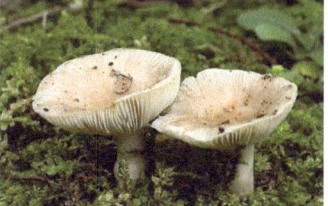

분포지역
한국, 중국, 일본, 유럽, 북아메리카

서식장소/자생지
가문비나무. 분비나무 숲의 땅에 군생, 산생하며 나무와 외생균근을 형성

크기 지름 5~12cm, 버섯대 높이 3~6cm

생태와 특징
가장자리는 처음에 아래로 감기고 나중에 펴지거나 위로 들린다. 살은 두껍고 백색이며 상처 시 회색을 거쳐 흑색이 된다. 주름살은 자루에 대하여 바른주름살 또는 내린주름살로 얇고 밀생하며 길이가 같지 않고 상처 시 회흑색으로 된다.

약용, 식용여부
식용가능한 약용버섯이다.